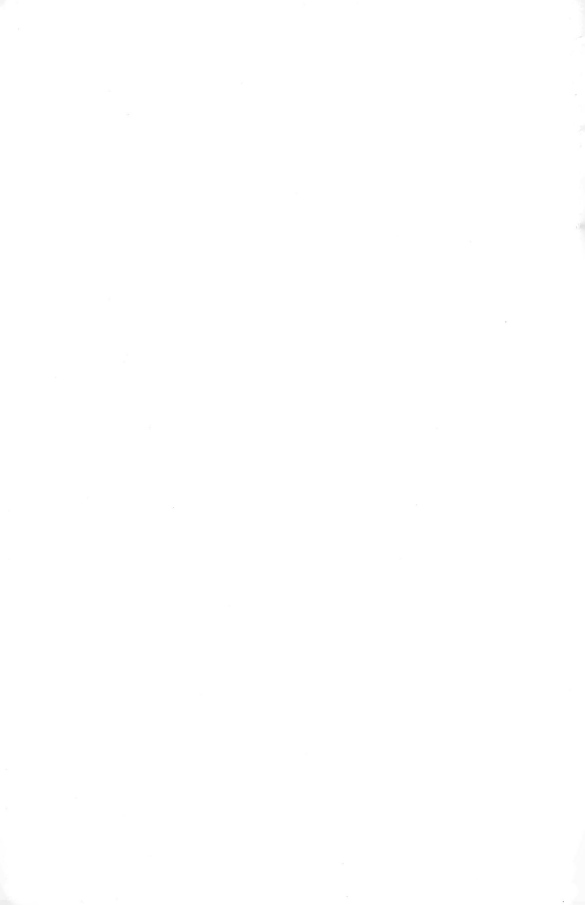

# 颈椎病的保守治疗

主　编　党建军
编　委　刘　敏　郑　宇　贾承明
　　　　张博星　伍　均

陕西新华出版传媒集团
陕西科学技术出版社
Shaanxi Science and Technology Press
————西　安————

图书在版编目（CIP）数据

颈椎病的保守治疗／党建军主编. —西安：陕西科学技术出版社，2022.3
ISBN 978 - 7 - 5369 - 7783 - 9

Ⅰ. ①颈… Ⅱ. ①党… Ⅲ. ①颈椎 - 脊椎病 - 中医疗法 Ⅳ. ①R274.915

中国版本图书馆 CIP 数据核字（2020）第 063231 号

颈椎病的保守治疗

党建军 主编

| | |
|---|---|
| 责任编辑 | 耿 奕 |
| 封面设计 | 曾 珂 |

出 版 者　陕西新华出版传媒集团　　陕西科学技术出版社
　　　　　西安市曲江新区登高路 1388 号 陕西新华出版传媒产业大厦 B 座
　　　　　电话（029）81205187　传真（029）81205155　邮编 710061
　　　　　http://www. snstp. com

发 行 者　陕西新华出版传媒集团　　陕西科学技术出版社
　　　　　电话（029）81205180　81206809

印　　刷　陕西金和印务有限公司

规　　格　720mm×1000mm　　16 开本

印　　张　25.25

字　　数　410 千字

版　　次　2022 年 3 月第 1 版
　　　　　2022 年 3 月第 1 次印刷

书　　号　ISBN 978 - 7 - 5369 - 7783 - 9

定　　价　60.00 元

# 前 言

颈椎病是临床常见病、多发病。因使用智能手机而长期处于低头固定姿势的人员、头颈部活动频繁以及从事颈部容易受伤职业的人员，颈椎病的患病率要比一般人群高 4~6 倍。随着电视、互联网、游戏机、手机的使用，社会的进步，人们的户外活动减少，颈部肌肉韧带不再强劲有力，更易发病，而且颈椎病有年轻化趋势。另外，空调、电扇的使用也使颈椎病的发病率日益增高，严重影响着人民群众的健康，给社会劳动生产力造成巨大的损失。随着科学技术的进步，颈椎病的基础研究和诊断技术有了很大的进步，治疗水平不断提高。以往颈椎病有内服药物、针灸等传统的治疗方法，近些年来长安医学朱氏骨伤流派在颈椎病的诊治方法上有了新的突破，取得了一定的成绩，对于颈椎病患者早期压痛点的确定、平时头颈部的正确姿势、牵引方向的个体化方案的选择、脊柱牵引状态下定点整复手法的应用以及颈椎病患者平时枕头高低的合理化选择提供了客观依据。为了使颈椎病的基础研究和诊疗技术得到进一步的推广和发展，我们特撰写了《颈椎病的保守治疗》一书。

全书共 13 章，内容包括颈椎病的概述、解剖生理、病因病机、分型及临床表现、临床检查、诊断与鉴别诊断、各种治疗方法、康复、预防与保健等各方面；其中治疗方法包括牵引、药物、针灸、小针刀、穴位注射、封闭、理疗、推拿、饮食与心理等非手术疗法。全书内容丰富，资料翔实，深入浅出，图文并茂，适于骨科、中医、针灸、理疗等科医务人员作为临床参考用书，也是帮助患者全面了解颈椎病防治的实用参考书。

由于编者时间及精力有限，不足之处在所难免，恳请各位同仁和专家批评指正。

党建军

2021 年 12 月

# 目　　录

# 第一章　概述

颈椎病（cervical spondylosis，CS）是由于颈椎间盘退变以及由于其退变而出现的颈椎其他继发性改变，刺激或压迫邻近组织（脊髓、神经、交感神经、血管及食道等），并引起相应症状及体征的综合病症，可以由颈肩痛放射到头枕部或上肢，严重者还可能出现双下肢痉挛，行走困难，以至于四肢瘫痪等，还会有头晕、眩晕、恶心、胸闷、吞咽困难等临床症状，在所有疾病里表现出的症状最多。

颈椎病又称颈椎综合征，是颈椎骨关节炎、增生性颈椎炎、颈神经根综合征、颈椎间盘突出症的总称，是一种以退行性病理改变为基础的疾患，主要由于颈椎长期劳损、骨质增生、椎间盘突出、韧带增厚，致使颈椎脊髓、神经根或椎动脉受压，导致一系列的功能障碍。表现为颈椎间盘退变及其继发性的一系列病理改变，如椎体失稳、关节松动、髓核突出或脱出、骨刺形成、韧带肥厚和继发的椎管狭窄等，刺激或压迫了邻近的神经根、脊髓、椎动脉及颈部交感神经等组织，并引起各种症状和体征的综合征。

近年来颈椎病的发病率逐渐增多，随着病理解剖、病理生理及生物力学方面的研究进展，对颈椎病的病因、发病机制及其治疗等的认识日臻完善及提高。Kelsey 等在对急性颈椎间盘突出患者的调查中发现，颈椎间盘破裂在男性中更常见，男女比例为 4∶1，与这种损伤有关的因素包括经常提重物、吸烟和经常从跳板上跳水等，使用振动性工具和驾驶机动车的时间与这种损伤无正相关关系。参加除跳水外的运动、经常穿高跟鞋、在工作中经常扭转颈部、工作中坐的时间长、吸雪茄和烟斗等与颈椎间盘突出无关。

颈椎病的发生与其生理功能及解剖特征有密切关系，颈椎活动范围大，是负担头颈活动的主要应力，所以容易发生病变，尤以 $C_{4\sim5}$、$C_{5\sim6}$ 和 $C_{6\sim7}$ 为多见。颈椎间盘退变是颈椎病的主要病因，正常椎间盘髓核含水量 80%，纤维环含水量65%，随着年龄的增长，含水量逐渐减少，则逐渐失去其韧性和弹性，纤维环变薄，在外力作用下即可造成椎间盘纤维环膨出、破裂或髓核突出和椎间隙狭窄。继之引起椎间各韧带及小关节的关节囊松弛，椎间盘空虚，椎体间松动不稳，尤其当脊柱运动时，失去稳定和支持重量的作用。椎体的异常活动常可使颈椎各关节增加创伤磨损机会，久之导致局部小出血、水肿，最终引起椎体上下缘骨质增生，关节突关节及钩椎关节骨质增生，黄韧带肥厚或钙化骨化。以上的病理变化均可造成椎间孔变小及椎管狭窄。病变发展到一定程度时，可出现神经根、脊髓或椎动脉受刺激或受压的现象并出现相关临床表现，此时即可诊断为颈椎病。颈椎病的早期绝大部分是刺激神经、血管及交感神经而出现的症状，后期才是压迫出现的症状。颈椎病的诊断不但要有影像学阳性结果，临床症状以及有与临床症状相对应的影像学结果才是核心。

人体正常颈腰椎的曲度是适应人直立行走而形成的，使人重心稳定在一定的范围之内，减缓对头颅的冲击力而形成自然的曲度。随着生活习惯的改变，现代人们户外活动的减少，弯腰坐位姿势的增加，人的重心范围前移缩小，以前形成的曲度也会随之减小，所以在拍片子时您发现颈椎或腰椎的一个曲度变直，另一个一般会同时出现变直的情况，此时椎体后缘的静张力或静压力增加，会增加局部的应力，使纤维环或韧带的负担加重，而增加退变的机会。但是临床上患者的具体症状与所谓的曲度变直一般是不成正比的，临床上一定要找出引起患者症状的椎间隙（椎体），即责任椎间隙（椎体），或叫症状椎间隙（椎体），针对症状椎间隙（椎体）进行去病因治疗，患者的症状会快速地缓解。而不是针对患者影像学上出现的所有问题进行干预，症状椎间隙（椎体）的治疗在临床上会起到事半功倍的效果。

在颈椎病的手术中显露间盘的经典手术入路是后侧椎板切除入路，这个入路只作为显露硬膜外肿瘤的标准手术入路。1943年，Semmes和Murphey报告了4例颈椎间盘突出，其表现类似冠心病，他们提出颈椎间盘疾病通常表现出神经根症状，而不是脊髓压迫症状。Bailey和Badgley，Cloward、Robinson和Smith于20世纪50年代推广了结合椎体间融合的颈前路减压融合术（ACDF）。1958年，Smith、Robinson和Cloward分别报道了颈椎病前路减压手术的方法及疗效后，国内外学者相继开展了相关研究，并在实践中将手术方法做了种种改进，主要是针对手术减压的彻底性及如何牢靠地植骨融合技术。多年来经过学者们的改进完善，对治疗由椎间盘退变所致的脊髓前方受压的病例已取得了显著成效。选择前路减压术的优良率可达 75%~95%。

Hirsch 于 1960 年首次报告了不行融合的前入路颈椎间盘切除术，Robertson 在 1973 年再次报告了此手术。他证实单纯前入路切除椎间盘而不做融合，与切除椎间盘后加做融合的效果类似。目前，为避免椎间塌陷、预防诱发疼痛的异常颈椎活动和加速椎间融合，在行颈间盘前路切除时，行颈椎前路融合是首选的方法。当椎间盘碎片从后侧取出时，首选半椎板切除术。

在治疗颈椎退行性疾病中，人工颈椎间盘置换（ADR）是相对于颈前路减压融合术（ACDF）的另一种选择，人工颈椎间盘置换是一种有希望的替代 ACDF 的治疗方法，它可以保留节段运动，避免和减小临近节段的退变，维持椎间隙的高度，恢复力线，恢复下颈椎的运动。近年来得到了长足的发展。国内多家医院已经开展了此手术并取得了较好的疗效。未来以 Bryan 人工颈椎间盘置换为代表的颈椎非融合技术将在颈椎病的治疗中发挥重要作用。

颈椎病绝大多数是不需要手术治疗的，早期经过姿势的注意，合理的锻炼，适当的枕头调节以及合理的正规的治疗，病变可能延缓发展甚至不发展。

椎间盘退变的分子治疗是近年来的研究热点，至少有 4 类生长因子对椎间盘有修复作用，即抗代谢物质、促细胞分裂因子、软骨细胞源性成形素、细胞内调节分子。尽管现在只有一些体外试验数据和很少的动物体内椎间盘退变模型试验结果，相信在不久的将来，椎间盘退变的分子治疗将用于临床。

但是临床上绝大多数患者都需要保守治疗，而且保守治疗可以缓解 99% 以上患者的病情。随着科技的进步，保守治疗从以前的局部热敷、手法治疗及牵引，到如今运用各种器械进行物理治疗，明显地细化了原来的治疗（如颈椎牵引由原来笼统的向上牵引到现在的椎间隙的个体化方向的牵引要求，枕头要求由原来的颈椎枕到现在的个体化枕头高低要求），而且在治未病方面强调患者平时的注意姿势（个体化客观影像学标准的选择性注意姿势）、枕头高低（正常人的枕头标准与患者的标准要求不一致），功能锻炼分为患者的选择性锻炼及正常人预防性的力量及灵活性的锻炼。后面将会详细地介绍颈椎病的各种保守治疗。

# 第二章 颈椎的解剖生理

## 第一节 颈椎解剖与颈椎连接

颈部脊柱由 7 块颈椎、6 个椎间盘（寰椎、枢椎之间无椎间盘）和所属韧带、关节构成。颈部脊柱上连颅骨，下接第 1 胸椎，其周围有颈部肌肉、血管、神经和皮肤包绕。

除第 1 颈椎（$C_1$）、第 2 颈椎（$C_2$）外，颈椎的形状均与典型的椎骨相类似。每块椎骨由 1 个椎体、1 个椎弓（由椎弓发出 7 个突起：1 个棘突、1 对横突、2 对关节突）构成。椎体在前，椎弓在后，两者共同形成椎孔。各椎孔相连构成椎管，其中容纳脊髓。颈部椎管在横切面上呈三角形。

### 一、颈椎椎骨的一般形态

#### （一）椎体

一般较小，呈横椭圆形，上、下面的左右径均大于前后径。颈椎椎体上面的矢径为（$15.66 \pm 1.12$）mm，横径为（$24.16 \pm 1.21$）mm；下面矢径为（$16.28 \pm 1.14$）mm，横径为（$22.85 \pm 1.24$）mm；椎体后面高为（$14.73 \pm 1.21$）mm，宽为（$22.91 \pm 1.25$）mm。一般上位颈椎椎体较下位颈椎为小，颈椎椎体上面的前缘呈现坡形，而下面的前缘却有嵴状突起，覆盖其下一椎体的斜坡上，故椎体上面的矢径小于下面的矢径，椎体中部略细，上、下两端膨大，上面在左右径上凹陷，下面在前后径上凹陷。上、下椎体之间形成了马鞍状的对合，以便保持颈部脊柱在运动中的相对稳定。椎体上面的后缘两侧有向上的脊状突起称为钩突，它们与上位椎体下面的后缘两侧呈斜坡形对应部分相对合，形成钩椎关节（图 2 - 1），即 Luschka 关节。

## （二）椎弓

椎弓向前与椎体相连处较细，称为椎弓根，椎弓根向后是板状部分称为椎板。相邻的椎弓根上、下缘的上、下切迹相对形成椎间孔。颈椎间孔由上、下相邻的椎弓根，后侧的关节柱、黄韧带，前部的椎骨后外侧、椎间盘和后纵韧带组成。椎间孔的前内侧壁为椎间盘，上下为椎弓根，后外侧壁为关节突关节及其关节囊。颈椎间孔略呈倒置的

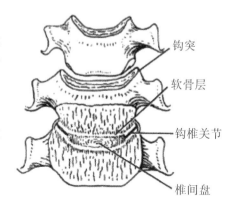

图 2-1　钩椎关节

泪滴状，上部较宽，下部较窄，中部较小。Humphreys 等将椎间孔描述为葫芦状。Nobuhiro 等的研究结果表明，颈椎间孔呈漏斗状，入口处最窄，其长度和走向因各个椎弓根的宽度和走向的不同而各异，神经根离开硬脊膜囊处最为宽大。Tanaka 等发现颈椎间孔大小无性别差异。张正丰等的研究表明，中立位椎间孔面积随椎间孔序列的增加而增加，以 $C_6$、$C_7$ 最大，$C_2$、$C_3$ 最小，每对椎间孔左右比较差异无显著性。而 Ebarheim 等则发现除了 $C_2$、$C_3$ 椎间孔外，各颈椎间孔的上下径和前后径自上而下逐渐增大。椎间孔内含神经根、脂肪组织和血管。脊神经在此合成并由此孔穿出。神经根的营养动脉也经此孔进入椎管。

## （三）椎板

椎板为椎弓后部呈板状的部分，相邻椎骨的椎板之间有黄韧带。颈椎椎板窄长，较薄。如椎板增厚或椎体后缘骨质增生，可使椎孔变窄。$C_3 \sim C_6$ 椎板厚 2.9～3.7mm，高 11.0～13.3mm。

## （四）凸起

棘突位于椎弓的正中，呈前后位，突向后下方，颈椎棘突的末端一般都是分叉的，而 $C_7$ 分叉率只有 4%。

颈椎的横突较短，向外并稍向前下。横突有 2 根，起自椎弓根和椎板相连接处，上、下关节突之间，突向外侧，终于前、后结节，有众多肌肉附

图中标注：钩突、软骨层、钩椎关节、椎间盘

着。前根为横突孔前侧部分，自椎体侧面发出。横突的前根和前结节是肋骨退化的遗迹，也称肋突，在 $C_7$ 处可变肥大而成为颈肋。横突后根位于关节突的前部，为真正的横突。横突前后根的游离端借一弯曲的肋横突杆相连。横突的中间有横突孔，除 $C_7$ 横突孔较小外，其余均有椎动脉通过。横突孔由椎弓根、横突前后根及肋横突杆围成，多呈卵圆形。当颈椎发生骨质增生等病变时，可导致椎动脉血流动力学方面的改变，影响大脑血液供应，产生眩晕、恶心等症状。

### （五）关节突

颈椎的关节突呈短柱状，位于横突之后，上关节面朝向上后方，枢椎的上关节面近似水平位，而下部颈椎的上关节突与椎体呈 40°～45°，颈椎 $C_{3～4}$、$C_{4～5}$、$C_{5～6}$、$C_{6～7}$ 关节突关节横断面横径分别为（10.84±0.94）mm、（11.57±0.85）mm、（11.83±0.96）mm 和（12.57±0.88）mm；关节突关节横断面矢径分别为（10.44±0.99）mm、（10.56±0.91）mm、（10.50±1.06）mm 和（9.49±0.68）mm；关节间隙中部最大，分别为（1.49±0.12）mm、（1.44±0.10）mm、（1.43±0.09）mm 和（1.45±0.11）mm；关节间隙两侧基本对称。关节突有 4 个，每侧各有 1 个向上的关节突和 1 个向下的关节突，它们位于椎弓根和椎板相连的部位。颈椎的关节突从椎弓根与椎板相接处伸出。上、下关节突之间的部分称为峡部。关节面平滑，呈卵圆形，覆有关节软骨，下关节面的方向朝下朝前，可以在下一个颈椎的上关节面上向前滑动。颈椎关节突的方向有利于前屈、后伸、侧屈和旋转运动，但不稳定。屈曲性损伤，可致关节突关节发生半脱位、脱位，甚至关节突跳跃，即上一颈椎的下关节突滑至下一颈椎上关节突的前方，发生交锁，可引起脊髓损伤。相邻椎骨的上、下关节突构成关节，称为椎间关节。

### （六）椎管

颈椎椎管是由颈椎椎孔、椎间盘、后纵韧带、黄韧带和血管等组织构成的有一定弹性的管状结构，其管径随颈椎运动或位置改变而发生变化。颈椎椎管 $C_1$ 最大，$C_3$ 最小，以后向下逐渐扩大，以 $C_4$～$C_6$ 较大，相当于颈膨大所在处，$C_7$ 椎管横径较 $C_6$ 为小。颈椎椎管横径大于矢径，呈卵圆形。各颈椎椎孔的横径均比矢径大。横径扩大可起到一种"自身"椎弓板减压作用。

（七）椎间孔

颈椎的椎间孔由相邻椎切迹构成，呈骨性管道，其前内壁为钩突的后面、椎间盘和椎体的下部，后外壁为关节突关节的内侧部和关节突的一部分。椎间孔矢状切面呈椭圆形或卵圆形。颈椎椎间孔底部有颈神经根通过，其余间隙被血管、淋巴管和脂肪组织所占据。在椎间孔中部，后根在上，前根在下。颈椎病患者由于椎间盘退行性变，椎间关节及钩椎关节发生骨质增生，颈椎间孔可狭窄变形。矢径越小，神经根越容易受刺激，产生神经根水肿及变性等改变。由于神经根由上一椎骨下切迹穿出后，在椎动脉后方斜行交叉通过，上述改变亦会使椎动脉及脊髓受到一定影响。椎间管根据其内走行的脊神经根的毗邻关系分为 3 段：①根管段（内侧段），其四壁均为骨性组织，前为椎体后面及椎间盘，后为上、下关节突，上、下为椎弓根。脊神经根在此段位于椎间管的中央，在下位椎骨的钩突及上关节突之间。此段因四周无缓冲余地，在钩突骨质增生或椎间盘突出时，极易受到压迫。②椎动脉段（中间段），其前、后壁为横突的肋突及上关节突。此段前半部分有椎动脉走行，其后因脊神经后根节膨大，神经根位于椎动脉与上关节突之间，不易受到钩突骨赘或椎间盘突出的影响。③前支管段（外侧段），其横断面为三角形，其前后侧为肌肉，脊神经前支位于由下位肋横突杆所形成的三角形底边。此段外口通向颈肌间隙。颈椎椎间管大小随颈椎屈伸活动而有变化，前屈时扩大，后伸时缩小。

## 二、特殊颈椎的结构特点

（一）$C_1$

又名寰椎（图 2 - 2、图 2 - 3），其形态与其他颈椎相比虽有共同的结构，例如都有横突及横突孔，各有 2 个上、下关节突以及 1 个较大的椎孔，但最大的差别是没有椎体，椎孔则由前、后两弓围成，棘突极短。寰椎呈不规则的环形，由 1 对侧块，1 对横突和前、后两弓组成，上与枕骨相连，下与枢椎构成关节。其解剖特点：位于侧块两端的形似三角形的横突上，有肌肉与韧带附着，对头颈部的旋转起平衡作用；横突孔位于其基底部偏外，较大，有椎动脉和椎静脉从中穿行；后弓上方偏前各有一斜行深沟通向横突孔，椎动脉出 $C_1$ 横突孔后沿此沟走行；前、后弓均较细，特别是与侧块相连处，易受暴力而导致该处骨折与脱位。

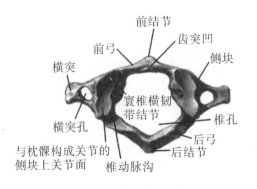

图 2-2　寰椎的上面观

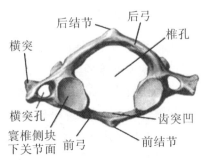

图 2-3　寰椎的下面观

## （二）C<sub>2</sub>

又名枢椎（图 2-4、图 2-5），其基本形态与其他颈椎相似，但其外形特点是椎体向上伸出一个齿突。齿突是一个指状突起，从其与椎体交界处至顶端，长度平均为 1.53cm。枢椎是因椎体上方有一称之为"齿突"的柱状突起，且齿突具有"枢"的作用而获名。其解剖特点：齿突原为寰椎椎体的一部分，发育中发生分离且与枢椎融合，所以较易出现齿突缺如、中央不发育、寰椎与枕骨融合、寰枢融合等畸形和变异，并由此引起该区域不稳定而压迫脊髓；齿突根部较细，在外伤时易骨折而导致高位截瘫危及生命。

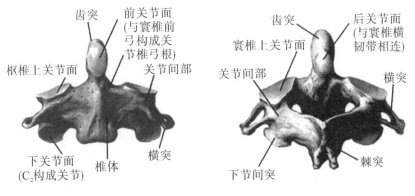

图 2-4　枢椎前面观　　　　　图 2-5　枢椎后上面观

在颈椎中，除了 C<sub>1</sub>、C<sub>2</sub> 之外，C<sub>7</sub> 的棘突也与其他颈椎有所不同（图 2-6）。该棘突长而粗大，无分叉而有小结节，明显隆起于颈椎皮下，成为临床上辨认椎管的骨性标志，因此，人们也称其为隆椎。C<sub>7</sub> 横突若过长，或有肋骨出现（称为颈肋）时，往往可引起胸腔出口狭窄综合征。

## 三、颈椎椎骨间的连接

### （一）关节间的连接

#### 1. 下颈段的连接

（1）椎间关节：又称关节突关节，相邻椎骨的上、下关节突

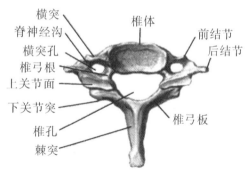

图 2-6　$C_7$ 上面观

构成关节突关节，由薄而松弛的关节囊韧带连接起来。关节囊外层为纤维膜，内层为滑膜。关节中含滑膜褶皱，Inami 等通过形态学和组织学比较，将之分为 3 型：Ⅰ型皱襞呈新月形，主要由脂肪组织组成；Ⅱ型形态多变，部分呈椭圆形伸入关节腔内，基部和中部由脂肪组织组成，顶部则为浓密的纤维组织组成；Ⅲ型有一厚且粗糙的游离缘，全部由纤维组织组成。关节遭受到超生理的应力和剪切力损害时，容易导致损伤性滑膜炎。反复损伤性炎症可致使关节突关节增生。关节纤维膜与颈部肌肉组织相连，肌肉部分覆盖关节囊表面，平均附着面积为（47.6±21.8）$mm^2$。在 $C_4$、$C_5$ 和 $C_5$、$C_6$ 关节突关节处肌肉覆盖较少，其关节囊的（22.4±9.4）% 面积被肌肉组织附着。颈椎关节突关节囊含有丰富的感受器，可感受生理刺激的强度，而且过度牵拉时可以产生疼痛感。关节突关节的面积、形态与关节的稳定有密切关系。在上、下关面相适应时，关节面的面积越大，其所承受的压力及运动时所受的应力越小，关节较稳定。Yoganandan 的研究结果显示女性关节突关节间隙大于男性，而软骨厚度小于男性，下颈椎关节软骨厚度女性为（0.4±0.02）mm，男性为（0.5±0.03）mm。Yoganandan 推测由于女性软骨厚度小于男性，外伤和长期生理负荷下其关节较易退变，导致关节疾患。关节软骨面宽度从上至下逐渐减小，$C_1$~$C_2$ 为（17.4±0.4）mm，$C_7$~$T_1$ 为（11.3±0.3）mm。而关节突关节面形态（宽度/高度）$C_3$ 呈圆形，$C_4$、$C_5$ 逐渐改变为横椭圆形，$C_7$、$T_1$ 呈长横形。这种改变可能与适应颈椎生理运动相关，其大小、坡度上下相适应，随脊柱节段不同而变化，以利于脊柱运动。党建军观察到颈椎病反映出来的颈部压痛点，100% 出现在病变间隙的小关节周围，与局部的关节面小而应力大有关系。

关节突关节面与冠状面角度常以椎体与其上关节突关节的倾角表示，过去多认为冠状面水平夹角为 40°~45°。但孟庆兰等对 500 个正常颈椎倾角进行了测量，结果显示 $C_3$~$C_7$ 倾角均值以 $C_5$ 最小，$C_7$ 最大，倾角在 28°~79° 之间；各节段均值 >45°，$C_7$ > $C_3$ > $C_6$ > $C_4$ > $C_5$，以 $C_5$ 为中心呈 U 形分布，倾角均值随着年龄的增长而逐渐减小。以每 10 年分组，各年龄组平均差为 0.9955°。

关节突关节面与正中矢状面角度从上至下变化，与冠状面角度变化相似。Pal 等通过 30 例成人男性 $C_3$~$T_3$ 标本测定上位关节突关节相对于正中矢状面的方向，结果显示全部 $C_3$ 和 73% 的 $C_4$ 上关节突关节面朝向正中矢状面。$C_5$ 和 $C_6$ 则均朝向外侧，$C_7$ 和 $T_1$ 又相似于 $C_3$ 和 $C_4$ 朝向正中矢状面，$C_5$ 上关节突关节是这种角度转化最明显的部位。这种角度转化有 2 种形式：一种形式由 $C_3$~$C_7$ 从朝向正中矢状面逐渐朝向外侧，再逐渐朝向正中矢状面；另一种形式为 $C_3$、$C_4$ 朝向正中矢状面，而 $C_5$ 或 $C_6$ 突转朝向外侧矢状面，$C_7$ 又突转朝向正中矢状面。就颈椎的生理曲度而言，弧度顶点在 $C_4$~$C_5$ 之间。在正常情况下颈椎由过伸到过屈位的运动过程中，负荷最大压力、应力水平变换于 $C_4$~$C_5$ 和 $C_5$~$C_6$ 之间。因此，以上以 $C_5$ 为中心的解剖形态可能是颈椎的生理功能所决定的。

$C_2$、$C_3$ 关节突关节面与水平面成向前开放的 40°~45° 角，下颈部关节突关节面趋于水平位（图 2-7）。

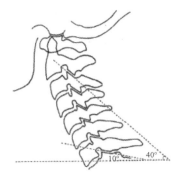

**图 2-7 颈椎关节突关节面与水平面的角度**

（2）钩椎关节：颈椎体的后侧部有钩椎关节，为椎间孔的前壁。钩椎关节的后方有颈脊神经根、根动静脉和窦椎神经，其侧后方有椎动脉、椎静脉和椎神经。钩椎关节地处险要，前外侧为横突孔，有椎动脉、椎静脉及交感神经丛通过，后外侧参与构成椎间孔前壁，有颈神经根及根动脉通过，后内侧为椎管，有脊髓下行。此关节能防止椎间盘向侧后方突出。

Oh 等研究认为，从钩椎关节内侧缘到横突孔内侧缘的距离从 $C_3$~$C_7$ 是逐渐增加的。在 $C_3$ 的距离是（4.91±0.26）mm，在 $C_7$ 是（5.62±0.24）mm，在术中探及钩椎内侧缘时，要心中有数，在向外不到 6mm 处，就要到达横突孔的内侧缘，这对于术中避免椎动脉的损伤有着重要意义。从椎弓根内侧缘到钩椎关节内侧缘的距离从 $C_3$~$C_7$ 是逐渐减少的，在 $C_7$ 由于椎弓根位于钩椎关节的内侧，这一距离为一负值。这个距离代表了椎间孔减压手术中，在钩椎关节外侧减压的范围内，椎间孔的减压在 $C_7$ 易获得。在椎体的后缘，从 $C_3 \sim C_6$ 的减压范围在钩椎关节的外侧应逐渐增加。同一个体钩椎关节内侧缘的距离从 $C_3 \sim C_7$ 是逐渐增加的。

$C_4 \sim C_6$ 水平的钩椎关节是骨赘的好发部位。当因退变而发生骨质增生时，增生的骨刺可能影响位于其侧方的椎动脉血液循环，并可压迫位于其后方的神经根。钩椎关节退变可较早出现。由于该关节位于椎间边缘部，在颈椎做旋转等运动时，局部的活动度较大，两侧的钩状突起呈倾斜面，局部椎间隙较窄，颈椎活动所产生的压力和剪力常集中于此。

**2. 上颈段的特殊连接**

（1）寰枕关节：一般认为枕 $C_1$ 区是一个独立的节段，包括枕骨、$C_1$ 椎体和两者之间的关节、肌肉、韧带、脊髓和神经根。寰枕关节是由枕骨踝与寰椎侧块的上关节凹构成的联动关节，左右侧基本对称，关节面上覆有软骨。它是单纯滑液性关节，有一松弛的关节囊。关节囊的上方起自枕骨踝的周围，向下止于寰椎上关节凹的边缘。此关节有 2 个互相垂直的运动轴，在横轴上可以做头部的屈伸运动，全体约有 45° 在矢状轴上，尚可以使头部做内收和外展运动，但范围很小，也能做旋转运动。

（2）寰枕关节借寰枕前、后膜增强稳定性，这 2 个膜正好将寰椎和枕骨间的裂隙封闭。寰枕前膜宽而致密，起于寰椎前弓上缘和枕骨底大孔前缘之间，在正中线为一自枕骨底部至寰椎前弓前面结节的圆形韧带所加强，和前纵韧带的上端融合；寰枕后膜起于寰椎后弓上缘和枕骨大孔后缘之间，椎动脉即由此韧带穿过入颅。而第 1 颈神经由此穿出，有时寰枕后膜远侧部分钙化，在椎动脉及第 1 颈神经的后方形成一个骨弓。黄韧带由寰椎后弓的内面至枢椎椎板的上面，可以防止头和寰椎在枢椎上向前移动，对脊髓也起保护作用。稳定寰枢椎关节周围的韧带，也起于枢椎和枕骨之间，甚为坚强，可以防止寰椎和枕骨的移位。

（3）寰枕关节处的神经解剖很复杂，负责颜面部的痛温觉。位于该处的下位脑神经核很容易损伤，该处脊髓受压会引起各种各样的症状和体征（颈部疼痛、颈部屈伸受限、头痛、"洋葱皮样"面部麻木、低位脑神经麻痹、上肢无力、下肢强直），有上述主诉和症状的患者应该高度怀疑有枕 $C_1$ 水平的病变。

（4）寰椎与枢椎的连接：寰椎和枢椎构成 3 个很具有机械学特征的关节。一个是由寰椎前面与轴心状齿突构成的中心关节，称为寰齿关节。寰齿关节又分为寰齿前关节和寰齿后关节。前者是由寰椎齿突关节面与枢椎齿突的前关节构成，关节囊壁薄而松弛；后者是由寰椎横韧带与枢椎齿突后方的关节面构成，同样关节囊壁薄而松弛。另 2 个是由寰椎侧块的下关节面与枢椎的上关节面构成的对称磨动关节，称为寰枢关节。寰枢椎之间的轴向旋转范围很大，颈部 50% 的旋转发生在寰枢椎之间，通常是最初旋转的 45° 发生在寰枢椎之间，然后是下位颈椎参与旋转。

## （二）活动节段的连接

1. **椎间盘** 又称椎间纤维骨盘，是椎体间的主要连接结构，协助韧带保持椎体互相连接。椎间盘纤维环位于椎间盘的周缘部，由纤维软骨构成。纤维环前、后部的浅层纤维与前、后纵韧带分别融合在一起。纤维环的前部较后部宽厚。椎间盘髓核的位置偏于后方，临近窄而薄弱的后纵韧带，这是椎间盘容易向后突出的因素。在扭曲和压缩力作用时，颈椎间盘可因纤维环破裂而突出。颈椎间盘发生变性突出或椎体后缘骨质增生，均可直接压迫脊髓，产生下肢麻木（后中央突出可致两侧下肢麻木）、头重脚轻，甚至肢体瘫痪等症状。

椎间盘纤维环的纤维在椎体间斜行，在横切面上排列成同心环状，相邻环的颈椎增生纤维具有相反的斜度，且相互交叉。纤维环的前方有坚强的前纵韧带，前纵韧带的深层纤维并不与纤维环的浅层纤维融合在一起，却可加强纤维环的力量；纤维环的后方有后纵韧带，并与之融合在一起，后纵韧带虽较前纵韧带为弱，亦可加强纤维环后部的坚固性。纤维环的周缘部纤维直接进入椎体骺环的骨质之内，较深层的纤维附着于透明软骨板上，中心部的纤维与髓核的纤维互相融合。髓核的中心在椎间盘前后径中后 1/3 的交界部，是脊柱运动轴线通过的部位。由于纤维环后部较窄，力量较弱，髓核易于向后方突出，但由于纤维环后方中部有后纵韧带加固，突出多偏于侧后方。

椎间盘的生理功能除了连接相邻颈椎外，更重要的是减轻和缓冲外力对脊柱、头颅的震荡，保持一定的稳定性，参与颈椎的活动，并可增加运动幅度。自 $C_2$ 起，2 个相邻的椎体之间都有椎间盘。椎间盘富有弹性，因此相邻椎间有一定限度的活动，能使其下部椎体所承受的压力均等，起到缓冲外力的作用，并减轻由足部传来的外力，使头颅免受震荡。颈椎椎间盘的总高度为颈部脊柱总高度的 20%~25%；颈椎间盘的前部较后部为高，从而使颈椎具有前凸曲度。椎间盘的厚度对椎体高度的比率比它们的绝对厚度更为重要，比率越大，活动性越大。腰的比率为 1/3，胸的比率为 1/5，颈的比率为 2/5，因此颈部活动性最大。颈椎间盘的横径比椎体的横径小，钩椎关节部无椎间盘组织。

椎间盘是人体最大的无血管组织，其营养途径主要有赖于 2 个途径。①终板途径：椎体内的营养物质经软骨板进入椎间盘，主要营养髓核和内层纤维环，这是椎间盘营养的主要途径；②纤维环途径：表面血管营养外周纤维环，属于次要途径。胎儿期椎间盘的血液供应主要来自周围及相邻的椎体血管，椎体血管穿过透明软骨板分布到髓核周围，但不进入髓核。出生后血管发生退变，逐渐瘢痕化，最后完全闭锁。幼年期，椎间盘的血管较成年人丰富，有些血管分布到纤维环深层，但是随年龄增长深层血管逐渐减少，13 岁后已无血管穿入纤维环深层，成年后除纤维环周缘部以外，椎间盘并无血管。

**2. 韧带** 所谓韧带即富有坚韧性的纤维带，有加强骨与关节之间的稳固性作用，在颈部起主要作用的有以下几种韧带。

（1）前纵韧带：前纵韧带起自枕骨的咽结节，向下经寰椎前弓及各椎体的前面，止于第 1 或第 2 骶椎的前面，是人体中最长的韧带。前纵韧带坚固地附着于椎体，但疏松地附着于椎间盘，它仅为一层纤维带，较后纵韧带为弱。

前纵韧带由 3 层并列的纵行纤维构成，将上下椎体前缘和椎间盘紧密地连接在一起。前纵韧带的主要作用是限制脊柱的过度后伸活动。位于颈椎的部分能对抗头颅的重量，增强颈椎的稳定性。

（2）后纵韧带：后纵韧带位于椎管的前壁，它起自枢椎，向上移行为覆膜。后纵韧带较强，分为 2 层。浅层为覆膜的延续，深层呈齿状，坚固地附着于椎体及椎间盘，可以防止其内容物向后突出。钩椎关节的关节囊韧带即起自后纵韧带深层及椎体，斜向外下附着于钩突。后纵韧带的中部常有裂隙，其中有椎体的静脉通过。其主要作用为限制颈椎屈曲运动。颈部反复多次的劳损，可引起后纵韧带出血、钙化，压迫脊髓，引发脊髓型颈椎病，并使其对椎间盘的约束作用下降，加速颈椎病的发生。

（3）黄韧带：黄韧带向上附着于上位椎板下缘的前面，向下附着于下位椎板上缘的后面，薄而较宽，呈叠瓦状，扁平，坚韧。在中线，两侧黄韧带之间留一缝隙，有静脉通过，连接椎骨后静脉丛与椎管内静脉丛。黄韧带向外延伸至椎间关节囊，但不与其融合。黄韧带弹性较大，有较强的伸缩性，可协助颈部肌肉维持头颈直立。黄韧带退化肥厚或钙化，可使椎管狭窄，压迫脊髓而引发脊髓型颈椎病。

（4）项韧带：棘突之上的连接为棘上韧带，但在颈椎部自第7颈椎棘突向上移行称为项韧带。项韧带为三角形弹性纤维膜，底部向上，附着于枕外隆突和枕外嵴；尖端向下连于棘突及下部的棘上韧带。可限制颈椎过度前屈，有协助肌群支持头部的作用。长期伏案工作者，由于项韧带反复多次持续性劳损，可出现出血、钙化或骨化。项韧带钙化在颈椎病病人中相当多见。

（5）棘突间韧带：棘突间韧带长于相邻两椎骨的棘突之间，向前与黄韧带融合，向后移行于项韧带。颈部的棘突间韧带常发育不良，可限制颈椎的过度前屈。

# 第二节　颈部肌肉与筋膜

## 一、颈部肌肉

颈肌依其所在的位置分为颈浅肌群、颈中肌群和颈深肌群。

### （一）颈浅肌群

1. **颈阔肌**　位于颈前外侧的皮下，与皮肤结合紧密，为皮肌。颈阔肌的功能是收缩时，可牵拉口角向外，并使颈部皮肤出现皱褶，神经支配为面神经、副神经、$C_2 \sim C_4$。

2. **胸锁乳突肌**　胸锁乳突肌为颈部的重要标志，作为颈前、颈后三角的分界，颈后三角的很多重要组织即由其后缘穿出。肌肉强大有力，斜列于颈部两侧皮下，大部分被颈阔肌所覆盖。有2个起点：一个起自胸骨柄前面的短键称为胸骨头；另一个起自锁骨的胸骨端称为锁骨头。两头向上汇合为一个肌腹，肌肉深面有颈总动脉通过。其肌纤维向后上方，止于乳突外侧面及上项线的外侧部。

Chandle 将胸锁乳突肌分为5部分，即：①浅胸乳突肌；②浅胸枕肌；③浅锁枕肌；④深胸乳突肌；⑤深锁乳突肌。胸锁乳突肌的内侧部（胸骨头）起自胸骨柄以前，恰在锁骨切迹之下，而外侧部（锁骨头）起自锁骨内1/3上缘，在这两部分之间覆以颈外筋膜。肌肉附着于乳突的前缘及外面和枕骨下项线的外半部分。在罕有情况下，一侧胸锁乳突肌之起点甚至可以附着于另一侧锁骨上。胸锁乳突肌受副神经及 $C_2 \sim C_4$ 前支支配。胸锁乳突肌血供丰富，主要来自甲状腺动脉、枕动脉及颈横动脉分支，彼此形成丰富的吻合。

胸锁乳突肌的主要功能是维持头部的正常端正姿势，一侧肌肉收缩使头向同侧倾斜、脸转向对侧，双侧收缩可使头后仰，这是由于其止点位于寰枕关节额状轴之后。胸锁乳突肌受副神经支配。

### （二）颈中肌群

舌骨虽然很小，但其上附着众多肌肉，对于做吞咽动作、下颌骨的运动以及喉的支持有很大作用。根据肌肉所在位置，可以分为舌骨上、下肌群。

**1. 舌骨上肌群**　舌骨上肌群在舌骨与下颌骨和颅底之间，每侧由 4 块肌肉构成，即二腹肌、茎突舌骨肌、下颌舌骨肌及颏舌骨肌。舌骨上肌层的主要作用为提舌骨，当舌骨为舌骨下肌群固定时，则能下降下颌骨，与吞咽作用关系甚大。下颌骨在咬肌前方骨折时，颏舌骨肌、颏舌肌、下颌舌骨肌前部、二腹肌和颈阔肌能把前端即远侧骨折断端拉向后下方。

**2. 舌骨下肌群**　舌骨下肌群位于颈前部，在舌骨下方正中线的两侧，每侧有 4 块肌肉：浅层自外向内为肩胛舌骨肌和胸骨舌骨肌，深层自下而上为胸骨甲状肌和甲状舌骨肌。所述四肌中，肩胛舌骨肌和胸骨舌骨肌成为一层，前者在后者之外侧，胸骨甲状肌和甲状舌骨肌位于前二肌之深面。除甲状舌骨肌外，其他三肌之下部均在胸锁乳突肌覆被下，在胸锁乳突肌和各肌之间，相对喉下部有舌下神经越过，贴于颈动脉鞘上。舌骨下肌群的作用是下降舌骨和喉，均为舌下神经分支所支配。

### （三）颈深肌群

**1. 内侧群（椎前肌）**

（1）头前直肌：为一短小的肌肉，位于寰枕关节的前面。起自寰椎横突根部，肌纤维斜向内上方，止于枕骨大孔前方。

（2）头外侧直肌：为一短肌，起自寰椎横突，止于枕骨外侧部的下面，使头侧倾。

（3）颈长肌：位于脊柱颈部和上 3 个胸椎椎体的前面，止于寰椎前结节和第 3 胸椎椎体之间。颈长肌双侧同时收缩时，能使颈前屈，单侧收缩时，使颈侧屈。

（4）头长肌：居颈长肌的上方，覆盖颈长肌的上部，起自 $C_3$ ~ $C_6$ 横突的前结节，肌纤维斜向内上方，止于枕骨底部的下面。双侧头长肌同时收缩时，使头前屈，单侧收缩时，使头向同侧屈。

**2. 外侧群** 斜角肌有前、中、后 3 块，全部位于胸锁乳突肌的深面。前斜角肌由 4 条肌束组成，起于第 3 至第 6 颈椎横突前结节，其纤维向下而微外，止于第 1 肋骨内侧缘和斜角肌结节。中斜角肌起于第 1 或第 2 至第 6 颈椎横突后结节，止于第 1 肋骨上面锁骨下动脉沟之后。后斜角肌在中斜角肌的深面，起于第 4 至第 6 颈椎横突后结节，止于第 2 肋骨。以上 3 块斜角肌皆由第 4、第 5 或第 6 颈神经支支配，能提第 1 及第 2 肋骨，止端固定时，则能屈头至颈之本侧。

### （四）椎枕肌

椎枕肌包括头后大直肌、头后小直肌、头上斜肌和头下斜肌 4 块小骨骼肌。当单侧枕下小肌群同时收缩时，产生同侧寰枕关节的侧弯运动，双侧枕下小肌群收缩时，可使头颅在上颈段的寰枕关节上后伸，对寰枕关节起作用的是头后小直肌和头上斜肌，对寰枢关节起作用的是头后大直肌和头下斜肌。枕下小肌群还有旋转功能，当头后大直肌和头下斜肌收缩时，将产生同侧的旋转运动。

## 二、颈部筋膜

颈部筋膜较为复杂，可分为颈浅筋膜和颈深筋膜。颈浅筋膜与身体其他部分的浅筋膜相延续，包绕颈阔肌。其深面的颈深筋膜，称颈筋膜，分为浅、中、深 3 层（图 2 - 8）。

### （一）颈浅筋膜

颈部的浅筋膜一般较薄，含有少量脂肪，在颈前部和颈外侧部浅筋膜内含有颈阔肌。浅筋膜内还有浅静脉、浅淋巴结和皮神经，均位于颈阔肌的深面。

**1. 颈阔肌** 为阔而薄的肌片，起于胸大肌上部和三角肌表面的筋膜，向上行，前部肌纤维附于下颌下缘。后外侧部纤维越过下颌骨下缘延至面部，与口角的肌肉纤维交织。前部纤维在下颌骨下方与对侧颈阔肌纤维交织，而越往下两侧肌间的距离越远。颈阔肌变异较大，可一侧或双侧缺如。收缩时，颈部皮肤出现斜行皱纹。其前部纤维可协助降下颌，后部纤维可牵下唇和口角向下。颈阔肌受面神经颈支及颈丛皮支支配。

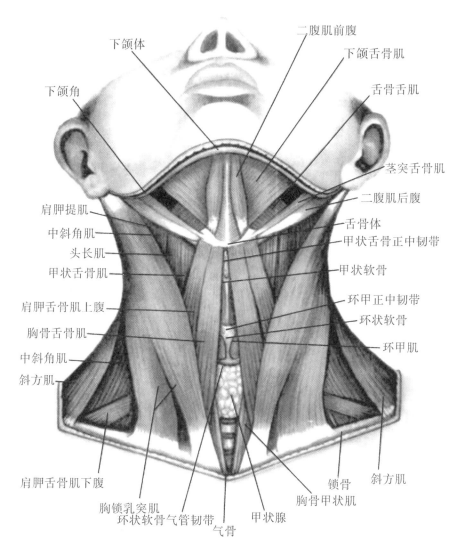

图 2-8　颈部筋膜

**2. 颈部浅静脉**

（1）颈外静脉：为颈部最大的静脉，它由前、后支合成。前支是面后静脉的后支，后支由枕静脉与耳后静脉合成。两支在下颌角处汇合，沿胸锁乳突肌浅面行向外下方，在距锁骨中点上方2.5cm处，穿过深筋膜注入锁骨下静脉。穿入深筋膜与静脉壁附着，当静脉损伤时，管腔不能闭合，易发生气栓。颈外静脉末端，通常只有一对瓣膜，不能完全阻止血液倒流，故当上腔静脉回流受阻，静脉压升高时，可使颈外静脉怒张。

（2）颈前静脉：起自颏下部，沿正中线两侧下降，进入胸骨上间隙内，呈直角转向外侧，经胸锁乳突肌深面，注入颈外静脉，偶有注入锁骨下静脉或无名静脉者。在胸骨上间隙内，两侧颈前静脉间常有横吻合支相连，称颈静脉弓，颈前静脉无瓣膜，离心脏距离较近，受胸腔负压影响较大，故于颈部手术（如甲状腺手术、气管切开术等）时，需注意防止空气吸入静脉。颈前静脉有时只有 1 条，其位置居于中线。

**3. 颈浅淋巴结**　沿颈外静脉排列，收纳外耳部分、腮腺区下部和下颌角等区域的浅淋巴管，其输出管注入颈深淋巴结。

**4. 颈部皮神经**　包括颈丛发出的皮支和面神经的颈支 2 种。

（1）颈丛的皮支：于胸锁乳突肌后缘中点处穿出颈深筋膜浅层分布于皮下，重要的分支有枕小、耳大、颈横、锁骨上神经。枕小神经沿胸锁乳突肌后缘上行，分布于枕部皮肤。耳大神经绕胸锁乳突肌浅面向前上方行，分布于耳廓及其周围的皮肤。该神经较粗大，受麻风杆菌侵犯时经皮肤可触及。颈横神经经胸锁乳突肌浅面横行向前，呈扇形分支，分布于颈前部皮肤。锁骨上神经行向下外方，分为前、中、后数支，分布于颈前外侧部、胸前壁第 2 肋以上及肩部皮肤。

（2）面神经颈支：从腮腺下端穿出，行向前下方，分布于颈阔肌，为该肌的运动神经。腮腺手术时，面神经颈支可作为寻找面神经主干的标志之一。

## （二）颈深筋膜

颈部的深筋膜位于浅筋膜及颈阔肌的深面，包绕颈部的肌肉、血管、神经和脏器，形成浅、中、深 3 层。颈部器官借致密的筋膜互相分隔，筋膜之间有由疏松结缔组织充填的间隙，称筋膜间隙。

**1. 浅层**　颈深筋膜的浅层，又称套层，环绕颈部。后部附着于项韧带及颈椎棘突，向外侧再转向前方，依次包绕斜方肌、胸锁乳突肌后，被覆于舌骨下肌群表面至正中线与对侧者愈合，构成颈白线。浅层筋膜上方附着于枕骨上项线及乳突，向前包绕腮腺形成腮腺鞘；继而在下颌骨下方，两层，包绕下颌下腺，附着于下颌骨，形成下颌下腺鞘。浅层筋膜下方附着于肩峰、锁骨及胸骨柄。在颈静脉切迹上方，分为浅、深 2 层，分别附着于切迹前、后缘，两者之间的间隙称胸骨上间隙，含有颈静脉弓及淋巴结。

2. **内脏筋膜**　即颈深筋膜中层，又称气管前筋膜，可分为脏层和壁层。脏层薄而疏松，包绕颈部器官，如喉、气管、甲状腺、咽和食管，包绕甲状腺的部分构成甲状腺假被囊。壁层较致密，位于颈部器官的前面，贴于舌骨下肌群的后面，向两侧形成颈动脉鞘，包绕颈总动脉、颈内静脉和迷走神经。脏、壁层之间形成气管前间隙，内含疏松结缔组织，左、右甲状腺下静脉构成的甲状腺奇静脉丛，位于间隙内。在幼儿的气管前间隙的下段有胸腺上部，向下通上纵隔前部。因此，颈部气管前间隙有感染或出血时，可沿此间隙向下到达前纵隔。前纵隔如有气肿亦可沿此间隙上延到颈部。

3. **椎前筋膜**　即颈部深筋膜深层，覆被椎前肌，前、中斜角肌，肩胛提肌，臂丛及锁骨下血管，构成颈外侧三角的底，并向外下方伸展，包绕锁骨下动、静脉及臂丛与腋鞘相续。向上附着于颅底，向下与脊柱的前纵韧带融合。椎前筋膜与咽后壁之间为咽后间隙，此间隙的脓肿，可向咽腔膨出，可出现吞咽和发音困难。感染时可向下延至后纵隔。椎前筋膜与脊柱颈部之间有椎前间隙，颈椎脓肿时，脓液多积于此间隙内，也可顺此间隙向下蔓延至后纵隔，或向两侧扩散至颈侧部，或穿破椎前筋膜至咽后间隙。

4. **颈动脉鞘**　颈动脉鞘为内脏筋膜在颈部大血管周围增厚形成，内部包绕着颈总动脉、颈内动脉、颈内静脉、迷走神经。该鞘上达颅底，下至纵隔，周围以疏松的结缔组织与颈部深筋膜浅层及椎前筋膜相连续。

# 第三节　颈部血管与淋巴结

## 一、颈椎的动脉

### （一）颈总动脉及其分支

颈总动脉是头颈部的动脉主干，左、右各 1 条。右颈总动脉起自头臂干，左颈总动脉直接起自主动脉弓。两侧颈总动脉均沿食管、气管和喉的外侧上升，到甲状软骨上缘处分为颈内动脉和颈外动脉。颈总动脉外侧有颈内静脉，两者间的后面有迷走神经，三者共同包于筋膜鞘内。颈总动脉分为颈内动脉、颈外动脉，有 2 个重要结构，即颈动脉窦和颈动脉小球。颈动脉窦是颈内动脉起始处膨大的部分。壁内有感觉神经末梢，为压力感受器。当血压改变，升高或降低时，可反射性地改变心率和末梢血管口径，以调节血压。颈动脉小球，是一个椭圆形的小体，位于颈内动脉、颈外动脉分叉处的稍后方，以结缔组织连于动脉壁上。小球内含有化学感受器，可感受血液中二氧化碳浓度变化的刺激，调节二氧化碳浓度。

1. **颈内动脉**　经颈总动脉发出后垂直上升至颅底，经过颈动脉管入颅腔，分支分布于视器和脑。颈内动脉依其行程分为颈段、岩段、海绵窦段和前床突上段。其中，海绵窦段和前床突上段合称虹吸部，多呈 U 形或 V 形弯曲，是动脉硬化的好发部位。颈内动脉的主要分支为大脑前动脉、大脑中动脉、脉络丛前动脉、后交通动脉和眼动脉，营养脑和视器。

2. **颈外动脉**　位于颈内动脉前内侧，经其前方转至外侧上行，穿腮腺，在下颌颈处分为颞浅动脉与上颌动脉。其分支：甲状腺上动脉、舌动脉、面动脉、颞浅动脉、上颌动脉、枕动脉、耳后动脉和咽升动脉。颈外动脉发出的分支供应颈上部和头部颅外的软组织。

（1）甲状腺上动脉：由颈外动脉起端附近发出，胸锁乳突肌的前缘覆盖其上，向前下行，和喉上神经相伴行，但居其浅面。甲状腺上动脉的起点常有变异，并非总起于颈外动脉。

（2）舌动脉：由舌骨大角处发出，至舌骨肌深面，先水平向前，继垂直向上，后在舌下面纡曲向前至舌尖。在舌骨肌表面有舌下神经经过。后者走行或在舌动脉之上，或与其并行，或越过其前侧而至其下方。

（3）面动脉：平下颌角起自颈外动脉，经下颌下腺深面至咬肌前缘，绕过下颌骨下缘至面部，经口角及鼻翼外侧上行到内眦移行为内眦动脉。

（4）颞浅动脉：在外耳门前方上行，越颧弓根至颞部皮下。

（5）上颌动脉：在下颌颈深面至颞下窝，经翼内、外肌之间至翼腭窝。主要分支有脑膜中动脉，向上穿棘孔入颅腔，分前、后支，贴颅骨内面走行，分布于颅骨和硬脑膜。

（6）枕动脉：于面动脉相当之平面发出，在二腹肌后腹之覆被下向上后行，达颞骨乳突切迹的内侧，全程覆以胸锁乳突肌、头夹肌等，在此发一降支下行，和由肋颈干（锁骨下动脉分支）分出的颈深动脉相吻合，如此使颈外动脉和锁骨下动脉两系统互相交通。

（7）耳后动脉：在二腹肌后腹上缘之平面发出，在腮腺之覆被下向上后行，越过乳突的浅面在耳后上行，分布于耳后和头顶后部皮肤。

（8）咽升动脉：在下颌角内侧发出，沿咽侧壁上升至颅底。

## （二）锁骨下动脉及其分支

右侧起自头臂干，左侧起自主动脉弓，出胸廓上口弯向外，在锁骨与第1肋之间通过，到第1肋外缘处移行为腋动脉。其分支有椎动脉、甲状颈干、胸廓内动脉、腋动脉。

1. **椎动脉**　椎动脉一般发自锁骨下动脉第一部分的后上方，是锁骨下动脉的第一个分支，有时发自主动脉弓成无名动脉，再上行达脑部，椎动脉供给大脑血流量的 10%～15%，供应脊髓、脊神经根及附属组织血流量的90%。椎动脉一般都自第 6 颈椎横突孔穿入，跨经上位 6 个颈椎的横突孔，但亦见有自第 5、第 4、第 3 或第 7 颈椎横突孔穿入者。椎动脉自寰椎横突孔穿出后，绕过寰椎侧块后方，跨过寰椎后弓的椎动脉沟，转向上方，经枕骨大孔进入颅腔。椎动脉，根据其行程的位置，分为 4 段。第一段是自锁骨下动脉发出后，至穿入颈椎横突孔以前的部分；第二段是穿经颈椎横突孔的部分；第三段是位于枕下三角的部分；第四段是进入颅腔的部分。左右两侧的椎动脉常大小不一致，左侧的椎动脉多较右侧者为大。

由于颈椎退变包括向后方突出的椎间盘，钩椎关节或椎体骨刺，以及椎体半脱位或上关节突向前方滑脱，都可压迫椎动脉或刺激椎动脉周围之交感神经丛，使椎动脉痉挛，管腔狭窄，造成椎基底动脉供血不足，引起一系列临床症状，称之为椎动脉型颈椎病。

2. **甲状颈干**　为一条短而粗的动脉干，其主要分支有甲状腺下动脉。该动脉向上内横过颈总动脉的后方，分布到甲状腺等。主要分支有甲状腺下动脉、肩胛上动脉、肋颈干、肩胛背动脉。分支分布于甲状腺、咽和食管、喉和气管、肩部肌、脊髓及其被膜等处。

3. **胸廓内动脉**　起自锁骨下动脉的下面，向下进入胸腔，经第 1～7 肋软骨后面下降，其终支穿膈进入腹直肌鞘内，成为腹壁上动脉，到脐部附近与腹壁下动脉吻合。分支分布于胸前壁、心包、膈和乳房等处。

4. **腋动脉** 本干向下自第 1 肋骨外缘延续为腋动脉。腋动脉的前方被胸小肌覆盖，以其为界分为 3 段。腋动脉较为恒定的分支有：第一段主要为胸上动脉；第二段主要为胸肩峰动脉和胸外侧动脉；第三段主要为肩胛下动脉、旋肱前动脉和旋肱后动脉。

## 二、颈椎的静脉

颈椎的静脉广泛吻合成丛，可分为椎管外静脉丛和椎管内静脉丛两大部分，其共同特点是：无瓣膜，血液可以双向流动；管壁薄，同一段血管可口径不一，呈局部膨大甚至呈串珠状；不与动脉密切伴行。

### （一）椎管外静脉丛

椎管外静脉丛以横突为界分为前丛和后丛：椎外前静脉丛汇集椎体及前纵韧带的静脉，位于椎体的外侧面，与椎体内静脉交通。椎体后静脉丛收集椎弓后面诸结构的静脉，位于椎板后方，围绕棘突和关节突，与椎管内静脉丛交通。椎管外静脉丛以颈段最发达，其次为骶骨前面，它们汇流入椎静脉、肋间后静脉、腰静脉、骶正中静脉和骶外侧静脉。

### （二）椎管内静脉丛

椎管内静脉丛位于硬膜腔内，贴附椎管前、后壁，周围填充着丰富的脂肪组织，可分成椎管内前静脉丛和椎管内后静脉丛 2 部分，各有 2 条纵行的静脉，分别为前窦和后窦。前窦排列于后纵韧带两侧，有 1~2 横支于椎体后面穿越后纵韧带深面将两侧吻合成网，椎体内静脉即汇入横支内。后窦排列于椎弓和黄韧带前面和中线两侧，有横支相连成网并穿过左、右黄韧带之间，有丰富的吻合支，收集由脊髓来的根静脉。吻合网向椎间孔汇集成椎间静脉出椎间孔，每孔可有静脉 1~3 支，分别行于椎间孔的上、下部分，向外开口于椎静脉、肋间后静脉、腰静脉和骶外侧静脉。

## 三、颈脊髓的血液循环

脊髓的动脉来源有 2 个：一是来自椎动脉的脊髓前动脉和脊髓后动脉；二是来自椎动脉、颈深动脉、肋间动脉、腰动脉和髂动脉的椎间动脉脊膜支。颈脊髓的血循环主要由椎动脉的分支供应。

1. **脊髓前动脉** 大多是双侧椎动脉终端支的连续，很少由一侧的椎动脉终支发出而形成。自起始部位沿延髓的腹侧面向下行走，逐渐向中线靠拢汇合形成一条脊髓前动脉，位于脊髓前正中裂迂曲下降，供应脊髓全长，途中接受 6~8 支前根动脉。在下降过程中有 2 个分支：一支绕脊髓向后与脊髓后动脉的分支吻合，形成动脉冠；另一支又称沟动脉，进入前正中裂后，左右交替进入脊髓，穿过白质前连合，分布于脊髓灰质的前柱、侧柱和后柱基底部，以及白质的前索和侧索深部。在颈段，脊髓前动脉每 1cm 发出 5~6 条沟动脉，每支沟动脉供血范围 0.4~1.2cm$^2$，约占脊髓横断面的 2/3。

2. **脊髓后动脉** 是小脑下后动脉的分支，很少是椎动脉的直接分支，左右 2 条沿脊髓后外侧沟下降，沿途接受 5~8 支后根动脉，在后根的侧方进入脊髓，分布于后索和后柱，供应脊髓后约 1/3 部分。

3. **节段性（椎间）动脉** 脊髓的节段性动脉有许多来源，根据部位不同，可发自椎动脉、颈深动脉、肋间动脉、腰动脉或骶中动脉。在颈部，主要为椎动脉的分支沿脊神经经椎间孔进入椎管，但第 6、第 7 对颈节段性椎间动脉来自颈胸干的颈升动脉，第 8 对颈节段性动脉通常发自肋颈干的颈深动脉。节段性动脉在通过椎间孔时开始分叉，发出前、后根动脉。

4. **前根动脉** 沿脊神经的前根达脊髓正中裂，分为升支和降支，与相邻前根动脉的降支和升支吻合，并同脊髓前动脉相延续。该种连接形式使得动脉供血方向呈节段性，2 个来源不同分布区的移行带血流方向相反，供血最差。其中有一支较大的为腰骶膨大动脉（又称大前根动脉或入 Adamkiewicz 动脉），起自胸 7 到腰 3 范围之内，以起自胸 9 节段最常见，左侧为多；另一支次大的叫颈膨大动脉，起自颈 4 到胸 4 范围之内，以起自颈 8 水平者最多。这 2 支根动脉是脊髓的重要供血动脉，一旦损伤或闭塞，可造成患者截瘫。

5. **后根动脉** 达脊髓后外侧沟时，在后根丝的侧方与前根动脉一样，分为升支和降支，同相邻的降支和升支吻合，延续为脊髓后动脉。

6. **脊髓内动脉** 脊髓前动脉和节段性动脉发出的脊髓前支吻合而成脊髓前正中动脉，沿脊髓前正中裂走行，粗细不一，有时偏离中线，成环或双重。由脊髓前正中动脉发出一系列的中央支，进入前正中裂，交替进入脊髓左侧或右侧，分布于灰质前柱、侧柱、中央灰质和后柱底部以及前外侧索的深部。脊髓后动脉与节段性动脉脊支发出的脊髓后支吻合而成的脊髓后外侧动脉，在后外侧沟处多围绕脊神经后根根系形成丛状，发支供应脊髓后柱和后索。脊髓外侧表面软膜内，脊髓前正中动脉和脊髓后外侧动脉间，还有许多横行吻合动脉，称动脉冠，由此支供应前外侧索的前部。脊髓下端，脊髓前正中动脉变细，向下延续为终丝动脉，并在脊髓圆锥处向侧方发出圆锥吻合动脉，向后连于脊髓后外侧动脉。

7. **脊髓的静脉**　分布同动脉基本相似。脊髓表面有 6 条纵行静脉，即前正中裂的脊髓前正中静脉，后正中沟后方的脊髓后正中静脉，沿前外侧沟和后外侧沟走行的 2 条脊髓的外侧静脉和 2 条脊髓后外侧静脉；脊髓前面有 6 ~11 条前根静脉，后面有 5 ~10 条后根静脉，分别同上述静脉相吻合形成软骨膜静脉丛。后根静脉回收后索、后柱和一部分侧索的静脉，前根静脉通过沟静脉回流前索和前柱内部的静脉血。前柱外侧部、侧柱和大部分侧索的静脉血，则先回流到静脉冠。静脉血液经根静脉通过椎间静脉汇入椎静脉和颈深静脉。另外脊髓软脊膜静脉丛和椎间静脉丛有许多吻合支，故其静脉血亦可经椎内静脉丛进入椎内静脉，同时椎内后静脉丛和椎外后静脉丛间也有吻合支，脊髓静脉血也可通过这一通路回流。

## 四、颈部淋巴结

颈部淋巴结在胸锁乳突肌下，沿颈内静脉分为 3 群，上群近颅底部，中群在甲状软骨平面，下群在锁骨上，颈部为全身淋巴的汇总区，全身肿瘤的转移，尤其颈部、肺部的肿瘤，多在颈部淋巴结出现，也可影响神经、血管等出现类似颈椎病的症状，应注意鉴别诊断。

# 第四节　颈部脊神经与交感神经

## 一、颈部脊神经根和脊神经

### (一) 脊神经根

分为前根和后根。椎管内走行时前根在前，后根在后；当神经根穿出硬脊膜时，两者排列关系发生变化，在椎间孔中部后根在上，前根在下，在神经节远端两根合在一起组成脊神经。脊神经的前根和后根发出后向椎间孔行走，穿经软脊膜和蛛网膜时分别形成鞘状包绕前后根的周围，两根继续前行硬脊膜也分别成鞘包绕。至后根节处，两根合二为一。神经根穿越椎间孔时附着于椎间孔周围的骨膜上。

1. **前根**　又称腹侧根。是由脊髓前角细胞发出的躯体运动纤维构成，分布于横纹肌。胸部和上腰部神经前根内含来自脊髓灰质侧柱内的交感性内脏运动纤维。第 2～4 骶神经前根内含副交感性内脏运动纤维。前根内为粗大和细小的有髓纤维。粗大纤维为躯体运动纤维；而细小纤维有自主神经的节前纤维，也有维持横纹肌张力的运动纤维。

2. **后根**　又称背侧根。以排列成行的根丝附着于脊髓的后外侧沟。后根 3 倍粗于前根。粗大的有鞘纤维，是来自肌和腱内的触、压觉感受器传入纤维；细小无鞘纤维为冷热、痛觉感受器传入纤维。脊神经节为位于脊神经后根上的神经节，又称后根节。该节呈纺锤形膨大，长 4～6mm，脊神经节通常位于椎间孔内，后根鞘之外。髓神经节在椎间孔内或椎管内，神经节血管丰富，节内含有许多感觉神经细胞和有髓或无髓神经纤维。在腰骶后根中，自脊髓至神经节，有散在成群的神经细胞称为迷走神经节。

## （二）脊神经

脊神经是混合性神经，其感觉纤维始于脊神经节的假单极神经元。假单极神经元的中枢突组成后根入脊髓；周围突加入脊神经，分布于皮肤、肌、关节以及内脏的感受器等，将躯体与内脏的感觉冲动传向中枢。运动纤维由脊髓灰质的前角、胸腰部侧角和骶副交感核运动神经元的轴突组成，分布于横纹肌、平滑肌和腺体。因此，根据脊神经的分布和功能，可将其组成的纤维成分分为 4 类：

脊神经干很短，出椎间孔后立即分为前支、后支、脊膜支和交通支。

1. **脊膜支**　细小，经椎间孔返回椎管，又称窦椎神经，分布于脊髓的被膜和脊柱。窦椎神经，它在入椎间孔内有数个分支，一支是主窦神经，由脊神经根和交感神经根组成，主要支配硬膜前间隙及周围组织，另有 3～6 支较细的副窦椎神经主要支配硬膜外间隙及其周围组织，包括椎间盘纤维软骨环、关节突、黄韧带、侧隐窝等，通常与血管伴行，分布在椎管内壁的组织，它是直径 5mm 以下的无髓或薄髓纤维，是椎管内存在无菌性炎症、化学性或机械性损害时引起颈肩腰痛的传导系统。

窦椎神经主干在颈部位于椎间盘之后，因此当颈椎间盘突出或骨质增生时可直接刺激窦椎神经干。椎间孔内的脊神经根，周围结缔组织，细微的动静脉均有窦椎神经的分支。因此，退行性变关节的变性或慢性损伤，也可通过它们导致不同程度的疼痛。即使不存在椎间盘突出，只要椎管内压增加（如咳嗽、打喷嚏等）都可以使原来已有的组织水肿、粘连等刺激的信号加重。小关节突内压增加、位置改变或增生（关节突综合征）与椎弓根崩裂等也能引起根性疼痛。

2. **交通支** 为连于脊神经与交感干之间的细支。其中发自脊神经连至交感干的叫白交通支，而来自交感干连于每条脊神经的叫灰交通支。

3. **后支** 较细，是混合性的，经相邻椎骨横突之间向后行走，都有肌支和皮支分布于项、背及腰骶部深层的肌和枕、项、背、腰、臀部的皮肤，其分布有明显的节段性。其中，第2颈神经后支的皮支粗大，称枕大神经，穿斜方肌腱至皮下，分布于枕和项部的皮肤。腰神经后支分为内侧支和外侧支。内侧支细小，经横突下方向后，分布于腰椎棘突附近的短肌与长肌。腰椎骨质增生的病人，可因横突附近软组织骨化，压迫此支而引起腰痛。第1～3腰神经后支的外侧支较粗大，分布于臀上区的皮肤，称臀上皮神经。第1～3骶神经后支的皮支分布于臀中区的皮肤，称臀中皮神经。

4. **前支** 粗大，是混合性的。颈丛由第1～4颈神经前支组成。它发出皮支和肌支。皮支分布到颈前部皮肤。肌支分布于颈部部分肌肉（颈部深肌）、舌骨下肌群和肩胛提肌。其中最主要的是膈神经，为混合性神经，它由第3～5颈神经前支发出，下行穿经胸腔至膈肌，主要支配膈肌的运动以及心包、部分胸膜和腹膜的感觉。臂丛由第5～8颈神经前支和第1胸神经前支的大部分组成。先位于颈根部，后伴锁骨下动脉经斜角肌间隙和锁骨后方进入腋窝。其间几经相互交织，可分为根、干、股、束4段，并发出许多分支，在腋窝臂丛形成3个束，即外侧束、内侧束和后束，包绕腋动脉。

臂丛的分支很多，其主要分支如下：①肌皮神经，自外侧束发出，支配着臂前群肌和前臂外侧的皮肤。②正中神经，由内侧束和外侧束各发出一根合成，支配前臂前群肌的大部分，手鱼际肌及手掌面桡侧3个半指的皮肤。③尺神经，由内侧束发出，支配前臂前群肌的靠尺侧的小部分肌肉、手小鱼际肌和手肌中间群的大部分以及手掌面尺侧1个半指和手背面尺侧2个半指的皮肤。④桡神经，发自后束，支配臂及前臂后群肌、臂及前臂背侧面皮肤和手背面桡侧 2 个半指的皮肤。⑤腋神经，由后束发出，支配三角肌、小圆肌及三角肌区和臂外侧面的皮肤。

## 二、颈交感神经

颈段脊髓无交感神经细胞，因此，颈部交感神经都来自胸段脊髓上部，在颈部后侧由上而下分别形成颈上、颈中、颈下 3 个交感神经链。颈脊神经没有交感神经节前纤维，只有来自颈交感神经节的节后纤维。颈交感神经节的节后纤维组成灰交通支，分别与所有的颈脊神经连接，并有吻合支与有关脑神经相连接。由灰交通支至脊神经的节后纤维，随脊神经分布到周围的器官，如血管、腺体和竖毛肌等；也随脊神经的脊膜支（窦椎神经）进入椎管内，分布到椎管内的血管和脊髓被膜血管上。颈交感神经的分布范围极为广泛，既分布到头部和颈部，也分布到上肢。颈交感神经还分布到咽部和心脏。颈内动脉周围的交感神经，伴随动脉的分支分布到眼神经，支配扩瞳肌和上睑的平滑肌。椎动脉周围的交感神经，进入颅内后伴随迷路动脉，分布到两耳；也伴随椎骨部椎动脉的分支，进入椎管内，分布到脊膜和脊髓。因此，当颈交感神经受刺激时，可以引起各种不同的复杂症状，如头晕、视力模糊、耳鸣、平衡失调、心动过速或心率过缓、手指肿胀、咽部不适（异物感）等。

# 第五节　颈部活动度

颈部由于颈椎无肋骨，椎间盘相对较厚，椎板不相重叠，且颈 1～2 椎特殊，形成寰枕关节、寰枢关节，使颈椎为脊柱活动最大的部分，可以在各个方面运动，如前屈、后伸、侧屈、旋转、伸长、短缩等。

头颈部的中立位为头颈直立居中，双目平视，上关节突朝后朝上，下关节突朝前朝下，前屈时，上一颈椎的下关节突在下一颈椎的上关节突上朝前滑动，椎间盘前窄后宽，后伸时相反。侧屈、旋转时，凹侧下关节突向后下滑动，凸侧上关节突向前滑动。颈前屈的肌肉有头长肌、头前直肌、斜角肌。后伸的肌肉有头后大小直肌、头半棘肌、头夹肌、头上斜肌、斜方肌。

侧屈的肌肉有头外直肌、胸锁乳突肌、斜角肌、斜方肌。旋转的肌肉有斜角肌、斜方肌、胸锁乳突肌、头长肌、夹肌、头下斜肌等。颈部伸长为颈半棘肌、多裂肌、头长肌收缩，半棘肌松弛。颈部缩短为颈半棘肌、多裂肌、头长肌松弛，半棘肌收缩。

颈部的屈伸运动主要在寰枕关节，旋转主要在寰枢关节，其活动度如图2-9所示。

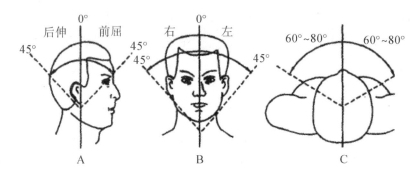

**图2-9 颈椎运动检查**
A. 前屈、后伸；B. 左、右侧屈；C. 左、右旋转

正常状态下颈椎各节段可产生前屈、后伸、左右侧屈和旋转活动。颈椎的旋转活动80%是由寰枢椎来完成的，下颈椎各节段的旋转度较小。颈椎在屈伸活动中，下颈椎的活动度为100°~110°，而上颈椎的活动度只有20°~30°。正常颈椎 $C_4$、$C_5$ 和 $C_5$、$C_6$ 前屈后伸值分别相当于整个颈椎屈伸度的8%和10%。

# 第三章　颈椎的生物力学

在脊柱运动分析中，一般将椎骨视为刚体，将椎间盘、韧带看成塑性物体。脊柱节段运动就是相邻上、下两椎骨间的相对运动，属三维运动，有6个运动自由度，需要用6个独立变量来描述。脊柱节段运动通常可以用3个角度位移和3个线位移来表示。3个角度位移量分别是前屈后伸、左右侧屈和左右轴向旋转，3个线位移量分别是上下、前后和左右的移位。

Yamamoto通过对离体的脊柱运动的分析，将脊柱的运动范围分为中性区（neutral zone，NZ）和弹性区（elastic zone，EZ）。中性区表示从最大载荷卸载至零载荷的脊柱位置与中立位之间的脊柱运动范围。弹性区表示从零载荷至最大载荷的脊柱运动范围（图3－1）。这种脊柱运动的表示在脊柱生物力学特别是脊柱稳定性的研究中得到广泛的应用。

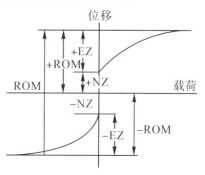

图3－1　脊柱运动范围的表示

## 第一节　颈椎运动学

### 一、颈椎的运动学特点

颈椎作为一柔性负载体，它为了支持头颅的重力，有坚强的支持力；同时，为了适应视觉、听觉和嗅觉的刺激反应，有灵活而敏捷的可动性。

对正常颈椎的活动度测量，各家报道差异较大。除测量方法本身的误差外，测量对象的差异是造成报道不一的主要原因。颈椎的运动形式是多样的，Mc Clure 等通过切割成的新鲜单个 $C_3 \sim C_4$ 或 $C_4 \sim C_5$ 节段，测定单个关节突关节运动，最大活动范围前屈 $19°$，后伸 $14°$，侧弯曲 $28°$，旋转 $17°$，上、下关节面最大相对移动为 $9mm$，而颈椎运动表现各种运动之间的耦合。颈椎侧屈时有轻度旋转，而旋转时又有轻度侧屈。双节段或多节段颈椎的耦合运动由完整的椎体、椎间盘和 2 个颈椎关节突关节组成，但运动范围较单个颈椎关节突关节运动范围总和减小。Holmes 等通过侧位 X 线照片方法测量 $C_2 \sim C_7$ 颈段屈伸运动范围，整体运动范围最大 $>90°$；单个颈椎节段屈伸运动在 $C_4 \sim C_5$ 和 $C_5 \sim C_6$ 最大，分别为 $17.9°$ 和 $15.6°$。

颈椎的运动是一种复合运动，既有平动位移，又有角位移和旋转。颈椎侧屈时有轻度旋转，而旋转时又有轻度侧屈。正常情况下，相邻椎体间平均位移不超过 $2mm$，水平位移多发生于前屈和后伸时。屈伸时角位移小于 $17°$。颈部脊柱运动主要包括：①寰枕关节运动，可使头颅做俯仰、侧屈；②寰枢关节运动，其屈伸范围为 $30°$（屈 $10°$、伸 $25°$），回旋和环转运动，主要为寰椎绕齿状突的旋转运动；③颈部脊柱的整体运动，为上述各运动的整体作用，其范围很大，屈伸及侧屈的范围为 $90°$，以 $C_4 \sim C_5$ 之间活动度最大。

颈部脊柱的下部是脊柱活动度较大的部位，也是脊柱中最早出现退行性改变征象的部位。所以，颈部脊柱容易因外伤或劳损，导致颈椎椎体的错位。

## （一）枕 – 寰 – 枢椎复合体

该复合体是人类中轴骨骼系统中最复杂的关节，为颅骨与典型椎间关节之间的转移部分。

**1. 运动范围** 与脊柱其他节段运动相比，上部颈椎的运动幅度较大，尤其是 $C_1 \sim C_2$ 的轴向旋转运动。$C_0 \sim C_1$ 和 $C_1 \sim C_2$ 节段的侧弯幅度基本相同，$C_0 \sim C_1$ 节段的屈伸运动范围大于 $C_1 \sim C_2$ 节段。$C_1 \sim C_2$ 节段的轴向旋转运动范围占整个颈枕部轴向旋转的 $40\% \sim 50\%$。上部颈椎各节段运动范围见表3 – 1。

表 3-1　上部颈椎运动范围

| 节段 | 运动类型 | 运动范围/（°） |
|---|---|---|
| $C_0 \sim C_1$ | 屈伸运动 | 22 |
| | 侧弯运动 | 3 |
| | 轴向旋转运动 | 7 |
| $C_1 \sim C_2$ | 屈伸运动 | 15 |
| | 侧弯运动 | 4 |
| | 轴向旋转运动 | 38 |

2. **耦合特征**　在寰枢椎之间存在着很明显的耦合力，即当寰椎旋转时，伴随着椎骨的位移。

3. **瞬时旋转轴**　枕寰运动的水平轴通过乳突的中心，矢状轴位于齿状突尖端上方 2~3cm 的点，轴向旋转的轴心位于齿状突的中心部位。

4. **解剖单位的功能**　在寰枕关节，屈伸运动可通过检查齿状突与椎管前缘的接触来确定，伸直则受覆膜限制，轴向旋转则受寰枢椎间的黄韧带限制。

（二）中下部颈椎

1. **运动范围**　中部颈椎与下部颈椎附近的节段屈伸和轴向旋转运动范围较大，其中 $C_4 \sim C_5$ 和 $C_5 \sim C_6$ 节段的屈伸和轴向旋转运动范围最大。中部颈椎的侧弯运动基本相同，而下部颈椎的侧弯运动是由上至下逐渐减少。中下部颈椎各节段运动范围见表 3-2。

表 3-2　中下部颈椎运动范围

| 节段 | 运动范围/（°） | | |
|---|---|---|---|
| | 屈伸运动 | 侧弯运动 | 轴向旋转运动 |
| $C_2 \sim C_3$ | 10 | 10 | 3 |
| $C_3 \sim C_4$ | 15 | 11 | 7 |
| $C_4 \sim C_5$ | 20 | 11 | 7 |
| $C_5 \sim C_6$ | 20 | 8 | 7 |
| $C_6 \sim C_7$ | 17 | 7 | 6 |
| $C_7 \sim T_1$ | 9 | 4 | 2 |

2. **运动方式**　一个椎骨的运动方式由其解剖结构及生理特点来确定。如椎骨的位置在全曲至全伸的过程中，整个脊柱有其共同的特点，但不同的节段也各有不同点。

运动是平移和旋转的结合来完成的，通常用"角顶"来描述颈曲在全曲至全伸的过程中的弧度改变。这个弧度在 $C_2$ 最平坦，$C_6$ 最尖，$C_7$ 次之。其他椎骨相差不多（图 3-2）。

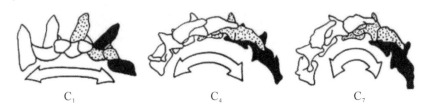

图 3-2　颈椎在矢状面上平移和旋转时，颈曲的曲率半径大致变化，显示了 $C_1$、$C_4$、$C_7$ 在完全屈伸过程中的前后移动

3. **耦合特征**　下位颈椎的力的耦合作用有重要的临床意义。这种耦合表现在脊柱侧弯时，棘突向相反方向移动。即向左侧弯时棘突移向右侧，向右侧弯时棘突移向左侧，这种耦合作用对了解侧弯及某些脊柱损伤和治疗是有意义的。例如，一个暴力损伤使椎间关节超过了它的正常运动范围就可能脱位，这种力的耦合作用就起到了产生轴向旋转和侧方弯曲的作用，造成一侧关节突脱位。

4. **瞬时旋转轴**　中下部颈椎的屈伸运动和轴向旋转运动的瞬时旋转轴位于下位颈椎椎体的前部，而侧弯运动的瞬时旋转轴位于下位颈椎椎体的中间。

5. **解剖单位的功能**　离体标本试验显示，无论椎骨前后侧的解剖结构是否完整，都没有发生明显的异常活动。纤维环的强度和方向及其与椎体及软骨终板的坚韧附着，有力地限制了椎骨在水平方向的平移。这点在脊柱的临床稳定方面有非常重要的作用。

屈伸运动范围主要受椎间盘的刚度和几何形状影响。图 3-3 分析了椎骨旋转运动和椎间盘性质的依赖关系。

钩突在颈椎的运动方式方面起着重要作用，它可以限制椎骨向后平移和侧弯，有屈伸活动的导向机制。

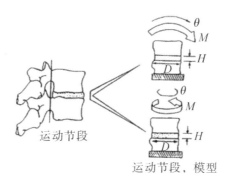

图 3 - 3　颈椎的旋转运动是椎间盘的高度、直径和材料的函数

## 二、颈椎的静力学

脊柱处于静力状态时呈现出生理弯曲。胚胎和婴幼儿脊柱的生理曲度表现为后凸；出生后 5 个月时婴儿开始爬行或取坐位仰头，即形成继发的颈椎前凸；自出生后 9 ~ 10 个月婴儿站立至出生后 13 个月，腰椎后凸消失；到 3 岁以后腰椎又形成继发前凸；8 岁时腰椎前凸已比较明显；10 岁时则与成人的曲度基本相同，此时原脊柱的原发后凸仅在胸椎和骶尾椎保存，以平衡脊柱的生理前凸。自此人体的生理曲度由侧面观表现为 4 个曲度，即颈椎前凸、腰椎前凸、胸椎后凸、骶尾椎后凸。在直立的脊椎动物（包括灵长类）中，唯有人类具有 4 个生理曲度。

从侧方观察，7 块颈椎排列呈前凸弧形。正常人颈椎曲度随年龄的增长而减少（表 3 - 3）。对正常人颈椎生理曲度的报道各不相同，Borden 氏测量法的正常 C 值为（12 ± 5）mm；Borden 氏改良法的正常值为（10.1 ± 3.3）mm；程黎明的测量结果，男性为 22.83° ± 4.52°，女性为 21.45° ± 6.32°；Harrison 等报道为 34°。

表 3 - 3　男女各年龄组颈椎曲度 $\alpha$ 值 ($X \pm S$)

| 年龄/岁 | 男/（°） | 女/（°） |
| --- | --- | --- |
| 11 ~ 20 | 46.38 ± 4.32 | 48.71 ± 3.38 |
| 21 ~ 30 | 41.54 ± 4.67 | 39.88 ± 5.14 |
| 31 ~ 40 | 34.18 ± 5.02 | 31.62 ± 4.41 |
| 41 ~ 50 | 31.96 ± 3.49 | 33.59 ± 5.06 |
| 51 ~ 60 | 32.47 ± 4.24 | 29.77 ± 4.71 |

续表

| 年龄/岁 | 男/（°） | 女/（°） |
| --- | --- | --- |
| 61~70 | 35.05±3.37 | 35.46±5.52 |
| 71~80 | 39.38±5.49 | 37.02±4.83 |
| 平均 | 34.81±3.38 | 34.14±5.90 |

### 三、颈椎的动力学

如图3-4所示，Harms-Ringdahl计算了颈椎5种不同姿势下各节段的载荷情况。枕骨和$C_1$之间的载荷在极度后伸位时最小，极度前屈位时最大，但从中立位向前屈位运动时，载荷增加的幅度并不是很大。$C_7~T_1$运动节段的载荷在中立位时较低，抬头收颌位最低，极度后伸位时稍有增大，轻度前屈时载荷即有明显增加，极度前屈时载荷最大，为中立位时的3倍多。然而肌电图显示，颈后伸肌在上述5个姿势下的肌电活动很弱，揭示前屈力矩主要由韧带和关节囊被动抵抗。上述Harms-Ringdahl计算的力矩值是Moroney和Schultz测得的14个男性受试者抵抗最大载荷值的10%，这说明在肌肉参与下颈椎可有效抵抗外部载荷。

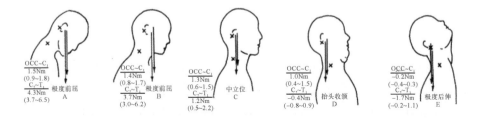

**图3-4 颈椎5种不同屈伸运动姿势时施加在$OCC~C_1$和$C_7~T_1$节段旋转轴上的力矩**

在图3-4中，负值代表后伸力矩，箭头指示头部重心线（Harms-Ringdahl，1986）。

颈椎扭转时平均最大力矩为10Nm，前屈和侧弯时为12~14Nm，后伸时为30Nm。通过计算得到的$C_4~C_5$运动节段的最大（反应）压力在前屈、扭转、侧弯时为500~700N，后伸时高达1100N。前后和侧向剪力分别为260N和110N，计算值与肌电活动吻合一致。

牵引是治疗颈椎病的常用疗法，其具体方法、方向因治疗目的而异。已有数项研究强调，当牵引的目的是在颈后部施加张力、扩大椎间孔、缓解神经压迫症状时，牵引应维持于颈前屈位，以加强牵引效果。牵引所产生的前屈力矩的大小，取决于施力的大小以及该力与枕－寰关节和颈椎运动节段旋转中心之间的力臂长短。某些颈椎牵引装置的下颌带长度和牵引力的方向是可调的，延长下颌带并调节牵引带的方向，使牵引力线位于枕骨至 $C_1$ 关节旋转中心的后方，以保证颈部处于前屈位。另外牵引的另一作用就是维持颈椎各个椎体于相对良好的位置，有维持良好姿势的目的，关于牵引的具体方向是根据不同的责任椎间隙的具体情况，采用不同的牵引方向。

# 第二节　颈部脊柱稳定的生物力学

颈椎的稳定与平衡是指颈椎在生理载荷下无异常应变和无脊柱功能单位的过度或异常活动。

正常人颈椎稳定性由 2 个方面来维持。①内源性稳定：包括椎体、附件、椎间盘及相连的韧带为静力平衡；②外源性稳定：由颈部肌肉调节和控制，这是颈椎运动的原始动力，此为动力平衡。动力学平衡和静力学平衡处于动态平衡中。如果任何环节遭受破坏，均可引起生物力学失衡，最终导致有关颈椎疾病的发生。

各节颈椎骨构成各自稳定、相互制约的解剖学活动单位，其强度随年龄增长而减弱；当骨质减少 25% 时其强度减少 50%，而松质承载 55%；40 岁以后皮质承载 65%，而松质则承载 35%。而上下软骨终板在承载中最易因外力而受伤。椎体退变主要表现为椎体边缘唇样增生即骨赘。颈椎的骨质增生在中老年人中十分常见，并随年龄增长呈日益加重的趋势，主要发生在钩突、关节突的边缘和椎体上下缘。椎体的前面较后面严重，尤其 $C_4$、$C_5$ 最严重。关于骨赘的发生机制尚有不同认识，但是从生物力学方面来探讨可认为椎体增生是一种功能性、代偿性反应。由于纤维环、髓核、软骨板的变性和破坏，使下方椎体失去了弹性保护作用。另外由于颈部肌肉的失衡，使椎体的某些部分承受的应力相对增多。根据 Wollf 定律，骨的生长和重建都要适应功能的需要。高应力部分椎骨就要向周围生长，扩大面积以减少应力，又回到最优力水平，从而使骨质增生停止。此时成骨和破骨处于平衡状态。这与临床上许多颈椎病病人虽病程较长，但颈椎骨质增生可无任何进展的临床现象相吻合。如果应力过高，则增生过大便出现颈椎动力和静力失去平衡状态，从而出现颈椎病的症状。

椎间盘营养状况、弹性及张力主要取决于透明软骨板的通透性和髓核的渗透能力。这种吸液性改变，能影响椎体间的稳定性，亦与椎间盘退变有密切关系。在生长过程中，椎间盘体积逐渐增大而椎间盘血管逐渐减少，加之软骨终板的钙化，使得椎间盘营养供应减少的同时妨碍了代谢产物的排除，这就进一步妨碍了细胞代谢，从而加速细胞的死亡。椎间盘一旦出现变性，失去正常的生理功能，就可出现形态学改变，逐渐丧失储藏能量、传递和扩散应力的能力，从而减弱了其抗负荷力，纤维环易撕裂；同时由于髓核脱水，容积压缩，使上下两椎体间隙变窄，致使椎体周围关节突关节韧带变得松弛，容易使椎体滑脱或移位，从而导致颈椎不稳，最终导致颈椎内源性平衡的失调。

关节突关节又称椎间关节。有的关节有不完整的关节盘。横突和棘突是颈部肌肉的主要附着部位，这些肌肉的活动能够引起颈段脊柱的相应运动并提供外源性稳定。后部结构具有抗载、引导、抗剪等功能，对脊柱起控制作用。临床证明，上关节突边缘骨赘可能挤压其前方的脊神经根，一侧或两侧颈椎小关节及小关节囊的部分切除将对颈椎的生物力学特性及稳定产生较大影响。研究表明，脊柱功能中关节突关节对抗60%的扭转载荷，30%由纤维环承受。当超载时，一旦超过其适应能力就会首先发生关节功能衰竭。当由于各种原因引起椎间关节失稳时，椎间关节小关节面的方向就决定了颈椎病理的活动方向：后伸时上一椎骨后滑，而前屈时上一椎骨前滑，后方小关节其两侧关节运动轨迹中心交叉位于后方体侧，因此后方小关节有少许活动时，前方椎体的椎间关节就会出现较大幅度的活动，因而易引起或加剧小关节退变。由于 $C_1$ 和 $C_2$ 小关节呈水平位，故有利于旋转活动，但由于其不稳定易引起脱位。其余小关节之小关节面与冠状面和横截面是45°，从而允许屈、伸、侧屈和旋转。小关节的存在与完整对生物力学平衡有着重要意义。当颈椎失稳时，其上下关节突和钩椎关节的压力和摩擦力增大，可引起和加重其退行性改变，致使脊髓、神经、血管受累。

颈椎前、后部都由坚韧的韧带包裹，承担着脊柱的大部分张力载荷，韧带对维持颈椎的稳定与功能方面有着重要作用。有研究表明，"骨－韧带复合体"是脊柱稳定的内在基础，并与椎间盘一起提供颈椎内源性稳定，保证其活动在正常的生理限度内。一旦受到损伤即有可能导致不同程度的颈椎不稳。上部颈椎区域的韧带作用特性既有灵活的运动性，又有可靠的稳定性，其中十字韧带是稳定 $C_1$ 和 $C_2$ 的重要因素，可防止 $C_2$ 的齿突在 $C_1$ 环内向后移位。尽管寰枢韧带生理活动范围很小，但却是维持寰枢椎稳定的最重要结构。椎弓间的韧带即后纵韧带复合体损伤会导致脊柱不稳，临床上脊柱损伤的治疗常采用后路减压手术，即将包括后韧带复合体、椎板以及小关节在内的后部结构切除，从而导致脊柱不稳。中下段颈椎区域的前纵韧带跨越中央颈段脊柱，与椎间盘连接松弛；后纵韧带位于脊柱背侧，与椎间盘连接紧密。后纵韧带是提供颈椎前屈时的主要稳定力，而前纵韧带则是提供颈椎后伸时的主要稳定力，黄韧带连接于相邻两椎板之间，位于椎管后壁，由于椎板略向前倾斜，故黄韧带的附着使椎管后壁非常平滑。当脊柱处于最大屈曲位时，黄韧带比中立位时延长 35%～45%，最大伸展位时则缩短 10% 并且增厚，由此而来引起椎管容量变化。当韧带受到负荷时关节出现微移位，而关节微移位则可产生异常应力，长期异常应力改变导致生物力学也发生改变，于是出现韧带进行重建，表现为韧带增生、肥厚，出现颈椎病相应的症状。

颈肌是颈椎外源性稳定结构中的重要组成部分，维持着颈椎动力平衡。颈椎前后方的肌肉是维持脊柱稳定，保持姿势、提供活动的必要条件，其周围附着有 40 多条肌肉，发达的肌肉可增强颈椎的稳定性。头颈任何方位的活动，都是颈肌在神经支配下主动作用的结果，在神经的支配下，使内源性稳定结构中各组成部分发生应力改变、位移和角度变化。

姜宏等提出在颈椎静力平衡结构中，颈椎间盘是整个颈椎承载系统中最为关键的部分，其次小关节在颈椎稳定中也起着重要的作用。当颈椎在伸屈运动时，韧带亦参与维持稳定的作用。在动力性平衡结构中，颈部周围软组织起着重要的作用，维系着颈椎的动力平衡。动力性平衡取决于附着在颈椎体和附件上不同层次肌群结构与功能的完整性、统一性以及协调性。宋沛松等认为正常情况下，脊柱被稳定在一个静态平衡的功能位置，或被稳定在一个能发挥良好功能的动态平衡位置，肌肉是维持其平衡、稳定的重要因素。

一般情况下靠肌肉的收缩和松弛来达到脊柱的静、动态平衡。

脊柱的运动是在神经和肌肉的协调作用下完成的，主动肌负责发动和完成运动，而拮抗肌往往是控制和修正运动。脊柱犹如一架精度很高的天平，要时刻保持一种稳定的动态平衡，只要动力线稍有移位就可产生力矩，这就需要肌肉收缩将其抵消以保持平衡，而颈椎在整个脊柱活动中范围最大。施杞认为颈椎病的发病机制为"动力失衡为先，静力失衡为主"，生物力学失衡是引起颈椎病发生的主要因素，且不单纯是静力失衡，而是动力失衡和静力失衡相互作用的结果。我们可把脊柱和椎旁肌肉的关系比作桅杆和缆绳，当肌力平衡或因肌肉劳损甚至瘫痪而丧失肌力时，即可引起脊柱的不稳乃至畸形。

颈椎仰伸状态下侧位 X 线摄像可以显示 $C_2$ 和 $C_7$ 垂直线交于 $C_4$、$C_5$ 间隙，表明此处所承受的压力和扭曲力最大。前屈时最大压力和扭曲力位于 $C_5$、$C_6$ 椎间隙，长期屈位工作者如纺织工、电脑操作员、绘图员等由于 $C_4$、$C_5$、$C_6$ 经常处于高压力和高扭曲力状态下，最易也最先引起退变，尤其椎体后缘钩椎关节处。这与临床所见相吻合。从颈部肌肉动力学分析也可发现 $C_4$、$C_5$ 椎处附着的肌肉较弱，并且位于弧顶，稳定性较差，因此外伤、软组织慢性损伤或肌肉痉挛所致内、外生物力学失衡时易发生以 $C_4$、$C_5$ 为中心的椎体平移或旋转，长期处于失衡状态下易发生颈椎病。

颈部脊柱负荷主要由头部重量、肌肉的活动和外力负荷产生。屈位时由于头颅重心前移，此时无论是颈部肌肉的收缩力还是椎体所承受的压力都成倍增高，同时颈部伸肌的拉应力也显著增长。因此若长期处于颈部过度前倾的不良姿势下，颈肌也长期处于紧张状况中，颈肌负荷过重久之出现肌肉劳损、肌肉痉挛、肌肉张力下降，结果就会发生动态平衡失调；同时长期颈部肌肉处于高负荷状态下，可导致颈肌血供不足和代谢异常，又加重了颈肌痉挛。

另外颈椎长期处于非平衡力作用下，椎体部分区域反应力大于最优力，过度的反应力是骨质增生的重要因素。余家阔等通过试验证实颈部应力与应力分布的改变，后颈部软组织也会发生相应的改变，如项韧带玻璃样变、颈项肌黏液样变、关节囊韧带的玻璃样变。因为颈部软组织是维持颈椎生理弧度和颈椎稳定性的重要保证，所以颈部软组织异常必然导致颈椎节段不稳和生理弧度的改变，从而引发骨质增生；严重的骨质增生又会反过来刺激神经根和软组织，从而造成恶性循环加剧颈椎病的发生。

# 第三节　颈椎损伤的生物力学

## 一、上颈椎

### （一）寰枕脱位

儿童多见，因儿童寰枕连接处较成人更加不稳，易于受损伤。另外，高速行进的车辆肇事和高处坠落伤是成人寰枕脱位的常见原因。当头面部遭受突然的撞击，而颈部与躯干因惯性继续向前，可能在枕骨和寰椎连接处造成剪切作用，导致寰椎关节脱位。临床上寰椎前脱位不多见，可能暴力骤停后肌肉猛烈收缩而复位，致临床上 X 线片查不出。

### （二）寰椎骨折

寰椎椎弓骨折被认为是轴向压缩或过伸性损伤致寰椎后弓垂直方向上的压缩所致。枕髁与枢椎棘突挤压可引起寰椎后弓骨折。在寰枕部至颈 3 的标本上施加轴向载荷可造成寰椎后弓骨折。头后伸时，枢椎侧块充当损伤部位的支点，使寰椎后弓向尾侧分离。因寰椎后弓为最细的部位，其两侧有椎动脉通过而起固定作用，因而其惯性最小，更易于损伤。

### （三）Jefferson 骨折

典型的 Jefferson 骨折是寰椎前后弓双骨折，很少见。由于暴力作用的大小、方向和损伤瞬间伤者头颈部的姿势不同，造成了寰椎骨折的多样性。由上而下的传导暴力已经被公认为是寰椎骨折的重要原因。当暴力作用到头顶后，通过枕骨两髁分别向后到达寰椎两侧块的关节面。由于枢椎两侧块作为人体纵轴对抗这种冲击暴力，致寰椎介于两外力之间，就可能导致寰椎前后弓与其侧块连接处的薄弱带发生骨折。Jefferson 骨折合并齿突骨折少见。

## （四）寰椎关节脱位

寰椎关节脱位是较常见的一种上颈椎损伤，约占上颈椎损伤的50%，临床上见到的寰椎骨折脱位，神经症状轻重不一，有的当场死亡，有的伴有不同程度脊髓高位损伤，由于潜在危险大，应予以高度重视和积极采用相应治疗措施。寰枢关节包括：①寰枢外侧关节，由左、右寰椎下关节面与枢椎的上关节面构成。②齿状突前、后关节，分别位于齿状突前面与寰椎前弓的齿凹和齿状突后面与寰椎横韧带之间，形成2个滑膜腔。寰枢关节的周围韧带及覆膜有寰椎横韧带、齿状突尖韧带、翼状韧带、覆膜及寰椎后弓与枢椎椎弓间的黄韧带。头部旋转运动的90%发生于此关节，它不但运动灵活，且周围有许多韧带连接枕骨、寰椎、枢椎及其他颈椎。当头颅部遭受突然屈曲作用时，头部的动能大部分集中在横韧带上，齿状突恰在其中央部，形成一种"切割"外力，可造成横韧带断裂。另外造成寰椎爆裂性骨折（Jefferson 骨折）的垂直暴力作用，使寰椎侧块和椎弓骨折段分离移位也可造成横韧带撕裂。横韧带附着于寰椎两侧块前方，并与其前弓共同构成骨纤维结构，包绕并限制齿状突过度活动，保护寰枢椎稳定，当横韧带损伤或断裂时即可出现寰枢关节的脱位或半脱位。这是一种严重损伤，常伴有脊髓损伤，可立即致命。

## （五）齿突骨折

枢椎齿突骨折的发生率占成人颈椎损伤的 7%~15%。目前临床最流行的 Anderson - D'Alonzo 分型将齿突骨折分为 3 型：Ⅰ型，齿尖骨折；Ⅱ型，基底部骨折；Ⅲ型，枢椎体部骨折。枢椎齿突骨折发生在年轻人群中常由猛烈的暴力引起，如摩托车事故等。齿突骨折发生的机制有几种不同的理论。Althoff 在生物力学试验中，分别对寰枢关节施加过屈、过伸及水平剪切等载荷，结果均未造成齿突骨折。因此他认为前后方面的外力主要引起韧带结构的破坏或 Jefferson 骨折，但不引起齿突骨折。研究还表明，引起齿突骨折不同类型的载荷量由小到大依次为：水平剪切加轴向压缩，来自侧前方或后方与矢状面呈 45°的打击，以及与矢状面垂直的侧方打击。因此提出水平剪切与轴向压缩力的共同作用是造成齿突骨折的主要机制。Mouradian 在尸体标本上施加屈曲、侧方、后伸及旋转—后伸暴力进行研究，发现屈曲暴力导致

Ⅰ型骨折，侧方暴力导致Ⅱ型骨折，后伸暴力不能导致齿突骨折，旋转—后伸暴力导致Ⅲ型骨折。

### （六）Hangman骨折

Hangman骨折是指发生在颈2上下关节突之间骨质连接区的骨折，伴或不伴有颈2前脱位。从生物力学观点看，一个轴向的压力从上到下呈漏斗状，到枢椎平面合为一条力线，通过峡部。一个伸展力量作用于齿突产生一个集中点，迫使它在矢状面上绕X轴旋转，这个力依靠2个力平衡。一边是张力，作用于前纵韧带、椎间盘和后纵韧带；另一边是压力，作用于颈2~3的小关节突关节。这2个相等和相对的力产生了一个平衡点，作用于枢椎上、下关节突之间的峡部，是解剖上的薄弱处，当应力超过其极限时，将导致骨折。

## 二、中下颈椎

### （一）单侧关节突关节脱位

单侧关节突关节脱位是较为常见的颈椎损伤，通常是由于屈曲和旋转暴力协同作用，造成某一侧关节突关节脱位或交锁。损伤与屈曲性损伤相似，只是在头顶部撞击地面或重物打击头顶部时，使颈部屈曲并伴一侧旋转。当屈曲与旋转外力同时作用于颈椎时，以椎间盘偏后为轴心，一侧的上颈椎下关节突向后旋转，而另一侧下关节突向前方滑动，并越过其下位颈椎的上关节突至其前方，形成"交锁"现象。

### （二）双侧关节突关节脱位

多见于高处跌落头顶部撞击地面，或重物直接打击，致枕部受到屈曲性暴力作用。也发生在乘坐高速行驶的车辆骤然刹车，头颈部因惯性作用而猛烈屈曲等暴力形式。如果上位椎体的下关节突越过了下位椎体的上关节突，形成了小关节突关节背对背的形态，即所谓的"交锁"状态。

### （三）颈椎压缩性骨折

当垂直外力作用时，上下颈椎的终板相互挤压，导致受压缩力大的椎体前部皮质变薄，随之受累椎体的前缘松质骨也同时被压缩变窄，椎体垂直高度将减小。

### （四）颈椎爆裂性骨折

高处重物坠落打击或人体从高处跌落，头顶部撞击地面是颈椎爆裂性骨折常见的原因。

### （五）棘突骨折

以颈6、颈7和胸1棘突骨折多见，该骨折常见于铲土工和矿工，故又称为"铲土工"骨折。其损伤是由于颈椎过屈所致。

### （六）挥鞭样损伤

大多见于高速行驶的车辆急刹车或撞车时，由于惯性作用，颜面部等部位遭受来自前方的撞击而使头颈部向后过度仰伸，瞬间头颈部又向前屈，易使前纵韧带断裂，脊髓嵌夹于突然前凸内陷的黄韧带与前方骨性管壁或后凸的椎间盘之中。

## 三、颈髓损伤的生物力学

### （一）颈椎损伤与颈髓致伤之间的生物力学关系

颈髓损伤多因明显颈椎损伤所致，但亦可在无明显颈椎骨折脱位可见的情况下发生。有时颈椎损伤的严重性不能完全反映脊髓损伤的程度。颈段脊柱活动范围大，易损伤，尤其是下颈段更易合并颈髓损伤。脊髓由于撞击脱位的椎体、骨刺、脱出的髓核、内皱的黄韧带或后纵韧带，或骨折片急速移动，在相互移位的椎体或其他致压物作用下，脊髓除承受挤压外力，更重要的是由此所产生的剪力更为直接，通常认为颈椎过伸性损伤引起脊髓中央损伤综合征，尤其是老年人更是如此。但颈椎屈曲性损伤亦可伴有颈脊髓中央损伤综合征。垂直压缩骨折（可伴屈曲或后伸性损伤）易引起脊髓前部损伤综合征及前中央动脉受损综合征。颈椎与颈脊髓损伤并非简单的一致，同样的脊柱骨折脱位可引起不同的脊髓损伤类型。椎管的原有状态，如颈椎退行性变、椎管狭窄及其他异常改变，对脊髓损伤的程度有明显的影响，相对较小的外力可引起较明显的脊髓损伤。在其他因素相同的情况下，肌肉松弛者、醉汉及睡眠状态下外伤时，脊髓损伤的可能性小于肌肉保持收缩状态者。

## （二）颈髓损伤外力与临床表现的关系

颈髓损伤可分为完全性和不完全性，后者可表现为前脊髓损伤综合征、脊髓中央损伤综合征、脊髓半横贯性损伤（Brown - Sequard 综合征）和后脊髓损伤综合征等。上述综合征可单独存在，亦可相互重叠。脊髓震荡是最轻且在伤后能很快完全恢复的一种脊髓损伤。由于脊髓的横断面接近于椭圆形，外力从或前或后方向，尤其从后方作用于脊髓，不足以引起脊髓完全横断时，剪力趋向于集中在脊髓每半侧的中 1/3 区域，在椭圆体内最大剪力位于或接近其自然轴，该处的剪力相当于脊髓承受平均剪力的 1.3～1.5 倍。以脊髓中央裂为界，脊髓的两侧半承受相似的剪力。当损伤外力小，局部剪力亦小，从脊髓横断解剖面看，仅有部分脊髓的前角和痛、温觉交叉纤维受累，引起单一或数个节段的损害。如果致伤外力较大，剪力集中使受累范围扩大，支配上肢的前角细胞和皮质脊髓束受累。接受上肢痛、温觉纤维进入脊髓后，上升几个节段交叉上行，并位于脊髓深部亦受累明显。而支配下肢运动及接受其痛、温觉的传导束则位于脊髓相对周边部分，脊髓后索受剪力较小，位置觉及震动觉保留，表现为临床上的脊髓中央损伤综合征。随着损伤外力进一步增大，承受剪力区域扩大，尤其是外力由前向后，则表现为前脊髓损伤综合征。如果损伤外力继续增大到足以使脊髓产生生理性横断，则所有脊髓功能丧失，形成临床上的完全性脊髓损伤。

## （三）影响颈髓损伤后功能恢复的生物力学因素

脊髓损伤后功能是否恢复取决于多种因素，损伤外力的大小是最主要的决定性因素。脊髓不完全性损伤的功能恢复除取决于损伤外力大小外，还与因外力作用后脊髓所承受的各种压迫性因素有关，而这些压迫性因素多位于脊髓的前部，是妨碍脊髓功能恢复的主要机械性原因。随着压力增加和致压时间的延长，脊髓功能恢复的可能性逐渐减小。

# 第四章 颈椎病的病因和发病机制

## 第一节 颈椎病的病因

### 一、病因

#### (一) 西医认识

颈椎是脊柱各椎体中体积最小、灵活性最大、活动频率最高的椎节。颈椎要支撑头颅的重量，还要适应眼、耳、鼻等的功能，需要做头部各种运动，极易受物理刺激而产生退行性变。与颈椎病发病相关的因素有退变、劳损、颈椎先天畸形、创伤、炎症等诸多方面，其中以退变、劳损和创伤最为常见。

1. **颈椎的退行性变** 这是颈椎病发病的主要原因。椎间盘是由髓核、纤维环和软骨板三者构成的一个完整的解剖形态。椎间盘的纤维环大多于20岁前后开始变性，早期为纤维组织的透明变性、纤维增粗和排列紊乱，渐而出现裂纹甚至完全断裂，形成肉眼可见的裂隙。髓核在30岁以后出现水分脱失和吸水功能减退，并使其体积相应减少，渐而其正常组织为纤维组织所取代。软骨板的退变出现较晚。在变性早期先引起功能改变，后期加剧纤维环和髓核的变性与老化。当椎间盘破裂或脱出后，椎间盘失去了支撑作用，椎间隙狭窄，脊椎弯曲时椎体前后移动而产生椎间不稳。纤维环外层有神经根后支分出来的窦椎神经分布，当纤维环受到异常压力时，如膨出、移动等，可刺激窦椎神经而反射到后支，引起颈肩痛等症状。椎间盘破裂脱出向后方可以压迫脊髓，引起相应症状。椎体后缘骨赘的形成首先是由于椎间盘变性，导致椎节不稳，该椎节上下椎体出现异常活动，瞬时旋转中心改变，椎体所受应力加大，椎体发生代偿性肥大所致。骨赘也可由韧带、椎间盘反复创伤、劳损刺激下机化而不断增大变硬形成。

颈椎的退变不单纯是髓核及纤维环的退变，颈椎病的早期由于肌肉韧带力量的减弱，椎体间的相对活动度加大，刺激了小关节周围的神经，以及交感神经或者椎动脉，而出现相应的临床症状，在早期年轻人 MRI 结果正常的患者大多数与此相关，拍动力位 X 线片可以看出椎体间的相对活动度。

2. **慢性劳损** 是指平时头颈超过正常生理活动范围，但尚能承受各种极限活动与运动。因其有别于明显的外伤或生活、工作中的意外，易被忽视。但慢性劳损却是造成颈椎骨关节退变的重要因素之一，并与颈椎病的发生、发展、治疗及预后有直接关系。引起慢性劳损的主要因素有睡眠体位不佳，主要是枕头过高，在睡眠状态下，长时间的不良体位使椎间盘内部受力不均，影响其涵水作用，加上颈部肌肉和关节亦因此平衡失调，加速退变。工作姿势不当，长期久坐尤其是低头伏案工作者，其颈椎病的发病率特别高，主要是因为长期低头容易造成颈后肌肉和韧带的劳损，且在屈颈状态下椎间盘的内压力远远高于正常体位，易加速颈椎间盘的退变和颈部软组织的劳损。体育锻炼不当也会引起慢性劳损，正常的体育锻炼有益健康，但要重视超过颈部耐量的运动，尤其是颈椎病患者更要注意头颈部的活动量及频率。

3. **先天性椎管狭窄** 因颈部的椎管呈三角形，颈段脊髓又呈椭圆形膨大，解剖上的形态差异使脊髓受压的程度大大增加。如果颈椎椎管较细（椎管狭窄），对于容纳其中的脊髓和脊神经根的缓冲余地就小，特别是椎管直径小于 10mm 者，特别容易发病。因此，先天或发育中各个因素造成的颈椎管狭窄是颈椎病发病的一个不可忽视的重要因素。

4. **头颈部创伤** 临床研究表明，颈椎病患者中约有 50% 与头颈部创伤有直接关系。根据损伤的部位、程度可在各个不同阶段产生不同的影响。垂直压缩暴力常致颈椎椎体压缩性骨折，暴力导致颈椎间盘突出，表现为程度不同的颈部疼痛及神经损害症状。临床上许多颈椎病患者早期曾有颈部外伤史。一过性颈椎脱位，过屈暴力使得颈椎椎节前脱位，当暴力消失后，脱位的椎节恢复到原来位置。但由于局部软组织的损伤，损伤部位存在颈椎不稳。若处理不及时，颈椎不稳加重，导致椎体后缘骨质增生，产生刺激和压迫症状。

5. **其他因素** 包括血管硬化、局部炎症等。血管硬化多见于椎动脉型颈椎病的患者，椎动脉型颈椎病患者有 60% 左右合并血管硬化，还有相当一部分有单侧椎动脉变细（经 MRI 或血管超声检查可确诊）。椎动脉本身解剖结构的特点是弯曲多，弯曲度高，这样的解剖结构决定了椎动脉易出现血流缓慢及供血不良，但横突孔的内径与椎动脉外径之间的缓冲间隙起着重要的调节作用，正常及无明显血管硬化的颈椎病患者依靠血管的弹性，可使上述缓冲间隙更大些，血流不会受阻。而同时合并有血管硬化症的颈椎病患者血管弹性降低，这种调节能力微乎其微，则出现明显供血不足的症状。

在临床上发现当咽喉及颈部有急性或慢性感染时，易诱发颈椎病的症状出现，或使病情加重。其主要原因是由于局部的炎性改变，刺激邻近的肌肉、韧带，造成颈椎局部肌张力降低，并引起韧带松弛和椎节内外平衡失调。

## （二）中医认识

中医学关于颈椎病的论述，属"痹证""头痛""眩晕""项强""项痹""项筋急""项肩痛"等范畴，为本虚标实之证。本病多以肝肾不足，肾精及气血亏虚，骨体失养为本；以风寒湿邪侵袭，痹阻经络，气血瘀滞为标。古代医家对本病的病因病机有全面和深刻的认识，认为本病的病因可概括为虚、风、痰、瘀等。中医学认为，本病多见于 40 岁以上的中老年患者，肝肾不足，筋骨失养是本病发生的根本原因，而颈部劳损及外感风寒湿邪等是外在因素。中医学关于颈椎病的病因病机的论述，可从如下方面认识。

1. 风寒湿外袭　风为百病之长，寒主收引、凝滞，湿性重着，风寒湿邪夹杂侵袭颈部肌肉，使颈部局部肌肉气血凝滞不通，经络痹阻，筋脉不舒，从而导致颈项疼痛。每发于睡觉或颈肩外露时。外感风寒湿邪，侵袭上肢肌肉、经脉，导致经络痹阻，《黄帝内经·痹论》："风寒湿三气杂至，合而为痹也。"华佗《中藏经》注释为"闭也"。郑玄《易通注》释为"气不达为病"。引起颈项强痛的病因主要为外感邪气，痰湿瘀血停滞所致。如《医碥》所云："项强痛，多由风寒邪客三阳，亦有痰滞湿停，血虚闪挫，久坐失枕所致。"故从广义上来说，凡是一切痹阻不通的疾病，都可称痹。一般伤科文献指人身筋骨皮肉挛痛、重着、酸麻等病症为"痹"。另外，引起"肢体麻痹"也可以是外邪导致经络痹阻，气血运行不畅，肌肤失荣。《顾松园医镜》云："有因风伤卫气，气凝不行而致者；有因寒伤荣血，皮肤不荣而致者；有因湿伤肌肉，脉理不通而致者。"

四时季节不时之气也有影响，冬春两季的发病率高于夏秋两季，因冬春两季，为风、寒主气，风寒之邪易于入侵，颈部疼痛者，此时易发。《素问·痹论》曰："以冬遇此为骨痹，以春遇此为筋痹。"

风寒湿相合侵袭人体，因发病季节不同，病人体质有别，病程长短的差异，风、寒、湿三气各有所主，临床表现亦不尽相同。如《素问·痹论》说："其风气胜者为行痹，寒气胜者为痛痹，湿气胜者为着痹也。"行痹多发于春季，风气偏胜者，为颈部寒邪侵袭，客于皮肤筋肉所致，证见颈部疼痛，游走不定，时而颈左，时而颈右，时而颈项、肩背等。痛痹多发于冬季，寒气偏胜者，为颈部寒邪侵袭，客于筋骨所致。《素问·举痛论》曰："寒气入经而稽迟，泣而不行，客于脉外则血少，客于脉中则气不通，故卒然而痛。"证见颈部周围疼痛不移、拒按，颈部肌肉筋脉紧张拘急、活动受限等。着痹多发于夏季，湿气偏胜者，为颈部湿邪侵袭，留于关节肌肉所致。证见颈部疼痛重着，缠绵难愈，颈部筋肉粘连，功能活动重涩无力，活动范围受限、变小等。

临证中，三者可单独出现，但多数情况是夹杂出现。或寒湿并重，疼痛剧烈，重着难愈；或风寒并重，既有剧痛固定不移、疼痛拒按，又有游走性疼痛；或风湿共袭，疼痛重着，有时游动等。但更多的是以一种病邪为主，三气杂至，合而为痹。

总之，风寒湿侵袭于颈，导致颈部筋脉挛缩，诸筋协同运动失调，肌肉间胶滞粘连，痹阻经脉经络，则引起颈部疼痛和功能障碍。

2. **气滞血瘀** 多见于颈部肌肉筋络急性损伤或长期慢性劳损，致使颈部筋经受损，气血瘀滞，不通则痛，发为本病。《素问·调经论》曰："人之所有者，血与气耳"，《素问·评热病论》所谓"邪之所凑，气与血也，血气者，人身之根本也"，血气不和，百病乃变化而生。气血瘀血风寒湿痹颈部疼痛，病累日久，脉络闭阻，气血运行不畅，致经气痹阻；气滞血瘀，所谓"病久入络""久病必瘀"。《杂病广要》云："若气滞血瘀，经络不行，臂痛不能举。"证见颈痛如刺，固定不移，肌肤不仁，肌肉萎缩。另有跌打损伤而致者，颈痛肿胀，瘀斑青紫，当不属此范畴。气血失荣多因体虚久病，脾胃亏虚，气血生化之源不足，无以濡养上肢肌肤经脉，故手指麻木，关节抬举无力，肌肤不泽，神疲乏力。《素问·评热病论》："荣气虚则不仁，卫气虚则不用，荣卫俱虚，则不仁且不用，肉如故也。"《证治汇补》进一步指出："荣血虚则不仁，卫气虚则不用。不用不仁，即麻木之类欤""麻木因荣卫之行涩，经络凝滞所致。其证多见于手足者，以经脉皆起于指端，四末行远，气血罕到故也"。我们知道，伤科疾病，不论在脏腑、经络或在皮肉筋骨都离不开气血；气血之于形体，无处不到。颈椎病属于"病有少察者，有不多见积累者"，乃因劳伤引起。"阴阳俱虚，经络脉涩，血气不利……"从而导致"气血虚弱，阴阳不利"。"气极""骨极"或者曾受跌仆闪挫，"气血俱病"未能根治，日久又加劳伤，气滞血凝更重，"痛随虚而生，气滞血瘀，则……作痛，诸变百出"。它是一种长期积劳成损的退变性、劳损性疾病，也存在气虚血瘀的重要病因病机。"损发热恶寒，脉浮而紧，此风寒客三阳经也。颈项强急，动则微痛，脉弦而数实，右为甚，作痰热客三阳经治。颈项强急，动则微痛，脉弦而涩，左为甚，作血虚邪客太阳阳明经治。"此型常见于青年患者。

3. **脾虚湿盛**　"食气入胃，散精于肝，淫气于筋"（《素问·经脉别论》）。人以水谷为本，脾胃为水谷之海、气血生化之源，脾胃健旺，化源充盈，则脾有所主，筋有所养。肉为肌肉、脂肪、皮下组织，具有主司运动、保护脏器的作用，与脾关系密切，由脾所主，赖脾运化的水谷精微充养，营养充足，则肌肉发达丰满，故《素问·痿论》曰："脾主身之肌肉。"如脾气虚弱，营养亏乏，则肌肉瘦削，软弱无力，失于弹性，减退。若脾被湿困，或脾胃虚弱，化源不足，则筋失所养，证见头痛、头晕甚至恶心、呕吐，发为本病。如《医宗金鉴》指出："湿气郁甚者，痛则肩背重。痰风凝郁者，痛则呕眩。"《韩氏医通》亦云："凡肩背、肢节、骨腕、筋会之处注痛，多属痰凝气滞。"《妇人良方大全》从临床事实而分析道："若臂痛不能举，或左或右，时复转移一臂，由中脘伏痰，脾气滞而不行，上与气相搏，四肢皆属于脾，脾气滞而气不下，上攻于臂故痛。"因痰饮水湿所致颈项疼痛，古籍多有阐发。脾失运化，肾阳亏虚，湿聚成痰，痰饮内停，流注经脉，阻遏气血运行而致颈项疼痛。脾失运化，肾阳亏虚，湿聚成痰，痰饮内停，流注经脉，阻遏气血运行而致麻木。故手指酸痛麻木，而以麻木为主，关节筋脉无力。朱丹溪亦云："十指麻木，手足乃胃土之末。十指麻木，乃胃中有食积湿痰死血所致，亦有气血大虚而得者。最宜力辨。"《杂病源流犀烛·麻木源流》总结道："麻木，风虚病亦兼寒湿痰血病也。"

4. **脾肾阳虚**　脾主运化，化生气血，肾主藏精，脾肾之阳相互温煦，所谓"先天生后天，后天养先天"。脾肾阳虚，虚寒内生，气血生化不足，经血亏虚，筋骨失之濡养，每易遭受风寒湿邪侵袭而使经络痹阻，不荣则痛，不通则痛，发为本病。

以上各种内因之间、外因之间、内因与外因之间诸因素相互联系、相互影响，共同形成颈椎病。但外因是变化的条件，内因是变化的根本，外因通过内因而起作用。就每位患者来说，可以是 2 种原因，也可以是多种原因的复合。

## 二、发病机制

颈椎病的发病机制并不十分清楚。一般认为颈椎病是多种因素共同作用的结果。颈椎间盘退行性病变及继发性椎间关节退变是本病的发病基础。本病的发病机制可归纳如下。

### （一）颈椎不稳学说

颈椎不稳定是颈椎病发病的因素之一。颈椎退行性变造成颈椎节段间不稳，由于颈椎小关节的面积远小于椎体的前后径及面积，椎体失稳引起的椎体间的相对活动，同样的活动幅度，相对来说椎体小关节所占的比例就很大，会刺激关节囊等出现症状，这就是早期颈部疼痛的原因。颈椎屈、伸活动时，脊髓在椎体后缘骨赘上反复摩擦，脊髓微小创伤的积累导致脊髓病理损害。另外，颈椎退行性变导致的不稳定，椎间关节的活动度增加可引起脊髓侧方动脉及其分支的痉挛，也刺激颈椎交感神经反射性引起动脉痉挛，导致脊髓局部供血差。颈部交感神经来自脊髓上部，其末梢神经纤维分布到头、颈、上肢，也分布到胸、腹部内脏，颈交感神经直接分布到心脏，通过交通支分布到咽部。颈内动脉周围的交感神经伴随动脉分支分布到眼部，椎动脉周围的交感神经进入颅内后，伴随迷路动脉到内耳，交感神经还分布到脊膜、脊髓、纤维环周缘部、颈椎的韧带和关节。因此，颈椎不稳定可能刺激颈部交感神经，引起如视物模糊、耳鸣、平衡失调、心动过速或过缓、手指肿胀等一系列自主神经功能紊乱的症状。

## （二）机械性压迫学说

机械压迫学说分为动态压迫与静态压迫2种因素。

**1. 动态压迫** 颈椎在伸、屈活动中，脊髓随椎管在屈、伸状态下的形态发生改变。颈屈位脊髓位于椎管前方并且被拉长，横断面积减少，脊髓变细，椎管容积增加，黄韧带增长；颈伸位脊髓偏椎管后方被轴向压缩，横断面积增加，黄韧带折叠，椎管容积减小。由此看来，在骨刺特别严重以及黄韧带明显增厚的情况下，颈椎活动造成的反复微小创伤可能比单纯的压迫更加重要。

**2. 静态压迫** 颈椎间盘由髓核、纤维环和上下软骨板构成。颈椎间盘维持着椎体间高度，吸收震荡，传导轴向压缩力，在颈椎的各向活动中维持应力平衡。随着年龄的增长，颈椎间盘出现退行性改变，导致椎间盘膨出和突出，纤维环的耐牵伸等能力下降，椎间隙变窄，其周围韧带松弛致椎间活动异常使椎体上、下缘韧带附着部发生牵伸性骨刺，突出的椎间盘突入椎管及颈椎后纵韧带骨化块均使脊髓腹侧受压。椎间盘破裂、脱出向后方压迫脊髓，引起相应症状。

## （三）血液循环障碍学说

早期研究就认识到血供因素可能参与了颈椎病的发病过程，在颈椎屈曲位手术时脊髓变扁，颜色变白；在颈椎间盘突出压迫脊髓时，脊髓受压损害区与脊髓前动脉供血区基本一致，由此推测突出的椎间盘压迫脊髓前动脉及其分支造成脊髓缺血性损害。颈椎屈曲时脊髓张力加大，脊髓腹侧受椎体后缘骨赘挤压变为扁平，前后径变小。同时脊髓侧方受到间接应力而使横径加大，可能使脊髓中沟动脉的横行走向的分支受到牵拉，使脊髓前2/3缺血。其中包括灰质大部，使其内部的小静脉受压，加重了局部供血不足。如果脊髓腹侧有突出的椎间盘或骨赘压迫，脊髓背侧有肥厚的黄韧带挤压，再加上颈椎节段间不稳，则颈椎伸、屈活动时，颈脊髓受到"钳夹机制"的影响，使脊髓局部供血更易受到干扰，另外由于本身椎动脉的问题或者过伸过屈后椎动脉痉挛，或一侧椎动脉狭窄，颈椎旋转后，优势侧椎动脉供血的减弱，加重了脊髓的缺血症状。

# 第二节 颈椎的生理学

## 一、颈椎的生理特点

颈椎骨骼小，上面负担着较大体积和重量的头颅，同时颈椎骨具有伸屈、旋转及侧屈等较大幅度的运动范围，因而在力学上形成了不稳定的骨骼结构，在生理状态下，它们借助颈椎坚强的骨骼和软组织得以保持平衡。到成年期，由于体力劳动强度增加，及头颈部过度运动和不良姿势等原因，致使颈肩背部肌肉和韧带等组织劳损或损伤，而引起颈椎及其周围软组织损伤。随着年龄的增大，颈椎的椎间盘、关节囊以及韧带等相继发生退行性病变。

## 二、椎间盘的生理作用

颈椎间盘在颈椎总长度中占20%～40%，它是椎体间的主要连接结构，而且极富有弹性，故能使其下部椎体所承受的压力均等，起到缓冲外力的作用，并减缓由足部传来的外力，使头部免受震荡。颈椎间盘还参与颈椎活动并可增大运动幅度。其前高后低的结构，使颈椎具有向前突出的生理弯曲。

## 三、头颈部的运动

虽然2个相邻椎骨间的运动范围很小，但是全部脊柱的运动范围却很大，能沿3个轴进行运动，即沿额状轴上的屈伸运动，矢状轴上的侧屈运动和垂直轴上的旋转运动。由于颈椎上关节面斜向上方，所以在脊柱的运动范围最大。颈部屈伸运动范围较大，其幅度平均为100°～110°，前屈运动的幅度在脊柱中最大完全前屈时，下颌部可抵触胸壁。颈部的旋转运动范围，左右各均为75°，颈部的侧屈运动，都伴有旋转运动。

在头颈交接部，因第1、2颈椎的特殊分化，形成寰齿关节和寰枢关节，使头颅可在各个方向自由运动。点头运动是在寰枕关节，此关节的屈伸运动幅度很大，约占颈部运动的1/2。头部的旋转运动主要是在寰齿关节和寰枢关节，其运动幅度约占颈部旋转运动的1/2。

颈脊柱运动的轴线，通过椎体，相当于髓核的中心点。因之，颈脊柱前屈时，椎骨被拉长。颈脊柱完全屈曲时，椎管的前缘可被拉长 1.5cm，而其后缘可被牵长 5cm，椎管内的脊髓亦被牵长，变细而紧张。后伸时，椎管变短，脊髓松弛而稍粗。

## 四、颈椎的生理曲度

颈椎的曲度是适应人直立行走而进化出来的，新生儿刚出生时是没有前屈的，到 3 个月以后才逐渐形成。人体端坐或站立时，从侧方看人的颈部似乎是直的，但包绕于内的颈椎并不是直的，而是在其中段有一向前突出的弧度。这一向前的弧形突起，在医学上称为颈椎的生理曲度。在 X 线片上，沿此曲度走行，在各个颈椎椎体后缘形成的连续、光滑的弧形曲线，称之为颈椎生理曲线，正常值是（12±5）mm。其测量方法是，从齿状突后上缘开始向下，将每个椎体后缘相连成为一条弧线，然后从齿状突后上缘至第 7 颈椎椎体后下缘作一直线，上述弧线的最高点至这条直线的最大距离就是反映颈曲大小的数值。

颈椎曲度的形成是由于颈 4~5 椎间盘前厚后薄造成的，这是人体生理的需要，可增加颈椎的弹性，起到一定的缓冲振荡的作用，防止大脑的损伤。同时，也是颈部脊髓、神经、血管等重要组织发挥正常生理功能的需要。颈椎生理曲度的改变可引起相应的病理变化。

颈椎侧位片测量颈椎曲度，是临床上评价颈椎功能的基本方法和确定治疗方案、评价疗效的参考指数，但是应客观地认识判断。

### 1. 测量方法

（1）Borden 氏测量法：最先引用于测量颈椎曲度。即自枢椎齿突后上缘到 $C_7$ 椎体后下缘作一直线为 A 线，沿颈椎各椎体后缘作一弧线为 B 线，在 A、B 线间最宽处的垂直横交线为 C 线，即为颈椎生理曲线的深度（弧弦距）。

（2）Ishihara 颈椎曲度指数（CCI）：是 Borden 法的延续，该法即作 $C_2$ 与 $C_7$ 椎体后下缘连线为 A 线，$C_{3~6}$ 各椎体后下缘到 A 线的垂线分别为 $a_1$、$a_2$、$a_3$、$a_4$，若 $C_{3~6}$ 的后下缘位于 A 线的背项侧，a 值记作负值，CCI 则是 $a_1 \sim a_4$ 之和与 A 值的百分比（$CCI = \dfrac{a_1 + a_2 + a_3 + a_4}{A} \times 100\%$）。

（3）Cobb 角测量法：是目前常用的方法之一。包括四线法和双线法。

四线法即作两椎体终板直线的延长线，再分别作延长线的垂线，两垂线形成的锐角则为颈椎曲度。双线法是由两椎体终板延长线直接相交的锐角反映曲度大小，其中 $C_1$ 颈椎线为寰椎前结节中心线和后弓最窄处中心线的连线，$C_2$ 颈椎线为 $C_2$ 椎体下缘的延长线，$C_{3\sim7}$ 颈椎线可为本椎体上下缘或共同构成终板的相邻椎体的上下缘，垂线相交在颈椎的背项侧提示为"前凸"，角度为正值，相交在颈椎咽腹侧则为"反弓"，角度为负值。四线法 $C_{1\sim7}$ 和 $C_{2\sim7}$ Cobb 角可评价全颈椎生理曲度，双线法则多用于测量节段颈椎曲度。

（4）椎体后缘切线夹角法：在过伸侧位片上两切线相交在脊柱后方大约 $C_{4\sim5}$ 椎间隙水平，过屈侧位片上则位于脊柱前方大约 $C_{5\sim6}$ 椎间隙水平，凡上述 2 个应力体位中的 2 条应力线发生偏离，即可初步判断颈椎失稳，即颈椎曲度异常。

（5）颈椎曲度椎体质心测量法（CCL）：$C_{3\sim7}$ 椎体的对角线交点称为椎体质心，分别将 $C_3$、$C_6$ 和 $C_7$ 椎体质心记作点 $a$、$b$ 和 $c$，作 $C_2$ 椎体下缘中点 $A$，连线 $Aa$ 与 $bc$ 相交构成的锐角即为 CCL 角。当 $Aa$ 线位于 $bc$ 线的背侧时，CCL 角为负值。

**2. 正常参考值**

（1）Borden 氏测量法与 CCI：弧弦距的正常值为（12 ± 5）mm，< 7 mm 则为颈椎曲度强直。陈银海等将颈椎曲度异常程度分为 3 组，颈椎变直或轻反向（1 mm < C < 7 mm），合并轻度侧弯、旋转异常为轻度；颈椎反向（-4 mm < C ≤ 1 mm），合并序列差中度侧弯等异常为中度；颈椎明显反向（C ≤ -4 mm），合并序列差，多个椎体间狭窄。中重度侧弯、旋转等多种异常为重度。CCI 是唯一用比值反映颈曲的方法，正常值为（10.9 ± 15.3）mm。

（2）Cobb 角测量法：Yochum 认为 $C_{1\sim7}$ 正常值是（40° ± 5°）。方文等认为 $C_{2\sim y}$ ≤ 55 岁男性 22.74° ± 4.23°，女性 21.39° ± 5.28°；≥ 56 岁男性 20.16° ± 3.51°，女性 20.16° ± 4.13°。

（3）椎体后缘切线夹角法：Gore 等认为正常 CSA（ARA）值是 21.3°。

（4）CCL：Ohara 等将 $C_7$ 上缘中点记作点 $B$，根据 $C_{3\sim7}$ 各椎体质心与 $AB$ 线的关系将颈椎曲度分为 4 种类型。正常型是所有质点均位于 $AB$ 线腹侧，至少有 1 个椎体质点与 $AB$ 线距离 ≥ 2 mm；变直型是所有质心与 $AB$ 线的距离 ≤ 2 mm；S 形是椎体质心分布于 $AB$ 线两侧，至少有 1 个椎体质心与 $AB$ 线距离≥2mm；反张型是所有椎体质心均位于 AB 线背侧，至少有 1 个椎体质心与 AB 线距离≥2mm。

3. 评价　以上 5 种颈椎曲度测量法同一测量者内和不同测量者间的重复性均较高，证明有良好的可靠性。但在相关性方面，Borden 法尚无与其他测量法的相关性研究，CCI、Cobb 角测量法、椎体后缘切线夹角法和 CCL 在颈椎曲度正常时具有很好的相关性，而颈曲发生异常改变时相关性较差，其中 $C_{1\sim7}$ Cobb 角包括 $C_{1\sim2}$ Cobb 角，而后者与全颈椎矢向序列呈负相关，因此 $C_{1\sim7}$ Cobb 角与其他方法的相关性均较低。

### 五、颈脊髓的基本功能

脊髓的活动受脑的控制。来自四肢和躯干的各种感觉冲动，通过脊髓的上行纤维束到脑，进行高级综合分析；脑的活动，再通过脊髓的下行纤维束，调整脊髓神经元的活动，脊髓本身完成许多反射活动，但也受脑活动的影响。

# 第三节　颈椎病发病的病理生理学

## 一、颈椎生理曲度变直的原因

颈椎正常的生理曲度是向前呈弧状突起，但在某些情况下可见颈椎僵硬、发板，X 线颈椎侧位片可见颈椎曲度变直。其原因除姿势性的因素外还有很多种原因：

（1）急性颈部肌肉扭伤：由于肌肉的疼痛、痉挛，肌肉牵拉骨骼，致使颈部生理曲度变直。

（2）根型颈椎病：在急性期，由于受累的小关节呈急性炎症，关节骨膜及关节囊肿胀，加上神经根受到压迫激惹，病人多有颈肩部紧张，活动明显受限，可引起颈椎生理曲度变直。

（3）颈肩部肌纤维组织炎：由于长期坐姿不良、着凉等原因，可引起颈肩部肌纤维组织炎，使肌肉由于疼痛而痉挛。关节囊、韧带及小关节的炎症引起的疼痛，也可反射性地使有关颈部肌肉痉挛，以保护受累关节，故颈部肌肉的痉挛可致颈椎生理曲度变直。

（4）强直性脊柱炎：晚期可引起颈椎僵硬强直。

（5）颈椎的病变：如颈椎的肿瘤、结核、化脓性感染等均可引起颈部疼痛、肌肉痉挛、颈椎活动受限及生理曲度变直。

（6）长期的不良姿势（低头位置及弯腰姿势）：会使颈腰椎的曲度变直，更会增加地面反冲力对大脑的不良影响。

综上所述，颈椎的曲度变直与颈椎的临床症状即颈椎病没有必然的对应关系，其实颈椎的曲度变直只是一个临床影像学现象，可以有症状，也可以没有症状，而且曲度是一个静态的某一种姿势下的现象，当头颈部处于低头姿势时颈椎曲度一定会变直，处于仰头姿势时颈椎拍片的曲度一定会增加。颈椎在中立位的曲度变直甚至后突时，说明椎间盘或后纵韧带以及对应的小关节关节囊的静张力较正常时增加了许多，发生颈椎间盘脱出的可能性增加了。

## 二、颈椎间盘的退行性变

颈椎间盘退行性变是颈椎病的最初病理变化，随着年龄的增长而出现，主要表现为髓核的含水量减少，纤维环纤维增粗，玻璃样变性，甚至出现断裂，失去弹性，使椎间盘厚度减少。继而颈椎间盘受到压迫，变性纤维环向四周膨出，使附于椎体缘的骨膜及韧带掀起、出血、机化，逐渐形成椎体缘骨刺而造成一系列症状。

颈椎间盘的退行性变及其继发病变是颈椎病的病理基础，故将其病理分成原发和继发病变两部分。

### （一）原发病变

即椎间盘退变、突出、脱出等。

1. **髓核和纤维环失去水分**　随着年龄的增长，颈椎间盘的老化始于髓核和纤维环的失水。髓核的黏液基质和纤维组织网逐渐为纤维组织和软骨细胞所代替，成为纤维软骨，失去其轴承和液压作用，加重纤维环的负担。纤维环失水后，弹性纤维变粗，发生透明变性，失去弹性，失去维持髓核于椎间盘中央的约束功能。

2. **纤维环的碾磨损伤和椎间盘的膨出、突出、脱出**　由于髓核的含水量较纤维环多，髓核的失水也多，故头与颈的重量和活动逐渐由纤维环承担。

由于颈的活动，纤维环受到碾磨损伤而破裂，由小的裂隙而成大的裂隙，椎间盘随之而膨出、突出或脱出。由于椎体后方有坚韧的后纵韧带，正中有一裂缝，故髓核一般在较弱的后纵韧带外侧处突出，少数在后侧正中突出。这两处的突出最为常见。因有神经根和脊髓被压症状，而其他如前方、侧方、上下方向的突出并无重要结构被压，其症状不如后外侧和后侧正中方向突出严重。椎间盘突出后局部可发生 3 种不同类型的炎症反应：①创伤性炎症。②由破裂组织中释放的组织胺所引起的化学性炎症。③由突出的髓核组织引起的自身免疫反应。因此，破裂口可发生严重水肿，加重对神经的压迫和激惹，但当水肿消退后，突出物有时可回纳入椎间盘。

3. **全盘变性** 椎间盘突出最初为一个方向的突出，但加速了椎间盘的退变进程，最后成为全盘变性，向四周膨出、突出。退变的椎间盘将更加失去弹性和稳定性，甚至上下软骨板可互相直接摩擦，发生更大损伤。从 X 线摄片上可看到椎间隙狭窄和某些继发性病变。

（二）继发病变

1. **骨赘形成** 这是最常见的 X 线征象，发生在椎体上下缘和关节边缘，状如赌气儿童的嘴唇，故也称唇样变、骨质增生、骨刺、骨赘等，是骨关节炎的特殊表现。

以椎体与椎间盘为例，它们是间接连接型关节。在椎体上，不论前后左右都有外骨膜紧贴于椎体表面，止于椎体上下缘，其外层与前、后纵韧带相连，但在椎间盘表层并无外骨膜，与间接连接型的关节囊相似。椎间盘变性后，椎间盘失去高度，椎间隙变窄，又失去稳定病段的作用，难于控制病段的反常活动。因此，变性的椎间盘在压力作用下向四周挤出，将附着在椎体边缘上的外骨膜掀起，在骨膜下形成唇样骨质增生。脊柱病段的反常活动，加重骨膜掀起，形成更严重的骨质增生。对间接连接型关节，即关节突关节和钩椎关节，由于椎间盘失去高度，关节突关节可以上下错位，而使关节囊扭曲，发生骨关节炎。钩椎关节也因受压而损伤。此两关节也同样发生骨赘。骨赘并不疼痛，疼痛和其他症状是由压迫附近神经血管、椎间盘和韧带的破坏和扭曲、反射性的肌痉挛等引起。颈椎间盘突出的方向以后外侧最为多见，而这一方向是椎管的最窄之处一侧隐窝至椎间孔的一段，前有钩椎关节、椎间盘和椎体边缘，后有关节突关节，如有椎间盘突出和骨赘，神经根将在此骨道内受压，而引起症状；椎间隙的后侧骨赘，可形成横的硬栓，压迫脊髓引起脊髓症状；颈椎前侧骨赘可压迫食管，两侧骨赘可压迫椎动脉等。

2. **韧带的松弛、肥厚、钙化和骨化** 椎间隙的狭窄，使维持该节段稳定的前、后纵韧带，黄韧带和棘间与棘上韧带松弛。该节段脊柱失去稳定后，反常活动刺激了这些韧带。为了代偿，它们肥厚、钙化和骨化。在空间有限的椎管内，黄韧带的松弛，在颈椎过伸中，可发生皱褶而压迫颈髓；黄韧带的肥厚和后纵韧带的骨化也将压迫颈髓。

3. **粘连** 椎间盘后侧正中突出，可与颈髓的硬脊膜粘连；颈椎间盘后外侧突出可与神经根或根袖粘连，使脊髓和神经根纤维化，症状长期延续，久治难愈。

4. **关节错位和韧带的松弛与扭曲** 每一颈椎节段成一5点闭合系统，因此椎间盘变性所引起的椎间隙狭窄，将使其他4点（两侧钩椎和关节突关节）发生上下重叠错位、关节囊扭曲和骨赘等病理变化。椎间盘的纤维环、后纵韧带和关节囊等均有窦椎神经的供应，因此这些病变虽不直接引起疼痛，但可发生远处的感应痛。

5. **肌痉挛** 神经和神经根的刺激可引起反射性肌痉挛。一些凝肩病例并非由肩袖或肩关节的疾患引起，而是下颈段颈椎病的反射性肌痉挛所致。一些"落枕"现象常是由上颈段颈椎病的反射性肌痉挛引起。反射性肌痉挛是机体的一种自卫性反应。

6. **感应痛** 是脊神经某一分支受到刺激后，在同一神经的其他分支支配的部位所感到的疼痛，但部位模糊，无压痛和神经体征，但可有肌痉挛。

各种不同类型的颈椎病大多由颈椎的继发病变所引起。椎间盘的后外侧突出加上钩椎关节和关节突关节的骨赘等引起根性颈椎病；后纵韧带的骨化等继发病理骨折，使椎管狭窄，压迫颈髓（脊髓型颈椎病）；颈椎的不稳和椎体后外侧边缘的骨赘，可刺激或压迫椎动脉（椎动脉型颈椎病），或刺激颈交感神经链；椎体前方的骨赘可刺激或压迫食管等。

## 三、颈椎间盘变性

椎间盘由髓核、纤维环及软骨板构成。由于急性创伤或者慢性劳损，椎间盘可以产生退行性变。

## （一）髓核

髓核中水分减少，纤维网和黏液样基质逐渐为纤维组织和软骨细胞所代替，最后成为一个纤维软骨性实体而导致椎间盘变窄。这种病理变化在各个椎间盘的发展是不平衡的，有的开始较早，进行亦较快，负重部分改变更为明显。大体从30岁以上开始变性，当超过50岁时，此种改变已很明显了。

## （二）软骨板

软骨板变性，逐渐变薄，甚至为髓核所侵蚀而发生缺损，其后果有二：首先是软骨板损伤或缺损部的纤维环失去附着点而变弱；其次是失去了半透明膜作用，使得体液营养物质的交换减少了，因而促进了纤维环及髓核的变性和坏死。

## （三）纤维环

20岁以后纤维环停止发育，开始变性。表现为纤维变粗，透明变性，最后破裂，亦可发生纤维环向心性裂缝，裂缝一般发生在外侧，髓核可由此突出。

## 四、椎体骨刺的形成

有人认为塌陷椎间盘两端椎体周围的韧带是松弛的，此时前纵韧带及后纵韧带已失去其防止脊柱过度活动的能力。椎体的异常活动，可刺激骨膜下新骨形成而成骨刺。亦有人认为向四周突出的纤维环将椎体骨膜及前、后纵韧带推开，在其上下各形成一个间隙。由于椎体前、后纵韧带松弛，破坏了颈椎的稳定性，增加了创伤的机会，外伤出血后即可在此间隙形成骨刺。关节骨刺的形成是骨端的韧带本身受到过多的张力牵拉的缘故。故向四周膨隆的椎间盘组织推挤周围的骨膜与韧带使之受到张力的牵拉即可形成骨刺，加之病变间隙的稳定性差、异常活动不断产生，韧带骨膜所受的张力必然加大，骨刺的形成就更加容易。总之，由于不断牵拉，反复创伤，骨刺将不断增大。所以，妥当手术植骨稳定该椎体后骨刺可以变小。

椎体骨刺连同膨出的纤维环、后纵韧带和创伤反应所引起的水肿的纤维化组织在椎间盘的节段平面形成一个突向椎管的混合突出物。此种混合突出物可以单发，亦可以多发，而颈椎病一般以多发者居多。脊髓型颈椎病尤其如此。

## 五、关节突及其他附件的改变

由于椎间盘萎缩变窄，其附近的组织如小关节的关节囊、棘上韧带、前纵韧带、后纵韧带均有相应的改变。

### （一）黄韧带变性

由于病变椎间隙的稳定性差，黄韧带负担增大，久而久之，即增生变厚、钙化或者骨化。另外因为颈部的活动，黄韧带的松紧度不同会出现不同的情况，颈部低头屈曲时椎板间距离被拉长，黄韧带紧张，椎管的容积会加大；反之颈部仰头过伸时，椎管的容积减小，椎板间距离压缩，黄韧带折叠会向椎管内突，会压迫脊髓的后侧而出现感觉传导束的一些症状，所以颈椎病不是像外面传说的统一的需要仰头姿势调整颈椎的曲度。

### （二）小关节、钩椎关节以及其他结构的正常关系发生改变

1. **椎间孔上下径变窄**　由于椎间盘退化变窄，上下椎体接近，故椎间孔的上下径变窄。

2. **椎间孔前后径变窄**　由于颈椎的小关节面具有自前上向后下倾斜的解剖特点，故当椎间盘变性时，上面的椎体即沿着这个斜面向后滑移而发生半脱位，造成椎间孔前后径变窄而压迫神经根，同时椎管前后径亦变窄而压迫脊髓，又由于椎间盘各部的变性程度不一，左右上下压缩变扁的情况不尽相同，可以出现椎体偏歪旋转，棘突也相应地表现出左右偏歪。

3. **项韧带退行性变**　项韧带在椎间盘变性、变得不稳的节段容易受到创伤而出现变性，产生软骨化及骨化。

4. **颈椎的椎体失稳**　由于颈椎的椎体失稳，相对地出现椎体前后的移位，小关节关节囊要远小于椎间隙关节的活动范围，而且椎体的前后径远大于小关节的前后径，椎体与小关节同样的位移，关节囊的刺激远大于椎间盘的刺激，小关节囊部位的疼痛是颈椎病的早期改变之一。

## 六、神经根的变化

颈椎除寰枕关节及寰枢关节以外，其余各相邻两椎体之间均有椎间盘与

之相连。神经根通过各椎间孔而离开脊髓，椎间孔之后壁为椎体附件之上下关节突，前缘为邻近之椎体及椎间盘。神经根在离开脊髓时包被着一层脊膜鞘，鞘之根部具有与蛛网膜下腔相通的脊膜根囊，根囊底部有 2 个蛛网膜开口称为脊膜孔。脊神经前后根通过此 2 个根孔而达根袖。根袖是脊膜鞘的延伸部分，背根在脊神经节外方与腹根汇合于此袖内，然后穿出神经孔而成颈脊神经。颈神经的压迫可能来自椎管内的椎间盘的突出、黄韧带的原因、骨质增生退变的压迫等，还有可能是椎间孔内的压迫。颈椎病患者的神经根可有如下的病理变化：

（1）神经根受压：向背外侧的突出物，虽未侵入椎间孔，仍可挤压脊膜囊内的神经根。向椎间孔内的突出物自然要挤压神经根。神经根受压，轻者可以发生神经炎，重者可以发生脱髓鞘改变即华勒变性。

（2）根袖纤维化：脊膜根囊附近的组织，包括根孔附近的蛛网膜，也可发生纤维化及增生肥厚。

## 七、脊髓的病理改变

脊髓型颈椎病的病理变化有如下 2 种：

### （一）功能障碍

颈椎病并发脊髓病的病理改变，在疾病的早期是可以恢复的，是属于脊髓的功能障碍期。

### （二）变性改变

发生变性改变的原因，大体可以归纳为以下 4 种：

（1）压迫因素：颈椎椎管呈三角形，而脊髓呈卵圆形，故脊髓前后受压的机会较多。

（2）外伤因素：当颈椎病患者的硬膜与骨刺或后纵韧带发生粘连，根袖出现纤维化、神经根变粗或受到骨刺的钳制时，脊髓的活动度必然减少。由于脊髓的活动减少，受到磨损创伤的机会增大，脊髓易于受伤。

（3）血运障碍因素：颈椎病时供应脊髓前方的血管容易受到压迫刺激，符合脊髓前动脉缺血所造成的结果。

（4）交感神经因素：颈椎病由于不稳定及局部骨性关节炎等因素刺激局

部或软脊膜的交感神经是产生脊髓病的重要原因。

## 八、颈椎间盘的物理性能变化

颈椎间盘发生变性以后,物理性能亦发生相应的变化,即耐压性和耐牵拉力降低。

### (一) 耐压性减低

由于耐压性能差,当颈椎间盘受到头颅重力及头胸间肌肉牵拉力作用时,变性的颈椎间盘也可以发生局部或大部分向外突出,相应地出现椎间隙变窄、关节突关节错位或重叠,椎间孔的上下径变小。

### (二) 耐牵拉力减低

由于病变椎间盘耐牵拉性能差,当颈椎做前屈、后伸、左右侧屈以及旋转动作时,相邻椎体间的稳定性减少,可以出现一系列椎体不稳定现象,包括椎间盘的活动度增大、椎体半脱位亦称滑椎;继而出现小关节、钩椎关节和椎板的骨质增生,黄韧带、项韧带变性,软骨化和骨化等改变,而出现相应的临床症状。

# 第四节 脊髓型颈椎病的发病机理

脊髓型颈椎病(CSM)是由于颈椎退行性改变导致脊髓压迫和(或)脊髓供血障碍,并引起与之相关的脊髓功能障碍的脊髓病。自 Brain 于 1952 年报道了一大组颈椎病并将其分为脊髓型和神经根型后,人们开始加深对本病的认识。本病老年人多发,是导致无外伤患者下肢或四肢轻瘫的常见疾病,其症状严重,一旦延误治疗常发生难以逆转的神经损害,是危害老年人健康的常见退行性疾病,日益受到人们的重视。

CSM 发病机理复杂,多数人都从脊髓机械压迫和脊髓缺血角度考虑,因此有如下几种学说。

1. **机械压迫** CSM 脊髓受压主要有 2 个方面的原因,一是突出物压迫,二是椎管有效空间狭窄。突出物来自脊髓周围组织,可以是骨性的也可以是软组织，压迫方向可来自前方或后方，即来自前方的骨赘、椎间盘和来自后方的黄韧带构成致压物。由于颈椎间盘退行性改变，一方面退变的髓核向后突出，穿过破裂的纤维环直接压迫脊髓，另一方面，髓核脱水使椎间隙高度降低，椎间松动，刺激椎体后缘骨质增生，形成骨赘；而且椎间的松动使钩椎关节、后方小关节突增生。这样，椎间盘突出、椎间盘不稳及骨赘形成，导致椎管形态和容量的变化，形成椎管前方压迫物。椎间隙狭窄、黄韧带变性弹性下降并可皱褶进入椎管，形成后方致压物。CSM 发病的动态和静态致病因素，发育性颈椎管狭窄，降低了各种结构压迫累及脊髓引起症状和体征的阈值，引起发病。

另一种机械压迫理论认为（牵拉）压力由紧张的齿状韧带传递到脊髓，造成脊髓损伤。齿状韧带连接侧软脑膜和硬脑膜，当脊髓后方骨突将脊髓推向后方时，脊髓的后移受到齿状韧带的阻碍，齿状韧带硬脑膜处形成支点。这样当脊髓向后移动时，齿状韧带受到的牵拉张力增大，硬脑膜附着点由于硬膜囊受到神经根袖的约束不能移动（神经根袖被固定在神经孔上），在屈颈过程中当硬脑膜被牵拉时，神经根和齿状韧带相对紧张，限制作用加强，脊髓被牵拉受压而损伤。颈脊膜脊髓在受骨突压迫的前提下，脊髓本身已被牵拉，随着颈椎屈曲脊髓向头侧移动受到限制，受压以上脊髓被动拉伸，相当于增大了脊髓的拉伸载荷，同时因脊髓受压而截面积缩小，拉应力与拉伸载荷成正比，与截面积成反比，这样势必使脊髓截面上承受的拉应力加大。

2. **脊髓缺血** 脊髓缺血的提出并非由于在 CSM 神经病理学研究中有血管闭塞的证据，而是机械压迫理论并不能全部解释神经损害。Greenfield 在承认机械压迫损害作用的同时，认为应用缺血来解释在严重病例中出现的后柱腹侧的损伤。Parke 认为因致压诱发的神经缺血是导致 CSM 发病的主要问题之一，脊髓血供的 60% ~ 70% 是由脊髓前正中纵行的脊髓前动脉及相应的沟动脉提供。脊髓前动脉最易受到椎体骨突的压迫，动脉和静脉受压所致缺血都有人做过研究。Mair 等认为脊髓前动脉及其分支的压迫可致 CSM。Taylar 认为椎间孔根动脉受压可致 CSM。Brain 等认为椎体骨突压迫脊髓前静脉也很重要。Breig 等提出当脊髓受压，横径加大时，横向行走的血管被拉长，导致血管口径变窄，血流减少，发生病理改变。Law 提出椎管内或附近疼痛可诱发血管痉挛，引起脊髓缺血，导致脊髓病变。脊髓功能受损的危险性在低位颈椎（$C_4$ ~ $C_7$）段增大，因为在这一节段出现自脊髓动脉的营养血管，而且发生在低位颈段的动脉硬化率比发生在其他节段的高。目前还没有得出结论证实脊髓前动脉血栓阻塞是 CSM 的特征，但许多证据表明，脊髓直接受压可使脊髓前动脉的沟动脉和末端血管血流中断。

单独用机械压迫或缺血理论难以解释 CSM 的发病机制。目前大家较为认同的机制是：脊髓受压或脊髓缺血，或两者同时存在，机械压迫可使脊髓受损，神经细胞死亡，而且血管直接受压又使供血障碍，这样 2 种病理机制同时存在。另外，压迫后剪应力通过扭曲组织而造成组织损害，小的髓内血管亦伴随神经元、神经细胞、胶质细胞的损害而受到损害。

临床上由于颈部的生理特性（活动度大、灵活），以及片面的要求（如过度的仰头姿势），导致部分患者在没有确诊前症状不重，但临床确诊后并治疗后，症状不缓解甚至会加重，都与不良的姿势导致神经或脊髓的压迫或缺血有关系。

# 第五章 颈椎病的分型及临床表现

颈椎病是一种常见病、多发病，好发于 40～60 岁之间的成人，男性较多于女性。病变主要累及颈椎椎间盘和周围的纤维结构，伴有明显的颈神经根和脊髓变性。本病主要的临床症状有头、颈、臂、肩、手及前胸等部位的疼痛，并可有进行性肢体感觉及运动障碍，重者可致肢体软弱无力，甚至大小便失禁、瘫痪，累及椎动脉及交感神经则可出现头晕、心慌、胸闷等相应的临床表现。

颈椎病的临床表现依病变部位、受压组织及压迫轻重的不同而有所不同。其症状有的可以自行减轻或缓解，亦可反复发作；个别病例症状顽固，影响生活及工作。根据受累组织和结构的不同，颈椎病分为颈型（又称软组织型）、神经根型、脊髓型、椎动脉型、交感神经型、其他型（目前主要指食管压迫型）。如果 2 种以上类型同时存在，称为"混合型"。

## 第一节 各型颈椎病的临床症状

### 一、颈型颈椎病

颈型颈椎病，又称韧带关节囊型颈椎病，急性发作时常被称为"落枕"。该型颈椎病多因睡眠时枕头高度不合适或睡姿不当，颈椎转动超过自身的可动限度，或由于颈椎较长时间弯曲，一部分椎间盘组织逐渐移向伸侧，刺激神经根，而引起疼痛。当然"落枕"也不排除非颈椎因素，如颈部肌肉受寒出现风湿性肌炎、项背肌劳损或颈部突然扭转等，亦可导致"落枕"样症状。颈型颈椎病是在颈部肌肉、韧带、关节囊急、慢性损伤，椎间盘退化变性、椎体不稳、小关节错位等的基础上,机体受风寒侵袭、感冒、疲劳、睡眠姿势不当或枕高不适宜,使颈椎过伸或过屈,颈项部某些肌肉、韧带、神经受到牵拉或压迫所致。多在夜间或晨起时发病,有自然缓解和反复发作的倾向。30~40岁女性多见。其主要症状如下。

(1)早期可有头颈、肩背部疼痛,有的疼痛剧烈不敢触碰颈肩部,有的症状轻微但是反复发作;头颈部不敢转动或转向一侧,转动时往往随同躯体一起转动。颈项部肌肉可肿胀或痉挛,有明显的压痛,急性期过后常常会感到颈肩部及上背部酸痛。患者常诉颈部易于疲劳,不能持久看书、写作及看电视;有的感到头痛、后枕部疼痛、胸痛及上肢无力;有的患者自诉晨起后"脖子发紧""发僵",活动不灵活或活动时颈部有响声;少数患者出现反射性的上肢疼痛、酸麻不适,但颈部活动时并不加重。

(2)临床检查表现为急性期颈椎活动绝对受限,颈椎各方向活动范围近于0°。颈椎旁肌、$C_1 \sim C_7$ 椎旁或斜方肌、胸锁乳头肌有压痛,冈上肌、冈下肌也可有压痛。如有继发性前斜角肌痉挛,可在胸锁乳头肌内侧,相当于 $C_3 \sim C_6$ 横突水平,扪及痉挛的肌肉,稍用力压迫,即可出现肩、臂、手放射性疼痛。

## 二、神经根型颈椎病

神经根型颈椎病是由于椎间盘退变、突出、节段性不稳定、骨质增生或骨赘形成等原因在椎管内或椎间孔处刺激和压迫颈神经根所致。神经根型颈椎病多见于40岁以上的人,起病缓慢,多无外伤史。但是当头部受到各种原因的外伤时可诱发本病。是发生在颈椎后外方的突出物刺激或压迫颈脊神经根所致,发病率最高,约占颈椎病的60%,临床实际发病率没有那么高。

1. **颈肩部疼痛和手指麻木感** 疼痛为根性病变的主要症状。急性期病人活动头颈部可以引起颈、肩、臂部痛,或呈上肢放射痛。轻者为持续性酸痛、胀痛;重者可如刀割样或针刺样,常伴手指麻木感,晚间痛重,影响休息。少数病人为防止触碰颈部加重症状,用手保护患部。对急性发病病人,需注意检查是否为颈椎间盘突出病变。慢性发病病人多感颈部或肩背部酸痛,上肢根性疼痛或指端有麻木感。此外尚有上肢肌力减弱、肌肉萎缩。部分病人患肢可呈现肿胀,皮肤呈暗红或苍白色。风寒及劳损可为发病的诱因,部分病人无明显诱因而逐渐发病。臂丛神经根部不同病变部位引起不同的疼痛区：颈 5 神经根病变，其疼痛区为三角肌分布区；颈 6 神经根病变，其向三角肌部及前臂桡侧及拇指放射；颈 7 神经病变，沿上臂及前臂后方向中指放射；颈 8 神经根病变，沿上臂及前臂内侧向无名指、小指放射；胸襟的神经根病变可引起上臂内侧疼痛。

2. **肌力减弱**　上肢肌力减弱为运动神经受损引起的症状，表现为病人持物时费力，部分病人持物时易脱落。肢体骨骼肌由 2 根以上的神经共同支配，单独神经受损表现为轻度肌力减弱，主要的神经根受累可出现明显的运动功能障碍。

3. **颈部肌肉紧张**　颈椎病病人常有颈部发板的症状。颈神经根受到刺激，可反射地引起所支配的颈、肩部肌肉张力增高或痉挛。在急性期，检查多可现病人后颈部一侧或双侧肌肉紧张，局部有压痛。在斜方肌、冈上肌、冈下肌、菱形肌或胸大肌处可找到压痛点。

4. **临床检查**　表现为颈部僵直、活动受限。患侧颈部肌肉紧张，棘突、棘突旁、肩胛骨内侧缘以及受累神经根所支配的肌肉有压痛。椎间孔部位出现压痛并伴上肢放射性疼痛或麻木，或者使原有症状加重具有定位意义。椎间孔挤压试验阳性，臂丛神经牵拉试验阳性。仔细、全面的神经系统检查有助于定位诊断。

神经根型颈椎病亚型根据临床症状分为根痛型、麻木型和萎缩型 3 个亚型。

（1）根痛型：此型多为颈椎间盘型（如髓核侧后突出），椎间关节损伤可继发于神经根炎症、水肿、肌肉痉挛。因运动神经、感觉神经、自主神经都可受累，故可表现为疼痛、运动无力、血管神经营养性改变。因病变部位不同，神经根受压轻重不同，其症状表现也不一样。如病变位于 $C_4$ 以上，则疼痛主要表现在颈丛分布（头、颈、项背部），与颈型颈椎病的症状相似，但较颈型剧烈。如病变位于 $C_5 \sim T_1$，则疼痛主要分布在臂丛神经分布区，发病初期症状可仅表现在脊神经后支分布区，如颈椎旁疼痛、头颈不敢活动、颈背部肌肉剧烈痉挛性疼痛，$1 \sim 2d$ 后可发展到整个臂丛前后支分布区放射性疼痛，即所谓的颈、肩、臂、手疼痛综合征。咳嗽、打喷嚏，甚至深呼吸，均可诱发疼痛加剧。平时可伴有麻木、酸胀或烧灼感，夜间尤甚。病人睡觉时患肢向上，喜取屈肘侧卧位。

（2）麻木型：该类型最为多见。发病年龄较根痛型高，多在更年期或更年期之后。临床上没有明显的运动障碍和肌肉萎缩，一般没有疼痛或仅有轻度的酸胀痛，突出表现为受累部位麻木。病变在 $C_5$、$C_6$，主要感觉为肩臂和上胸背麻木。病变在 $C_7 \sim T_1$，则以前臂和手麻木为主。有的患者伴有自主神经纤维受累表现，如手酸胀、怕凉等。麻木型与根痛型相反，绝大多数为隐性发病，逐步出现症状，并多在睡眠或晨起时出现症状，或原有症状加重，白天缓解甚至完全消失。

（3）萎缩型：本型的突出表现为运动障碍，临床上不表现疼痛或麻木，初期仅表现为患肢肌肉松弛无力，进而出现肌肉萎缩，以上肢远端大小鱼际肌最为多见。此型主要由于颈椎椎体后缘骨赘压迫脊神经前根所致，尸检证实是椎体后外侧缘骨质增生恰好压在硬膜内运动根上，并且是压在骨质增生的中间"高点上"。如果合并脊髓病，则多有肌纤维震颤（病人能感觉到肌纤维跳动，但看不到）或肌束震颤（病人可看到肌肉跳动）。颈椎病虽也可出现这些症状，但较轻微。

5. **临床表现**　在各自不同的部位还可以有感觉障碍、肌肉萎缩或肌腱反射减弱等表现。颈椎间盘退变后向侧后方突出或钩椎关节出现增生骨刺，可刺激压迫相应节段的神经根，并出现相应的临床表现。不同颈椎病变的节段可刺激或压迫不同的神经根，从而产生不同的表现，其各自具体的临床表现如下。

（1） $C_3 \sim C_4$ 间隙以上的病变，可刺激或压迫 $C_3$ 或 $C_4$ 神经根，患者常感颈项疼痛，窜向头枕部，风池穴附近可有压痛，枕部皮肤可有麻木感。但一般 $C_3 \sim C_4$ 间隙以上节段出现退变发生颈椎病者较少见。$C_3$ 神经根感觉的绝对支配区为锁骨上窝，$C_4$ 神经根感觉的绝对支配区为肩峰外侧皮肤。

（2） $C_4 \sim C_5$ 间隙病变，可刺激或压迫 $C_5$ 神经根，患者通常感到疼痛经项部、肩胛骨内缘上部、肩部放射至上臂外侧，很少到前臂。医生检查时，可发现肩部及上臂外侧可有痛觉过敏或痛觉减退区，上臂外展、上抬的三角肌肌力减退，严重者可发现肩部的三角肌萎缩及肱桡肌腱反射减弱或消失，肱二头肌肌肉（即上臂前边的肌肉）萎缩。$C_5$ 神经的感觉绝对支配区在肘外侧。

（3） $C_5 \sim C_6$ 间隙病变，可刺激或压迫 $C_6$ 神经根，患者感疼痛沿颈肩上臂放射至前臂背侧、拇指、示指。受累肌肉较上述 $C_4$、$C_5$ 椎间隙病变更广泛，表现为肱二头肌旋后肌、桡侧腕伸肌、旋前圆肌及掌指屈肌群，共30

余块肌肉无力或萎缩，其中以肱二头肌受累最明显，并有肱二头肌腱反射障碍。但三角肌不受影响，可以此与 $C_5$ 神经根病变相鉴别。$C_5$、$C_6$ 椎旁肌压痛，$C_5 \sim C_6$ 小关节后外侧压痛明显，$C_6$ 神经根感觉的绝对支配区在拇指。

（4）$C_6 \sim C_7$ 间隙病变，可刺激或压迫 $C_7$ 神经根，患者感疼痛沿颈肩上臂放射至前臂背侧、示指及中指。医生检查时，可发现患者示指及中指痛觉过敏或减退，伸肘力量减弱，肱三头肌腱反射减弱或消失，伸腕与伸指肌力有时也可减弱。$C_7$ 神经根感觉的绝对支配区在中指。

（5）$C_7$ 与 $T_1$ 间隙的病变，可刺激或压迫 $C_8$ 神经根，病人疼痛在颈部、肩部、肩胛骨内下缘，并常沿上臂内侧和前臂尺侧（即前臂的内侧或小指侧）放射至环指和小指，手的精细活动功能障碍较大。医生检查时，可发现患者小指及环指痛觉过敏或减退，示指、中指、环指与小指屈曲以及分开与并拢的力量常有减弱，严重者可见手部肌肉萎缩明显，一般无腱反射改变。$C_8$ 神经根感觉的绝对支配区在小指。

上述的症状和医生检查的体征与病变节段有关，因而具有定位意义。也就是说，医生通过对病人症状的详细询问以及仔细的临床体格检查，如感觉、腱反射和肌力的改变，再结合适当的影像学检查，可以发现颈神经根受刺激和压迫的节段，从而确定颈椎病变部位。

40 岁以上患者有颈肩疼痛或臂手麻木，当胸压或腹压升高时，可引起放射性剧痛或麻木，其放射方向与受累的神经根平面有关，向上肢可沿尺侧或桡侧放射至手，向躯干可放射至上胸背、心前区或腋部，向头可放射至枕顶部。颈活动受限，有压痛点，并伴有感觉及运动障碍，应首先考虑本型颈椎病。

## 三、脊髓型颈椎病

临床上根据压迫物位于脊髓的中央还是偏于一侧可分为单纯脊髓型和脊髓神经根混合型。其根本的病因是因突出物压迫脊髓所致，临床表现为脊髓受压，伴有不同程度的四肢瘫痪表现的患者占 10% ~ 15%。其主要表现如下。

（1）多数患者首先出现一侧或双侧下肢麻木、沉重感，随后逐渐出现行走困难，下肢各组肌肉发紧，抬步慢，不能快走。继而出现上下楼梯时需要借助上肢扶着拉手才能登上台阶。严重者步态不稳，行走困难。患者双脚有踩棉感。有些患者起病隐匿，通常是自己想追赶即将驶离的公共汽车，却突然发现双腿不能快走。

（2）出现一侧或双侧上肢麻木、疼痛，双手无力、不灵活，写字、系扣、持筷等精细动作难以完成，持物易落。严重者甚至不能自己进食。

（3）躯干部出现感觉异常，患者常感觉在胸部、腹部或双下肢有如皮带样的捆绑感，称为"束带感"。同时下肢可有烧灼感、冰凉感。

（4）部分患者出现膀胱和直肠功能障碍。如排尿无力、尿频、尿急、尿不尽、尿失禁或尿潴留等排尿障碍，大便秘结，性功能减退。病情进一步发展，患者须拄拐或借助他人搀扶才能行走，直至出现双下肢呈痉挛性瘫痪，卧床不起，生活不能自理。

（5）临床检查多表现为颈部无体征。上肢或躯干部出现节段性分布的浅感觉障碍区，深感觉多正常，肌力下降，双手握力下降。四肢肌张力增高，可有折刀感；腱反射活跃或亢进，包括肱二头肌、肱三头肌、桡骨膜、膝腱、跟腱反射；髌阵挛和踝阵挛阳性。病理反射阳性，如上肢 Hoffmann 征、Rossolimo 征，下肢 Babinski 征、Chaddock 征。浅反射如腹壁反射、提睾反射减弱或消失。如果上肢腱反射减弱或消失，提示病损在该神经节段水平。

脊髓型颈椎病的临床症状繁多，有感觉、运动方面的，也有自主神经方面的，还可以有脊神经及血管受累的表现。因急性外伤起病者，多有神经根症状，65%～85% 的病人无明显外伤史，即所谓隐性发病者，多数仅有轻微的神经痛，甚至根本没有颈肩臂痛。这也是脊髓型颈椎病早期被忽视或误诊的主要原因。鉴于临床上本型远端症状多于颈椎局部症状，故将不同的脊髓束或神经纤维受累后出现的症状加以分析，以为早期诊断提供线索。

脊髓型颈椎病以慢性四肢瘫痪为特征。如骨刺发生于颈椎体后方中央部分，或骨关节移位，则主要是脊髓受压或脊髓前动脉受压，亦可有神经根同时受压的混合表现。临床表现为早期双侧或单侧下肢麻木、疼痛、僵硬发抖、无力、颤抖、行走困难，继而双侧上肢发麻，握力减弱，容易失落物品。上述症状加重时，可有便秘、排尿困难与尿潴留或尿失禁症状，可卧床不起，也可并发头晕、眼花、吞咽困难、面部出汗异常等交感神经症状。根据病变部位不同可分为 3 型。

（1）中央型病变：初期颈脊髓灰质的前角和后角运动神经细胞损害较为突出，上肢麻木、力弱，手部小肌肉受累，手部动作迟钝，精细运动功能障碍，环指、小指麻木明显，常累及骨间肌，鱼际肌萎缩等，此表现属下运动元神经病损，原因为周围性麻痹，受累肌张力、腱反射减弱或消失，受累前角细胞支配肌萎缩和变性反应。中央型病变症状可见上肢麻木或酸胀，上肢肌力减退。手指精细运动障碍，体征可见上肢部分肌肉萎缩，上肢腱反射减弱或正常，上肢感觉异常。

（2）锥体束型病变：中央型病变发展，锥体束常受累，下肢麻木、力弱、踏棉感，甚者下肢发紧，行走困难，易摔倒，或痉挛等。锥体束型病变症状可见中央型症状及下肢力弱，行步困难，体征可见中央型体征并上肢腱反射异常，下肢肌张力增高，上、下肢病理反射（＋）或（－）。

（3）横贯型颈椎病：为椎体束病变向周围扩展，位于前侧索部的脊髓丘脑束发生缺血病变。横贯型病变症状可见中央型＋锥体束型症状，躯干下肢部麻木或酸胀，体征可见中央型＋锥体束型体征，躯干及下肢痛、温感减弱。

**临床表现**

（1）锥体束征：为脊髓型颈椎病的主要特点。其产生机制是由于致压物对锥体束的直接压迫或局部血供的减少、中断引起。临床上多先有下肢无力、双腿发紧、抬步沉重感等，渐而出现跛行、易跪倒或跌倒、足尖不能离地、步态笨拙及束胸感等。检查时可发现反射亢进，踝、膝阵挛及肌肉挛缩等典型的锥体束征。腹壁反射及提睾反射大多减退或消失，手持物易于坠落，渐而出现典型的痉挛性瘫痪。主要表现为运动障碍，由于皮质脊髓束（锥体束）受挤压，或因脊前动脉痉挛缺血，临床上突出表现为下肢无力、沉酸、步态笨拙，迈步发紧，颤抖，脚尖不能离地，逐渐发展，可出现肌肉抽动、痉挛性无力和跌跤，晚期可出现痉挛性瘫痪。锥体束在髓内的排列顺序由内及外，病变依序为颈、上肢、胸、腰、下肢及骶部的神经纤维，视该纤维受累的部位不同可分为以下几种类型。①中央型（上肢为主型）：即由于锥体束深部（近中央管处，故称中央型）先被累及，因而上述症状先从上肢开始，以后方波及下肢。此主要由于沟动脉受压或受刺激所致。一侧受压表现一侧症状，双侧受压则双侧出现症状。②三肢瘫型：表现为3个肢体瘫痪，一般为一个上肢瘫合并双下肢瘫。亦可有四肢瘫的2种情况，即下肢为上运动神经元瘫痪，上肢为上运动神经元瘫痪或下运动神经元瘫痪。③偏瘫型：同侧上下肢均有瘫痪，无脑神经瘫。其性质亦如四肢瘫，上肢可为上运动神经元瘫，亦可为下运动神经元瘫，但下肢一定为上运动神经元瘫。④交叉瘫型：一侧上肢和对侧下肢运动感觉障碍，如左上肢麻木右下肢疼痛。⑤周围型（下肢为主型）：指压力先作用于锥体束表面。下肢先出现症状，当压力持续增加波及深部纤维时，则症状延及上肢，但其程度仍以下肢为重。四肢都有不同程度的瘫痪。因为锥体束的骶、腰、胸、颈各节段神经纤维依次由外向内排列，即身体下部的运动纤维位于表面，故下肢出现瘫痪早且严重，上肢出现瘫痪较晚且轻。下肢为典型的中枢性瘫痪，上肢可为中枢性，亦可为周围性瘫痪。⑥前中央血管型（四肢型）：指上、下肢同时发病，主要由于脊髓前中央动脉受累所致。椎体后缘骨赘压迫脊髓前动脉，主要表现为运动障碍，而无深感觉损害。

以上类型又可根据症状之轻重不同而分为轻、中、重三度。轻度指早期出现症状。中度指已失去工作能力，但个人生活仍可自理者。如已卧床休息，不能下地及失去生活自理能力者则属重度，重度者如能及早除去致压物，仍有恢复之希望，但如继续发展至深度脊髓出现变性时，则脊髓功能难以获得逆转。

（2）肢体麻木：主要由于脊髓丘脑束同时受累所致。该束纤维排列顺序与锥体束相似，自内向外为颈、上肢、胸、腰、下肢和骶段的神经纤维，因此，出现症状的部位及分型与锥体束征相一致。在脊髓丘脑束内的痛、温觉纤维与触觉纤维分布不同，因而受压迫的程度亦有所差异，即痛、温觉障碍明显，而触觉可能完全正常。此种分离性感觉障碍易与脊髓空洞症相混淆，临床上应注意鉴别。由于脊髓丘脑束受累，可造成肢体麻木。脊髓型颈椎病引起的感觉障碍有下列特点：脊髓丘脑束在髓内的排列和锥体束相似，亦是自外向内依次是骶、腰、胸、颈脊髓节段的神经纤维，骶尾及下肢的感觉纤维分布于脊髓的表面，骨赘及椎间盘病变时首先受侵犯，所以感觉障碍亦有先下后上的规律，即一般先出现下肢麻木，以后逐步向下发展至腰胸背。因颈椎骨赘属髓外压迫，不可能同时把所有脊髓丘脑束之纤维都阻断，所以多不出现完全横断性感觉障碍，其感觉平面不整齐，往往低于病变平面。

在脊髓丘脑束内，因痛、温觉纤维和触觉纤维分布不同，或因受压程度不同，故可出现分离性感觉障碍，即痛、温觉明显障碍，而触觉可以正常或轻度障碍。在颈椎病早期，此种感觉分离现象尤为明显，故易于误诊为脊髓空洞症。颈椎病压迫脊髓虽然可以引起单纯脊髓型感觉障碍，但多有感觉、运动神经同时受累，即上述各型瘫痪均可出现不同程度的感觉缺失，临床上以混合型多见。

（3）反射障碍：①生理反射异常：病变波及脊髓的节段不同，各种生理反射会出现相应的改变，包括上肢的肱二头肌、肱三头肌和桡骨膜反射，下肢的膝反射和跟腱反射，早期多为亢进或活跃，后期则减弱或消失。此外，腹壁反射、提睾反射和肛门反射可减弱或消失。②病理反射出现：以 Hoffmann 征及 Rossolimo 征阳性率高，其次为踝阵挛、髌阵挛及 Babinski 征等。

（4）自主神经症状：临床上并非少见，可涉及全身各系统，其中以胃肠、心血管及泌尿系统为多见，且许多病人是在减压术后，当症状获得改善时，才追忆可能因颈椎病所致。可见，术前详问病史的重要性。

（5）排便、排尿功能障碍：多在后期出现，起初以尿急、排空不良、尿频及便秘多见，渐而引起尿潴留或大小便失禁。表现为病变肢体怕凉、酸胀、血供障碍、水肿。

（6）自主神经及括约肌功能障碍：起初可能有尿急、排尿不尽，严重者可发展为尿潴留、小便无力、便秘或失控。尿急的原因可能是括约肌肌力减弱或逼尿肌强度收缩，即交感神经功能被抑制，副交感神经功能亢进所致。

（7）共济失调：颈椎病出现共济失调，主要表现为站立不稳、步态蹒跚、震颤觉及位置觉障碍，病人黑夜或闭眼行走时左右摇摆，闭目难立征阳性。

## 四、椎动脉型颈椎病

椎动脉型颈椎病临床较为常见。据相关报道，椎动脉型占颈椎病的 20.9%，有人认为更高，占 1/4～1/3。这一型颈椎病症状复杂，但共同点是椎动脉的供血不足，因此，称为椎动脉型颈椎病或"颈性眩晕"。

造成椎动脉供血障碍的原因很多，如锁骨下动脉或椎动脉本身的狭窄、栓塞，外伤后椎动脉周周血肿造成的粘连和狭窄，这些因素造成的椎动脉供血障碍而引起的一系列症候群，不应归属于颈椎病的范畴，因为在病因、病理和治疗上都有所不同。由颈椎不稳、退变等直接刺激或压迫椎动脉，或由于刺激了颈椎关节囊韧带或椎动脉壁周围的交感神经，反射性地引起椎动脉痉挛而导致的病症，才属于椎动脉型颈椎病或颈源性眩晕。

椎动脉型颈椎病平均发病年龄较其他型高，多在 45 岁以上，以 50～60

岁更为多见。随着年龄的增大，其发病率有平行上升的趋势，而且其症状亦随着年龄增大而日益加重，推测可能与骨赘逐步增大而压迫加重，或在颈椎病的基础上合并有椎－基底动脉硬化有关，但是临床上观察年轻人中头颈部不适，视物不亮（视雾），头脑不清楚，昏沉乏力的很多，这也属于椎动脉型颈椎病。

## （一）主要症状

（1）发作性眩晕，复视伴有眼震。有时伴随恶心、呕吐、耳鸣或听力减退，这些症状与颈部位置改变有关。

（2）下肢突然无力，猝倒，但是意识清醒，多在头颈处于某一位置时发生。

（3）偶有肢体麻木、感觉异常，可出现一过性瘫痪，发作性昏迷。

## （二）定位性症状

本型症状来源广泛，表现复杂，分别见于内耳、脑干（中脑、脑桥、延髓）、小脑、间脑、大脑枕叶、大脑颞叶及脊髓等功能缺损，即除大脑额叶和顶叶之外，大半个脑部都可能受累，可出现各种各样典型和非典型的定位性症状。

**1. 眩晕、耳鸣、耳聋** 眩晕是椎动脉型颈椎病最常见的症状。眩晕的性质多种多样，可为旋转性，病人走路不稳，头重脚轻；或感觉下肢发软，如踩棉花，站立不稳，自觉地面转动、倾斜。有的患者是上述几种感觉的综合，有的突出表现为旋转性或摇摆性，也有的仅表现为头晕眼花，改变体位如走路时急转弯、急转颈或颈部过屈过伸，易诱发眩晕发作，或使原有症状加剧。多数患者共同体验，仰视天花板时最易发作。有的椎动脉型颈椎病患者唯一的早期症状是头晕，并在疾病进展中再合并其他症状。

有 1/3 ~ 1/2 的患者伴有耳鸣，有 1/3 ~ 1/2 的患者伴有不同程度的听力减退。耳鸣的性质是各式各样的，有的患者感到如飞机样嗡嗡声，有的为蝉叫吱吱声，有的如汽笛样呜呜声，有的如钟表样嘀嗒声，还有的患者感到像空气在管内流动似的声音，个别患者可听到自己脑内的杂音（脑鸣），像水在管内流动样的嘘嘘声。少数病人可有听错觉，常把别人的问话答错。偶尔也可发现短暂的听幻觉，可能与颞叶缺血有关。颈椎病引起的耳鸣、耳聋，可为一侧，也可为双侧。此种以眩晕、耳鸣、耳聋为主的椎动脉型颈椎病，尚未注意其他神经系统病症时，极易误诊为梅尼埃综合征。

有一部分患者伴有自发性眼球震颤，多表现为头部转动性眼球震颤，即头颈向某方向活动时出现垂直性或水平性眼球震颤。

**2. 头痛** 头痛与眩晕可同时存在，但有主次之分，或以头痛为主伴有眩晕，或以眩晕为主伴有头痛，有的患者呈交替性发作。头痛的出现率较高，为60%～80%。早期多以头痛为主，后期则以眩晕为主。头痛多为单侧性，并有定位意义，即多发生在病变侧。一般局限在枕部或顶枕部，亦可向同侧颞部、面深部、耳部、牙部放射。头痛的性质多为跳痛、胀痛，这是由于椎－基底动脉供血不足时侧支循环血管扩张所致。头痛常伴有自主神经功能紊乱症状，易误诊为偏头痛或枕神经痛。

**3. 自主神经与内脏功能紊乱** 椎动脉型颈椎病，常伴有恶心、呕吐、上肢不适、多汗或无汗、流涎、心动过缓或心动过速及心律失常，有的患者可出现尿频尿急、项背胸烧灼感、胸闷、呼吸节律不匀。在急性发作期，上述症状明显。有的合并有霍纳征，有人认为是延髓内网状结构受累所致。

**4. 视觉障碍** 甚为常见，轻者表现为视雾、一过性黑蒙、暂时性视野缺损、复视、眼前闪彩或一过性幻视，严重者可突然失明或弱视，持续时间很短，一般为数十秒或于数分钟内即自行恢复。可反复发作，这是由于大脑枕叶视觉中枢缺血引致，故称为皮质性视觉障碍。脑干内的第3、第4、第6对脑神经核缺血或内侧纵束缺血，可出现复视。复视多为短暂性、阵发性，可自然恢复，亦可持续数月至数年。

**5. 运动障碍** 可有面部及四肢运动障碍，亦可有共济失调。

（1）锥体束受累：行走中突然下肢肌力减退，出现腿软、持物落地，此因锥体束受累所致。严重者可出现单瘫、偏瘫、交叉瘫和四肢瘫，但一般多为不完全性瘫痪。

（2）延髓麻痹和其他脑神经障碍：表现为说话含糊不清或口吃、吞咽障碍、喝水返呛、软腭麻痹、声带嘶哑。舌肌运动障碍，表现为不能伸舌或伸舌时偏向患侧（因此项运动为颏舌肌推舌向前，如仅健侧收缩，必然推舌向患侧）。眼周甚至一侧面肌痉挛抽动，久之亦可产生面神经麻痹，多数病人为周围型麻痹，亦可为核上性麻痹，即仅表现为脸面下部表情肌麻痹，如鼻沟平坦和口角下垂。额肌因受双侧支配，故皱额动作无障碍。

（3）副神经受刺激：可出现斜方肌及胸锁乳突肌痉挛，表现为颈后仰或左右转动时颤抖、斜颈，久之可出现副神经瘫痪症状，感觉颈部无力、头重，脖子挺不起来，抬头困难。

（4）平衡障碍（共济失调）：表现为走路蹒跚，躯体平衡失调。有的表现为小脑共济失调，即白天和晚上症状无明显差别；有的为前庭性共济失调，白天走路尚好，黑夜无灯光时明显加重，闭目难立征阳性。

**6. 感觉障碍**

（1）浅感觉障碍：面部麻木，针刺感，口周或舌部麻。四肢麻木或半身麻木较为常见，并往往伴有半侧肢体酸痛，故有时类似关节炎或肌纤维炎。

（2）深感觉障碍：位置觉及震颤多有障碍，可能与合并脊髓受累有关。

**7. 倾倒发作和意识障碍** 倾倒发作又称猝倒发作。这是椎动脉急性缺血的特殊症状，发病前往往无任何征兆，患者常在走路或站立时，因头颈转动下肢肌张力突然消失而跌倒。由于主要是下肢张力丧失，故一般是坐倒，而不是向前倾倒。病人意识清楚，视力、听力、讲话都正常，多能立即起来，继续原来的活动，系延髓椎体损害所致。有的患者突然意识丧失，可发生晕厥乃至昏迷，亦多发生在回头转颈时，有时 5~15s 即可清醒，少数可达 2~3h。在发作前或发作后可伴有剧烈的眩晕、头痛、恶心、呕吐、耳鸣、眼前闪光等。发作时往往有心率及血压异常，有的表现为心动过缓、血压下降，有的则表现为心动过速、血压升高，以舒张压上升最为明显。发作后 2~3d 方可恢复。

**8. 精神症状** 椎动脉型颈椎病可有精神抑郁寡言，严重者可出现缄默症，脑子迷乱或异常兴奋，欣快或难以抑制的强笑，话多，但往往缺乏逻辑性，故常有语言错误，颠三倒四。突出表现为记忆力减退，近事遗忘尤为显著。有的伴随出现暂时性失神发作，其表现与癫病小发作颇为相似，形式多种多样，发作时间极短，常在 1~2s。有精神症状者，多伴有睡眠障碍、失眠或嗜睡，故常被诊断为神经衰弱。

上述是各种椎动脉型颈椎病的综合征，并非每个患者都具有，有的仅表现其中 1~2 种症状，有的则表现复杂。如果反复发作，每次发作的内容也并非完全一致，无意识障碍的猝倒发作，亦可能转为有意识障碍的晕厥发作。

## 五、交感神经型颈椎病

由于椎间盘退变和节段性不稳定等因素，从而对颈椎周围的交感神经末梢造成刺激，产生交感神经功能紊乱。交感神经型颈椎病症状繁多，多数表现为交感神经兴奋症状，少数表现为交感神经抑制症状。由于椎动脉表面富含交感神经纤维，当交感神经功能紊乱时常累及椎动脉，导致椎动脉的舒缩功能异常。因此，交感神经型颈椎病在出现全身多个系统症状的同时，还常伴有椎－基底动脉系统供血不足的表现。原有自主神经功能不稳定者，以及更年期妇女，易患本型颈椎病。不同病例，症状差别较大，有的以交感神经受刺激为主，有的则以交感神经麻痹为主，也有的先为刺激症状后转为麻痹症状。

1. **头部症状** 如头晕或眩晕、头痛或偏头痛、头沉、枕部痛、睡眠欠佳、记忆力减退、注意力不易集中等。偶有因头晕而跌倒者。

2. **眼耳鼻喉部症状** 眼胀、干涩或多泪、视力变化、视物不清、眼前好像有雾等，耳鸣、耳堵、听力减退，鼻塞、"过敏性鼻炎"，咽部异物感、口干、声带疲劳等，味觉改变等。

3. **胃肠道症状** 恶心甚至呕吐、腹胀、腹泻、消化不良、嗳气以及咽部异物感等。

4. **心血管症状** 心悸、胸闷、心率变化、心律失常、血压变化等。

5. **面部、肢体** 面部或某一肢体多汗、无汗、畏寒或发热，有时感觉疼痛、麻木，但是又不按神经节段或走行分布。

以上症状通常与颈部活动有明显关系，坐位或站立时加重，卧位时减轻或消失。颈部活动多、长时间低头、在电脑前工作时间过长或劳累时明显，休息后好转。

6. **临床检查** 颈部活动多正常，颈椎棘突间或椎旁小关节周围的软组织压痛。有时还可伴有心率、心律、血压等的变化。

（1）头部症状：枕部痛、颈枕痛或偏头痛，可伴有头沉头晕。此型患者稍有感冒、受凉、睡眠不好、疲劳，即诱发头痛发作，女性则通常月经期发作。此型与椎动脉型不同，头部症状与颈椎活动多无关系。严重头痛时，可伴有恶心，但呕吐者远较椎动脉型少见。

（2）五官症状：眼部可有眼睑无力、瞳孔扩大、眼球胀痛、流泪、视物模糊、飞蚊症（飞蝇症）、眼前冒金星等交感神经受刺激的表现，亦可出现交感神经麻痹症状：眼球内陷、眼干涩、眼睑下垂、瞳孔缩小、面部充血、无汗。患者可有咽、喉不适或异物感，发作性嘎声，流涎，鼻腔疼痛或异样感。由于鼻咽部分泌障碍，常表现为慢性鼻炎或咽炎。耳鸣、听力减退、牙痛亦较多见。有人把上述交感神经功能紊乱引起的五官症状称为咽喉型或颜面型。

（3）周围血管症状：有血管痉挛症状、血管扩张症状和心脏症状。血管痉挛症状可见肢体发凉、发木，遇冷时有痒感或麻木疼痛，有神经血管性水肿表现。查体可发现局部皮温降低，但无痛、温觉减退。血管扩张症状可见指端发红、烧灼、喜冷怕热、疼痛过敏、项胸背灼热感等。心脏症状多表现为心率不正常，有的为心动过速，有的为心动过缓，也有的两者交替出现。心前区疼痛者相当多见，易误诊为冠心病，但心电图正常，称"假性心绞痛"或"伪狭心症"。

（4）血压异常：有的表现为高血压，有的为低血压，还有的表现为血压不稳，忽高忽低，24h 内自然变化很大，高时可达高血压水平，低时又符合低血压水平。对脑力影响较大，多有睡眠障碍，情绪不稳定，时而精神兴奋，时而抑郁不振。

（5）出汗障碍：多汗、少汗。此种现象可只限于头、颈、双手、双足或一个肢体，亦可出现在半身。常伴有半身酸痛、胀麻，尤以手胀为著，且多在夜间或晨起时较重，起床活动后缓解，但查体无感觉、运动和肌张力改变，反射正常，故易与脊髓型、椎动脉型引起的半身瘫痪相鉴别。

（6）括约肌症状：急性发作时表现为尿频、尿急、排尿不尽。发作过后，此症状可消失，与脊髓型颈椎病造成持久的排尿障碍不同。

（7）对气候适应能力差：对气候变化不能适应，怕冷或怕热，尤其在秋末冬初、春末夏初，即季节交替时，感到周身不适。有人曾观察，这类患者对新地区的气候很难适应，甚至不得不移回原居住地。这是因脑干内的网状结构受累所引起。

（8）其他症状：阵发性眼跳动、共济失调、胃肠功能紊乱（腹泻或便秘）、闭经、第二性征异常等。

上述 8 种症状并非每个患者都有，一般可有 5～6 项症状。此型患者突发性症状较多，且有些相互矛盾。如有的病人出现霍纳征，伴心动过缓、腹泻，而有的病人却出现霍纳征，伴心动过速、便秘等症状。

## 六、食管压迫型颈椎病

### （一）食管压迫型颈椎病临床特点

（1）急性伸位性颈椎外伤引起急性颈椎间盘向前突出，造成前纵韧带急性重型撕裂，髓核突出到椎体前方，并在此处形成混合性血肿髓核突出物，经机化最后形成硬骨赘。此类患者除有椎体前方大型骨赘外，必然伴有椎间隙明显狭窄或椎间隙完全消失，症状出现快而明显。

（2）慢性或亚急性伸位外伤、劳损，颈椎间盘突出，虽亦造成前纵韧带损伤性隆起，甚至撕裂，但髓核无明显前突，骨赘形成很慢。此类患者骨赘小且钝，一般不伴有椎间隙严重狭窄，症状出现慢且不明显。

由于椎体前结缔组织较疏松，食管有良好的伸缩性，其缓冲空隙较大，故椎体前方骨赘虽十分多见，但多无症状，只是当骨赘长度达到一定程度，超越了食管的代偿能力时，方可出现吞咽困难。

### （二）临床特点

（1）多数患者吞咽困难的程度与骨赘大小成正比，但确有部分病人骨赘较大而症状不明显，有的骨赘不大而症状明显。

（2）吞咽困难仰头位明显，低头时减轻，因低头屈颈时缓解了骨赘对食管的挤压。

（3）吞咽困难与骨赘的位置有明显关系，即与食管受压节段有关，位于$C_6$平面的食管的活动度较大，小的骨赘难以出现吞咽梗阻。

（4）吞咽困难呈阵发性，可以自然缓解或消失，说明吞咽困难是多源性的，而骨赘不是唯一因素。其与精神紧张、炎症及自主神经功能紊乱有密切关系。如骨赘位于$C_4$以上（少见），则以咽部异物感为主。

## 七、混合型颈椎病

以上类型2种或2种以上同时存在，为混合型。

# 第二节　各型颈椎病的临床体证

## 一、颈部常见疾患的主要体证

1. **颈部扭伤**　由轻微颈部屈曲性损伤或突然扭转所引起，虽不至于造成关节脱位，但关节囊或其他韧带可因此产生撕裂。颈部扭伤并不少见，其主要体征包括：①局部疼痛及压痛，触诊有肌紧张、僵硬感。②因肌肉痉挛，颈部活动受限，转头时两肩也随之转动。③X 线片检查无异常发现。

2. **颈椎半脱位**　可分为前方及侧方半脱位 2 种，以前者为多见。此种损伤多发生于 $C_4$、$C_5$ 或 $C_5$、$C_6$ 椎（由于该部位关节突排列方向较为水平之故）。在小儿则多发生在 $C_1$、$C_2$ 之间，呈旋转性半脱位（咽喉壁充血或风湿等所引起的韧带松弛也可能为诱发原因）。

（1）颈椎前方半脱位：①下颌在中线上，头部不能向右或向左旋转。②半脱位脊椎下方的棘突轻度突出，可触及台阶感。③侧位 X 线片可显示上一脊椎的下关节突向前移位，并跨在下一脊椎的上关节突尖部，关节突的关节面失去平行排列关系，上方椎体有不同程度的向前移位，椎间隙变窄。伸屈位 X 线片椎体移位征象更加明显（梯形变），但摄此片时，应有骨科医生在场保护。④可以合并受损平面神经根分布区域的疼痛和麻痹，亦可有脊髓压迫症状。

（2）小儿寰椎半脱位：①头部向前移位，并呈僵直状，不能向任何一方旋转。②常伴有某种程度的旋转移位（与后天性斜颈畸形相似）。③X 线片示颈椎正常生理前凸消失，寰椎向前移位，寰枢椎的棘突位置显示寰椎有旋转移位，寰椎侧块与齿突侧块缘间隙不对称。

3. **落枕**　又称急性颈僵直，多于过度疲劳、熟睡后及颈部长时间处于不正确姿势下而引起，故多发生于夜间或晨起时。其主要体征：①颈部僵硬呈微前屈姿势，活动受限制。②一侧肌肉痉挛，并牵涉肩部及上臂不适。③常于 $C_5 \sim T_2$ 棘突一侧肌肉有明显压痛。④有时出现沿神经根走行的放射痛。

4. **颈肌筋膜炎**　又称颈部纤维织炎，发病原因不明。有类风湿关节炎者，常同时合并有颈部筋膜炎病变。其主要体征：①持续性颈痛，可放射到枕部及肩部，有时随天气变化加重或减轻。②常在$C_3$~$T_5$棘突两侧肌肉有明显压痛。③注意有无合并先天性畸形。

**5. 颈椎病** 为中老年人的颈肩痛，多为退变性骨质增生和椎间盘退变所致。可分为6种类型。

（1）颈型：症状来自椎间盘周围神经末梢。病人感到颈肩部疼痛，相当于肩胛内缘处有反射痛点，无上肢放射痛，颈椎无畸形、活动好，椎间孔挤压试验阴性。

（2）神经根型：由于骨质增生或椎间盘突出，压迫神经根而引起。患者单侧或双侧上肢放射痛，同时有受压神经根支配区域的感觉改变。

（3）交感型：由于增生骨赘刺激颈前交感神经，引起心慌、头晕、气闷等。

（4）椎动脉型：由于骨质增生刺激椎动脉而引起头晕、耳鸣，多属阵发性。

（5）脊髓型：由于颈段脊髓受椎间盘或骨刺的压迫而引起四肢麻木无力、肌张力高、腱反射亢进、病理反射阳性。

（6）混合型：指2种以上所叙述病症混合存在。在X线片上可见椎间隙变窄、椎体后缘骨赘、椎间孔内骨刺存在。

**6. 颈椎间盘突出症** 此病多见于中、壮年人，常发生于$C_5$、$C_6$间盘或$C_6$、$C_7$间盘，突出部位不同，其临床表现亦有区别。主要体征：①颈痛合并一侧上肢放射性痛，患者头前屈向对侧偏以及咳嗽时均引起疼痛加重。②$C_5$、$C_6$或$C_6$、$C_7$棘突旁有压痛及叩击痛，并向上肢放射。③患肢前臂外侧皮肤感觉减退。④上臂及前臂肌萎缩，患侧手握力明显减退。⑤Fenz征、椎间孔挤压试验、椎间孔分离试验等均呈阳性。⑥X线片检查见颈椎生理前凸减小或消失，椎间盘退变的间隙变窄，邻近椎体后缘可有唇样变，斜位及侧位X线片可显示椎间孔变小，关节突肥大，钩椎关节唇样增生。CT及MRI可明确椎间盘突出的部位和程度。⑦中央型突出者可表现为颈髓压迫症状，如下肢有不同程度的痉挛型麻痹、步态不稳等。应注意与脊髓肿瘤相鉴别。

**7. 颈肋综合征和前斜角肌症候群** ①颈臂部疼痛，并随手臂的位置而加重或减轻，肩胛带抬高可减轻此类症状。②沿尺神经分布区麻木或窜痛，前臂尺侧和小指感觉减退。大、小鱼际肌萎缩，握力减弱。③锁骨上凹压痛，可触及骨突起或肥厚的肌腱。④艾迪森（Adson）征阳性。⑤X线片检查可见颈肋。根据颈肋大小可分为 4 种类型：A. 单纯侧部加宽，未伸展至横突范围之外。B. 肋骨突长达 4～5mm。C. 类似真正肋骨，借韧带与第 1 肋骨或胸骨相连。D. 完整的肋骨。

**8. 肌性斜颈**　近年来认为是由于产伤引起胸锁乳突肌部分损害或局部出血形成血肿后纤维化引起（检查时须注意与颈椎侧弯、颈椎半脱位、半椎体以及由于习惯于偏视和偏听等不良姿势所引起的斜颈相鉴别）。其主要体征：①头向一侧偏斜。②患侧胸锁乳突肌较对侧明显紧张，呈条索状隆起。③年龄较大的患儿可伴有两侧面颊不对称，患侧面部较小，此可通过测量两侧由眼外端至口角的距离得出。

**9. 颈椎结核**　主要体征：①常需用手托头，以免在行动中加剧疼痛。此亦称拉斯特（Rust）征。②颈部僵硬，各个方向的运动均受到限制，后伸时疼痛加剧。③患部棘突有压痛和叩击痛，由于椎体压缩，可触及颈椎有局限性后凸畸形。④咽后壁可出现冷脓肿，低位病变者可在颈部出现脓肿。⑤X线片检查可显示颈椎椎体破坏、椎间隙狭窄、椎前阴影增宽。CT 可发现颈椎椎体呈虫蚀样破坏。MRI 可显示椎体信号改变，椎前脓肿形成，并显示脊髓受压情况。

## 二、各型颈椎病的体征

### （一）颈型颈椎病

可见颈部僵直、活动受限。患侧颈部肌肉紧张，棘突、棘突旁、肩胛骨内侧缘以及受累神经根所支配的肌肉有压痛。椎间孔部位出现压痛并伴上肢放射性疼痛或麻木，或者使原有症状加重具有定位意义。椎间孔挤压试验阳性，臂丛神经牵拉试验阳性。仔细、全面的神经系统检查有助于定位诊断。

（1）颈部偏歪，活动正常或受限，颈部肌肉痉挛，往往在斜方肌、菱形肌、冈上肌、冈下肌、肩胛肌或大小圆肌部位有压痛点，副神经受累还可出现胸锁乳突肌痉挛和压痛。

（2）颈部触诊检查可有项韧带肿胀、压痛，棘旁压痛，多无放射痛。可有棘间隙改变和棘突侧突，以下颈椎多见。

（3）椎间孔压缩试验和臂丛神经牵拉试验阴性，肌张力正常，无肌力减退和肌肉萎缩，上下肌腱反射正常，无病理反射。

## （二）神经根型颈椎病

此型以前认为发病率最高，临床上十分多见，但是经过我们多年的临床观察发现发病率明显低于椎动脉型颈椎病，医学界最早有关颈椎病的概念，大多来源于神经根型，可谓颈椎病的经典代表。但是随着科学的发展，本型所代表的许多颈椎病概念已显局限，它没有超出颈肩臂—臂丛神经范围，故只能称为狭义的颈椎病，传统书上均将其典型症状描写成臂丛神经刺激或压迫的症状，从未有提及颈丛神经，将颈丛神经刺激或压迫的症状写成颈型颈椎病。神经根型颈椎病亚型根据临床症状分为根痛型、麻木型和萎缩型3个亚型。根痛型多为颈椎间盘型（如髓核侧后突出），椎间关节损伤可继发于神经根炎症、水肿、肌肉痉挛。因运动神经、感觉神经、自主神经都可受累，故可表现为疼痛、运动无力、血管神经营养性改变。

**1. 颈活动受限** 较颈型轻，且有明显方向性。向健侧转颈时症状加剧，向患侧转颈不受限或疼痛较轻，故病人屈肘凝肩头向患侧歪斜。

**2. 压痛点** 在受累的脊神经及其后支支配区，如耳后、风池穴、肩臂、胸前、肩胛骨内上角、椎旁肌及斜方肌等，均可有压痛，椎旁可扪及条索状或结节状反应物。

神经根型颈椎病的压痛点集中于棘突旁受累神经根或邻近出口处，这也是最常引发脊神经放射痛的部位，提示神经根受累，存在炎性反应。第二类主要压痛点集中于软组织骨骼附着处，人体的各种组织（关节、肌肉、韧带、筋膜）急性、慢性损伤，导致肌肉过度或持久的舒张和收缩，神经反射作用使相关组织处于警觉状态，如肌肉的收缩、紧张、痉挛，无菌性炎性物质沉积。关节超负荷的运动，肌肉、肌腱、筋膜、韧带被牵拉在应力集中处，即软组织与骨骼的附着点上发生部分剥离或撕裂，进而粘连和纤维化的瘢痕。

**3. 神经根牵张试验、压顶试验**

（1）牵张试验：检查者站于患者侧方，一手扶住患者头颈，一手握手臂外展，同时两手向相反方向牵拉分开使臂丛受牵拉，若患者感觉放射痛或疼痛加重则为阳性。此试验类似于腰椎的直腿抬高试验。

（2）压顶试验：Spuiling 试验，患者坐位，检查者站于患者身后，将患者头颅后伸或侧偏下压出现颈肩痛或放射痛为阳性。此试验是加重突出物对神经根的刺激。

**4. 感觉改变**　颈神经根受刺激，属该神经支配的远端部位表现为疼痛过敏，多在初期或急性发作期出现。颈神经根受压迫较重或时间较久，其远端部位表现痛觉减退。临床详细检查感觉分布，可推断出神经根受压的节段平面。

**5. 腱反射改变**　以检查肱二头肌、肱三头肌反射为主。如腱反射活跃，表示支配该肌腱的神经根病变较轻，多为病之早期。反之，如腱反射减退或消失，则表示支配该肌腱的神经根受压迫，多为病之中后期。检查肌腱反射的改变，应与健侧对比。单纯根型无病理反射，如出现病理反射，则表示合并脊髓受累。

**6. 肌力改变**　神经根受压迫，轻者所支配的肌肉力量减退，重者则出现肌肉萎缩，临床上可用左右对比的方法，粗试测知，最好用握力计检查握力改变。由于解剖学上神经根支配的弥漫性和交叉性，故仅一个神经受累，也可出现多个神经根所支配的肌肉改变，但绝不会完全瘫痪，此点是与丛、干性损害的重要区别。

**7. 肌张力改变**　神经根型颈椎病，一般皆有肌张力改变。发病初期或急性发作期，支配该肌肉的神经根受到激惹，表现为肌张力增高，甚至出现肌痉挛，当支配该肌肉的神经根受到抑制时，则出现肌张力减低，即肌肉松弛发软，多发生在疾病的慢性期或中后期。

**8. 自主神经功能紊乱**　有一定程度的自主神经功能紊乱表现，如怕冷、发凉、肿胀。艾迪森征可为阳性。

根据临床观察，有些神经根型颈椎病，经数月至数年，甚至经数十年后，可发展为脊髓型或椎动脉型。也就是说，神经根型往往是其他类型颈椎病的早期表现，当出现脊髓、椎动脉受挤压表现后，根痛表现多不明显，甚至早被病人忘却。

## （三）脊髓型颈椎病

**1. 生理反射**　病变波及的脊髓节段不同，各生理反射出现相应的改变。下肢的膝反射和跟腱反射亢进，上肢的二头肌反射、三头肌反射可亢进或降低，腹壁反射、提睾反射、肛门反射减弱或消失。

**2. 病理反射**

（1）下肢反射：下肢的病理反射均可出现，如 Babinski 征、Chaddock 征、Oppenheim 征、Gordon 征及踝阵挛、髌阵挛等，均可能出现阳性。

（2）上肢反射：脊髓型颈椎病的上肢病理反射有些特殊。①按病理学规律，只有高颈髓（$C_5$ 以上）病变方可出现 Hoffmann 征等病理反射，但实际工作中经常见到颈膨大处的颈椎病压迫亦可出现病理反射，可能是因为有病变颈椎的上部锥体束亦有病理改变所致，因为颈椎病出现的脊髓受挤压属硬膜外钝性病变，即硬膜囊产生较弥漫的压迫。②脊髓型颈椎病患者上肢出现病理反射早于下肢的病理反射。有些病人早期已有下肢无力、步态发紧或震颤等锥体束受累征象，此时上肢虽未感到运动障碍，但已出现 Hoffmann 征阳性。下肢的病理反射需要数月乃至数年方可出现。

解剖学的血供特征提供了科学的答案：支配上肢的运动神经纤维排列在内侧，该部分由锥体束内前沟动脉供血，属终末小血管，血循环很差；而支配下肢的运动神经纤维在锥体束的外侧，其血供由脊后动脉干的分支动脉供应，此处循环较丰富，故不易出现缺血。上述几种症状体征，主要指单纯脊髓型颈椎病的表现。与其他型同时存在的颈椎病，如神经根脊髓型、椎动脉脊髓型、交感神经脊髓型等混合型的表现，既有脊髓型，又有其他型，故症状、体征较单纯脊髓型更为复杂。

（四）椎动脉型颈椎病

**1. 颈部活动受限**　做颈部旋转或后伸活动时，可引起眩晕、恶心、呕吐、心慌等症状，拇指触诊可查到患椎向一侧旋转移位，棘突及移位的关节突关节部压痛明显。

**2. 旋颈试验阳性**

（1）旋转试验：主要为判定椎动脉状态，故又称椎动脉扭曲试验。

（2）检查方法：患者头部略向上仰，嘱患者自主做向左、向右旋颈动作；如出现椎 - 基底动脉供血不全征时，即属阳性。

（3）临床意义：阳性者除可能为椎动脉型颈椎病外，血管本身的疾患者亦有可能。但此试验有时可能引起呕吐或猝倒，检查者在操作全过程中应密切观察，以防意外。

**3. X 线检查**　正位片可见椎体钩椎关节侧方有骨赘，斜位片可见钩椎关节增生，也可见椎间孔变小，齿状突左右移位等。

4. **椎动脉造影**　可鉴别椎动脉是正常还是有压迫、扭曲、变细等，但一次造影无阳性发现时不能排除，因为大多数患者是一过性痉挛缺血，当无症状时，椎动脉可恢复正常口径。脑血流图可见基底动脉两侧不对称。

（五）交感神经型颈椎病

交感型颈椎病的主要特征有：

（1）交感神经兴奋症状：①头痛或偏头痛、头沉、头昏、枕部痛或颈后痛。②视物模糊，眼窝胀痛，眼目干涩，视野内冒金星等。③心跳加快，心律失常，心前区疼痛和血压升高等。④肢体怕凉怕冷，局部温度偏低，或肢体遇冷时有刺痒感，继而出现红肿或疼痛加重。⑤出汗障碍。

（2）交感神经抑制症状：有头昏眼花、眼睑下垂、流泪、鼻塞、心动过缓、血压偏低、胃肠蠕动增加或嗳气等。

（六）食管压迫型颈椎病

主要为影像学检查，包括 X 线平片及钡剂检查等，均可显示椎节前方有骨赘形成，并压迫食管引起痉挛与狭窄症。必要时可行 MRI 等检查排除的其他疾病，如食管癌、贲门痉挛、胃十二指肠溃疡、癔症和食管憩室等。必要时也可采用纤维食管镜检查。但应注意，有文献报道，在有骨刺情况下行纤维食管镜检查有发生食管穿孔的危险，在纤维食管镜插入过程中颈部不宜过伸以防引起脊髓过伸性损伤。

（七）混合型颈椎病

混合型颈椎病是由于颈椎软组织病理改变累及颈脊神经根、脊髓颈段、椎动脉或颈交感神经节等结构，且不仅累及一种组织结构，通常可能同时刺激或压迫几种组织结构。椎间盘退变后，椎间隙变窄，椎间孔亦变小，神经根受压，窦椎神经亦受压，椎动脉迂曲变形，同时椎体不稳而滑移，黄韧带折叠突入椎管，均使椎管管径变小、脊髓受压。钩椎关节增生，可以同时或先后压迫刺激脊髓、脊神经根、椎动脉、交感神经等一种或多种结构，使临床症状多样化、复杂化，且各组织受累可同时出现，更多的是先后发生，故临床上早期表现为单一型，而后期演变成混合型。因此，混合型颈椎病最为常见。多表现为椎动脉型颈椎病与神经根型颈椎病同时存在。

# 第三节　长安朱氏流派的颈椎病简易分型

颈椎病是一个既明确又笼统的概念，其症状复杂，临床上与教科书上有一定的差距，加上 1992 年青岛会议后再无明确的分型，临床上我们将症状简单归纳为神经（根）症状型、脊髓（压迫）症状型、血管症状型以及周围症状型。但是由于现代科技的推广普及，将一些现代已经明确诊断的疾病以及部分头颈部疾病也纳入颈椎病的范畴。大概分型如下：

## 一、神经（根）症状型

这一类型是指前面所讲的颈椎间盘脱出、颈型颈椎病以及神经根型颈椎病，是以压迫或者刺激颈部神经根为主要症状的一类疾病，因为现代影像学的普及使这一分类更容易区分及掌握。

### （一）颈椎间盘突出

是以颈椎间盘突出为主要影像学表现，而且临床症状上神经根压迫症状与突出节段症状相符。因为压迫或刺激的具体神经根不同可有不同的临床症状。

### （二）颈丛型

此型与前面讲的颈型颈椎病相近似，是以压迫或刺激颈丛神经为主要临床症状的一类颈椎病，它与颈椎间盘脱出的区别就是影像学上不一定有直接的压迫，但是会有明确的体征，可以是由于椎体的失稳、关节囊的刺激、钩椎关节的刺激、受凉引起肌力的不均衡等原因引起，临床上不一定是脊神经前支刺激或压迫症状，可以是后支的症状还可以是窦椎神经的症状。临床上符合颈型颈椎病的症状。

### （三）臂丛神经型

此型颈椎病临床上与普通分型的神经根型颈椎病相同，但是临床的发病率远低于普通分型所说的超过 50%，发病率还不及颈丛型颈椎病高。

## 二、脊髓（压迫）症状型

此类颈椎病临床上以脊髓的刺激或压迫症状为临床表现，但是根据脊髓的可能压迫情况分为不同的类型，如全压迫型（颈椎管狭窄）、脊髓前压迫型（后纵韧带骨化症、椎间盘脱出）和脊髓后压迫型（黄韧带肥厚型）。

### （一）脊髓全压迫型（颈椎管狭窄）

此型颈椎脊髓症状型主要是以发育性的椎管狭窄为主，可能从脊髓的各个方面都会出现压迫，可以有颈髓压迫的任何症状，此类颈椎病可以通过颈椎的 MRI 诊断。

### （二）脊髓前压迫型（后纵韧带骨化症、椎间盘脱出）

此型脊髓症状型主要是以压迫脊髓前（腹）侧为主的一类疾病，主要有后纵韧带骨化症以及巨大的椎间盘脱出，是以运动障碍为主要症状的脊髓压迫症。

### （三）脊髓后压迫型（黄韧带肥厚型）

此型脊髓压迫型主要是以压迫脊髓的后（背）侧为主的一类疾病，主要是由于黄韧带的肥厚或折叠压迫刺激感觉传导束后可能出现的症状。

## 三、血管症状型

血管症状型的主要症状是以椎动脉压迫或者刺激以及交感神经刺激后引起的以血管供血不足为主要临床原因，以头晕不适为主要临床症状的一类颈椎病。主要有椎动脉第二段症状的椎动脉型、交感神经型以及寰枢椎半脱位引起的椎动脉供血不足。

### （一）椎动脉型

椎动脉型颈椎病主要是指椎动脉横突孔段，即椎动脉进入横突孔（颈 6 横突孔）到第 2 颈椎横突孔这一段椎动脉压迫或者刺激引起临床症状的一类颈椎病。椎动脉颈椎病常见症状有：

（1）偏头痛：以颞部为剧，多呈跳痛或刺痛。

（2）迷路症状：主要为耳鸣、听力减退及耳聋等症状。

（3）前庭症状：主要表现为眩晕。

（4）记忆力减退。

（5）视力障碍：出现视力减退、视物模糊、复视、幻视及短暂的失明等。

（6）精神症状：以神经衰弱为主要表现，多伴有近事健忘、失眠及多梦现象。

（7）发音障碍：主要表现为发音不清、嘶哑及口唇麻木感等，严重者可出现发音困难，甚至影响吞咽。

（8）猝倒：即当患者在某一体位头颈转动时，突感头昏、头痛，患者立即抱头，双下肢似失控状发软无力，随即跌（坐）倒在地。

（9）血压异常：即患者平时血压平稳，当颈椎病发作时会出现血压升高。

临床上此类患者是很多的，仅次于颈项部不适的颈丛型颈椎病，是由于患者原来可能有一侧椎动脉部分有问题，通过另一侧代偿作用而没有症状，由于椎体的失稳，不良的旋转姿势，刺激或压迫代偿侧的椎动脉，出现失代偿并引起症状。所以椎动脉颈椎病一定要注意头颈部的平时姿势、枕头以及治疗锻炼姿势，姿势不良会加重或会反复出现症状。

## （二）交感神经型

是因为刺激交感神经而出现的一组症状，因为与椎动脉型颈椎病一样，都有以眩晕为主诉的临床症状。除眩晕外还会有其他的临床症状，具体如下：

（1）头部症状：头晕或眩晕、头痛或偏头痛、头沉、枕部痛、睡眠欠佳、记忆力减退、注意力不易集中等。有些患者伴有恶心，少有呕吐。偶有因头晕而跌倒者。

（2）眼耳鼻喉部症状：眼胀、干涩或多泪、视力变化、视物不清，耳鸣、耳堵、听力下降，鼻塞、"过敏性鼻炎"，咽部异物感、口干、声带疲劳等。

（3）胃肠道症状：恶心甚至呕吐、腹胀、腹泻、消化不良、嗳气以及咽部异物感、味觉改变等。

（4）心血管系统症状：心悸、胸闷、心率变化、心律失常、血压变化等。

（5）面部或某一肢体症状：多汗、无汗、畏寒或发热，有时感觉疼痛、麻木，但是又不按神经节段或走行分布。

### （三）寰枢椎半脱位型

此型临床上少见，但是会碰到其他人的诊断，临床上小孩较多，但是小孩又不诊断颈椎病。写到这里就是为了鉴别诊断。

第1、第2颈椎根据解剖形态不同又被称为寰椎和枢椎，某种原因可使二者部分丧失正常的对合关系，即寰椎枢椎半脱位，通常在儿童多见，主要因外伤、剧烈运动等而产生。但在成年人或老年人中因颈部肌肉软组织的急、慢性损伤，炎症，外伤，感染等也可造成，并表现为颈项部疼痛，活动部分受限制，僵硬、偏斜，严重时可出现上肢麻木和脊髓受压的表现等。

寰枢椎半脱位的表现有与颈椎病的共同处，如颈项痛、僵硬、活动受限，严重时可有神经损害症状，因此如不引起注意，容易误诊为颈椎病。最好的区分方法是根据X线检查结果，在颈椎正位的开口相对可以发现寰椎的2个侧块不对称；侧位相可以发现寰椎前弓（结节）与枢椎的齿状突距增大，正常应在3mm以内。过去由于一部分头晕的患者找不到原因，最后想到由于寰枢椎的旋转移位可能影响到椎动脉的供血，而出现症状。实际上成年人的寰枢椎半脱位较少，而且应该有外伤史才会出现，现阶段由于科技的发展寰枢椎半脱位是可以通过颈椎的动力位片子以及寰枢椎的CT平扫很容易作出鉴别。

### 四、周围症状型

此周围症状型是由于椎体的退变不稳，甚至长时间形成骨刺压迫或刺激颈项部局部周围的组织出现相应的症状。

### （一）食道型

食管压迫型颈椎病主要由于椎间盘退变继发前纵韧带及骨膜下撕裂、出血、机化钙化及骨刺形成所致。此种骨刺体积大小不一，以中、小者居多，矢状径多小于5mm，在临床上相对少见。

典型症状：

（1）吞咽障碍：早期主要为吞咽硬质食物时有困难感及食后胸骨后的异常感（烧灼、刺痛等），渐而影响吞咽软食与流质饮食。

（2）其他颈椎病症状：单纯的食管压迫型颈椎病患者少见，约80%的病例伴有脊髓脊神经根或椎动脉受压症状。因此应对其进行全面检查。

诊断依据：

（1）吞咽困难：早期惧怕吞咽较干燥的食物，颈前屈时症状较轻，仰伸时加重。

（2）影像学检查：包括X线平片及钡餐检查等，均可显示椎节前方有骨赘形成，并压迫食管引起痉挛与狭窄症，必要时可行MRI等检查。

（二）枕神经痛

枕神经痛是由于枕大、枕小神经，偶可因耳大神经、颈皮神经或锁骨上神经受刺激而引起枕部和后颈部及头部侧上方疼痛，头颈部活动、咳嗽、喷嚏时疼痛加剧。

典型症状：呈阵发性剧烈疼痛，位于枕部和后颈部，向头顶（枕大神经）、乳突部（枕小神经）和外耳部（耳大神经）放射，沿神经走行的上颈部偶有触痛。疼痛性质多为持续性钝痛，并伴阵发性加剧，也有间歇性发作。头颈部活动、咳嗽、喷嚏时疼痛加剧。

诊断依据：

（1）病史：可由于上段颈椎病、椎管内病变、环枕部先天畸形、脊柱结核、脊髓肿瘤、骨关节炎、转移性肿瘤、上呼吸道感染、扁桃体炎、流感、风湿病和糖尿病等引起。

（2）枕外隆凸下常有压痛，枕大和枕小神经通路也可有压痛，枕神经分布区可有感觉过敏或轻度感觉缺失，其他神经体征少见。

（3）X线摄片、CT、MRI等影像学检查有助于确定颈枕区病变。

（三）类冠心病型

此类是由于颈椎椎体的失稳而出现的类似于冠心病症状的胸闷、气短、胸部时有不适的感觉，但是临床检查心电图及冠脉造影不能解释患者的症状，通过干预颈部后，症状可以缓解的一类疾病。

此类颈椎病是排除了心源性的原因后才能确诊，很大一部分患者是经过反复的心内科治疗无效才到骨科就诊。

## 五、混合症状型

此类型是临床上 2 种及以上类型同时出现的现象。

# 第六章　颈椎病的体格检查

## 第一节　颈椎病的理学检查

### 一、常见检查

颈部疾患常可引起肩胛部或上肢痛、麻、无力，两上肢都有症状时更应想到颈部疾患，因此，检查颈部时也要包括上肢的检查。颈部常规检查对于颈椎病的诊断与鉴别诊断具有参考意义。

（一）视诊

（1）颈部外形：长短、粗细及有无肿胀，颈短而粗，呈翼状颈，颈部皮肤宽阔，发际低平常提示短颈畸形。颈部肿胀应考虑损伤，颈后部肿胀提示颈椎后结构广泛破坏。胸部损伤伴皮下气肿可致颈前及上胸部弥漫性肿胀。

（2）头颈部姿势：头颈有否偏斜，颈椎是否僵直，有无后凸畸形。头颈旋转或斜颈畸形多见于上颈椎损伤，如寰椎骨折或齿突骨折，齿突发育不良伴寰、枢椎不稳等。小儿寰、枢椎半脱位常以头颈旋转畸形为首发症状。颈部肌肉扭伤、颈椎间盘损伤、小关节损伤表现为颈部僵直。明显的畸形常提示严重的骨折脱位、椎骨破坏。

（3）颈部伤口和瘢痕：常由锐器或火器等直接暴力创伤在颈部留下创口，由于创口外径通常较小，易被疏忽。气管切开切口瘢痕多为颈椎骨折脱位早期抢救的标记。

（二）触诊

颈部触诊时除了检查有无压痛点之外，还应注意检查骨质形态是否改变，是否有肿块。触诊内容还包括对神经系统感觉功能异常的检查。

1. **压痛**　颈椎病的压痛点主要在颈、肩、背等处。压痛点可以是 1 个，也可以是数个，可位于一侧也可双侧都有，但压痛点多集中于肩胛骨上角、肩胛骨内侧缘、斜方肌颈肩移行部，其次是椎旁和斜方肌起点，可能与颈椎前屈时，附着于这几处的肌肉韧带张力较大更容易劳损有关。而相关肌肉韧带的劳损所引发的疼痛又会限制颈椎的活动范围，严重者颈椎处于活动范围极小的强迫位，这又可使相关的肌肉韧带持续张力增高，劳损进一步加重，反过来又使颈椎活动进一步受限，如此形成恶性循环，临床上我们长安医学朱氏骨伤流派观察到的是在病变责任椎间隙的关节后外侧关节囊处。

比较常见的压痛点（图 6 - 1）如下：

（1）病变椎间隙的关节突周围的压痛点出现率为 100%，斜方肌及肩胛提肌也很明显。

（2）棘突间压痛：即在上、下棘突之间凹陷处有压痛。这与颈椎病的定位关系密切，尤其是早期压痛点的位置，往往与受累椎节相一致，后期则因椎间关节周围韧带钙化、骨刺形成而不明显。

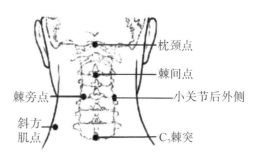

图 6 - 1　常见颈部压痛点

（3）椎旁压痛：即在棘突两侧 1.0 ~ 1.5cm 处压痛，检查时沿棘突两旁由上而下、由内及外按顺序进行，椎旁压痛点多见于下段颈椎横突与第 1、第 2 颈椎旁，基本上沿斜方肌走行，通常反映脊神经受累。

（4）横突压痛。

（5）小关节压痛。

（6）肌肉压痛。

（7）其他部位的压痛：肩部附近的压痛，表示肩部受累；锁骨上窝的压痛，多见于前斜角肌综合征；乳突和枢椎棘突之间的压痛，多提示枕大神经受累。

2. **棘突序列**　棘突骨折者常可触及断裂、浮动的棘突。寰枕融合畸形者除了可见短颈畸形外，触诊时亦可发现枕骨至 $C_2$ 棘突之间间距缩小。骨折脱位者常可触及棘突之间连续性中断和台阶样改变。

3. **颈部包块**　肿瘤患者可触及痛性肿块，颈前部包块多为脂肪瘤。软组织及棘突上的肿块更易触及。相当一部分患者可触摸到颈后部皮下的质硬包块，多为钙化的项韧带。胸锁乳突肌下的肿块常为肿大的淋巴结。特别要注意颈部包块与胸锁乳突肌的关系，在颈部检查中，一般来说，颈侧有包块处胸锁乳突肌常很扁薄，因为除非使胸锁乳突肌收缩后再检查，否则很不容易依靠触诊来决定它们之间的关系。检查者立在患者身后，嘱患者用力把颏抵住检查者的手掌，这样可使胸锁乳突肌收缩得很紧。此时，检查者可用另一只手自下而上地检查该肌，特别要注意它的前缘和后缘，就可清楚地触得包块。如果找不到淋巴结肿大的原因，那么应立即想到淋巴结结核症的可能。最常见的慢性淋巴结炎是结核症，在颈部冷脓肿的深部常可触及肿大的颈淋巴结。它可以发生在颈部的任何部位，最多见的是颈静脉组，尤其是输纳扁桃体的淋巴结。

如果颈部淋巴结长得很大，各结彼此分散，触之有弹性，那么要想到Hodgkin 病（淋巴瘤）的可能性。在这种情况下，应同时检查腋部和腹股沟部的淋巴结，如有类似的肿大，而患者又有脾肿大，那么 Hodgkin 病的可能性就更大。

颈淋巴结恶性肿大（尤其是转移癌）的特征是石样的硬度。在很多场合中，舌骨大角被误认为是一个硬而固定的淋巴结。在老年人中，舌骨大角可能已骨化，这样就更像是一个坚硬的淋巴结。但它的位置较一般颈静脉组淋巴结靠前。最好的鉴别方法是嘱患者做吞咽动作，借以决定肿块与喉头的关系。

4. **柔软程度**　除触摸是否有包块外，应触诊感知患者气管的松软程度，尤其是已行颈部手术者，气管的可推移程度对再次手术入路的选择很有意义。

5. **触诊的方法**　①手法必须轻柔，以免因动作粗暴而引起肌肉痉挛。②由于颈椎呈生理性前凸，因此稍有后凸畸形时不易被察觉。检查时可令病人取坐位，自枕外隆凸向下逐个棘突进行触诊，注意压痛部位是在棘突区中央或在两侧，并由轻而重测定压痛点位于浅层还是深部。③对有颈椎后凸畸形的病例，触诊时不宜用力过重，如疑有结核，必须进一步令病人张口检查咽后壁，以观察有无咽后壁脓肿，必要时也可做肿块穿刺协助诊断。

## （三）颈椎运动检查

检查时要固定双肩，使躯干不参与运动。

对一般病例仅令患者做颈部前屈、后伸、旋转与侧屈活动，并与正常活动加以比较。但对严重病例或施行手术后需要随访观察者，则应用较为精细的半圆尺或头颈部活动测量器加以测量，并予以记录。

正常颈椎前屈时，颏部可触及胸骨柄。后伸时双眼可直视上空，鼻尖及颏部在同一水平，颈胸部皮肤皱襞与枕骨结节部接近。旋转时可使下颌碰肩且看到侧方。侧屈时可使耳接近肩部。

寰枕关节及寰枢关节的功能最重要，如有病变或固定时，可使颈部的旋转及伸屈功能丧失 50% 左右。

除寰枢椎病变以外，颈椎结核可使屈伸及侧屈均受限。

颈椎骨关节病，可在活动时，特别是旋转时有摩擦感或摩擦音。

在正常情况下，除瘦体型者活动度较大和胖体型者活动度略小外，一般都无明显受限。

而在根型及颈型颈椎病时，其对颈椎屈伸影响较多；椎动脉型则可影响颈部旋转活动，其他类型一般多无影响。

## 二、有关的脑神经检查

下颈椎疾患一般不累及脑神经。而上颈椎疾患有时可出现后 4 组脑神经受损表现，因此在上颈椎疾患的诊断中，后 4 组脑神经的检查具有一定的意义。

### （一）舌咽神经、迷走神经

询问患者有无吞咽困难，喝水有否逆流及呛咳，说话有无声音嘶哑、鼻音及失声等。

（1）运动：嘱患者张口做"啊"的动作，观察软腭运动是否正常、双侧是否对称、悬雍垂是否偏斜。

（2）感觉：用棉签轻触咽部黏膜，检查一般感觉，用酸、甜、苦、咸等物试舌后 1/3 味觉区，双侧分别进行。

（3）咽反射：用压舌板分别轻触两侧咽后壁黏膜，引起作呕及软腭上抬动作为阳性。其反射弧传入、传出神经分别为舌咽、迷走神经，中枢为延髓。

（二）面神经

（1）观察患者有无斜颈、塌肩，胸锁乳突肌和斜方肌有无萎缩。

（2）嘱患者做转头和耸肩动作，检查两侧胸锁乳突肌和斜方肌的肌力，并双侧对比。

（三）舌下神经

（1）嘱患者伸舌，观察有无偏斜，舌肌有无萎缩及肌纤维颤动。

（2）嘱患者用舌尖分别顶推两侧颊部，用手指自外向内按压，检测肌力。

## 三、运动系统检查

颈椎病患者可有肌力的减退，运动的障碍，因此根据需要，应对全身或部分肌肉的肌张力、肌力、步态、肢体运动以及有无肌肉萎缩等有步骤地进行检查。

（一）肌容积

观察、触摸肢体、躯干乃至颜面的肌肉有无萎缩及其分布情况，两侧对比。必要时用尺测骨性标志如骶、踝、腕骨上下一定距离处两侧肢体对等位置上的周径。

肌萎缩见于下运动神经元性瘫痪，亦可见于各种肌病，如肌营养不良症等。后者称肌源性肌萎缩。废用性肌萎缩见于上运动神经元性瘫痪、关节固定等。肌病时还须注意腓肠肌等处有无假性肥大。

（二）肌张力

指肌肉的紧张度。除触摸肌肉测试其硬度外，并测试完全放松的肢体被动活动时的阻力大小。两侧对比。

**1. 肌张力减低** ①"牵张反射弧"中断，如下运动神经元性瘫痪和后根、后索病变等；②上运动神经元性瘫痪的休克期；③小脑病变；④某些锥体外系病变，如舞蹈症等。

**2. 肌张力增高** ①痉挛性肌张力增高：见于锥体束病变，系牵张反射被释放而增强所致。上肢屈肌张力增高，呈"折刀状"，下肢伸肌张力增高。②强直性肌张力增高：见于锥体外系病变，如帕金森病等。伸、屈肌张力均增高，呈"铅管样"或"齿轮状"。

**3. 在颈椎病范围内常做的检查**　①肢体下坠试验：患者仰卧、闭目，检查者举起一个肢体后突然放开，肌张力高者坠速缓慢，减退者则快，双侧对比。②上肢伸举试验：患者闭目，让其将上臂平伸。有锥体束张力痉挛或小舞蹈症者，前臂渐趋内旋；有锥外强直者，患肢向中线偏移；有小脑疾患者，则向外偏斜；轻瘫者，患肢逐渐下沉；严重深感觉障碍者，则手指呈不自主颤动。

**（三）肌力**

即病人在主动运动时所表现的肌肉收缩力。

**1. 肌力的评级标准**　一般临床分为 0～5 级，其测定标准如下。

（1）0 级：完全瘫痪，肌肉无收缩能力。

（2）1 级：可见肌肉收缩，但肢体及关节无活动。

（3）2 级：肢体能在床上移动，但不能抬起。

（4）3 级：肢体能抬离床面，关节可以活动，能对抗地心引力，但不能对抗外加的轻微阻力。

（5）4 级：能做抵抗阻力的运动，若无粘连，关节活动功能可以正常。

（6）5 级：正常的肌力，可克服阻力做各向运动。

**2. 主要肌力检查**　全身骨骼肌肉甚多，并非每块肌肉均需检查，下面着重介绍临床意义较大者。

（1）冈上肌。

1）对应的脊髓节段及神经：$C_5$、肩胛上神经（图 6-2）。

2）检查方法：上臂抗阻力外展。

3）运动功能：上臂外展 15°。

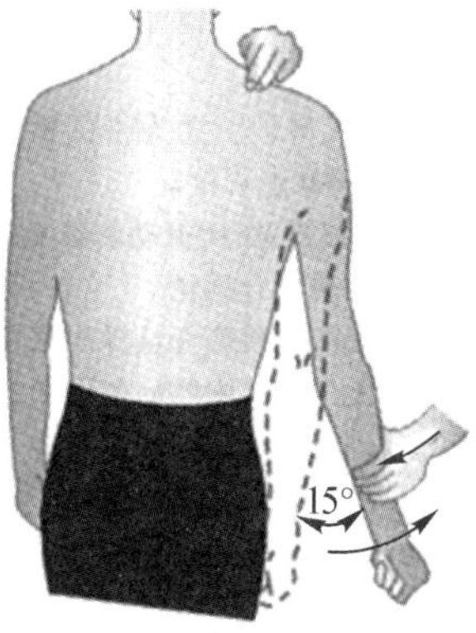

（2）冈下肌。

1）对应的脊髓节段及神经：$C_{5～6}$、肩胛上神经。

2）检查方法：曲肘 90°，上臂外旋，检查者

图 6-2　冈上肌肌力检查

从前臂外侧加以阻力（图6-3）。

3）运动功能：上臂外旋。

（3）菱形肌。

1）对应的脊髓节段及神经：C<sub>4~5</sub>、肩胛、背神经。

1）对应的脊髓节段及神经：$C_{4~5}$、肩胛、背神经。

2）检查方法：双手叉腰，肘抗阻力后移（见图6-4）。

3）运动功能：肩胛骨内收和上抬。

（4）前锯肌。

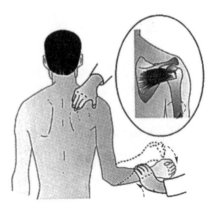

图6-3 冈下肌肌力检查

1）对应的脊髓节段及神经：$C_{5~7}$、胸长神经。

2）检查方法：双手臂前伸推向墙壁，肩胛展开，呈翼状肩胛，双手下垂时，患侧肩胛向脊柱中线移位（图6-5）。

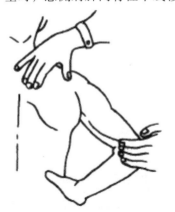

图6-4 菱形肌肌力检查

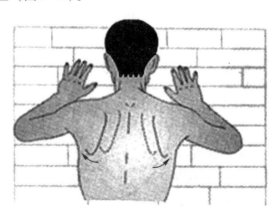

图6-5 前锯肌肌力检查

3）运动功能：肩胛骨向外、向前。

（5）三角肌：三角肌的主要功能是外展肩关节，后部纤维协助后伸及外旋肩关节。检查的方法是：嘱患者外展上臂约60°，抵抗检查者施加的向下压力，这时可看到和触及三角肌收缩；嘱患者外展上臂90°，抵抗检查者向下施加的压力，这时起主要作用的是三角肌和冈上肌，旋转袖的其他肌肉也起协同作用。此方法不仅检查三角肌的功能，也可以检查旋转袖的功能（图6-6）。

（6）胸大肌：胸大肌的功能是内收和内旋肩关节。检查时患者双手掌心相对握于胸前相互用力按压，可见双侧胸大肌收缩（图6-7）。

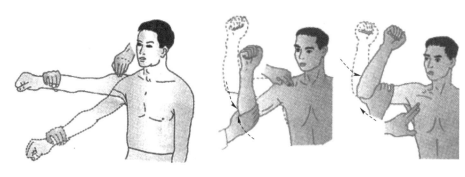

图 6 - 6　三角肌肌力检查　　　　　　图 6 - 7　胸大肌肌力检查

（7）背阔肌：背阔肌的功能是使肩关节内收、内旋和后伸。检查时，患者外展、前屈肩关节，将两臂置于检查者肩部，检查者用手握住患者肘关节，以对抗肩关节的内收、内旋和后伸动作，此时在胸侧方可触及背阔肌收缩（图 6 - 8）。

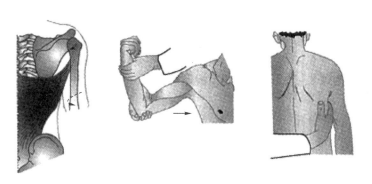

图 6 - 8　背阔肌肌力检查

（8）肱二头肌：为发自颈 5 ~ 6 的肌皮神经所支配，具有使前臂屈曲和前臂旋后的作用。测定时让患者前臂旋后、屈肘，再与腕部予以对抗阻力。

（9）肱三头肌：为发自颈 7 ~ 8 的桡神经所支配，起伸臂作用。测定时检查者托住患者上臂以消除前臂重力的影响，此后嘱患者抗阻力情况下伸直前臂，即可触及该肌肉的收缩。

（10）拇长伸肌：患者拇指末节伸直，检查者给予阻抗。

（11）拇长展肌：患者拇指外展并稍伸直，检查者从第一掌骨外侧给予阻抗。

（12）大鱼际肌：由颈 6 ~ 7 发出的正中神经支配。主要观察有无肌肉萎缩及其程度。

（13）小鱼际肌：为颈 8 ~ 胸 1 发出的尺神经所支配。

## （四）步态

步态是指患者步行时的姿势。是一种复杂的运动过程，要求神经系统和肌肉的高度协调，同时涉及许多的脊髓反射和大小脑的调节，以及各种姿势反射的完整、感觉系统和运动系统的相互协调。因此观察步态常可提供重要的神经系统疾病线索。不同的疾病可有不同的特殊步态，但是步态并非是确诊的依据，而是对诊断有参考意义，有助于对颈椎病的诊断和鉴别诊断。

1. **痉挛性偏瘫步态** 偏瘫时患侧下肢因伸肌肌张力高而显得较长，且屈曲困难。患者行走时偏瘫侧上肢的协同摆动动作消失呈内收、旋前屈曲姿势，下肢伸直并外旋举步时将骨盆抬高，为避免足尖拖地而向外旋转后移向前方，故又称划圈样步态。双下肢痉挛者除上述情况外，尚因下肢内收肌群张力增高致使步行时两腿向内侧交叉，形如剪刀，故又称剪刀步态。主要见于脊髓受压之早期病变。

2. **感觉性共济失调步态** 此步态指深感觉障碍引起者。特点是行走时步幅较大，两腿间距较宽，提足较高，足强打地面，双眼注视两足，睁眼时可部分缓解，闭眼时不稳甚至不能行走。常伴有感觉障碍 Romberg 征阳性，见于亚急性联合变性脊髓病等。

3. **基底节病变步态** 帕金森病者由于其起步和停步均感到困难，形成前冲后撅样步态。

4. **剪刀步态** 瘫痪双下肢强直内收，步行时一前一后交叉呈剪刀状，步态小而缓慢，足尖踏地行走。脊髓伤病伴痉挛性截瘫、先天性痉挛性脑瘫者多见。

5. **偏瘫步态** 瘫痪侧上肢屈曲和内旋，下肢伸直，步行时下肢向内侧划圆圈，足内翻和下垂，脑瘫者多见。

6. **蹒跚步态** 行走时前扑后跌，躯干左右摇晃，不能走直线。小脑疾病、前庭疾病患者多见。

7. **慌张步态** 帕金森病患者行走时躯干强硬前屈，双臂不动，步伐小，有突进现象。

8. **跨步态**　行走时难以掌握平衡，步态不稳，足抬高，脚跟用力拍地。

9. **肌病步态**　行走时步态缓慢，腰前凸，足尖步行，类似鸭步态。进行性肌营养不良者多见。

（五）瘫痪分类

1. **单瘫**　指仅出现一个肢体瘫痪者。如：周围神经丛或神经根病损可导致单瘫伴肌肉萎缩，腱反射减弱或消失，肌张力低下，符合神经支配区的感觉障碍；脊髓前角病损可有肌萎缩，肌张力低下，但无感觉障碍；若伴节段性分离性感觉障碍则考虑为脊髓空洞症；大脑中央前回的某一局部病变则表现为上运动神经元性的单瘫；瘫痪肢体不恒定，与情绪波动有关，伴有不符合神经支配区域的感觉障碍，即不符合神经解剖的体征，则多为癔病性单瘫。

2. **偏瘫**　指一侧上、下肢及面、舌瘫，为皮质运动区、内囊、脑干及脊髓的病损所致。其鉴别点：一般皮质及皮质下偏瘫多不完全，或上肢重，或下肢重，可伴有癫痫发作，即失用、失语、失认等症状；内囊性偏瘫者多为三偏征，即偏瘫、偏侧感觉障碍、偏盲；脑干性偏瘫者为交叉性偏瘫，即患侧病变平面脑神经周围性瘫，对侧平面下中枢性脑神经瘫及上、下肢瘫；脊髓性偏瘫者为不伴面、舌瘫的上、下肢瘫。

3. **截瘫**　指双下肢瘫痪，也有将双上肢瘫者称为颈性截瘫。绝大多数为脊髓胸段的病变所致，如外伤、感染、血管病、中毒、遗传病、脱髓鞘病、肿瘤等，还有脑性、癔病性截瘫。

4. **四肢瘫**　指四肢均出现瘫痪。可为神经性或肌源性。双侧大脑及脑干病变者可有真、假延髓性麻痹，神经症状，意识障碍，痴呆等；高位颈髓病变者可伴有延髓性麻痹，但无痴呆、面瘫等；颈膨大病变者为双上肢迟缓性，双下肢中枢性瘫痪；周围神经病变者可表现为四肢迟缓性瘫痪。常伴有主观感觉障碍，如疼痛、麻木等，以及客观感觉障碍，如手套样、袜筒样痛及温觉减退等。

5. **姿势检查**　指举止状态而言，主要靠骨骼结构和各部分肌肉的紧张度来维持。急性颈椎颈脊髓损伤患者早期呈弛缓性瘫痪状态，肢体位置由医务人员根据治疗需要放置，不具特征性。稍晚期，肢体可出现某些特征性姿势，可借以判断脊髓损伤节段。如 $C_5$ 水平脊髓损伤，上肢运动功能丧失，但双上肢置于身体两侧，肘关节呈屈曲旋前位，腕关节背伸或呈自然伸展状态；$C_6$ 水平脊髓损伤，双上肢置于头两侧，肩关节外展外旋位，肘关节屈曲及腕部伸展状态；$C_7$ 水平脊髓损伤，肩关节轻度屈曲，肘关节完全屈曲位，双腕部下垂，手指呈半握状。急性颈脊髓损伤早期下肢呈自然伸展位，晚期如出现痉挛性瘫痪则可呈现屈膝、屈髋，严重者四肢均可出现痉挛，表现为痉挛状态。

## 四、感觉系统检查

感觉分为特殊感觉（视、听、味、嗅）和躯体感觉。后者又分为浅感觉（痛觉、触觉、温度觉）、深感觉（肌肉、肌腱和关节觉）和复合觉（也称皮质觉，包括定位觉、两点辨别觉和实体觉）。感觉传导通路由三级神经元组成：以躯体部分的感觉传导通路为例，第一级神经元为后根神经节，系双极细胞，其周围突终止于相应的感觉感受器；其中枢突进入脊髓换二级神经元后交叉上升，但不同感受纤维交叉平面不同；第三级神经元为丘脑外侧腹后核。

感觉检查要求患者清醒、合作，并力求客观。先让患者了解检查的方法和要求，然后闭目，嘱受到感觉刺激后立即回答。可取与神经径路垂直的方向（四肢环行，躯干纵向），自内向外或自上向下依次检查；各关节上下和四肢内外侧面及远近端均要查到，并两侧对比。

1. **浅感觉**

（1）痛觉：用大头针轻刺皮肤，嘱答"痛"或"不痛"，"痛轻"或"痛重"。

（2）触觉：用棉絮轻划皮肤，嘱答"有"或"无"，也可以说"1、2、3"数字表示。

2. **深感觉**

（1）关节运动觉：轻握足趾或手指加以活动，嘱说出运动方向。检查活动幅度应由小到大，以了解减退程度。

（2）震颤觉：用振动的音叉（C128 或 256）柄置于骨突出处，嘱回答有无震动感。

3. **皮质复合感觉**　在疑有皮质病变且深浅感觉正常的基础上，开始进行此项检查。以查实体觉为主，即嘱患者指出置于其手中物品的形状、质地、材料、轻重，并说出其名称，先试病侧，再试健侧。

## 五、反射检查

反射为神经活动的基本形式，完成每一个反射必经过反射弧，包括感受器、传入神经元、中枢、传出神经元和效应器官部分。反射弧中断，反射不复存在。反射包括浅反射、深反射和病理反射。浅反射是指刺激体表感受器所发生的，如皮肤和黏膜等；深反射是指刺激肌腱和关节内感受器所引起的反射；病理反射为脊髓遭受损害而正常人引不出来的反射。

深反射检查时，必须注意两侧对比，如一侧增强、减弱或消失则是神经系统损害的重要体征，可能由于脊髓、神经根损害引起。反射亢进通常由上神经元病变所致，如锥体束受损，致脊髓反射弧的抑制释放；踝阵挛和髌阵挛是深反射亢进的一种表现。

病理反射，只有在中枢神经系统损害，主要是锥体束受损害对脊髓的抑制作用丧失时才会出现的特殊反射。

### （一）上肢生理反射

1. **肱二头肌腱反射**　①临床表现：检查者用拇指按住肘关节稍上方的肱二头肌肌腱，叩击检查者之拇指，出现前臂屈曲。②意义：如反射亢进、减低或消失均为病理性改变。

2. **肱三头肌腱反射**　①临床表现：仰卧位是此反射检查的最佳办法。肘关节稍呈直角屈角，前臂在肋弓外与体轴呈直角，上臂靠近胸廓的上外缘，检查者握住上臂，叩击肱三头肌稍上方（鹰嘴上方 $1.5 \sim 2cm$ 处），反应为前臂伸直。另一种方法是患者外展上臂，并曲肘关节，用叩诊锤叩击三头肌肌腱，检查者以左手握住被检查者的手，被检查者放松，引起前臂伸直。②意义：此反射属于生理反射，如亢进或减弱、消失为异常。

### （二）下肢生理反射

1. **膝反射**　反射中枢位于 $L_2 \sim L_4$，股神经。患者坐位或仰卧位，被检测下肢腘窝置于另一侧膝关节上或自然下垂于床边，使小腿自然下垂，足悬空；医者以叩诊锤适力叩击髌韧带处，则股四头肌收缩，引发伸膝运动。双侧对比，得出正常、减弱或亢进。

**2. 踝反射** 反射中枢位于 $L_5 \sim S_1$，坐骨神经。患者仰卧，被检测髋、膝、踝关节微屈，使大腿外展外旋；医者左手轻推患者足掌，使其微背屈；右手以叩诊锤适力叩击跟腱，可引起小腿股三头肌收缩，足跖屈。双侧对比，可得出正常、减弱或亢进。

（三）病理反射

当患有脊髓型颈椎病时，可出现病理反射。

1. Babinski 征 医者以钝器（叩诊锤尖端）自足跟至足掌划按足底外缘，若引起足拇趾背屈，其余四趾呈扇形分开，为阳性；如仅有足拇趾背屈而无四趾分开，为弱阳性，提示有锥体束损害；若引起足趾向足心屈，则为阴性，属正常。

2. Hoffmann 征 医者以左手托住患者手腕使腕关节轻度背屈，另一手以示指及中指夹住患者中指，以拇指急速轻弹患者中指指甲，引起其他手指亦不自觉屈曲者为阳性（否则为阴性），提示有锥体束损害。正常人为阴性。

3. Oppenheim 征 又名压胫征。检查者用拇指和示指指背侧在胫骨前、内侧外由上而下划过，阳性者为趾背屈。

4. Chaddock 征 又称足边征。用木签等划外踝下部和足背外侧皮肤，阳性者同前。

5. Gordon 征 又称腓肠肌挤压征。阳性者当捏挤腓肠肌肌腹时，出现趾背屈反应。

（四）深反射

是指快速牵拉肌腱时发生的不自主的肌肉收缩，其实是肌牵张反射的一种（另一种为肌紧张）。例如膝反射，叩击膝关节下的股四头肌肌腱，股四头肌即发生一次收缩。腱反射是体内唯一的单突触反射。常用的深反射检查见表6-1。

表 6-1　深反射检查

| 反射名称 | 检查方法 | 反应形式 | 运动肌肉 | 神经支配 | 定位节段 |
| --- | --- | --- | --- | --- | --- |
| 肱三头肌腱反射 | 屈肘后叩击肱三头肌腱或鹰嘴突 | 肘关节伸直 | 肱三头肌 | 桡神经 | $C_6$、$C_7$ |
| 肱二头肌腱反射 | 屈肘后拇指压肱二头肌腱，叩击拇指 | 肘关节屈曲 | 肱二头肌 | 肌皮神经 | $C_5$、$C_6$ |
| 桡骨膜反射 | 前臂半屈旋后，叩击桡骨茎突 | 肘关节屈曲旋前并屈曲手指 | 肱桡肌、肱二头肌、肱三头肌和旋前肌 | 正中神经、桡神经、肌皮神经 | $C_5 \sim C_8$ |
| 胸肌反射 | 轻叩放在患者胸肌上的手指 | 胸大肌收缩 | 胸大肌 | 胸前神经 | $C_5 \sim T_1$ |
| 腹肌反射 | 叩击肋缘、腹肌或骨盆肌附着处 | 腹肌收缩 | 腹肌 | 肋间神经 | $T_6 \sim T_{12}$ |
| 膝腱反射 | 膝关节屈曲位（患者仰卧或坐位）叩击其髌下区 | 膝关节伸直 | 股四头肌 | 股神经 | $L_2 \sim L_4$ |
| 跟腱反射 | 仰卧位半屈外展下肢，手托足底维持一定胫后肌群张力，轻叩跟腱 | 足向足底屈曲 | 腓肠肌 | 坐骨神经 | $S_1$、$S_2$ |

## （五）浅反射

浅反射指通过刺激皮肤或黏膜引起的反射。浅反射减弱或消失者提示病变位于上神经元。常用的浅反射检查如表 6-2 所示。

表 6-2　浅反射检查

| 反射名称 | 检查方法 | 反应形式 | 运动肌肉 | 神经支配 | 定位节段 |
| --- | --- | --- | --- | --- | --- |
| 角膜反射 | 棉絮轻触角膜 | 闭同侧眼睑 | 眼轮匝肌 | 三叉神经 | 大脑皮质和脑桥 |

续表

| 反射名称 | 检查方法 | 反应形式 | 运动肌肉 | 神经支配 | 定位节段 |
|---|---|---|---|---|---|
| 腹壁反射（上） | 沿肋弓自外向内轻划腹壁 | 上腹壁收缩 | 腹横肌 | 面神经 | $T_7$、$T_8$ |
| 腹壁反射（中） | 腹中部自外向内轻划腹壁 | 中腹壁收缩 | 腹斜肌 | 肋间神经 | $T_9$、$T_{10}$ |
| 腹壁反射（下） | 沿腹股沟自外向内轻划腹壁 | 下腹壁收缩 | 腹直肌 | 肋间神经 | $T_{11}$、$T_{12}$ |
| 提睾反射 | 轻划股内侧皮肤 | 睾丸上提 | 提睾肌 | 闭孔神经和生殖股神经 | $L_1$、$L_2$ |
| 足底反射 | 轻划足底 | 足趾及足向跖面屈曲 | 屈趾肌等 | 坐骨神经 | $S_1$、$S_2$ |
| 肛门反射 | 刺激肛门 | 外括约肌收缩 | 肛门括约肌 | 肛尾神经 | $S_4$、$S_5$ |
| 球海绵体反射 | 针刺阴茎头背部或轻捏龟头 | 阴茎和肛门收缩 | 球海绵体肌和肛门外括约肌 | 阴部神经 | $S_2$、$S_3$ |

## 六、颈椎活动范围

即进行前屈、后伸、侧屈及旋转活动的检查。神经根型颈椎病者颈部活动受限比较明显，而椎动脉型颈椎病者在某一方向活动时可出现眩晕。

虽然颈椎2个相邻椎骨间的运动范围很小，但是全部脊柱的运动范围却很大，能沿3个轴进行运动，即额状轴上的屈伸运动，矢状轴上的侧屈运动和垂直轴上的旋转运动。由于颈椎上关节面斜向上方，因此颈椎的活动范围要比胸椎、腰椎大得多。颈椎的运动包括前屈、后伸、左右侧屈、左右旋转，以及上述运动综合形成的环转运动。颈椎的活动范围与颈椎病之间的关系密切，颈椎病患者往往会有颈椎活动受限的表现。运动范围是指人体生理活动中节段运动的幅度，在医学上常用关节活动度表示，并可用量角器进行测定。测量时，颈部自然伸直，下颌内收。颈椎的前屈、后伸（低头、仰头）分别为 $45°$，左右侧屈均为 $45°$，左右旋转均为 $45°$。临床上可有专门的颈椎关节活动度记录方法。颈椎各个方向的运动均有一定的解剖基础。前屈、后伸运动主要由 $C_2 \sim C_7$ 完成。前屈运动幅度在脊柱活动中范围最大，完全前屈时，下脸颊部可抵触胸壁。过度前屈受后纵韧带、黄韧带、项韧带和颈后肌群限制。过度后伸则受前纵韧带和颈前肌群的约束。日常活动中前屈、后伸的范围主要发生在半屈—中立—半伸的活动范围，而这一活动范围恰恰主要由 $C_5 \sim C_6$ 和 $C_6 \sim C_7$ 承担，所以 $C_5 \sim C_6$ 和 $C_6 \sim C_7$ 容易发生退行性改变。侧屈主要由中段颈椎完成。过度侧屈主要受对侧的关节囊及韧带限制。颈部的侧屈运动都伴有旋转运动，左右旋转主要由 $C_1$、$C_2$ 的关节完成。环转运动则是前屈后伸、左右侧屈、左右旋转连贯完成的结果。在头颈交接部，因 $C_1$、$C_2$ 的特殊分化，形成寰齿关节和寰枢关节，使头颅可在各个方向自由运动。点头运动由寰枕关节完成，此关节的屈伸运动幅度很大，约占颈部屈伸运动的1/2。头部的旋转运动主要由寰齿关节和寰枢关节完成，其运动幅度约占颈部旋转运动的 1/2。

1. **颈椎的运动范围** 个体差异较大，与年龄、职业、体型和锻炼情况有一定关系。一般随年龄的增长，颈椎的活动范围逐渐缩小。首先为后伸运动范围减小，最后受累的是前屈运动。颈椎病可导致颈椎各方向的运动范围减小。颈椎位于缺少活动的胸椎和重量较大的头颅之间，其活动度较大，又需支持头部使之保持平衡，故颈椎容易发生劳损，尤以下部颈椎，即 $C_5 \sim C_6$ 明显。由于颈部长期劳损，其椎间盘组织及骨与关节逐渐发生退行性变，影响附近的神经、脊髓、椎动脉而出现各种临床症状。

2. **颈椎的被动运动检查法** 病人取坐位或站立位，头居正中，两眼平视前方。依次进行下列动作的检查。

（1）屈曲：检查者通过嘱病人用颏部去触胸前，从而估计颈椎的活动度，正常颈椎可屈曲约 $45°$，这是患者主动活动的度数。

（2）伸展：检查者嘱患者尽量仰头，正常能后伸约 $45°$。

（3）侧屈：嘱患者用右耳触碰右肩，左耳触碰左肩。正常两耳至同侧肩峰的距离相等，侧屈约为 $45°$。事先要注意其两肩要等高，动作时肩不可抬起。

（4）旋转：嘱受检者用颏部分别去接触左右肩，但不能抬高肩部去触颏部。正常的旋转每侧为60°～80°。

# 第二节　颈椎病的特殊检查

## 一、前屈旋颈试验

先让患者头颈部前屈，然后向左、右方向旋转活动，如果颈椎出现疼痛即属阳性，阳性结果一般提示颈椎小关节有退变。

## 二、椎间孔挤压试验和椎间孔分离试验

椎间孔挤压试验，又称压头试验（图6-9）。具体操作方法为：先让患者将头向患侧倾斜，检查者左手掌心向下平放于患者头顶部，右手握拳轻轻叩击左手背部，使力量向下传递，如有神经根性损伤，则会因椎间孔的狭小而出现肢体放射疼痛或麻木等感觉，此即为椎间孔挤压试验，又称引颈试验。与椎间孔挤压试验相反叫作椎间孔分离试验（图6-10）。疑有神经根性痛时，可让患者端坐，检查者两手分别托住其下颌，并以胸或腹部抵住其枕部，渐渐向上牵引颈椎，以逐渐扩大椎间孔，如上肢麻木、疼痛等症状减轻或颈部出现轻松感则为阳性。神经根型颈椎病患者一般两者均为阳性。

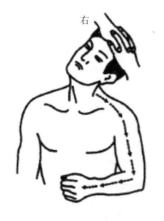

图6-9　椎间孔挤压试验

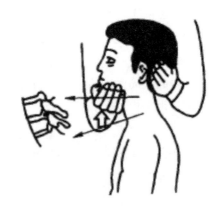

图6-10　椎间孔分离试验

### 三、臂丛牵拉试验

患者坐位，头稍前屈并转向健侧（颈部无症状侧），检查者立于患侧，一手抵于颈侧顶部，并将其推向健侧，另一手握住患者的手腕将其牵向相反方向，如患者出现麻木或放射痛时，则为阳性，表明有神经根型颈椎病的可能。

### 四、旋颈试验

又称椎动脉扭曲试验，主要用于判定椎动脉状态。具体操作方法为：患者头部略向后仰，做向左、向右旋颈动作，如出现眩晕等椎基底动脉供血不足症状时，即为阳性。该试验有时可引起患者呕吐或猝倒，故检查者应密切观察患者，以防意外。

### 五、击顶试验（Spurling 试验）

病人端坐，颈自然挺直，先令患者将头向患侧倾斜。医生左手放在患者的头顶，以右手握拳轻轻叩击左手背，造成椎间孔突然缩小，使神经根受刺激而出现根痛或麻木即为阳性，提示有脊神经根受累，其中根性疼痛剧烈者，检查者仅用双手重叠放于患者头顶，并向下压即可诱发或加剧症状。当患者头部处于中立或后伸位时出现加压试验阳性者，则称为 Jackson 压头试验阳性。

### 六、肩部下压试验

患者端坐，让其头部偏向健侧，当有神经根粘连时，为了减轻疼痛，患侧肩部会相应抬高。此时检查者握住患肢腕部做纵轴牵引，若患肢有放射痛和麻木加重时，称为肩部下压试验阳性。

### 七、转身看物试验

让患者观看自己肩部或身旁某物，若患者不能或不敢贸然转头或转动全身观看，提示颈椎或颈肌有疾患，如颈椎结核、颈椎强直、"落枕"等。

### 八、直臂抬高试验

患者取坐位或站立位，手臂伸直，检查者站在患者背后，一手扶其患侧肩，另一手握住患肢腕部并向外后上方抬起，以使臂丛神经受到牵拉，若患肢出现放射性疼痛即为阳性。可根据出现放射痛时的抬高程度来判断颈神经根或臂丛神经受损的轻重。此试验类似于下肢的直腿抬高试验。

## 九、颈静脉加压试验

检查者双手压于颈静脉处，使血液回流受阻以致颅内压升高而诱发或加重根性疼，即为阳性。阳性者除可见于根型颈椎病外，也可见于颈髓硬膜下肿瘤患者，故又可称为脑脊液冲动症。

## 十、艾迪森（Adson）试验

患者静坐，双手放于膝部，先比较平静状态下两侧桡动脉搏动力量，以后使患者尽量抬头，深吸气后屏气，检查者一手托住患者下颌并使患者用力将头转向患侧，再比较双侧脉搏力量或血压，若患侧脉搏减弱或血压降低，说明血管受到挤压。

## 十一、Lhermitte 证

本法是检查脊髓白质由于各种原因处于炎症状态。①方法：让患者屈曲或后伸颈部，出现上述沿着颈背部放电样疼痛的状态为阳性。②原理：颈椎病或脊髓其他原因造成脊髓白质出现炎症时，屈曲和伸展颈部可以使颈髓移动，而脊髓又是被齿状韧带固定于硬膜，因此会出现微小的牵动。正常时这样的牵动不会有异样的感觉，但是脊髓白质炎症状态时，兴奋阈值很低，会出现放电样的感觉。

## 十二、10s 手指屈伸试验

判断脊髓内部髓节间的联络功能。①方法：让患者用最快的速度屈伸手指，每一次必须完全伸直和屈曲，如果 10s 内屈伸 20 次以下为异常。②原理：伸直手指时需要屈曲的拮抗肌同时松弛，反之亦然。这需要脊髓灰质的邻近髓节之间的迅速信息交换。如果脊髓受压导致髓节之间的联系不畅，手指屈伸的灵巧运动就会受限。

# 第七章　影像学、肌电图及其他检查

近年来，随着影像诊断设备和检查技术的不断创新，内容和方法的不断丰富，特别是影像信息数字化，电子计算机辅助和图像重建成像成为当今影像发展的主要方向，影像学在颈椎外科的诊断中愈发具有重要的位置。颈椎影像学常用检查方法包括 X 线摄片、CT、MRI、数字式血管造影、核素扫描，各种检查方法有其各自的使用范围，正确合理运用影像学检查手段，对于颈椎病变（炎症、肿瘤、外伤、畸形等）的临床诊断，病变的准确位置、范围、发展阶段和病变与脊柱周围组织的关系，制定治疗方案，确定手术路径，判断预后等诸方面具有重要价值。根据患者的具体情况，合理运用，尽量用低的费用解决问题，以求最大的费效比。

## 第一节　颈椎病的 X 线检查

一个世纪以来，X 线平片一直是颈椎病的主要检查方法。颈椎 X 线片不但可以用来诊断颈椎病，更重要的是可以除外许多其他颈部疾病。如颈椎后纵韧带骨化、类风湿关节炎、骨关节结核、颈椎先天畸形、骨折脱位和肿瘤等。颈椎病病人根据症状及体征，拍摄适当体位的颈椎 X 线片，对诊断是必不可少的。

### 一、颈椎 X 线正位片

可以观察各椎体有无先天融合或半椎体等畸形，椎体有无病变、骨折及移位等情况；如有脱位注意脱位的程度与方向；椎间隙有无变窄及其狭窄的程度；双侧钩突有无增生及其他异常；棘突是否居中，排列有无异常或侧弯，小关节是否交锁，如有，是完全性还是部分性；第7椎双侧横突是否过长，有无颈肋形成，涉及上颈段之X线平片尚应注意寰枢关节之咬合、对位，边缘骨质有无增生及偏斜，并注意观察齿状突有无骨折、变位或缺如。

## 二、颈椎 X 线侧位片

### （一）颈椎曲线

正常情况下为自然平滑的前凸弧线，异常情况可出现生理前凸消失或向后方隆突，多见于颈型或根型颈椎病，尤以急性期为甚，同时应注意由于椎体间关节松动所致的椎体间关节变位。

### （二）椎体前阴影

正常情况下，椎体前方与咽喉及食管后壁之间形成的椎体前间隙，在侧位片上清晰可见。颈4、颈5以上椎体前阴影的矢状径不超过4mm，颈5以下则不超过13mm。当患者发生颈椎骨折、脱位等损伤时，此阴影明显增宽，尤其是某些骨骼无异常所见的颈椎过伸性损伤，此阴影增宽有助于诊断（图7-1）。

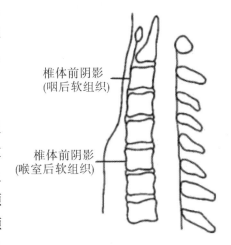

椎体前阴影
(咽后软组织)

椎体前阴影
(喉室后软组织)

图 7-1　颈椎椎体前阴影示意图

### （三）骨关节畸形

以椎体先天性融合为多见，可直接导致颈椎退行性变。枕颈部如有畸形，则易引起上颈椎不稳定。

### （四）椎间隙改变

正常情况下，椎体前缘椎间隙间距平均为（3.8±0.5）mm，后缘间距为（1.9±0.28）mm。如发生髓核退变，在早期由于韧带松动可显示椎间隙前方反而增宽，但此后即变窄，并随着病变的进展而日益明显，椎间隙愈窄，根管也随之变窄。

## （五）骨赘

椎体靠近椎间隙前后缘可出现骨赘，以颈 4/5、颈 5/6 和颈 6/7 处多发。在椎骨处于同一矢状径情况下，骨赘之大小与病情轻重呈正比，以唇状多见。

## （六）测量椎体与椎管矢状径

分别测量椎体与椎管之矢状径（图 7 - 2），判定有无椎管狭窄，这与颈椎病的发病关系密切。椎体矢状径：自椎体前线中点至椎体后缘连线的垂直线，其大小视椎节不同而异，正常人在颈 4 ~ 颈 7 段为 18 ~ 22mm。椎管矢状径：为椎体后缘中点到椎板连线中点的最短距离。正常人颈 4 ~ 颈 7 为 15 ~ 18mm，而颈 1 ~ 颈 7 段明显为宽，为 17 ~ 22mm。计算两者比值：判定椎管狭窄与否可采用以下 2 种方法：一是绝对值法，即小于 10mm 者为绝对狭窄，10.1 ~ 12mm 者为相对狭窄，12.1 ~ 14mm 者为临界椎管，大于 14mm 属正常范围。该方法应用方便，但由于人体身材的差异和 X 线片放大系数不一而欠理想，故亦可采取第二种方法，即比值法，其公式如下：颈椎椎管矢状径（mm）/颈椎椎体矢状径（mm）= 椎管比值，两者正常之比值应在 0.75 以上，低于 0.75 者则为椎管狭窄，此法简便易行，对继发性椎管狭窄者的椎管矢状径测量可按图 7 - 3 进行。

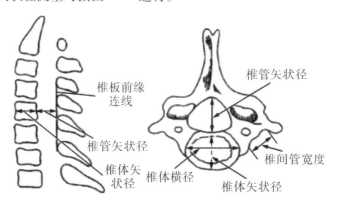

图 7 - 2　颈椎椎体与椎管矢状径测量标准，右侧为横断面示意图

### 三、颈 X 线斜位片

颈椎斜位片分左右面方向分别拍摄。在斜位片上，一方面，其可用以观察椎间孔的矢径、高度及钩椎关节的增生情况，正常人颈4~颈7椎间孔的矢状径平均为 (6.5±1.0)mm，当钩椎关节处有骨质增生时则此孔变窄。另一方面，颈椎斜位片上可以清晰地显示椎弓根状态，尤其是骨折时，例如常见的 Hangman 骨折，又称枢椎椎弓骨折等。此外，尚可明确颈椎小关节状态，包括小关节的退变、增生、骨折与交锁等（图7-4）。

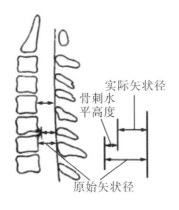

实际矢状径
骨刺水平高度
原始矢状径

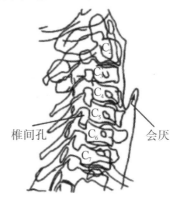

C₃
C₄
C₅
椎间孔　C₆　会厌
C₇

图7-3　继发性椎管狭窄者
之椎管矢状径测量示意图

图7-4　颈椎斜位片

### 四、颈椎 X 线动力位片

临床上我们发现椎节不稳定者十分多见，除了外伤病例外，更多见于椎节退变早期及中期。选择动力性侧位片可以清晰地显示由于颈椎病或因其他原因所引起的椎节不稳定者，从而有助于对患者当前病理解剖及病理生理状态的判定（图7-5）。另外根据动力位 X 线片判断不稳定的病变间隙，以及根据动力位 X 线片判定颈椎病患者平时的注意姿势、枕头的高低、牵引方向以及锻炼时的注意事项尤为关键，此为我们的创举，我们将动力位的3个侧位片列为颈椎病拍片的常规检查。临床上椎体失稳的一般标准是过伸过屈位椎体后缘的活动度大于3.5mm，或椎体的旋转大于11°，但是临床上小于此范围的也会有明显的症状。

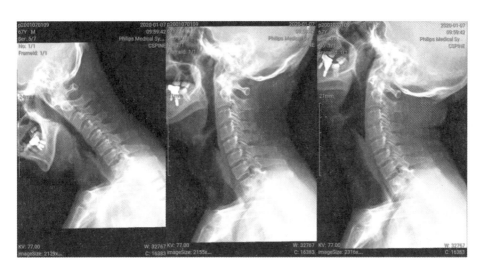

图 7 - 5　颈椎 X 线动力位片

## 五、颈椎 X 线开口位片

颈椎开口位 X 线枕颈段摄片主要是观察在颅底与上颈椎处有无畸形、炎症、损伤和肿瘤等。

## 六、X 线片阅读

正常颈椎，除寰、枢椎外均有椎体、椎弓根、椎板、横突、上下关节突、关节突峡部和棘突等结构。从正位方向看，颈椎应是一直线，自上而下基本等大，棘突位于中央，横突位于椎体两侧，棘突和横突之间可以显示椎板和椎弓前后面，于椎弓断面上下可见关节突。椎体两侧为钩椎关节即 Luschka 关节。此外，在正常颈椎侧位 X 线上，可显示非常明显的 4 条弧线，即椎体前缘、椎体后缘、关节突和棘突基底部。动力位片上看不稳定的病变间隙及在何种姿势下稳定及不稳定。

## 七、颈椎病 X 线片的申请及阅读简易要点

遇见一个颈项部不适的患者，需要给他开一个 X 线片，到底应该怎样开申请单（颈椎片子选择部分拍片还是将 7 个部位都拍全）？或者是您开的单子想看到具体的病变部位在哪里？需要看哪一部分？应该怎样看片子才会排除误差显示问题的实质？还有您拍片子的目的是看有无病变，还是为了拍后指导临床用？

颈椎正位 X 线片：主要看头颈部有无偏歪、棘突连线是否连续、横突及小关节有无退变、椎体两侧钩椎关节有无增生，一般突然出现问题的可能性小。

标准侧位、过伸侧位以及过屈侧位片主要看寰枢椎前间隙活动度，椎体后缘有无连续性中断（台阶）、成角以及双边征，3 个椎体侧位片比较后椎体不稳的部位，下颌骨下缘对应颈椎椎体脊椎间隙的高度，寰椎及其他椎体有无发育畸形等。

张口位片主要是看寰枢椎有无间隙不等宽现象，但是一般张口位标准正位可以看到鼻中隔门齿中缝及齿状突在一条直线以及牙齿与寰椎两侧块距离相等，才是标准意义上的张口位，否则可能是假象；另外现在可以通过 CT 寰枢椎的平扫看寰枢椎有无左右及前后的移位。过去诊断寰枢椎半脱位是由于一部分眩晕患者找不出原因才诊断的，考虑与椎动脉第三段的扭曲有关系。

双斜位片看得最清楚的是椎间孔的大小，实际上只有出现明显的麻木、疼痛才考虑有问题，一般出现个别的椎间孔不等大是与拍摄的姿势不正有关系。

# 第二节　颈椎病的 CT 检查

CT 扫描可以清晰地显示椎体、椎间盘及椎管内的微细结构，便于测定椎管及侧隐窝的大小，确定椎管狭窄的程度，提高诊断的敏感性和准确性。X 线平片易发现椎体前周缘骨刺，而后缘骨刺发现率较低。CT 图像上测量椎管及脊髓各径线简便准确，这对于颈椎病的分型、临床治疗提供了很大的帮助。颈椎病诊断的关键在于了解脊髓及神经根的受压情况，传统 X 线及脊髓造影既复杂又麻烦，并且精确度较差，CT 检查简单，可提供详细的脊髓、神经根的形态学资料，从而大大地提高诊断的准确性。由于 CT 显示的是横断面影像，不能进行纵断面扫描，缺乏整体观，且不能观察颈椎的生理曲度变化及功能活动情况，虽然图像重建有助于观察纵断面影像，但需从上颈椎至下颈椎连续扫描，有较多的辐射剂量。磁共振成像（MRI）等虽然可以直接显示脊柱、椎间盘及脊髓的矢状面、冠状面图像，弥补了 CT 的不足，但磁共振不能在所有方面取代 CT、脊髓造影和平片。因此，在颈椎病的诊断中，合理使用各项检查，有助于提高诊断的准确性，为临床提供更多的诊断资料依据。

CT 检查因其横断扫描、高密度分辨率、三维成像，使得颈椎病的检查更细微化和量化，CT 图像可以直接显示椎间盘的突出、膨出、脱出、钙化的大小，以及椎间盘是否有积气，是否对脊膜囊、神经根有压迫。可观察椎间孔边缘有无骨赘，进行双侧对比测量。CT 还可清晰地显示钩椎关节增生所致的椎间孔狭窄、椎体后缘骨质增生、后纵韧带钙化、椎体许莫氏结节、椎体后缘软骨结节性颈椎病等。CT 横断位图像可以直接显示椎动脉孔大小，从而可以对椎动脉有无狭窄进行评价，诊断颈椎病类型是否是椎动脉型；三维立体重建技术的应用，对颈椎及其周围结构的显示更加清晰，更加有利于颈椎病的诊断。

## 一、体层摄影检查（CT）

CT 即 X 线电子计算机断层扫描（computed tomography，CT）的简称，它是当前诊断疾病比较先进的一种设备。CT 检查是利用 X 线对检查部位进行扫描，根据其穿透人体不同组织后的 X 线强度不同，再经过转换装置和电子计算机处理而呈现出的横断面图像，可供直接阅读，也可应用照相机拍摄保存。

CT 最早用于脑部疾病的检查，现已用于全身各部位的检查。CT 在病变椎间盘水平角度扫描的图像可显示准确的突出影像，对四肢的骨与关节病变的检查，尤其是对颈椎病的检查，是很有价值的。

1. **脊柱及脊髓 CT 检查的适应证**

（1）各种原因引起的椎管狭窄。

（2）椎间盘病变。

（3）椎管内占位性病变。

（4）椎骨外伤，特别是观察附件骨折、脱位、碎骨片、金属异物的位置和椎管及脊髓的关系。

（5）椎骨骨病，如结核，良、恶性肿瘤以及椎旁肿瘤侵及椎骨者。

（6）先天性椎骨及脊髓异常。

（7）感染。

（8）协助进行介入放射学检查。

CT 已用于诊断椎弓闭合不全、骨质增生、椎体爆破性骨折、后纵韧带骨化、椎管狭窄、脊髓肿瘤所致的椎管扩大或骨质破坏，测量骨质密度以估计骨质疏松的程度。此外，由于横断层图像可以清晰地见到硬膜鞘内外的软组织和蛛网膜下腔，故能正确地诊断椎间盘突出症、神经纤维瘤、脊髓或延髓的空洞症，对于颈椎病的诊断及鉴别诊断具有一定的价值。

**2. 读片时的注意点**

（1）必须结合临床，结果与临床症状矛盾时，应寻找确切原因，以临床为主。

（2）不能取代 X 线平片或脊髓造影。

（3）防止断面观，CT 扫描图像为一系列连续的断面，应避免孤立地看一幅图像，而应连续地、整体地、用三维眼光分析系列图像。

（4）注意辨别假象，当扫描线与椎体前后方向有一定倾斜角时，可出现上下 2 个椎体在一幅图像上的情况，当中低密度的椎间隙不要误认为是畸形或骨折。

总之，扫描是一项发展中的新技术，只有与临床、X 线平片、脊髓造影等密切结合、取长补短、合理选择，才能发挥最大的诊断作用。

## 二、CT 血管成像（CTA）

由于常规 CT 受扫描速度的影响，而且血管增强扫描又离不开有毒性的含碘造影剂，故 CTA 的发展受到限制，且迟于 MRA。近年来螺旋 CT 成像（SCTA）发展很快，且较普及，其快速容积扫描结合造影剂团注技术和计算机软件的改进，使 CTA 发展又上了一个新台阶。采用最大密度重建技术和薄层多层面重建技术相结合可有效显示椎动脉变异、狭窄或梗死等。研究结果表明，用表面遮盖法重建技术（SSD）诊断颈动脉狭窄，与血管造影比较符合率达 92%。

## 三、螺旋 CT 三维重建

螺旋 CT 三维重建、多平面重建较 CR 在诊断神经根型颈椎病时更有价值，椎动脉 CTA 是诊断椎动脉型颈椎病的有效方法之一。多排螺旋 CT 的三维重建对显示颈椎体的解剖结构是非常清晰和简单的方法，它能全方位显示颈椎椎体骨质增生钙化的情况，发现椎间孔狭窄及原因，显示椎动脉和椎体骨质增生的关系，对比较难观察到的椎间孔、椎管和钩突关节等一些小关节的显示尤为方便，因此对诊断脊髓型颈椎病、神经根型颈椎病和椎动脉型颈椎病是非常有价值的检查手段。通过三维重建后颈椎病的一些常见的表现为颈椎椎体增生、肥大，钩突关节及小关节骨质增生且呈竹节状改变和关节突表面骨赘形成，以及椎间盘突出。椎动脉型表现通过造影可以发现骨质增生压迫椎动脉及椎动脉变细、迂曲。脊髓型表现为椎间盘突出、椎间隙狭窄、椎管狭窄、椎体骨质增生及后纵韧带钙化等。

### （一）正常颈椎 CT 扫描所见

1. **骨性结构**　颈椎椎管大致呈等腰三角形，$C_3 \sim C_7$ 椎管大小基本一致，其矢状径为 $15 \sim 25mm$，侧隐窝前后径正常大小约为 $5mm$。

2. **椎间盘及椎管内结构**　髓核及纤维环均呈软组织密度，椎管内结构除上颈段外，颈髓和硬膜囊分界不清，脊髓密度均匀，平扫时 CT 值为 $30 \sim 40HU$，颈椎段黄韧带正常厚度小于 $1.5mm$。

### （二）颈椎病 CT 主要表现

1. **椎间盘突出和钙化**　在椎间隙层面椎间盘超出正常纤维环后缘并突向椎管内的软组织影，可位于正中、侧后方、椎间孔甚至椎体侧缘等部位。椎间盘变性突出时往往可出现钙化。颈椎病系一退行性变化，常始于中年初期，最初的改变发生于椎间盘，随着年龄的增长，逐渐失去其坚实性和弹性，椎间盘的边缘也有不同程度的软化和脆弱。

2. **椎体后缘骨赘形成**　表现为椎体后缘不规则致密骨影、呈波浪状或齿状突起。骨赘增生一般出现于 $20 \sim 30$ 岁，在 40 岁以后，常见不同程度的边缘性骨赘增生。

3. **钩突增生、肥大**　CT 扫描可观察到钩突和相应上位椎体下缘斜坡骨赘形成情况，以及钩突增生、肥大引起的椎间孔狭窄情况。

4. **椎管、侧隐窝或椎间孔狭窄**　CT 测量颈椎管正中矢状径正常最小限为 $10mm$。钩突和上关节突的增生以及椎间盘向侧方突出可导致侧隐窝狭窄，当侧隐窝小于或等于 $2mm$ 时，神经根受压，即可诊断为侧隐窝狭窄。

5. **椎间盘真空征**　关节内真空现象。

6. **椎体前缘骨质增生** 表现为椎体周边不规则高密度影，同时可观察向后增生的骨赘是否导致椎管狭窄和硬膜囊受压情况、骨性椎管狭窄压迫相应水平蛛网膜下腔及颈髓的情况。

7. **黄韧带肥厚** 正常颈椎黄韧带厚度 < 1.5mm。CT扫描能够更好地显示后纵韧带的肥厚或骨化的形态、范围及与周围结构的关系。

8. **脊髓及神经根鞘受压变形** CT扫描能够清楚地显示椎体小关节的解剖结构及病理改变，为颈椎病的临床诊断和治疗提供了可靠的影像学依据。

## 四、CT 扫描的优缺点

1. **优点**

（1）CT为无创性检查，检查方便、迅速，易为患者接受。

（2）密度分辨率高，密度不同的组织能被区分显示，能测出各种组织的CT值。

（3）CT图像清晰，解剖关系明确。

（4）CT能提供没有组织重叠的连续横断面图像，并可进行冠状、矢状和任意面图像的重建。

（5）使用造影剂进行增强扫描，不仅提高了病变的发现率，而且还能做定性诊断。

2. **缺点** CT扫描虽有广泛的适应范围，但它并非万能，使用起来仍有一定限度。虽然其密度分辨率高，发现病变的敏感性极高，但在各系统各部位疾病诊断的应用上，无论在适应范围还是在定位定性诊断方面，都存在着不同程度的局限性。

（1）由于技术和CT机本身的原因，以及病人身体的移动、脏器的不自主运动和邻近结构的密度差别过大，如检查部位骨组织与软组织并存，或者局部有金属内固定物存在等情况，有时会出现图像的干扰，造成诊断的不准确。

（2）由于CT机测定的是物理参数，即人体组织对X线不同的吸收率或物理密度，医生就是根据正常组织和异常组织呈现的X线衰减变化的差异作为诊断依据的，如果衰减变化无差异或者差异极小，再大的肿瘤或其他病变也无法或难以鉴别。

（3）CT机属于放射线检查机器，所以CT检查对人体有一定的放射性损害。但每次检查所接受的放射线仅比一般 X 线检查略高一点，一般不会引起放射损伤，但盲目的多次 CT 检查是无益甚至是有害的。如果不是特别必要，妇女在怀孕期间最好不要进行 CT 检查，以免 X 线辐射对胎儿造成不良影响。

因此，不应对 CT 检查过分地依赖和迷信，对每一幅 CT 征象，都应仔细地联系解剖病理和临床，作客观全面的分析。在临床应用时，应综合参考影像学的其他检查，如常规 X 线平片和 X 线断层检查、磁共振检查、超声扫描检查、核素扫描检查以及血管造影等检查，借以互相对照、印证和补充，取长补短，相互配合，才能充分发挥其作用，从而提高临床诊断的准确性。

# 第三节　颈椎病的 MRI 检查

磁共振成像（magnetic resonance imaging，MRI）是利用磁共振原理，测定各组织中运动质子的密度差加以判别，较 CT 更为先进，图像十分清晰，被称为活的解剖图谱。可获得颈椎三维结构，并能清楚地判定椎管矢状径、椎体后缘增生、髓核突出及局部炎症、脊髓组织本身病理生理改变等。

## 一、磁共振成像的优缺点

### （一）MRI 的优点

与普通 X 射线或计算机层析成像（CT）相比，磁共振成像的最大优点是它是目前少有的对人体没有任何伤害的安全、快速、准确的临床诊断方法。其优点具体说来有以下几点：

（1）对软组织有极好的分辨力，对膀胱、直肠、子宫、阴道、骨、关节、肌肉等部位的检查优于 CT。

（2）各种参数都可以用来成像，多个成像参数能提供丰富的诊断信息，这使得医疗诊断和对人体内代谢和功能的研究更加方便、有效。例如肝炎和肝硬化的 $T_1$ 值变大，而肝癌的 $T_1$ 值更大，做 $T_1$ 加权图像，可区别肝部良性肿瘤与恶性肿瘤。

（3）通过调节磁场可自由选择所需剖面。能得到其他成像技术所不能接近或难以接近部位的图像。对于椎间盘和脊髓，可做矢状面、冠状面、横断面成像，可以看到神经根、脊髓和神经节等。不像 CT 只能获取与人体长轴垂直的横断面。

## （二）MRI 的缺点

虽然 MRI 对患者没有致命性的损伤，但还是给患者带来了一些不适感。在 MRI 诊断前应当采取必要的措施，把这种负面影响降到最低限度。其缺点主要有：

（1）和 CT 一样，MRI 也是解剖性影像诊断，很多病变单凭磁共振检查仍难以确诊，不像内窥镜可同时获得影像和病理两方面的诊断。

（2）对肺部的检查不优于 X 射线或 CT 检查，对肝脏、胰腺、肾上腺、前列腺的检查不比 CT 优越，但费用要高昂得多。

（3）对胃肠道的病变不如内窥镜检查。

（4）扫描时间长，空间分辨力不够理想。

（5）由于强磁场的原因，MRI 对诸如体内有磁金属或起搏器的特殊病人并不适用。

## 二、颈椎疾患的 MRI 表现及意义

正常脊柱 MRI 按信号递减在 $T_1WI$ 上为脂肪、骨髓、骨松质、髓核、脊髓、肌肉、脑脊液、纤维环、韧带、骨皮质。在 $T_2WI$ 上为脑脊液、脂肪、髓核、骨松质、脊髓、肌肉、纤维环、韧带、骨皮质。脊髓为等信号，脑脊液为 $T_1$ 低 $T_2$ 高信号，脂肪为 $T_1$、$T_2$ 高信号。

### （一）脊髓及椎管内病变

MRI 良好的解剖结构及对比，可对病变在髓内、髓外硬膜下、髓外硬膜内准确定位，对病变实性、囊性、大小显示清晰。可以早期发现脊髓组织本身的病理及生化改变。这主要是由于灰质中的氢几乎都存在于水中，而在白质中却有相当数量的氢包含在脂肪内，根据此种差异，当脊髓本身发生病变时，很容易检查出来，髓内非肿瘤病变常见于脊髓空洞症、脊髓炎等。前者 MRI 显示髓内与脑脊液相同的 $T_1$ 低 $T_2$ 高信号，后者为脱髓鞘病变，$T_2$ 稍高信号。髓内肿瘤常见星形细胞瘤、室管膜瘤、转移瘤，实体部分 $T_1$、$T_2$ 为软组织信号，囊性部分为 $T_1$ 低 $T_2$ 高信号。髓外硬膜内病变位于硬膜囊内，

脊髓受压移位，其 MRI 表现根据病变性质而不同。硬膜外病变压迫硬膜囊，可伴椎骨改变，病变有神经原性肿瘤、淋巴瘤、转移瘤、脊膜囊肿等。

### （二）椎间盘病变

在 SE 序列 $T_1$ 加权像上，椎间盘呈现相对较低的信号，其中椎间盘中部比周围部分信号强度略低，外周部分纤维环与前后韧带汇合处的信号强度更低，分不清髓核和纤维环。SE 序列 $T_2$ 加权成像或质子密度加权成像除周边 Sharpey 纤维呈低密度信号外，均呈较高信号。由于信号强度的变化与水含量有关，故中心部分有较长的 $T_1$ 和 $T_2$，而周围部分有较短的弛豫时间。当椎间盘发生退行性后，在 $T_2$ 加权像上其信号强度也随之明显降低。无论在矢状位或横截位都能准确地诊断出椎间盘的突出。椎间盘突出的部分与残存的髓核显示出同等信号强度。而在同一水平的脊髓则因受压而变扁或呈反向凹陷，其顶点即在突出的椎间盘水平。

### （三）脊柱感染性疾患

如化脓性骨髓炎、脊柱结核与椎间盘炎症。MRI 已成为评价椎间隙感染最具敏感性与特异性的方法。此时在 $T_1$ 加权像上椎体和椎间盘信号强度减弱，同时邻近的终板和椎间盘界限消失，$T_1$ 加权像上邻近椎体信号增强，椎间盘本身亦显示信号增强。

### （四）脊柱肿瘤

包括原发性肿瘤、肿瘤样疾患、转移瘤等骨结构改变在 MRI 有特殊表现。颈椎原发性肿瘤根据病变性质在 MRI 有不同征象。转移瘤在 $T_1$ 加权像呈低信号，在 $T_2$ 加权像上为高信号。

### （五）椎管病变

MRI 在椎管狭窄症中显示压迫部位及范围的精确度可与 X 线、CT 和脊髓造影术相媲美，尤其当椎管高度狭窄时，脊髓造影得不到关键部位的满意对比，而 $T_2$ 加权像可较好地观察到脊膜管的硬膜外压迹。MRI 能显示蛛网膜下腔完全阻塞时梗阻的上下平面，而不用在梗阻的上下椎管内注入对比剂。

（六）横突孔

MRI 可以看到两侧横突孔大小的不一致性，间接地看到椎动脉管径的粗细，在 MRA 中可以看得更清楚。

另外有人将颈椎的 MRI 检查做动力位的检查，可以明确地判断出在不同头颈部姿势下脱出的椎间盘及折叠的黄韧带对脊髓的压迫情况，部分患者可以清晰地看到在仰头的姿势下黄韧带折叠后向前压迫脊髓，而低头时压迫减轻。这明显证明了患者枕头高低及注意姿势（能不能低头及仰头）、牵引方向的个体化差异，为我们的个体化选择理论提供了有力的支持。

## 三、MRA 检查

MRA 是磁共振血管成像，使用 MRA 检查，可以判断血管是否存在血栓、出血、狭窄，并能确定血管狭窄与闭塞的准确部位。其基本原理是基于饱和效应、流入增强效应、流动去相位效应。MRA 是将预饱和带置于 3D 层块的头端以饱和静脉血流，反向流动的动脉血液进入 3D 层块，因未被饱和从而产生 MR 信号。扫描时将一个较厚容积分割成多个薄层激发，减少激发容积厚度以减少流入饱和效应，且能保证扫描容积范围，获得数层相邻层面的薄层图像，使图像清晰，血管的细微结构显示好，空间分辨力提高。MRA 对中等流速血液敏感，颅底动脉环显示良好。MRA 不仅是对血管腔内结构的简单描述，更是反映了血流方式和速度的血管功能方面的信息。MRA 与 CTA、DSA 相比较更具有无创性、安全性，其优点是无须注射造影剂，对病人无创伤性、无痛苦，亦无辐射性损害，造影剂反应和并发症显著减少。需要注意的是 3D TOF 图像对比取决于组织的纵向磁化幅度及 $T_1$ 值，短 $T_1$ 组织（如脂肪、高铁血红蛋白等）可误为流动质子表现为高信号，如亚急性血肿在 3D TOF 图像上表现为高信号，有时掩盖病灶信号；受慢血流及湍流影响，使血流信号丢失，而常有夸大狭窄程度的倾向，空间分辨率也不如 DSA。目前认为，MRA 显示颅内动脉瘤同 DSA 结果相比较具有相等敏感度，均为 97%。CTA 可显示脑血管的三维空间的立体结构，并可进行任意方位和任意角度的旋转，以使 AN 得以最清晰的显示，定位准确，清晰地显示 AN 的形态、大小、瘤颈及与周围血管和颅骨的解剖关系，模拟手术入路，为外科手术方案的制定提供可靠的依据，降低术中风险。

# 第四节　颈椎病的肌电图检查

肌电图是通过描述神经肌肉单位活动的生物电流，来判断神经肌肉所处的功能状态，以结合临床对疾病做出诊断，利用肌电图检查可帮助区别病变是肌原性还是神经源性。对于神经根压迫的诊断，肌电图更有独特的价值。对于颈椎病手术的患者，排除上运动元病变非常重要。

## 一、肌电图检查方法

**1. 观察肌肉静息状态的肌电变化**　令患者完全放松，此时应无肌电产生，称为电静息。肌肉静息后应注意 2 种情况：①静息电位，肌肉放松时将放大器灵敏度放大，观察肌静息时有无异常肌电发放并观察其电位波形、频率、时程等特征；②插入电位，提插移动电极，观察因电极插入引起的肌肉放电，并观察其电位振幅、持续时间、有无继发性影响。

**2. 观察随意收缩时肌电变化**　随意收缩时可出现运动电位放电，是针电极周围肌纤维动作电位的总和。随意收缩可分两级观察：①轻度收缩，肌电图可出现单个或数个运动单位电位，可分析运动单位电位的波形、电压、时程及多相电位；②最大收缩，参加运动单位数量增多，放电频率增加，电位互相干扰重叠。通过该电位观察运动单位活动的最大数目、程度或持续放电能力。

**3. 观察被动牵张时的肌电变化**　肌肉放松时被动活动四肢关节，同样观察运动单位数量及电位情况，以了解肌张力的状况。

## 二、肌电图检查在颈椎相关疾患的临床应用

（一）神经根压迫症的肌电图

**1. 放松时**　病变神经根所支配的躯干、肢体、椎旁肌可出现纤颤电位、正相电位，这是由于受压神经发生变性，肌肉失神经引起的。束颤电位以颈椎病较多见，但比纤颤电位出现的机会要少。

**2. 随意收缩时**　①多相电位增加，运动单位电位电压降低、时限延长。

神经根后支支配的椎旁肌和骶棘肌出现多相电位增加，对诊断根性病变具有重要的诊断价值。②最大用力收缩时运动单位电位数量减少，但并不显著。

**3. 传导速度**　传导速度无显著改变，即使有明显的肌肉萎缩时也是如此。

## （二）神经丛病变的肌电图

颈丛由 $C_1 \sim C_4$ 脊神经前支组成。颈丛病变在临床上少见，肌电的诊断意义也不大。臂丛由 $C_5 \sim C_8$ 和 $T_1 \sim T_2$ 的脊神经前支所组成，臂丛损伤较常见。腰丛由 $L_1 \sim L_4$ 和 $T_{12}$ 前支组成，它主要发出股神经及股外侧皮神经。骶丛由 $L_4 \sim L_5$ 及 $S_1 \sim S_2$ 的前支组成，主要分支为坐骨神经、臀上神经和臀下神经。

肌电图表现：

（1）肌松弛状态：可有自发性及诱发性失神经电位，呈丛性分布。

（2）肌收缩时：按丛性分布，多相电位增多、时限宽、波幅降低，还可出现初发再生电位和再生电位，最大收缩时放电频率减少，呈混合相或单纯相。严重者亦可无随意活动。

（3）诱发肌电图和功能试验：传导速度均正常。肌内的反射活动常降低或消失。

## （三）脊神经病变的肌电图

### 1. 脊神经损伤肌电图表现

（1）肌松弛状态：被损神经所支配的肌肉出现自发性或诱发性失神经电位，如纤颤电位、正锐波等。

（2）肌收缩时：多相电位增多，常为短棘波多相电位，动作电位平均时程延长，但亦可正常。有的可出现初发再生电位，最大收缩时动作电位减少呈单纯相或混合相。动作电位平均振幅正常或降低，严重者无随意活动。

（3）诱发肌电图：运动神经传导速度（MCV）与感觉神经传导速度（SCV）均减慢，M波阈值升高，潜伏期延长，呈多相或缓慢上升型波形，振幅降低，时程增宽。

（4）异常肌电图：按周围神经支配区分布，通过多块肌肉检查，可对周围神经损害的损伤范围和平面做出定位诊断。并可根据肌电图变化来判断周围神经损害后的恢复情况。

**2. 遗传性周围神经疾患** 本病常见类型是腓骨肌萎缩症。临床表现为下肢远端肌肉的进行性萎缩，一般不超过股部下 1/3，有"仙鹤腿"之称，严重时可波及上肢远端肌肉，但不会超过肘关节。病理改变是周围神经对称性的节段性脱髓鞘和轴突变性。最易侵犯腓总神经。

肌电图表现：

（1）肢体远端肌，特别是下肢的胫骨前肌及腓骨肌改变明显。

（2）肌电图上表现为神经源性损害。纤颤电位出现率较高，个别可有正锐波。随意收缩时多相电位增多，少数可出现巨大电位及同步电位。最大收缩时大多呈单纯相或混合相。运动神经传导速度常有显著减慢。

**（四）肌源性疾病的肌电诊断**

是由各种不同原因如肌纤维的变性、坏死、再生，间质的改变，肌纤维的萎缩与肥大或运动终板的改变，引起一组肌肉的疾患。它们的共同表现多为近端肌肉对称性的萎缩、无力，且逐渐加重。肌电图上表现为运动单位电位时限、电压、位相、频率的改变。

**1. 肌电图表现**

（1）运动单位改变：①运动单位电位平均时限缩短。多在 5ms 以下，病损严重时可缩短到 3ms 以下，似纤颤电位，系残留的少数肌纤维收缩时产生的电活动，与纤颤电位的区别只是前者为自发电位。②运动单位电压下降。运动单位电位的电压，是由单位面积内肌纤维的数量和密度决定的，肌源性疾病时，肌纤维数量减少，密度下降，电激动时电压总和也就降低了。

（2）多相电位增多：肌病时多相电位显著增加，可达正常的 3 倍以上，有时被检肌几乎全部出现多相电位。时限短、波幅低、波间连接疏松，有肌病的短棘波多相电位为特征。

（3）病理干扰相。肌源性疾病时，其波形为：①频率高可达 800Hz/s（正常肌肉在 400Hz/s 以下）；②电压低，常低于 500μV；③连续扫描记录时电位纤细；④扬声器上出现琐碎爆裂声如炒豆声音。

（4）自发电位肌源性损害时，一般不出现自发电位。但部分患肌可出现肌强直电位和肌强直样电位、纤颤电位、正相电位，少数出现束颤电位。

（5）运动单位范围缩小：肌源性疾患时，运动单位范围可缩小至正常的 40%，其原因是肌纤维数量减少丧失了大的运动单位的结果。如使用同心圆针电极检查时，在某一部位出现了密集的运动单位电位，针极稍移动时，则电位消失，由此可间接说明运动单位范围的缩小。

（6）神经传导速度：肌源性疾病时，病变不波及神经干，传导速度保持正常。但在肌纤维严重损害完全纤维化时，刺激神经不能引出肌肉的诱发电位，有些病例，可见远端潜伏期延长。

# 第五节　颈椎病的其他检查

## 一、脊髓造影术

脊髓造影又称椎管造影（myelography），是向椎管内注入碘制剂或空气来进行脊髓造影。它有助于对椎管及椎管内各种疾患的诊断和鉴别诊断，如脊髓本身疾病、肿瘤、颈椎病所致的脊髓受压及椎管测量等；还可以明确脊髓受压部位与范围。尽管已有 CT、MRI 检查技术的出现，但椎管造影仍不失为一种较常用的检查手段。但由于椎管穿刺本身可引起一系列副作用，使用造影剂可能出现各种反应，具有一定危险性，临床要从严掌握。

### （一）适应证与禁忌证

**1. 适应证**

（1）辅助诊断：对有脊髓受压症状，但难以确诊，需进一步检查者，或为明确其受压部位、程度与范围者。

（2）鉴别诊断：为排除椎管内肿瘤、先天畸形（脊膜膨出或脊髓膨出等）或蛛网膜炎等。

（3）疗效观察：判定各种疗法于治疗后的客观指标。

**2. 禁忌证**　①局部皮肤有疖、痤疮等感染病灶。②对碘过敏者（但可酌情改用气体造影剂）。③肢体有痉挛症状或癫痫发作者。④椎管内有出血性病变及炎症者。⑤伴有新鲜脊柱骨折或骨质破坏严重者。

### （二）造影结果

用于脊髓造影的对比剂主要为碘制剂与气体 2 种。碘制剂不良反应较多。此外，对碘剂过敏者可选择气体作为造影剂，采用空气或氧气均可。以后者为佳，不仅刺激性小，且易吸收。气体造影剂密度低于人体软组织，属阴性造影剂，在 X 线片上呈黑色。但在摄片时，由于颈部周径较小而椎管较大，因而多可获得一个较清晰的影像，配合断层摄影或 CT 更为理想。

**1. 碘剂造影结果**

（1）正常影像：指造影剂可自然通过颈段，正位与侧位片上椎节处有均匀的生理性隆凸（不超过 2mm 外，未见压迹及充盈缺损，硬膜囊内径在正常范围）。

（2）异常影像。

1）颈椎病的造影征象。①正位征象：椎体后方突出物，多在椎管后部的上下缘，即相当于椎间盘水平，造影对比剂流至此处可造成短暂停留。椎体后呈无或少量造影剂滞留，影响较淡。因为构成梯形或搓板状，有时椎管边缘的一侧增生突起比另一侧明显突出且出现 L 形，有时出现 U 形。②侧位征象：由于椎体后方突出物（骨赘或退变膨出的椎间盘）突向椎管，对脊髓腹侧硬膜囊构成不同程度的压迫，造影对比剂形成小的充盈缺损。

2）颈椎椎间盘突出的造影征象：颈椎椎间盘突出在清晰的造影 X 线片上，可以提供相当肯定的证据。典型表现是椎管前壁椎间盘突出物突向椎管并形成压迫。正位可见于压迹居中央，但多数还是偏离中央旁侧并伴有该侧神经根袖消失。

3）粘连性蛛网膜炎主要表现为烛泪状缺损影像，多散在神经管处。

4）椎管内肿瘤以神经纤维瘤为多，脊膜瘤次之；大多为椎管内、髓外型；髓内者最少见。①硬膜内、髓外肿瘤：主要为神经鞘瘤和脊膜瘤。其特点为梗阻，视肿瘤的大小引起完全梗阻或不完全梗阻，以前者为多，造影片上出现杯口样压迹，杯口的宽度与深度视压迫程度不同而异；脊髓移位，视肿瘤发生部位不同，脊髓被挤向一侧相应的部位，如果造影剂太多或是肿瘤较小，或是肿瘤过大则将移位现象遮盖。②硬膜外肿瘤：多为转移瘤或来自椎骨上的肿瘤。其特点为硬膜囊移位，由于肿瘤位于硬膜外，而硬膜囊本身具有一定张力，因此肿瘤不易将整个脊髓推向一侧，而仅能使硬膜囊广泛地移位，故于造影上显示，蛛网膜下腔外缘同椎弓根内缘之间距离增大，在 2～3mm 以上；梳齿状阴影，在蛛网膜下腔完全梗阻时出现，也可出现平截面和双峰状阴影。③髓内肿瘤：以胶质瘤居多。其特点为梭形充盈缺损，在早、中期，当肿瘤引起梭形膨大时，可于造影剂柱中出现梭形充盈缺损，其边缘或光滑或欠整齐；造影剂分流征，当肿瘤增大至椎管完全梗阻，则于梗阻的两端出现造影剂分流现象。

**2. 空气脊髓造影结果**

（1）正常显影：①仰卧位：在侧位片上，椎体后缘与脊髓之间有一幅度介于2~5mm宽的条带状充气阴影，该影像的前后缘光滑，而后缘将颈脊髓的腹侧衬托出来。②俯卧位：由颈2至枕骨下方呈漏斗充气阴影，颈3以下有2~3mm宽的条带状充气阴影，其前缘将颈脊髓背侧衬托出来，后缘呈现与弧度一致的光滑曲线。

（2）病态所见：①神经根型颈椎病：病变在向后突出的椎间盘处有缺损。该缺损的上下范围一般不超过一个椎体的高度。但对于偏于一侧或者体积较小的病变不易显示出来。②脊髓型颈椎病。仰卧位：脊髓前方充盈缺损的范围波及多个椎体，在颈部处于高度背屈位时，充盈缺损的范围更大。俯卧位：可见蛛网膜下腔明显变窄。③其他应用：空气脊髓造影可应用于颈椎椎管测量，诊断颈椎后纵韧带骨化以及颈部神经根撕脱伤等。

## 二、放射性核素检查

放射性核素检查即是放射性核素扫描。基本原理是将可被骨和关节浓聚的放射性示踪物引入人体后，在体外测量放射性核素在器官和组织内的分布。由于各种组织和器官对被标记药物的选择性吸收以及正常和病变组织对药物吸收的差异，临床医师可根据放射性核素分布的图像以及经过进一步处理所得到的曲线和参数来诊断某些占位性病变和代谢异常。用于体外显像的仪器有扫描机、照相机和放射性核素发射计算断层显像系统（ECT）等。

骨显影剂应具有亲骨性、血液清除速率快、射线能量合适、对人体辐射量小、易于置备等特点。

某些放射性核素或其标记物具有趋骨性，在骨代谢更活跃的部位如骨肿瘤、早期骨折修复、炎症反应等处出现放射性核素浓聚。而骨缺血坏死早期可出现放射性核素减少或不吸收。由于放射性核素体外显像结果缺乏特异性并受较多因素的影响，如骨骼外许多器官与组织都可浓聚骨显像剂而造成假象。

正常骨浓聚显像剂量在不同部位略有不同，但对称性和均匀性是正常显像标志。一般扁平骨较长骨显像清晰。儿童长骨的骨端较骨干部分浓聚多。脊柱的放射性核素检查多为了解某部位示踪物浓聚状况。放射性核素骨显像对转移性肿瘤的发现较 X 线平片早 2～3 个月。

### 三、诱发电位检查

手术中用诱发电位进行监测，是近年来在脊柱外科和神经外科领域里应用较多的辅助手段之一，其中在脊柱矫形手术中应用诱发电位进行术中监测的意义，已被越来越多的矫形外科医师所重视。由于目前许多脊柱外科手术是在患者非清醒状态下施行，如果要在术中了解神经功能情况，以往是借助于药物催醒，但对手术和麻醉都会带来一定不便，也会给患者带来额外的痛苦，而且一旦发现神经功能障碍，往往已经造成一定的后果。借助于脊髓诱发电位进行术中监测，可及时了解手术中的脊髓功能状况，在脊髓发生器质性损伤之前即可出现 EP 改变，提醒手术医师注意并采取相应措施，避免造成脊髓等神经组织的不可逆损伤。

### 四、脑血流图

脑血流图又称脑阻抗血流图，是检查头部血管功能和供血情况的一种生物物理学方法。其原理是通过放置在头部的电极给以微弱的高频电流，由于血液的电阻率最小，其电阻可随心动周期供血的变化而变化，这种节律性的阻抗变化，经血流图仪放大，可描记出波动性曲线，对其进行测量、计算、分析，可间接了解外周阻力、血管弹性和供血情况，用于颅内、外血管功能状态的判定。本法简便易行，但由于其是通过颅内血管搏动性血流所引起的电阻抗变化来推断其供血情况的，而非直接测定血管内的血流量，因而受影响的因素比较多，如情绪、气温、检查当时的血管功能状态等，故误差较大，当前仅仅作为临床诊断上的参考意见，而不能直接用于诊断。对其结果须结合临床症状、体征等进行判断。

目前脑血流图的应用范围主要在于以下疾病的检测：脑动脉硬化、血管性头痛、偏头痛、脑血管功能不全、自主神经功能紊乱、颈椎病压迫神经、血管所引起脑血管血供不足、左右调节不平衡的头痛等。

### 五、彩色多普勒血流显像

颈部彩色多普勒显像超声诊断是影像医学的一门新兴学科，以其方便、快捷、检查范围广泛、可重复性强等特点，在临床医学中占据重要地位。随着彩色多普勒超声仪的应用推广，使超声诊断从以解剖、病理学为基础的形态学诊断，发展为以形态学和血流动力学相结合的联合诊断，从而成为现代四大影像诊断系统之一。

彩色多普勒血流显像（CDFI）集彩色血流显像、多普勒血流速度测定、二维超声（B超）结构图像为一体，实时显示人体多脏器生理形态、病理结构改变、功能活动以及血流状况等多方面极有价值的诊断信息。

CDFI观察椎动脉（VA）的走行及管壁情况、管腔内有无异常回声、管腔有无外来压迫，测量各段VA内径、观察VA的血流状态和流向。彩色多普勒超声检查，可直接显示VA狭窄管腔的彩色流柱变细或血流失落，对颈椎病椎动脉供血不足有一定的诊断价值。

椎动脉起自锁骨下动脉，穿第6至第1颈椎横突孔，经枕骨大孔入颅腔，行于延髓腹。椎动脉侧，在脑桥下缘，左右椎动脉汇合在一起，形成一条粗大的基底动脉。

椎动脉的超声分段：椎动脉可分为5段，前4段为颅外段，第5段为颅内段：

V1（横突孔段）：椎动脉在第6~2颈椎横突孔内上升段。

V2段（横段）：椎动脉穿出枢椎横突孔后，横行向外段。

V3段（寰椎段）：从枢椎外端弯曲向上，再垂直上行至寰椎横突孔为止的一段。

V4段（枕骨大孔段）：自椎动脉V3段上端水平向内行一小段后，再弯向上垂直上行入枕骨大孔的一段。

V5段（颅内段）：指椎动脉入枕骨大孔后，斜向中线上行与对侧同名动脉汇合成基底动脉前的一段椎动脉。

椎动脉正常超声表现：

（1）低阻血流频谱：类似颈内动脉。

（2）血流速度（PSV）：差异很大，为20~60cm/s。

（3）1/3的患者为一侧椎动脉优势型，多数为左侧。

1）血管内径大。

2）血流量大。

## 六、椎动脉的检查

椎动脉中段是评价椎动脉血流动力学指标的可靠管段。

**椎动脉内径和血流速度等指标的测定结果**

| 指标 | D/mm | PSV/（cm/s） | EDV/（cm/s） | RI |
|------|------|------------|-------------|-----|
| 正常值 | 3.71 ± 0.45 | 52.1 ± 14.0 | 19.2 ± 5.8 | 0.62 ± 0.05 |

血流速度：

MAX：最大血流速度，测定频谱收缩期最高峰。

MIN：最小血流速度，测定频谱舒张期最末点。

MEAN：平均血流速度，测定时收缩早期始，至舒张期末期止，用包络线沿一个心动周期的频谱勾画。

临床意义：影响血流速度的因素：心排出量、心搏力、血管形状、血管壁弹性、管径粗细等。

MAX：主要受2个因素影响，即心脏射血力及颅内外脑动脉的阻力。

MIX：因主动脉壁弹力贮存器的作用，加之脑组织丰富的血床处于低阻状态，保证了血管在舒张期仍有低速的血流向脑部流动。因而，MIN主要受主动脉弹性及颅内压的影响。

增快：多见于管腔狭窄病人，斑块或血栓所致，狭窄处血流速度增快，血管痉挛。

减慢：多见于脑供血不足的病人、动脉压下降、心搏量或循环血量减少、血液黏稠密度增高、血管弹性减低、血管阻塞、血流阻力增高、脑血管动脉瘤等。神经血管性头痛的病人，因脑血管扩张，血流速度减慢。脑梗死病人表现为舒张期血流速度减慢。

阻力指数与搏动指数：

RI：反映了血管的阻力状况的指标。

PI：反映了血管的顺应性及弹性状态。

RI、PI：脑循环外周阻力有关的指数，明显受到年龄因素的影响，其特点表现为随增龄而降低。

增高：

（1）见于血管阻塞、颅内压增高、血管痉挛致管腔狭窄、脑动脉硬化、脑梗死及高血压病人。

（2）阻力增加时，舒张期血管阻力平均大于正常值的80%；脑动脉硬化、脑梗死病人RI均高于正常人，均因颅内小动脉硬化，管腔变窄所致。

降低：

（1）阻力减少时，脑血流量增加；异常降低见于动静脉瘘、颅内动脉瘤或脑血管的动静脉畸形；血流循环阻力减小，RI值也减小。

（2）两侧椎动脉管径的极度不对称，当转颈压迫较宽的一侧椎动脉，而另一侧纤细的椎动脉起不到血流量代偿作用时，可导致脑供血不足。

## 七、经颅多普勒

经颅多普勒（TCD）技术由挪威学者Rune Aaslid于1982年创造。它是利用超声多普勒效应来检测颅内脑底主要动脉血流动力学及各血流生理参数的检查方法，具有无创伤、无痛苦、仪器体积小、检查成本低、能重复、可靠性强等优点。

TCD检查利用低频脉冲式超声波，穿透颅骨较薄的部位及自然骨孔，直接获得脑底大血管的血流信号，可评价颅内外血管的血流速度、血流方向、血管壁的弹性和顺应性、脑血管外周阻力等，进行实时动态观察和长期动态监护，与脑血管造影有极佳的互补性。是当今诊断脑血管疾病的必备设备。

TCD检测全面，能分别检测颅内及颅外各血管及其分支，甚至可以对微小的脑动脉瘤进行检测。对脑血管狭窄和闭塞、脑动脉硬化、短暂性脑缺血发作（TIA）、脑梗死（血栓或栓塞）、椎–基底动脉供血不足、颅内血管炎性病变、偏头痛、内科疾病脑血管损害、脑动静脉畸形、烟雾病、锁骨下动脉盗血综合征的诊断及鉴别有重大作用。

有研究结果显示，颈椎病的退行性改变可影响椎–基底动脉供血，而对颅内动脉无明显影响；X线征象越重，椎–基底动脉异常率越高。TCD可同时排除动脉本身病变引起的血供异常，可作为颈椎病简单分型的依据之一，结合颈椎三位片等，对评价椎–基底动脉供血状况，判断疗效，正确选择血管活性药物等，都具有重要的临床指导作用。

## 八、食管吞钡造影

X线检查是目前诊断食管型颈椎病最为普遍适用且有效的方法。食管吞钡造影为食管型颈椎病的特殊检查。食管型颈椎病的食管吞钡表现为，食管后壁（$C_4 \sim C_5$、$C_5 \sim C_6$、$C_6 \sim C_7$）椎间隙相对应水平段有弧形压迹和狭窄，压迹表面光滑，钡剂通过受阻或顺畅，无钡剂残留，食管黏膜正常，管壁柔软。其他 X 线表现：生理曲度改变如变直、局部僵直、反张、曲度增大和 S 形改变，椎体变形，椎间不稳，韧带钙化，椎间隙变窄，椎体钩突关节变尖、变平，两侧钩椎关节间隙宽窄不等，且模糊不清等。骨质增生发生在 $C_3 \sim C_7$ 椎体前缘，尤以 $C_6 \sim C_7$ 椎间隙为主。食管型颈椎病的特征性 X 线表现为侧位检查时高低不等的骨赘形成。食管吞钡造影见骨赘处伴有深浅不等和（或）数处弧形压迹和局部管腔轻重不等的狭窄。

现代研究发现自由基、细胞因子、信号传导因子等与颈椎病的发生有一定关系。通过酶联免疫法、放射免疫法、PCR 等方法进行检测，可帮助颈椎病的诊断。如尿谷胱甘肽过氧化物酶和基物的测定（以下简称为 GSH - PX 和 SH）、白细胞介素 -1（IL -1）、白细胞介素 -6（IL -6）、肿瘤坏死因子 - $\alpha$（TNF - $\alpha$）和基质金属蛋白酶（MMPs）等。

综上所述，颈椎病的影像学检查，X 线片是常用的诊断和鉴别诊断方法。EEG 和脑血流图目前尚处于探索阶段，对于其准确性国内外争议均较大。XRA 迄今仍被视为"金标准"，但具有创伤性，且只能显示动脉内腔的解剖形态，不能评价管壁及周围软组织。常规 MRA 无须造影剂、无损伤，成像范围大，既能显示血管解剖形态，又能提供血流速度和方向等血流动力学指标，但对血流信号的依赖性大，由于涡流易产生夸大效应，钙化、金属物存在时可干扰信号而影响诊断。增强 MRA 可克服常规 MRA 的固有缺陷，有较大的发展前景。B 超能够动态显示动脉的血流动力学，颈部彩超只能显示椎动脉而不能显示基底动脉，不能直接反映脑缺血的程度，对 CSA 引起的眩晕等症状只能起到间接诊断作用。TCD 能实时动态地反映椎 - 基底动脉的血流动力学，经济简便无创性，尽管目前诊断标准尚未统一，但只要限定检查仪器与经验丰富的检查者，就能准确反映治疗前后的血流动力学改变，是一种较好的疗效判断方法。三维彩色超声血流成像技术能够无创地获得三维立体彩色血流图像，具有很广阔的发展前景。

# 第八章 颈椎病的诊断与治疗

## 第一节 颈椎病的分型诊断

### 一、诊断依据

各种类型不同的颈椎病在诊断时要很谨慎，需要有一定的诊断依据。

#### (一) 颈型

颈型颈椎病诊断比较容易，根据典型的落枕史及前述颈项部症状和体征，即可做出诊断。影像检查以小关节增生、移位较多见。椎体缘骨赘、椎间隙狭窄者少见。但X线检查属正常者也非少见，尤其在早期，只是椎体在过伸或过屈位有不稳的表现，或者虽有前后错位但是达不到不稳的标准，另外可仅有生理曲度改变或轻度椎间隙狭窄，少有骨赘形成。其诊断依据如下：

(1) 反复落枕，颈部临床症状时间较长。

(2) 有外伤史，颈椎间盘退行性病变，颈部劳累时症状加重，颈项强直，活动受限。或肩及上肢麻木，颈部广泛性压痛。症状仅局限于颈部，常伴后枕胀痛或头痛、眩晕。

(3) X线片上颈椎显示无颈椎间隙狭窄等明显的退行性病变，但有颈椎生理曲线改变、椎间不稳和轻度的骨质增生等变化。

(4) 颈椎间孔压迫试验与臂丛牵拉试验阳性。

(5) 应除外颈部其他疾患（落枕、肩周炎、风湿性肌纤维组织炎、神经衰弱及其他非椎间盘退行性变所致的肩颈部疼痛）。

#### (二) 神经根型

40岁以上患者有颈肩疼痛或手臂麻木症状，当胸压或腹压升高时，可引起放射性剧痛或麻木，其放射方向与受累的神经根平面有关，向上肢可沿尺侧或桡侧放射至手，向躯干可放射至上胸背、心前区或腋部，向头可放射至枕顶部，颈活动受限，有压痛点，并伴有感觉及运动障碍，这时应首先考虑本病。其诊断依据如下：

（1）患者打喷嚏、咳嗽时症状是否加剧，是确定有无神经根受累的简单而重要的临床诊断依据。打喷嚏和剧烈咳嗽也可引起椎间盘脱出，此点已被国内外不少医生所公认。患者的疼痛和麻木是否与打喷嚏有关，是患者的亲身体验，比较客观和准确。

（2）定位诊断：临床医生如能较熟练地掌握颈神经根的分布和它支配的肌肉，即使不拍 X 线片也可做出初步定位诊断。下列体征可作为定位诊断的参考。

1）$C_{3～4}$ 椎间隙以上病变：表现为颈部后枕部痛或麻木，枕大神经压痛，枕部痛温觉减退，颈项肌和冈上肌压痛，并有不同程度的颈项肌无力和萎缩。

2）$C_{4～5}$ 椎间隙病变：表现为颈部疼痛，沿肩部至上臂外侧和前臂桡侧达腕部，有放射性疼痛或麻木，并可出现冈上肌、冈下肌、三角肌、二头肌、喙肱肌无力或萎缩，以三角肌受累最明显。$C_4$、$C_5$ 椎旁肌压痛。

3）$C_{5～6}$ 椎间隙受累：一般为 $C_6$ 神经根的压迫或刺激症状，疼痛与麻木沿上肢外侧前臂桡侧放射到拇指和示指，感觉绝对的支配区在拇指。受累肌肉较上述 $C_4$、$C_5$ 椎间隙病变更广泛，表现为肱二头肌、旋后肌、桡侧腕伸肌、旋前圆肌及掌指屈肌群，共 30 余块肌肉无力或萎缩，其中以肱二头肌受累最明显，并有肱二头肌腱反射障碍。但三角肌不受影响，可以此与 $C_5$ 神经根病变相鉴别。$C_3$、$C_6$ 椎旁肌压痛，$C_5$、$C_6$ 小关节后外侧压痛明显。

4）$C_{6～7}$ 椎间隙病变：一般为 $C_7$ 神经根的压迫或刺激症状，疼痛与麻木沿上述路线放射至示指与中指。受累肌肉的广泛性与 $C_6$ 神经根病变相似，但以肱二头肌受累最明显，并出现该肌腱反射障碍，故可以此与 $C_6$ 神经根病变相鉴别。$C_5$、$C_6$ 椎旁肌压痛，往往伴有肩胛部肌肉压痛，$C_6$ 小关节后外侧压痛明显。

5）$C_7$、$T_1$ 间隙受累：一般为 $C_8$ 神经根的压迫或刺激症状，上肢疼痛或麻木，沿上臂内侧和前臂尺侧放射至无名指和小指。受累肌肉的分布特点是集中在手和前臂，肱二、三头肌反射无明显改变或完全正常。$C_7$ 及 $T_1$ 椎旁肌或肩胛内下缘压痛，$C_7$、$T_1$小关节后外侧压痛明显。

以上是指单个椎间隙、单个颈神经根受累的临床表现。在实践中，可见多个神经根受累，其症状、体征自然更为复杂。但是，复杂是简单的综合，认识单个病变是认识多发病变的基础。另外，在临床实践中，即使单纯一个椎间盘病变，也可引起前斜角肌痉挛而压迫臂丛神经，产生 $C_5$ 至 $T_1$ 神经广泛受累，也可使整个上肢出现感觉、运动及自主神经功能紊乱。在急性期，以此类弥漫性症状居多，到慢性期，定位损害表现才逐步明显。

（3）X线检查：诊断神经根型颈椎病，主要采用侧位及左右斜位片，正位片意义不大。侧位片可见生理前凸减小、消失，甚至呈后凸畸形。病情较重或病程较长者，可见椎体滑脱、椎间隙狭窄、椎体硬化、项韧带钙化。如为典型的椎间盘病变，则可在该椎间隙的上下椎体看到骨赘形成。斜位片对观察椎间孔有否变形十分重要，如有椎间孔缩小，则应进一步分析骨赘是来自椎体外侧的钩椎关节，还是来自上关节突的增生或前凸，均应明确，以供治疗，尤其是做牵引疗法的时候进行参考。

本型急性期根痛症状较重，但除可有生理前凸改变外，往往无异常发现；慢性期则可见较明显的骨赘形成。项韧带已有钙化者，表示病程较长，但疼痛或麻木症状往往较轻。

（三）脊髓型

此型致残率高，轻者可丧失部分劳动能力，重者可出现四肢瘫痪，完全丧失劳动力。其特点是疾病初期颈部仅有轻微异常感觉甚至完全没有症状，而四肢症状又缺乏神经定位体征，所以往往被认为是神经官能症，而未正确治疗，使患者失去早期诊断、早期治疗的良机，后期出现了肢体痉挛性瘫痪及病理反射，此时治疗为时已晚。其诊断要点如下：

（1）临床上出现颈脊髓损害的表现。分为中央型、周围型和中央血管型3类。中央型症状先从上肢开始，周围型自下肢开始，中央血管型上下肢同时出现症状。

（2）X线片上显示椎体后缘骨质增生、椎管狭窄。影像学证实存在脊髓压迫。

（3）除外肌萎缩性脊髓侧索硬化症、脊髓肿瘤、脊髓损伤、继发性粘连性蛛网膜炎、多发性末梢神经炎。

（4）CT扫描或核磁共振可帮助诊断。主要阳性所见：椎体缘骨赘、椎管狭窄、椎间盘突出物、后纵韧带钙化或骨化、黄韧带肥厚等。

（5）肌电图检查：肌电图检查对定位有参考价值。受累平面神经根支配的肌肉，可出现去神经电位及多相电位，下肢可出现肌紧张电位，随意收缩时运动电位减少，可为单个运动电位放电或混合型放电，时程和波形正常。如合并有锥体外系受害，可出现群发型电位。因周围神经及肌肉无病变，故诱发肌电位潜伏时，波形、时程、电压一般应正常，神经传导速度亦应正常。

（6）脊髓碘油造影：对脊髓型颈椎病的诊断有重要价值。

其主要意义：绝大多数脊髓受压患者，可用脊髓碘油造影来确定是颈椎病还是肿瘤、炎症粘连等导致；可确定颈椎病引起脊髓压迫的具体位置；可根据梗阻情况，推断脊髓受压程度。

（四）椎动脉型

颈项转动时可诱发本症。可有猝倒发作和意识障碍，这是椎动脉急性缺血的特殊表现。发病前往往无任何预兆，患者常在行走或站立时，因头项转动下肢肌张力突然消失而跌倒。并伴有耳鸣、耳聋、头痛等症状，常与眩晕交替出现，头痛多为单侧，常局限于枕部或顶枕部。头痛性质以跳痛、胀痛为主，旋颈试验阳性。其诊断依据如下：

（1）曾有猝倒发作，并伴有颈源性眩晕。旋颈试验阳性。

（2）颈部有慢性劳损或有外伤史，发病时颈部功能活动受限。

（3）X线片显示节段性不稳定或枢椎关节骨质增生。

（4）多伴有交感症状。

（5）眼源性、耳源性眩晕除外。神经官能症、颅内肿瘤等除外。

（6）除外椎动脉 I 段（进入颈6横突孔以前的椎动脉段）和椎动脉 III 段（出颈椎进入颅内以前的椎动脉段）受压所引起的基底动脉供血不全。

（7）手术前需行椎动脉造影或数字减影椎动脉造影（DSA）：72%～85%有异常发现，可见椎动脉有弯曲或扭转、骨赘压迫等。椎动脉造影仅在临床诊断有困难，或考虑手术治疗者方采用。

（8）脑血流图：椎－基底动脉区可见缺血性改变，如主波峰角变圆、主波上升时间延长、波幅降低等。脑血流图的诊断价值，国内外均有不同认识。我们初步体会，对照颈椎自然位置和转颈位置脑血流发生的改变，对诊断颈椎病颇有意义。

（9）经颅多普勒：可发现血流障碍，对椎动脉型颈椎病有重要价值。

（10）脑电图：椎动脉型颈椎病的脑电图变化尚在探索阶段，可出现低波幅快波及弥漫性慢波。

（11）MRI 检查可有一侧椎动脉行走的横突孔左右大小不一，正常时左侧较右侧稍粗，如果有明显的一侧变细，在椎体不稳或者向另一侧旋转时会出现猝倒现象或者是眩晕加重。

## （五）交感神经型

临床上常有颈枕痛或偏头痛、头晕、目眩、视物模糊、咽喉不适或有异物感、耳鸣、听力下降，可出现共济失调症。伴有心率不正常（心动过速或心动过缓），部分患者有心前区疼痛而误诊为是心脏病，但心电图检查往往正常，血压欠稳定。有时会出现多汗、肢体麻木、疼痛等症状。体征不典型，有些患者可出现霍纳征（瞳孔缩小、眼睑下垂、眼球下陷）。其诊断依据如下：

（1）具有上述一种或多种症状者。

（2）颈部检查颈部活动障碍，或活动时有摩擦音，或活动时其他症状加重；颈部触诊有压痛、肌肉痉挛、棘突或横突偏移、棘间隙变窄或变宽、颈韧带钝厚等。

（3）X 线片侧位片见颈曲度改变，椎体前或后缘骨质增生，椎间隙或棘间隙变窄，项韧带钙化，"双突征"等；斜位片见椎间孔变窄或变形；正位片见钩椎关节增生、变尖，两侧宽窄不等或钩椎关节错缝等。

（4）CT 检查有助于诊断。

## （六）食管压迫型

根据吞咽困难症状，X 线检查有典型表现，其诊断依据有以下几点。

（1）吞咽困难早期惧怕吞咽较干燥的食物，颈前屈时症状较轻，仰伸时加重。

（2）X 线平片及食道钡餐检查椎体前方有骨赘形成，并压迫食道引起痉挛与狭窄症。

（3）除外有关疾患，如食道癌、胃十二指肠溃疡、疮病等疾患。必要时可以采用纤维镜检查，以排除以上疾患。

（七）混合型

（1）具有两型以上颈椎病的主要症状和体征。

（2）X 线片显示骨质增生范围较广泛。

（3）除外特发性、弥漫性椎骨肥大症，该病为一原因不明、预后良好的独立疾患，一般不需要治疗。

## 二、颈椎病的诊断标准

患者的年龄、有无外伤史、主诉症状等，都是诊断的主要依据。局部检查时，先观察头颈部外形，个别颈椎病患者可因颈背部肌肉痉挛紧张而轻度僵直，个别患者头部轻度侧弯，可使对侧椎间孔扩大，从而缓解神经根的压迫。触摸颈椎时，以第 7 颈椎棘突定位，向上触摸以确定棘突的位置，检查棘突有无压痛、棘突两侧有无条索状硬结或压痛等。

头部活动功能检查：患者做前屈、后伸、左右侧弯及左右旋转动作。观察活动是否灵活，功能有无阻碍。各型颈椎病均可伴有一定程度的颈项活动障碍，急性期功能障碍较重，慢性期的颈椎患者，在活动头部时，偶可闻及清晰的弹响声。

但是，值得注意的是，弹响并不代表疾病的严重程度，正常人在颈椎活动时也可伴有弹响。结合 X 线表现一般可明确诊断。颈椎病的诊断标准有 2 条：

（1）临床表现与 X 线片所见均符合颈椎病者，可以确诊。

（2）具有典型的颈椎病临床表现，而普通 X 线片（实际上动力位 X 线片以及 MRI 可以反映出退变）上尚未出现异常者，应在排除其他疾患的前提下，诊断为颈椎病。

对临床上无主诉与体征，而在 X 线片上出现异常者，不应诊断为颈椎病。可对 X 线片上的阳性所见加以描述，继续观察。

## 三、2010 年《颈椎病诊治与康复指南》诊断标准

1. **颈型颈椎病**　①颈项强直、疼痛，可有整个肩背疼痛发僵，不能做点

头、仰头及转头活动，呈斜颈姿势。需要转颈时，躯干必须同时转动，也可出现头晕的症状。②少数患者可出现放射性肩臂手疼痛、胀麻，咳嗽或打喷嚏时症状不加重。③临床检查：急性期颈椎活动绝对受限，颈椎各方向活动范围近于 $0°$。颈椎旁肌、$C_1$ ~ $C_7$ 椎旁或斜方肌、胸锁乳突肌有压痛，冈上肌、冈下肌也可有压痛。如有继发性前斜角肌痉挛，可在胸锁乳突肌内侧，相当于 $C_3$ ~ $C_6$ 横突水平，扪及痉挛的肌肉，稍用力压迫，即可出现肩、臂、手放射性疼痛。

　　**2. 神经根型颈椎病**　①颈痛和颈部发僵，通常是最早出现的症状。有些患者还有肩部及肩胛骨内侧缘疼痛。②上肢放射性疼痛或麻木。这种疼痛和麻木沿着受累神经根的走行和支配区放射，具有特征性，因此称为根型疼痛。疼痛或麻木可以呈发作性，也可以呈持续性。有时症状的出现与缓解和患者颈部的位置和姿势有明显关系。颈部活动、咳嗽、打喷嚏、用力及深呼吸等，可以造成症状的加重。③患侧上肢感觉沉重、握力减退，有时出现持物坠落。可有血管运动神经的症状，如手部肿胀等。晚期可以出现肌肉萎缩。④临床检查表现为颈部僵直、活动受限。患侧颈部肌肉紧张，棘突、棘突旁、肩胛骨内侧缘以及受累神经根所支配的肌肉有压痛。椎间孔部位出现压痛并伴上肢放射性疼痛或麻木，或者使原有症状加重具有定位意义。椎间孔挤压试验阳性，臂丛神经牵拉试验阳性。仔细、全面的神经系统检查有助于定位诊断。

　　**3. 脊髓型颈椎病**　①多数患者首先出现一侧或双侧下肢麻木、沉重感，随后逐渐出现行走困难，下肢各组肌肉发紧，抬步慢，不能快走。继而出现上下楼梯时需要借助上肢扶着扶手才能登上台阶。严重者步态不稳、行走困难，患者双脚有踩棉花感。有些患者起病隐匿，通常是自己想追赶即将驶离的公共汽车，却突然发现双腿不能快走。②出现一侧或双侧上肢麻木、疼痛，双手无力、不灵活，写字、系扣、持筷等精细动作难以完成，持物易落。严重者甚至不能自己进食。③躯干部出现感觉异常，患者常感觉在胸部、腹部或双下肢有如皮带样的捆绑感，称为"束带感"。同时下肢可有烧灼感、冰凉感。④部分患者出现膀胱和直肠功能障碍。如排尿无力、尿频、尿急、尿不尽、尿失禁或尿潴留等排尿障碍，大便秘结，性功能减退。病情进一步发展，患者须拄拐或借助他人搀扶才能行走，直至出现双下肢呈痉挛性瘫痪，卧床不起，生活不能自理。⑤临床检查表现为颈部多无体征。上肢或躯干部出现节段性分布的浅感觉障碍区，深感觉多正常，肌力下降，双手握力下降。四肢肌张力增高，可有折刀感；腱反射活跃或亢进，包括肱二头肌、肱三头肌、桡骨膜、膝腱、跟腱反射；髌阵挛和踝阵挛阳性。病理反射阳性，如上肢 Hoffmann 征、Rossolimo 征，下肢 Babinski 征、Chaddock 征。浅反射如腹壁反射、提睾反射减弱或消失。

**4. 交感神经型颈椎病**　①头部症状：如头晕或眩晕、头痛或偏头痛、头沉、枕部痛、睡眠欠佳、记忆力减退、注意力不易集中等。偶有因头晕而跌倒者。②眼耳鼻喉部症状：眼胀、干涩或多泪、视力变化、视物不清、眼前好像有雾等，耳鸣、耳堵、听力减退，鼻塞、"过敏性鼻炎"，咽部异物感、口干、声带疲劳等，味觉改变等。③胃肠道症状：恶心甚至呕吐、腹胀、腹泻、消化不良、嗳气及咽部异物感等。④心血管症状：心悸、胸闷、心率变化、心律失常、血压变化等。⑤面部或某一肢体多汗、无汗、畏寒或发热，有时感觉疼痛、麻木，但是又不按神经节段或走行分布。以上症状通常与颈部活动有明显关系，坐位或站立时加重，卧位时减轻或消失。颈部活动多、长时间低头、在电脑前工作时间过长或劳累时明显，休息后好转。⑥临床检查表现为颈部活动多正常、颈椎棘突间或椎旁小关节周围的软组织压痛，有时还可伴有心率、心律、血压等的变化。

**5. 椎动脉型颈椎病**　①发作性眩晕，复视伴有眼震。有时伴随恶心、呕吐、耳鸣或听力减退。这些症状与颈部位置改变有关。②下肢突然无力、猝倒，但是意识清醒，多在头颈处于某一位置时发生。③偶有肢体麻木、感觉异常。可出现一过性瘫痪、发作性昏迷。

X 线片显示椎节不稳及钩椎关节增生。椎动脉血流检测及椎动脉造影可协助诊断。

头颈旋转时引起眩晕发作是本病的最大特点。旋颈诱发试验阳性是指头颈旋转时引起眩晕发作。如头向右旋时，右侧椎动脉血流量减少，左侧椎动脉血流量增加以代偿供血量。若一侧椎动脉受挤压，血流量已经减少无代偿能力，当头转向健侧时，可引起脑部供血不足产生眩晕。头痛部位主要是枕部及顶枕部，也可放射至两侧颞部深处，以跳痛和胀痛多见，常伴有恶心、呕吐、出汗等自主神经紊乱症状。

# 第二节　各型颈椎病的鉴别诊断

## 一、颈椎病与其他疾病鉴别

颈椎病主要表现为颈性肩痛、眩晕、头痛等表现。需与下列症状相鉴别。

### （一）颈性肩痛与肩痛症

由于颈、肩在解剖学上的密切关系，两者发病后症状互有重叠，所以单纯性肩部因素的肩痛症与颈性肩痛症在临床上往往很难鉴别。众所周知，颈神经根病变常引起肩痛，但在没有明显的颈神经根病变，亦无肩部外伤史时，对肩痛应考虑是否与颈椎病变相关。有学者就此做了深入的研究，他们观察了一批诊断为肩痛症的患者（但排除合并有颈痛或上肢麻木及颈部神经学异常者），并与常人进行对比。结果发现，在肩痛组患者中，$C_5 \sim C_6$ 椎管前后径比对照组狭窄，而两组观察对象在颈椎运动范围方面无明显差异。这说明虽然肩痛组患者中没有明显的神经根病变的表现，但其肩痛的原因可能与颈神经根的受刺激有关（牵涉痛）。为鉴别颈椎源性或肩源性的疾病，应进行详细的体格检查，并详细询问病史，加之影像学及神经电生理测试，必要时可加用选择性麻药局部注射可有助于确定诊断。另外颈性肩痛以放射疼痛为主，局部问题不大，可以有主动活动受限而被动活动不受影响，肩痛症是以局部的病变为主，一般有明确的压痛点，而且主动、被动活动时都会出现疼痛。

颈椎引起的肩部疼痛一般表现为颈 3～4 或颈 4～5 的问题，它的特点是可以主动活动受限制，但是被动活动一定不受限制；而肩关节周围炎疼痛的特点是主动与被动活动均受限制，而且是夜间疼痛加重，过度活动有撕裂样感觉；肩袖损伤（冈上肌腱炎）引起的肩部疼痛，活动时有疼痛弧，但是能上举患肢，而且还会有异响。

### （二）颈源性眩晕

颈源性眩晕与内耳眩晕症：椎动脉型颈椎病多以眩晕症状为主，而颈源性眩晕多发生于寰枕不稳（紊乱）、寰枢半脱位、$C_6 \sim C_7$椎间盘突出（特别是侧突时）、$C_6 \sim C_7$椎小关节紊乱时。由于其发病时症状体征与内耳眩晕症的患者有相似之处，因而两者的鉴别有时很难，特别是当颈椎动脉供血不足时，通常也可影响到内耳的血供，也就是说，有颈椎病继发内耳眩晕症的可能。有学者针对这种情况进行了研究，他们发现在临床已确诊为梅尼埃病的患者中，其颈椎的症状体征（如头、颈、肩疼痛）发生率显著高于其他对照人群。多数患者在头颈（寰枕、寰枢）关节运动时与眩晕发作有高相关性。颈椎的症状如颈侧弯、颈旋转受限的发生率显著高于对照组。因此，在接诊内耳眩晕症的患者时，应注意与颈源性眩晕相鉴别。

颈椎病眩晕与寰枢关节紊乱：已知寰枢关节紊乱与颈源性眩晕关系十分密切，一些学者就此展开了研究，发现颈源性眩晕的患者约89%存在有寰枢关节紊乱，在纠正了寰枢关节紊乱后，颈源性眩晕的临床症状大多消失或减轻。但是由于科技的进步，CT平扫可以更准确地看出寰枢椎的关系，实际上在颈源性眩晕里此类发病并不常见，而更倾向于椎动脉第二段的原因引起的症状。椎动脉型颈椎病引起的眩晕主要是由于椎动脉在第二段内因椎体的失稳，旋转压迫或者刺激椎动脉引起痉挛或闭塞而出现的症状，与临床上说的寰枢椎关节紊乱引起的椎动脉第三段的原因是有区别的。较重的为原来一侧椎动脉有问题，靠另外一侧椎动脉代偿，当椎体失稳或者头颈部向健侧旋转时，压迫或者刺激健侧的椎动脉而出现临床症状。

颈椎病的眩晕与良性位置性眩晕（耳石症）的区别：耳石症多发于中年人，女性略多，发病突然，症状的发生常与某种头位或体位变化有关。激发头位（患耳向下）时出现眩晕症状，眼震发生于头位变化后3～10s之内，眩晕则常持续于60s之内，可伴恶心及呕吐。眩晕可周期性加重或缓解，间歇期可无任何不适，或有头晕，个别病人眩晕发作后可有较长时间的头重脚轻及漂浮感。相同的体位就会诱发，最多是在起卧床时发作。颈椎病源性是由于向一侧旋转或低头及仰头时容易出现症状。

（三）颈性头痛

头痛是临床的常见症状，病因很多，其中一类伴有颈部压痛，与颈神经根受刺激有关的头痛，称之为颈性头痛，其头痛的持续时间较长，发病率很高，目前难以治愈，是近年来才引起重视的。有学者认为颈椎退行性变和肌肉痉挛是颈源性头痛的直接原因。颈源性头痛可根据神经根的不同受累部分，分为神经源性（感觉神经根受刺激）和肌源性疼痛（运动神经根受刺激），高位颈神经包括 $C_1 \sim C_4$ 与头痛关系密切。国际头痛协会头痛分类专业委员会还列出颈肌功能损害可作为颈源性头痛的诊断标准之一。Jull 等人还对颈源性头痛的颈肌功能损害进一步临床分类作了研究，他们发现颈源性头痛患者不仅有被动伸展颈肌的异常反应，而且有深部颈屈肌群的收缩力下降。另有一些学者在研究了慢性颈源性头痛的治疗时，发现针对激发点（痛点）注射肌松药后，与对照组相比，治疗组在 2～4 周后，其头痛的主观评估（VAS）及颈运动范围均有显著意义的改善，而非治疗组则无这种改变。这也从一个侧面证实了肌肉痉挛对颈源性头痛的诊疗意义。

高位颈段颈椎间盘突出症较少见，相应的报道及研究亦较少。国外学者就高位颈椎间盘造影术 $C_2 \sim C_3$、$C_3 \sim C_4$、$C_4 \sim C_5$ 的激发反应进行了分析，结果发现该激发反应常产生一侧或双侧的头、寰枕关节、颈部疼痛。但在 $C_2 \sim C_3$ 椎间盘形态学与造影术刺激反应之间无相关性。

（四）颈源性上肢麻木

上肢麻木的患者很多，患者最容易想到的是颈椎病或者是糖尿病周围神经损害，实际上这两类疾病在临床上相对较少，而相对来说胸廓出口（斜角肌）综合征、迟发性尺神经沟炎以及腕管综合征较为常见。

颈椎病引起的上肢麻木是压迫到具体的神经根，不同的压迫会有不同部位的感觉减退区域。颈 4 神经压迫可能出现的感觉减退区域是在肩部附近，颈 5 神经压迫可能出现的感觉减退区域是在肘部附近，颈 6 神经压迫可能出现的感觉减退区域是在手部拇指部附近，颈 7 神经压迫可能出现的感觉减退区域是在手部中指部附近，颈 8 神经压迫可能出现的感觉减退区域是在手部小指部附近。并且还会出现运动的减退。

胸廓出口（斜角肌）综合征根据压迫神经的不同方位可能有不同的麻木范围，但是前提是在颈前中斜角肌处查体时可以复制出来症状，而且上肢上举会减轻，绝大多数患者侧卧时及骑自行车姿势时症状加重。

迟发性尺神经沟炎以及腕管综合征会有尺神经或正中神经支配区的感觉减退，在肘部或者腕部刺激压迫时会复制出来症状。

末梢神经炎或末梢神经损害会出现手套（样）状感觉减退，而不是具体的知名神经的感觉减退。

另外还会有脊髓空洞症的痛触觉分离，以及类肩胛上神经卡压征的桡侧手指的自我感觉减退，实际查体无感觉减退的贴（层）皮感觉，我们叫贴皮感。还有可能是大脑皮层感觉支配区域的局部小的梗死出现的定位不确切的手指麻木。更有肿瘤结核等神经压迫出现麻木，临床上应当考虑但不在本病鉴别范围。

## 二、各型颈椎病的鉴别诊断

### （一）颈型颈椎病

1. **颈部扭伤** 俗称落枕，系颈部肌肉扭伤所致。其发病与颈型颈椎病相似，多系睡眠中体位不良所致。主要鉴别在于：①压痛点不同：颈型压痛点见于棘突部，程度也较强；颈部扭伤压痛点在损伤肌肉，急性期疼痛剧烈，压之难以忍受。②扭伤者可触摸到条索状压痛肌肉，而颈椎病只有轻度肌紧张。③牵引反应：对颈部进行牵引时，颈型颈椎病者其症状多可缓解，而落枕者疼痛加剧。④对封闭的反应：用普鲁卡因（奴夫卡因）做封闭，颈椎病对封闭疗法无显效，而落枕者其症状在封闭后消失或缓解。

2. **肩周炎** 多见50岁前后发病，好发年龄与颈椎病相似，且多伴有颈部受牵症状，两者易混淆。其鉴别点在于：①有肩关节活动障碍，上肢常不能上举和外展，而颈椎病一般不影响肩关节活动。②疼痛部位不同：肩周炎疼痛部位在肩关节，而颈型者多以棘突为中心。③X线表现：肩周炎患者多为普通的退变征象，而颈椎病患者生理弧度消失，且有颈椎不稳，有时两者不易区别。④对封闭疗法有效，而颈型颈椎病无效。

3. **风湿性肌纤维组织炎** 其鉴别点在于：①全身表现：风湿性肌纤维组织炎患者具有风湿病的一般特征，如全身关节、肌肉酸痛（可有游走性），咽部红肿（扁桃体多伴有炎症），红细胞沉降率加快，类风湿因子阳性和抗链球菌溶血素 O 测定多在 500U 以上。②局部症状特点：风湿性肌纤维组织炎患者的局部症状多以酸痛感为主，范围较广，畏风寒，多无固定压痛，叩之有舒适感。③其他：尚可根据患者的发病情况、诱发因素、病史、既往对抗风湿药物治疗的反应及 X 线片所见等加以鉴别。

4. **枕大神经痛** 枕大神经是由颈 2 神经的后支组成，环绕寰枢关节后向上行，在枕外粗隆旁、上项线处，穿过半棘肌及斜方肌止点及其筋膜至颈枕处皮肤。有时可以向同侧头前部放射。当受凉刺激或反复的仰头等姿势的刺激时出现疼痛。鉴别点主要在于压痛点的不同，颈椎病的压痛点在颈部两侧的小关节周围，及斜方肌、肩胛提肌，枕大神经痛的压痛点在风池穴附近，枕大神经痛向头部放射。

5. **颈背部及筋膜炎** 由于受凉以后突然出现的颈项部及肩背部的疼痛，症状类似于颈型颈椎病，但是背部肌筋膜炎常有背部一侧的肩胛骨内侧缘的压痛，扩胸运动后可以稍减轻。症状重时平卧枕头上时头不能抬起。

6. **类肩胛上神经卡压征** 此病为我们新认识的一种疾病，以前未见报道，病名及机理分析不一定正确。它是以颈肩部疼痛为主要表现的，症状类似于肩胛上神经，但是与肩胛上神经卡压征不同，与颈椎病不易区别，它主要与颈椎病的区别在于有自述的麻木不适区域，但是没有临床查体的感觉减退，颈及上臂的疼痛在上肢上举后可以部分缓解，颈椎病应该有受累阶段的感觉减退、运动障碍，上肢体位变化疼痛无变化。

7. **肩胛上神经卡压** 肩胛上神经卡压征可因肩胛骨骨折或盂肱关节损伤等急性损伤所致。肩关节脱位也可损伤肩胛上神经。肩部前屈，特别是肩胛骨固定时的前屈，使肩胛上神经活动度下降，易于损伤。肿瘤、盂肱关节结节样囊肿以及肩胛上切迹纤维化等，均是肩胛上神经卡压的主要原因。各种局部脂肪瘤和结节均可压迫肩胛上神经的主干或其神经分支，引起卡压。应该有外伤史，可以有肩部的肌肉萎缩。患者常有肩周区弥散的钝痛，位于肩后外侧部，可向颈后及臂部放射，但放射痛常位于上臂后侧。患者常感肩外展、外旋无力。然而，多数病例无明显的肌萎缩，因此，临床诊断比较困难。

8. **肱二头肌肌腱炎** 是肱二头肌腱在肩关节活动时，反复在肱骨结节间沟摩擦而引起的退行性改变，腱鞘充血、水肿、粘连、纤维化，腱鞘增厚，使腱鞘的滑动功能发生障碍，引起以肱骨结节间沟疼痛、压痛和肩关节活动受限为主要表现的炎症性疾病。短头肌腱炎主要的压痛点在肩前的喙突处以及肱二头肌的肌腹，肩部制动疼痛可以缓解。

9. **冈上肌肌腱炎** 冈上肌肌腱炎又称冈上肌综合征、外展综合征。是指劳损和轻微外伤或受寒后逐渐引起的肌腱退行性改变，属无菌性炎症，以疼痛、功能障碍为主要临床表现的疾患。好发于中青年及以上体力劳动者、家庭主妇、运动员。单纯冈上肌肌腱炎发病缓慢，肩部外侧渐进性疼痛，上臂外展 60°~120°（疼痛弧）时肩部疼痛剧烈。冈上肌肌腱钙化时，X 线片可见局部有钙化影。肩膀活动时疼痛活动受限，有明显的肩部压痛点。

### （二）神经根型颈椎病

**1. 尺神经炎**　以高龄及肘部陈旧性损伤者为多见，其中伴有肘关节外翻的患者发病率更高，本病易与颈 8 脊神经受累相混淆。鉴别要点：①肘后尺神经沟压痛，位于肘关节后内侧的尺神经沟处多有较明显的压痛，且可触及条索状变性之尺神经。②感觉障碍分布区较颈 8 脊神经分布区为小，尺侧前臂处多不波及。③尺神经严重受累时，常呈典型的"爪形手"，主要原因为骨间肌受累。④X 线片显示颈椎多为正常，但肘关节部摄片，尤其是伴有畸形者可能有阳性所见。

**2. 正中神经受损**　鉴别要点包括：①感觉障碍分布区主要为背侧指端及掌侧 1~3 指处，而前臂部则多不波及。②手部肌力减弱，外观呈"猿状手"，原因是大鱼际肌萎缩所致。③可出现自主神经症状。因正中神经中混有大量交感神经纤维，因此，手部血管、毛囊等多处于异常状态，表现为潮红、多汗等，且其疼痛常呈现"灼痛感"样。④反射多无影响。而当颈 7 脊神经受累时，肱三头肌反射可减弱或消失。

**3. 桡神经受损**　鉴别要点包括：①垂腕症，为桡神经受损所特有症状，主要因伸腕肌及伸指肌失去支配所致，高位桡神经受累者，伸肘功能亦受影响。②障碍区主要表现为除指端外之手背侧（1~3 指）及前臂背侧，而 1、2 指掌侧不应有障碍。③反射多无明显改变。而颈 6 神经受累者则肱二头肌与肱三头肌反射均减弱或消失（早期亢进）。④还可参考病史、局部检查及 X 线片所见等。

**4. 胸腔出口综合征**　胸腔出口综合征，又称胸腔出口狭窄症，是由于前斜角肌挛缩、炎性刺激而使颈脊神经前支受累以致引起上肢症状，多以感觉障碍为主，并可引起手部肌肉萎缩及肌力减弱等。本病主要包括 3 种类型，即前斜角肌综合征、颈肋（或第 7 颈椎突过长）综合征和肋锁综合征。此三者虽有区别，但均具有相似的特点，并以此与根型颈椎病相鉴别。①臂丛神经受累临床常表现为，自上臂之尺侧，向下延及前臂和手部尺侧的感觉障碍，以及尺侧屈腕肌、屈指浅肌和骨间肌受累。②出现胸腔出口局部体征，患侧锁骨上窝处多呈饱满状，检查时可触及条状之前斜角肌或骨性颈肋，用拇指向深部加压时（或让患者做深吸气运动），可诱发或加剧症状。③艾迪森征多为阳性。即让患者端坐，头略向后仰，深吸气后屏住呼吸，将头转向患侧，检查者一手抵住患者下颌，略给阻力，另一手摸着患侧桡动脉，如脉搏减弱或消失，则为阳性，此为本病的特殊试验。④其他包括影像学改变等，患本病时 X 线片多有阳性所见，必要时进行 CT 扫描或 MRI 检查等，均有助于二者之鉴别。此外，本病压颈试验阴性，棘突及颈椎旁多无压痛及其他体征。

**5. 锁骨上肿物或 Pancoast 肿瘤**　少见，多起源于锁骨上窝肺尖部肺癌。病人一侧上肢有根性病，以及 $C_5$、$C_6$ 神经分布区的感觉异常或消失。$C_8$、$T_1$ 有时也累及，引起手的内在肌的萎缩和 Horner 综合征。从 X 线片上可见到肺尖部有一不透光的区域以及 $C_2$ 的破坏。

**6. 肩痛和肩部疾病**　下颈段椎间盘综合征常有肩痛、肩部肌肉痉挛、肩的外展活动受限等征象，因此需与肩部疾病相鉴别，如肩锁关节炎、肩峰下滑囊炎、肩周炎、冈上肌撕裂等。但肩部疾病并无颈痛和阳性 X 线征象。如仍难于鉴别，可做颈交感神经节阻滞。如"凝肩"由颈椎病引起，则神经节阻滞后，肩即可活动自如。

**7. 脊髓型颈椎病**　脊髓型颈椎病的典型临床表现主要为上肢的下运动神经元损害和下肢的上运动神经元损害，前者主要反映了受压节段脊髓的损害严重程度，而后者则是由于皮质脊髓侧束及脊髓丘脑侧束同时受到累及所致。当病变仅仅累及脊髓的中央灰质尤其是脊髓的前角和（或）后角时，临床表现主要为双侧上肢的下运动神经元性瘫痪，腱反射减弱或消失，但下肢检查并无异常发现。对于这一特殊类型的脊髓型颈椎病，以往文献中很少提及，而实际上这一特殊类型的颈脊髓损害并非少见。当脊髓型颈椎病表现为一侧上肢症状时容易混淆，此时 MRI 检查所提供的信息常具有重要价值。神经根型颈椎病还可与脊髓型颈椎病同时存在。

**8. 类肩胛上神经卡压征**　此病的典型症状为颈肩部疼痛，向肩部外侧，可沿桡神经放射至桡侧 3 个手指，此病第一压痛点在冈下窝处、肩胛骨内缘上内侧、桡神经沟及桡神经腱弓处，桡侧 3 个手指可有贴皮感，查体痛觉正常；神经根型颈椎病一般有具体的感觉减退区，临床上颈 5 ~ 6 及颈 6 ~ 7 椎间盘脱出容易与之混淆。

**9. 腕管综合征**　腕管综合征发生的原因，是腕管内压力增高导致正中神经受卡压。腕管是一个由腕骨和屈肌支持带组成的骨纤维管道，前者构成腕管的桡、尺及背侧壁，后者构成掌侧壁，腕管顶部是横跨于尺侧的钩骨、三角骨和桡侧的舟骨、大多角骨之间的屈肌支持带，正中神经和屈肌腱由腕管内通过（屈拇长肌腱，4 条屈指浅肌腱，4 条屈指深肌腱）。正中神经在腕管通路上的压迫，主要表现为桡侧 3 个手指的麻木，腕部活动增加及下垂时，患肢可能会加重症状。

**10. 网球肘**　网球肘（肱骨外上髁炎）是肘关节外侧前臂伸肌起点处肌腱发炎，疼痛的产生是由于前臂伸肌重复用力引起的慢性撕拉伤造成的。患者会在用力抓握或提举物体时感到患部疼痛。网球肘是过劳性综合征的典型例子。网球、羽毛球运动员较常见，家庭主妇、砖瓦工、木工等长期反复用力做肘部活动者，也易患此病。为前臂伸肌腱起点的无菌性炎症，主要为过度活动引起的，前臂旋转及腕部背伸时加重。

## （三）椎动脉型颈椎病

**1. 梅尼埃病**　又称发作性眩晕，是因内耳的淋巴代谢失调，淋巴分泌过多或吸收障碍，引起内耳迷路积水，内耳淋巴系统膨胀，压力升高，致使内耳末梢感受器缺氧和变性所致。其症状是头痛、眩晕、恶心、呕吐、耳鸣、耳聋、眼震、脉搏缓慢或血压下降等。它因为大脑皮质功能失调、过度疲劳、睡眠不足、情绪激动而引起，不因颈部活动诱发。梅尼埃病多发于中青年，发作时伴有耳鸣、耳聋、恶心、呕吐，故易与椎动脉型颈椎病互相误诊。椎动脉型颈椎病引起的颈源性眩晕属中枢性眩晕，主要特点是多伴有一系列脑干缺血的症状和体征，发作时间短，多与转颈有关。梅尼埃病引起的眩晕属周围性（又称内耳性）眩晕，其特点是眩晕发作有规律性，伴有水平性眼球震颤，缓解后可毫无症状，神经系统检查无异常发现，前庭功能试验不正常。

**2. 良性位置性眩晕**　因为头部或身体倾倒于某一位置时就会出现眩晕症状。眩晕发作时产生眼球震颤，而改变头的位置，眩晕就停止。做头部位置试验时，在引起眩晕的同时，有短暂的水平震颤，并持续 10～20s。于短时间内连续做多次反复检查，可逐步适应而不出现眩晕和眼球震颤。

**3. 颅内肿瘤**　第四脑室或颅后窝肿瘤可直接压迫前庭神经及其中枢，患者转头时也可突发眩晕，颅内肿瘤还可并发头痛、呕吐等颅内压增高征，血压可升高，头颅 CT 扫描可鉴别。

**4. 内耳药物中毒** 链霉素对内耳前庭毒性大，多在用药后 2～4 周出现眩晕症，除眩晕外还可出现耳蜗症状、平衡失调、口周及四肢麻木，后期可有耳聋，做前庭功能检查可鉴别。

**5. 神经官能症** 女性及学生多见。患者常有头痛、头晕、头昏及记忆力减退等一系列大脑皮质功能减退的症状，主诉多而客观检查无明显的体征，症状的变化与情绪波动密切相关。

**6. 锁骨下动脉缺血综合征** 该综合征也可出现椎基底动脉供血不足的症状和体征，但其患侧上肢血压较健侧低，桡动脉搏动减弱或消失，患侧锁骨下动脉区有血管杂音，行血管造影可发现锁骨下动脉第一部分狭窄或闭塞，血流方向异常。

**7. 多发性硬化症** 这种疾病发生时年龄较小，病史较长，往往遗有永久性神经损害的症状。有时脑脊液胶体金曲线异常且 γ – 球蛋白升高。

**8. 脑动脉硬化** 由于脑动脉是最易发生硬化的三大部位之一，是中老年人的常见病，颈椎病可合并有脑动脉硬化（尤多见于椎 – 基底动脉硬化），两者均可出现头晕、上肢麻木及病理反射等，故容易误诊。但以下几点可作为诊断依据，并可与椎动脉型颈椎病相鉴别：①40 岁以上，逐步出现大脑皮质功能减退的症状，如头晕、记忆力减退、睡眠障碍等。其症状消长与颈椎活动无明显关系。脑动脉硬化往往是全身动脉硬化的组成部分，故可能伴有眼底动脉、主动脉、冠状动脉或肾动脉硬化的征象。②血压偏高或偏低，其特点是舒张压高，收缩压低，即脉压减小。如 40 岁以上血压为 17.33kPa/13.33kPa（130mmHg/100mmHg）或 12kPa/9.33kPa（90mmHg/70mmHg），并有头晕时，应首先考虑本病的可能。③实验室检查，血清总胆固醇量增高，总胆固醇与磷脂的比值增高，脂蛋白和三酰甘油酯增高等。但各地区的正常血脂数差异较大。有时动脉硬化而血脂不高，故绝不能仅据血脂的数值而确定有否动脉硬化。④脑血流图检查，图像有较恒定的缺血性改变，对本病的诊断帮助较大。如颈椎病合并脑动脉硬化，则其表现更为复杂。

**9. 偏头痛** 一种偏头痛可以由颈椎病引起，多是由于上段颈椎错位刺激或压迫枕大神经所致。通常在 $C_2$、$C_3$ 椎旁和后枕部枕大神经出口处触到肿胀的组织，并且压痛明显。另一种偏头痛以女性居多，绝大多数起病于青春期前后，历经数年甚至数十年。一般到了绝经期，症状会逐步缓解和自愈。本症女性经期易发作，妊娠期多自然缓解。可有家族史。

10. **寰枢椎半脱位**　此病少儿因为咽喉炎或其他引起的，成人为外伤引起的枢椎齿状突在寰椎前弓后侧及两边的距离不等。刺激或压迫了椎动脉的第三段而引起的椎动脉缺血症状。现在由于 CT 的普及，拍摄寰枢椎半脱位只需平扫即可以诊断。

11. **心血管因素性眩晕**　由于血压异常及心脏供血的异常引起头颅供血异常表现出来的头晕症状，要区别颈性高血压还是颈椎病与高血压并发症。

12. **交感神经型颈椎病**　此病与椎动脉型颈椎病症状相似，交感神经型颈椎病多有眼裂大小及瞳孔左右侧的异常不对称，还可能有出汗的异常。

（四）交感型颈椎病

1. **梅尼埃病**　它是发源于中耳的原因不明的耳科疾病，症状有头痛、眩晕、恶心、呕吐、耳鸣、耳聋、眼震、脉搏缓慢、血压偏低等。其发作与过度疲劳、睡眠不足、情绪波动有关，而不是因为颈部的活动而诱发。行耳科检查可鉴别。

2. **耳内听动脉栓塞**　患者突然发生耳鸣、耳聋及眩晕，症状严重且持续不减。

3. **冠状动脉供血不全**　这类患者发作时常有心前区痛，伴有胸闷气短，且只有一侧上肢或两侧上肢尺侧的反射性疼痛，而没有上肢其他节段性疼痛和知觉改变；心电图、平板运动试验等检查多有异常，服用硝酸酯类药物可缓解症状。

4. **神经官能症**　患者症状多，但体检无神经根性或脊髓受害体征，神经内科用药有一定疗效，减轻精神压力症状可明显缓解。

5. **青光眼**　可有同侧偏头痛，眼眶部酸痛和恶心、呕吐，眼科检查可以发现视力减退，还可出现红视。

6. **椎动脉型颈椎病**　可有与交感神经型颈椎病类似的症状，两者有时可同时存在。行高位硬膜外封闭无效，严重者可行椎动脉造影加以鉴别。

（五）脊髓型颈椎病

1. **脊髓肿瘤**　可同时出现感觉障碍和运动障碍。病情呈进行性加重，对非手术治疗无效，应用磁共振成像可鉴别两者：脊髓造影显倒杯状阴影，脑脊液检查可见蛋白含量升高。

2. **肌萎缩型侧索硬化症** 以上肢为主的四肢瘫痪是其主要特征，易与脊髓型颈椎病相混淆。目前尚无有效疗法，预后差。本病发病年龄较脊髓型颈椎病早 10 年左右，且少有感觉障碍，其发病速度快，很少伴随自主神经症状，而颈椎病病程缓慢，多有自主神经症状。另外，侧索硬化症的肌萎缩范围较颈椎病广泛，可发展至肩关节以上。

3. **脊髓空洞症** 多见于青壮年，病程缓慢，早期影响上肢，呈节段性分节。其感觉障碍以温、痛觉丧失为主，而触觉及深感觉则基本正常，此现象称感觉分离，而颈椎病无此征。由于温、痛觉丧失，可发现皮肤增厚、溃疡及关节可因神经保护机制的丧失而损害，即夏科关节。通过 CT 及磁共振成像，可以发现两者的差异。

4. **后纵韧带骨化症** 可出现与颈椎病相同的症状和体征。但侧位 X 线片可发现椎体后缘有线状或点线状骨化影，CT 可显示其断面形状和压迫程度。

5. **颈椎过伸伤** 是颈椎外伤中的一种，在临床上易同颈椎病基础上遭受过屈暴力后脊髓前中央动脉综合征相混淆。其鉴别如下：①损伤机制不同：过伸伤可发生于高速行驶车辆急刹车时，头颈呈挥鞭样损伤，也可发生于跌伤时面额部的撞击伤。过伸伤的病理特点是脊髓中央管周围的损害；脊髓前动脉综合征是颈椎前屈运动时，突出的椎间盘或椎体后缘骨赘压迫血管，出现脊髓的供血不全症状。②临床表现不同：过伸伤最先累及上肢的神经传导束，故上肢症状明显，表现为上肢重下肢轻，感觉障碍明显，表现为感觉分离现象，而前脊髓动脉综合征则是下肢重于上肢，且感觉障碍较轻。③X 线表现不同：过伸伤可见脊椎间隙前方增宽，椎前阴影增厚；颈椎病表现为椎管狭窄，颈椎退变重，骨刺广泛形成。

6. **椎管内肿瘤** 一般来说，颈椎椎管内肿瘤症状变化的进展速度比脊髓型颈椎病要快得多。而脊髓型颈椎病虽也可能有进行性发展的表现，但一般进展速度较慢，有时好时坏的现象，初期尤为明显。除非发病后颈部受到外伤，否则较少出现四肢完全性瘫痪的情况。鉴别特点：磁共振检查能确定椎管内肿瘤的诊断，且能显示肿瘤与正常组织的界限、肿瘤大小与范围，而且基本上能区分出肿瘤位于脊髓内还是硬膜外，以及颈髓受压程度，是最理想的检查方法。

**7. 枕骨大孔区肿瘤**　其症状是枕后痛，同侧上肢痉挛性麻痹，并发展到下肢、同侧下肢和对侧上肢。手和前臂肌肉有萎缩现象。有时可出现感觉改变。鉴别要点：①脊髓造影的梗阻较高，造影剂不能进入颅腔。②晚期可有脑压升高，出现眼底水肿等症状。

**8. 运动神经元疾病**　运动神经元疾病是一组原因不明的神经系统退变性疾病，主要是指脊髓性肌萎缩症、脊髓侧索硬化症以及2种混合的肌萎缩侧索硬化症。鉴别特点：上肢肌肉、手部肌肉萎缩特别明显，并由远端向近端发展；病变部位可以很高，侵犯脑部直接发出的神经，可以出现说话咬字不清、吞咽困难；全身肌肉有颤动（肉跳），可出现舌肌萎缩和舌颤；全身无感觉障碍；舌肌和胸锁乳突肌的肌电图可有异常，表现出自发电位及巨大电幅波；影像学检查，X线片上颈椎可无明显退行性变，脊髓造影无梗阻，甚至磁共振检查也无异常所见，无脊髓压迫的影像学表现。

**9. 腰椎疾病**　脊髓型颈椎病多先出现下肢症状，如果因上肢症状轻微或尚未出现上肢症状，容易被患者或经治医生忽视，这是容易引起误诊的原因。如果经治医生仅仅注意到了患者的下肢症状，没有仔细询问病人的上肢症状或病人上肢尚未出现症状，又没有进行仔细的临床查体，或者对脊髓型颈椎病认识不足，因此，这样的病人常常被误诊为腰椎间盘突出或腰椎椎管狭窄症，甚至某些病人被荒谬地做了腰椎间盘突出的手术，这样的病人当然是不会有什么效果的。只要临床医生提高对颈椎病的认识，仔细地询问病史，仔细地全身查体，是不难将脊髓型颈椎病与腰椎疾病鉴别的。

（六）食管型颈椎病

诊断时主要应与咽炎、食管癌、食管憩室、食管平滑肌瘤等相鉴别。

（1）咽炎症状多局限于咽峡部，常因呼吸道感染等影响而加重，而咽炎型颈椎病位下，多数患者喉结部疼痛，随着颈部活动的加强，症状减轻。

（2）典型的食管癌不难诊断，有持续性与进行性吞咽困难的病史。食管造影可见食管黏膜破坏，食管壁僵硬，此为主要鉴别依据。即使食管癌同时并发颈椎病，在食管狭窄部位一般与颈椎骨质增生的部位不相吻合。极少数患者需食管镜检查才能鉴别。

（3）贲门痉挛表现为发作性吞咽困难，常与患者情绪有关。食管造影可见贲门部位典型的鸟嘴样狭窄。

（4）食管平滑肌瘤也可表现为吞咽困难，食管造影表现为边缘完整锐利的充盈缺损，切线位观察，为半圆形突向食管腔内的阴影，在收缩状态下，可出现"环形征"，透视下观察可出现分流或偏流现象，但黏膜规则。

颈椎病的几大主要症状是疼痛、麻木、眩晕及运动障碍，在做鉴别诊断时要注意一定要将患者的症状、临床查体结果以及影像学的阳性结果三者相结合，要找到引起症状的责任椎间隙，不能以影像学报告结果为依据判断疾病，因为影像学可能有几个病变，一般引起症状的责任椎间隙相对较少（多为 1~2 个）。

# 第三节　颈椎病的分型治疗

目前，国内外治疗颈椎病的方法很多，可分为非手术疗法和手术 2 大类。我国多采用中西医结合多种方法治疗颈椎病，绝大多数患者通过非手术疗法可获得较好的疗效，且花钱少、痛苦小，很受欢迎。只有极少数病例，神经、血管、脊髓受压症状进行性加重，或者反复发作，严重影响工作和生活，才需手术治疗。非手术疗法包括特殊手法（党氏手法）治疗、中西药治疗、平时颈部特殊姿势的注意、个体化牵引方向姿势下的颈椎牵引、局部封闭、理疗、针灸、合适的枕头高度及合理的功能锻炼等；手术疗法则有后路椎板切除减压术、前路椎间盘切除术、椎体间植骨术、骨刺切除术、椎动脉减压术等。治疗时，应根据患者病情选择适当的方法。

## 一、颈型颈椎病

颈型颈椎病以颈肩背部的疼痛及头颈部的活动受限为主，此型在青壮年的发病率较高，而且占颈椎病门诊的大部分，此型传统上认为是由慢性劳损、颈椎的曲度变直及椎体的退变等引起的，临床我们观察此型颈椎病发病的部位为颈椎上部，以椎体失稳等引起的颈丛神经刺激为主要原因，与神经根型颈椎病引起的臂丛神经刺激或压迫的症状形成对比，只是刺激及压迫的部位不同，发病机理是相同的。

可采用牵引、理疗、推拿、西式手法、医疗体操、中草药等非手术疗法，一般均可见效。少数有残存症状者可用颈围保护等继续治疗，原则上无需手术。此外，可采取一些加强防治措施，消除工作和生活中的诱发因素，如注意避免长期伏案工作的体位，睡眠采用合适的枕头，减少外伤，注意颈背部保暖等。此型患者预后一般较好，但若不注意避免诱发因素，则有可能加重病情或延长病程。

### （一）颈椎牵引治疗

颈椎牵引的主要作用及注意事项如下：

（1）增宽椎间隙、恢复颈椎的稳定性及其正常生理功能。

（2）缓解肌肉痉挛，剥离、松解粘连组织，消除炎症、水肿。

（3）牵开嵌顿的关节囊，以促进椎体滑脱和钩椎关节错位的整复。

（4）增大椎间孔、椎间隙，牵开有皱褶或骨化的韧带，使受压的神经根、脊髓得以缓解，改善其血液供应，有助于神经组织功能的恢复。

（5）牵引后每个椎间隙可增宽 2.5～5mm，有利于突出椎间盘（髓核及其纤维环组织）复位。

（6）牵开迂曲的椎动脉，恢复颈椎与椎动脉长度的比例关系，保持椎动脉通畅，维持正常脑血液供应，恢复正常脑组织功能。

（7）维持椎体于正常状态，保持椎体的稳定性。

（8）牵引方向的选择：我们临床上采用个体化牵引方向的选择，不但绝大多数颈椎病都可以牵引，而且一般不会加重。临床上我们牵引的方向均是在拍摄动力位 X 线片的基础上确定的，每一个人及每一个间隙牵引的方向不一定相同，完全不同于现在流行的定式牵引、角度牵引以及椎间隙牵引。

（9）牵引治疗的效果决定于牵引的方向、重量及时间，牵引的方向不正确则症状不会缓解甚至会加重，牵引时间过长会加重患者的不适感，牵引的重量与时间成反比，可以用手法牵引，也可以坐位及卧位机器牵引。

### （二）物理治疗

理疗在临床上应用广泛，具有其独特的医疗价值，是治疗颈椎病的一种辅助手段。颈椎病往往出现顽固的颈肩痛，电疗、热疗都具有良好的缓解疼痛作用。

当颈椎骨质增生压迫神经根和脊髓时，可致炎症反应。应用超声波、红外线、电疗、热疗等，可产生促进炎症消退、吸收水肿的作用。

炎症反应日久可造成组织粘连，手术后的病人往往有大量的瘢痕。理疗具有松解粘连、软化瘢痕的作用。

### （三）按摩推拿

按摩治疗，是为了缓解颈椎病症状的一种最常见方法，按摩治疗颈椎病有舒筋通络、活血散瘀、消肿止痛、滑利关节、整复错缝等作用。

颈椎病常用方法是患者端坐，术者站于患者背后，先施揉法于风府、肩中俞、肩外俞、附分、天宗穴，然后用𬌗法于颈项肩背部，以斜方肌为重点，施术 3 ~ 5min 后，术者一手扶头顶，一手施𬌗法于颈胸椎部，并在𬌗的同时，配合颈椎屈伸被动运动 3 ~ 5 次。接着𬌗颈及患侧肩部，配合颈椎侧屈被动运动 3 ~ 5 次。最后术者一手肘窝托住患者下颌，一手托住其枕部，先保持颈部正位用力向上牵伸后，再使颈部侧位用力向上牵伸，左右各 1 次，利用患者自身的体重牵引颈椎，此时可听到颈椎弹响声，手法结束，隔日 1 次，2 周为 1 个疗程。

特殊手法：陕西省中医医院骨伤科在传统手法的基础上创立了牵引状态下脊柱定点整复手法（党氏手法），该手法是全国唯一一个在牵引状态下做的手法，是以病变的责任椎间隙为治疗目的，针对性强，具有快速起效的作用，而且该方法治疗时间很短，在 1 ~ 3min 内就可以治疗结束，用该方法治疗单纯颈型颈椎病一般只需几次即可完全缓解。

### （四）中药外用治疗

中药外治法，是中医治疗颈椎病的重要项目之一，就是将中药运用于颈椎病患处的一种治疗方法，我们经常说的颈椎病贴膏药治疗就是颈椎病中药外治法其中之一。颈椎病外治方法使用简单方便，对于缓解颈椎病症状效果确切，但是也存在一些副作用，如皮肤过敏、皮肤损伤等问题，请在医生指导下使用为宜。用于颈椎病外治的中药按照药物的剂型可分为敷贴药、搽擦药、湿敷药与热熨药等。

西药现在多用一些非甾体抗炎药进行涂抹或贴敷，有凝胶剂、巴布膏或膏药。

## （五）药物治疗

口服通常选择一些专科药品进行针对性治疗，分为中药与西药 2 种。西药以非甾体抗炎药以及周围肌肉松弛剂为主；中成药运用方便但是可选择的少，汤剂运用灵活但是欠方便，需要特别专业的医生才能应用好。

## （六）介入治疗

对于颈型颈椎病的介入治疗方法，因为此型症状轻、治疗效果好，一般不需要治疗，但是对于有明显影像学异常的患者可以采用此法，主要是用于颈型颈椎病有颈椎间盘突出的患者，该治疗方法损伤小，但是同样存在一定的治疗风险与后遗症等不足。

## （七）小针刀治疗

就是使用一种叫"小针刀"的医疗器具，对某些慢性损伤性疼痛疾病，尤其是软组织粘连、瘢痕引起的疼痛性病症进行剥离与针刺，具有剥离、疏通肌肉、韧带、筋脉之间的各种粘连的作用，使肌肉韧带、筋脉得以松解、修复的一种治疗方法。小针刀治疗颈椎病，主要是针对颈椎软组织损伤的治疗。对于一些以颈椎肌肉症状为主的颈型颈椎病，治疗效果不错。

## （八）刮痧治疗

刮痧是一种传统的治疗及预防疾病的方法，它是通过特殊的工具刺激皮肤而达到预防及治疗疾病的作用。颈型颈椎病治疗的取穴及操作如下：

治则：祛风除湿，温经通络。

取穴：风池、风府、颈夹脊、大椎、肩井。

操作：患者坐位，清洁局部皮肤，用刮痧板蘸刮痧介质刮拭上述部位，力度适中，刮至局部皮肤出现瘀点为度。每周 2 次。

## （九）手术治疗

目前绝大多数学者对颈型颈椎病多倾向于非手术治疗。通常采用一些微创的方法，但术后症状不能获得完全缓解者已屡见不鲜，尤其是病史较长，对脊髓压迫刺激过久，导致脊髓变性的患者，其手术效果难尽人意。我们认为，对病程较短，症状较轻或病情虽重，但椎管前后径在 11mm 以上者，或病程长，病情重，年龄较大，身体条件差无法耐受手术者，可在严密观察下行非手术治疗。由于颈前区结构复杂，有许多重要的组织，如颈总动脉、颈静脉、甲状腺、气管、喉返神经、食管等，穿刺过程中有可能损伤这些组织结构，出现严重的并发症。若穿刺过度则会造成脊髓损伤，因此由于其特殊的部位而成为治疗的高风险区，外科手术中时有发生高位截瘫的病例。对于颈椎病治疗成功的关键，在于穿刺的准确性以及治疗过程中的安全性。切吸、椎间盘镜等治疗设备工作套管直径较粗，穿刺风险过大，因此不适合治疗颈椎病，常用的微创方法有臭氧溶核、经皮激光椎间盘减压术（PLDD）、髓核成形术（NP）以及射频靶点热凝疗法在颈椎间盘突出症治疗上的应用。

四者相比，以射频仪的穿刺针直径最细（0.71mm），因此其穿刺风险相对最低。由于臭氧对肺上皮细胞的破坏极其严重，因此如果误穿入气管，造成臭氧的吸入，则可能在手术中出现难以控制的严重后果，这就要求实行臭氧治疗的医生有极其过硬的穿刺技术，也在很大程度上增加了手术的风险。而 PLDD 的热损伤范围较大，NP 无法精确分辨出邻近部位重要的神经和血管等组织，加上患者在治疗过程中容易出现呛咳或者吞咽动作，如果稍不注意，就可能误伤这些重要器官。射频仪的毁损范围可以精确测量并控制，其独有的神经电生理测试系统能保证治疗靶点的安全性。因此，臭氧、PLDD 以及 NP 等治疗方法的这些缺点都可以用射频疗法来弥补，在颈椎病的治疗上，应该首选射频靶点热凝疗法。

## （十）针灸及拔罐治疗

针灸治疗分针法及灸法，针灸拔罐治疗属于治疗的方式，根据患者不同的体质及具体症状采用不同的穴位组合方式进行治疗。

## 二、神经根型

神经根型颈椎病是以颈肩部及上肢的疼痛、麻木为主要症状，此型传统的教科书等都认为发病率高，但是临床上观察典型症状的患者较颈型颈椎病及椎动脉型颈椎病相对少见，而且与类肩胛上神经卡压征的症状较为相似，不易鉴别。

主要采用牵引、推拿、理疗、医疗体操、药物等非手术疗法，其中采用牵引、医疗体操、推拿三者相结合的综合疗法效果较好。手术用于上肢放射痛严重、四肢肌力减弱、肌张力增强的患者；单纯的颈椎不稳、椎间盘突出、钩椎关节增生早期所致的神经根型患者预后较好，但病程较长；髓核脱出形成粘连、根管处形成蛛网膜粘连时，易使症状残留而疗效欠佳；骨质增生广泛的患者预后较差。

### （一）颈椎牵引

是首先选择的方法。颈椎牵引有 2 种姿势，即坐位和卧位。根据各个医院的习惯及认识的不同，颈椎牵引的方向各个医院不尽相同，但是基本上是固定姿势的牵引，少数医院是根据颈椎各个间隙的受力情况而行不同方向的牵引。过去有认为坐位牵引把颈椎拉直，不符合生理曲度，牵引效果不如卧位好。卧位牵引，颈后部垫一小枕头，牵引时颈椎保持生理曲度，牵引效果较好。临床上我们陕西省中医医院在进行牵引的时候，是根据各个人的不同情况，牵引的方向各不相同，有低头、仰头与中立位多种，具体是通过查体结合临床症状确定临床病变的椎间隙，通过颈椎的动力位 X 线片判定病变的间隙，两者结合判断出引起临床症状的责任椎间隙，根据责任椎间隙的稳定情况，在相对最好位置的姿势下（方向）进行牵引，每个人不同，在普通牵引器的牵引方向靠患者坐的前后调整低头及仰头。牵引重量 2 ~ 8kg，时间 10 ~ 30min，卧位牵引时可以延长牵引时间。

### （二）药物治疗

药物治疗有中药及西药。西药有消炎止痛药、消肿脱水药、神经营养药。中药有温经止痛、活血止痛等药物，有成药也有中药汤剂，具体辨证治疗。

### （三）椎间孔封闭术

该技术虽然简单，但该部位神经、血管较多，解剖结构不清楚或基层医生应谨慎应用该法。保守治疗效果不良，病程较长，反复发作，症状较重者，可选择此方法。

### （四）微创手术及手术治疗

此型颈椎病多有明显的椎间盘脱出现象，对症治疗可以采用包括椎间盘镜、椎间孔镜等手术方法。

手术是保守治疗效果不明显时才采用的最后方式，常常采用前路单纯椎间盘切除。

（五）按摩推拿

按摩是治疗颈椎病的一种常用方法，但是不同的方法治疗效果不尽相同。常用的方法有：

1. **掌揉法**　患者自然正位屈颈端坐于治疗床旁，术者站于患者后侧，用手掌轻揉患者颈肩部，使其局部产生温热感。

2. **指叩法**　四指并拢成梅花状，拇指紧贴示指中节，用腕力沿大椎至风府，两侧风池至肩井反复均匀叩击。

3. **点按法**　轻握空心拳，中、示指并拢伸直，用中指端在大椎、风门、大杼、肩井、风池、风府、曲池、外关、合谷等穴点按。

4. **㨰法**　用小鱼际部在颈及两肩均匀㨰动。

5. **捶法**　四指并拢，指端平齐，与拇指及大鱼际合力，分别拿风池，拿肩井，捏拿颈肌。

6. **提托法**　患者取自然端坐位，颈肩部充分放松，术者一手托住患者的下颌，另一手打开虎口放置于患者枕骨下双侧风池穴，手掌尺侧缘压在颈椎棘突上向额前用力，同时双手缓慢用力并向上拔伸，持续1min后做颈部左右旋转活动，再做后伸扳法，然后缓慢放下。

全程推拿治疗25～30min，每天1次，12次为1个疗程，疗程间休息3d，视病情也可连续治疗。

7. **脊柱牵引状态下定点整复手法（党氏手法）**　此法为我院自创的在牵引状态下进行的治疗颈椎病的手法。具体是患者坐位，施术者站立于患者患侧，根据患者动力位的X线片的情况，患者采用不同的头颈部姿势（有中立位、微屈位或微伸位），施术者位于患者前侧的前臂托于患者的下颌，另一手的虎口或第二掌指关节托于患者的枕骨粗隆下方，合力向上牵引，在牵引的同时，位于头侧的拇指抵于责任椎间隙的症状侧的小关节侧后面，在牵引微动的情况下拇指与前后向上牵引的力量共同作用于责任椎间隙的部位，起到微调责任椎间隙的目的，手法时头颈部可有5°～10°的活动度，手法持续时间根据不同的病情，时间为1～3min。此手法的关键点是牵引、牵引状态下、定点及定点整复，分为查、定、牵、整、观5个步骤。手法整复后患者一定要注意头颈部的姿势，根据片子确定平时的注意姿势，一定要患者知道各人姿势不一定一样，以前宣传的头颈部向后仰恢复颈椎曲度的姿势是片面的；另外休息时的枕头也要根据各人的不同选用不同的枕头高度，颈椎枕不是适合于每一个患者的。此种手法可以每日1次，也可以每日2~3次。

### （六）刮痧治疗

治则：疏经通络止痛。

取穴：颈夹脊、肩井、手阳明大肠经上肢循行路线。

操作：患者坐位，清洁局部皮肤，用刮痧板蘸刮痧介质刮拭上述部位。先刮肩井，再刮上肢，用泻法刮痧，即按压力大，速度快。刮至皮肤潮红为度。每周2次。

### （七）针灸及拔罐治疗

针灸、拔罐治疗，根据患者不同的体质及具体症状采用不同的穴位组合方式进行治疗。

### 三、椎动脉型颈椎病

椎动脉型颈椎病的主要症状为眩晕、恶心、心慌、胸闷等，传统治疗以药物扩张血管为主，在一些医院将牵引作为相对禁忌证，但是通过我们观察椎动脉颈椎病均可进行牵引，只是需要牵引的方向各人不相同，牵引方向不正确，症状可能会加重。

可选择理疗、牵引、药物、颈围等方法。在进行推拿、西式手法等治疗时，应避免幅度较大的旋转等手法，以防止牵扯、激惹椎间孔或椎管内窦椎神经，兴奋交感神经而引起眩晕、恶心等症状。一般有90%以上的患者，尤其是因颈椎不稳等动力性因素所致的患者，可通过非手术疗法获得满意疗效。

### （一）理疗

短波、超短波疗法其高频电场的穿透作用较强，具有明显的改善血液循环、促进炎症吸收的作用，能降低颈部肌肉、韧带等软组织的张力，缓解痉挛，消除炎症和水肿，从而减轻对椎动脉的刺激或压迫，同时使椎动脉扩张，加快血流。电刺激疗法实验室检查结果表明，将电刺激疗法与其他疗法相结合用于治疗椎动脉型颈椎病，疗效明显。磁疗包括脉冲磁场、经颅磁刺激和低频脉冲磁疗等，对于椎动脉型颈椎病和急性脑缺血、脑梗死均具有良好的疗效。低能量氦氖激光血管内照射疗法能加速神经组织的修复，促进神经功能恢复，对于椎动脉型颈椎病疗效良好。

紫外线照射充氧自血回输疗法可提高患者红细胞携氧能力，消除过多的自由基，促进新陈代谢，提高神经功能康复程度。近年来开展的低能量半导体激光照射鼻腔的激光疗法的治疗观察显示，患者的胆固醇、氧自由基和血液黏度等检测指标皆明显降低，日常活动能力明显提高。其治疗机制为，激光照射了鼻腔黏膜下丰富的毛细血管网中的血液和颅神经的神经末梢，通过神经血管的反射作用，增加供血，促进神经修复。

高压氧疗法的治疗作用为提高血氧分压，改善微循环和缺氧状态，促进神经修复。体外反搏疗法（压力疗法）可以改善椎基底动脉的供血状况，治疗椎动脉型颈椎病。颈椎牵引疗法通过牵拉椎间隙，松动钩椎关节，消除上下椎动脉孔的位移，缓解椎动脉的迂曲、受压、痉挛状态，使椎动脉舒展，血流通畅，供血增加。理疗时头颈部的姿势一定要掌握好，不同的头颈部姿势体位（低头、仰头位置）下，采用同样的理疗方法会有截然不同的结果（有可能加重或减轻），需要在专业大夫的指导下进行。

### （二）穴位注射治疗

根据患者病症辨证选择穴位进行注射治疗，可很快缓解临床症状，常用的有当归注射液、丹参注射液、维生素 $B_1$ 注射液、维生素 $B_{12}$ 注射液等，一般采用的穴位是足三里、阳陵泉、合谷、曲池、内关、外关等，每穴注射 2ml，7~10 次为 1 个疗程，根据情况每天或隔天注射。穴位注射时头颈部的姿势一定要掌握好，不同的头颈部姿势体位（低头、仰头位置）下，采用同样的理疗方法会有截然不同的结果（有可能加重或减轻），需要在专业医生的指导下进行。

### （三）针灸治疗

针灸可促进下肢功能恢复，舒经活络。一般针灸的穴位是血海、内关、外关、合谷、足三里、曲池、阳陵泉等。针灸治疗时头颈部的姿势一定要掌握好，不同的头颈部姿势体位（低头、仰头位置）下，采用同样的理疗方法会有截然不同的结果（有可能加重或减轻），需要在专业医生的指导下进行。

### （四）射频热凝靶点术

射频热凝靶点术可以弥补臭氧、PLDD、NP 等治疗方法的缺点。其优点如下：

1. **高效安全** 神经系统专用射频仪治疗的穿刺针直径只有 0.71mm，如同一根针灸针，整个治疗不用镇痛药、抗生素，只有一个物理变化过程。它把病变的髓核组织直接收缩而不伤及正常组织，使治疗更绿色化、人性化。

2. **精确定位** AD 射频靶点热凝消融术在 C 型臂 X 光机准确定位，数字减影下实时检测，导航系统的精确引导下直接作用在病变的髓核上，数据精确到 1mm 以下，角度误差小于 1°，使治疗更精确、更有效。

3. **计算** 在治疗前把需要去掉的病变六大优势体积精确地计算出来，治疗只针对病变的髓核，不伤及正常组织，使治疗更高效。

4. **组织** 本设备所独具的阻抗显示功能，能精确地分辨出髓核纤维环、钙化点、骨质和血管，并用音调和数字准确显示，使治疗更准确，安全无误。

5. **神经** 神经系统专用射频仪所独具的神经系统的精确鉴别和刺激功能，能测到治疗范围 1cm 内的神经，并精确到分辨出运动神经和感觉神经。

6. **温度可控** 射频仪可任意调节温度，误差在 2℃ 以内，确保治疗时的安全，治疗后既不感染又不存在热损伤。

### （五）推拿治疗及牵引状态下定点整复（党氏）手法

常规的手法治疗可以缓解部分的症状，但是一定要有动力位 X 线片及 MRI 的参考，选择合适的手法，避免禁忌的姿势，否则会加重患者的症状。常规治疗如下：

（1）患者取俯卧位，将头探出床头外，头正颈直，双上肢曲肘置于两侧。术者在脊柱两侧背俞穴处施掌推、掌根揉、肘拨等法。点肺俞、心俞、天宗、肩贞等穴。

（2）患者取仰卧位，术者站于床头前方，一手穿过颈后以中指、无名指勾拨对侧颈部大筋（自上而下），然后换另一只手重复上法；接着双手多指对揉两侧颈部大筋（自上而下），点风池、风府，轻缓垂直拔伸颈部片刻。

（3）患者取俯坐位，前臂屈曲放于桌面，将头置于双臂间。术者轻握拳，用指背自上而下梳理其颈部大筋10余次，然后双拇指由内向外、自上而下分别拨两侧大筋数遍，接着用双手拇指自上而下对按两侧大筋数遍，从风府至大椎间用拇指拨颈韧带数遍。

（4）患者仍取坐位，挺胸抬头。术者用双手掌根（相当于豌豆骨处）分别置于患者风池与对侧头维穴处相对按压片刻，再交替进行按压另侧，可以起到缓解头痛的作用（高血压患者和动脉硬化患者慎用）。在头部以十指抓法、扣击法，使其头清目明，同时向上拔伸颈部片刻（一手托后枕部，另一手用肘置下颌部），稍作停留再迅速向上伸引1次，再在对侧重复使用1次。注意绝对不可扭转颈部以免发生意外（晕厥或猝倒）。

（5）辨证取穴：颈项僵直者，拿肩颈，对点肩贞、肩内俞；偏头痛者，掐曲池、合谷；恶心眩晕者，点内关、三阴交；头顶痛者，加点涌泉、太冲。

（6）横搓大椎穴200余次，轻轻拍打肩背部数次结束。卧位手法时头颈部的姿势一定要掌握好，不同的头颈部姿势体位（低头、仰头位置）下，采用相同的理疗方法会有截然不同的结果（有可能加重或减轻），需要在专业医生的指导下进行。

椎动脉型颈椎病行脊柱牵引状态下定点手法（党氏手法）是参考颈椎的动力位X线片判断患者应采取微低头手法、微仰头手法还是中立位手法进行治疗，MRI检查可以看到患者能否向左转及向右转，一般患者做完手法后会马上感觉到眼睛发亮、视物清晰、头脑清楚。

（六）刮痧治疗

治则：健脾调肝，补益气血。

取穴：风池、颈夹脊、肩井、脾俞、肝俞。

操作：患者俯卧位，清洁局部皮肤，用刮痧板蘸刮痧介质刮拭上述部位，先刮风池，再刮背部，用补法刮痧，即按压力小，速度慢。刮至皮肤潮红为度。每周2次。刮痧治疗时头颈部的姿势一定要掌握好，不同的头颈部姿势体位（低头、仰头位置）下，采用同样的理疗方法会有截然不同的结果

（有可能加重或减轻），需要在专业医生的指导下进行。

## （七）牵引治疗

牵引治疗现已成为治疗椎动脉颈椎病的常规治疗方法，但是还有不少医院不建议椎动脉颈椎病进行牵引，原因是他们牵引的方向是一种固定的姿势，有一部分患者症状可减轻，但也有部分患者症状加重。我们要求牵引的姿势要根据患者的动力位 X 线片来判定牵引的具体方向，分为低头牵引、中立位牵引和仰头牵引。如果牵引方向不正确有可能导致症状加重。另外患者平时应该注意的是有些患者不能仰头，有的患者不能低头，有的患者不能左转，有的患者不能右转。个体化牵引方向的选择是我们的特色。

## （八）药物治疗

常用西药为扩张血管、消肿类药物及甲磺酸倍他司汀等药物。中药辨证施治以活血通络、凉血息风为主。

## 四、脊髓型颈椎病

脊髓型颈椎病的诊断和治疗在临床上争论较大，有人建议先采用保守治疗，等到有明显的脊髓压迫症状时再行手术治疗，届时病理反射明显，活动明显受限，手术后症状缓解不明显。还有人建议只要有明显的影像学压迫就可以行早期手术治疗，可以明显预防病变的发展。但是大多数患者早期还是要求保守治疗。非手术治疗过程中应密切观察病情变化。手法治疗仅适用于病程短、症状较轻的患者，且切忌使用粗暴的手法和操作，原则上忌大重量的牵引、旋转等手法，可使用保护性颈围、减少颈部活动等。脊髓受压症状进行性加重，病程较长，经非手术治疗 2 个疗程以上没有明显改善者，可考虑手术治疗，症状较严重的应及早进行手术。注意脊髓型颈椎病大部分不但前面可能有突出的椎间盘及后纵韧带骨化的压迫，而且后面很多会有黄韧带折叠的压迫，前后形成钳夹样对脊髓的压迫，这样颈椎的过度前屈（低头动作）会使脱出的椎间盘等从前面压迫脊髓，过度后仰时会使折叠的黄韧带从后面加重对脊髓的压迫，所以对于脊髓型颈椎病来说屈伸活动时一定要注意，包括枕头的高低一定要选择好，颈椎的动力位拍片是很有必要的，特殊情况下建议做动力位的 MR 检查。

## （一）理疗

对于确诊的脊髓型颈椎病患者，可酌情试用理疗等保守疗法。短波透热疗法利用短波的深部热作用，可以改善椎管内的血液循环，促进局部炎症吸收，缓解脊髓受压的状态。超声波疗法利用超声波的机械震动和界面产热的作用，减轻脊髓的受压状态。中药熏蒸疗法使用活血化瘀的中药蒸气熏蒸颈部，可以维持、巩固临床疗效，减少复发。康复训练包括术前做推移气管、食管及制动下的咳嗽训练，为前路手术及术后的适应性做准备。术后进行康复训练：①增强肌力训练。②手功能训练。③适当进行颈椎训练。但是前提是理疗时头颈部的姿势一定要掌握好，尽量不要过度地伸屈，需要在专业医生的指导下进行，否则会加速疾病的恶化。

## （二）推拿治疗

推拿疗法存在争议，有人建议做，还有人建议尽量少做，一般在没有明显病理反射的前提下，普通手法及牵引状态下定点整复手法均可以做，但是一定要注意手法要轻柔，幅度不能太大。脊髓压迫症状明显的建议手术治疗。普通手法常规做法如下：

**1. 点揉颈肌** 患者端坐，术者站于患者后方，以拇指和示、中指分别点揉两侧颈肌，着力点主要放在颈椎横棘突的棘间肌上，以求达到松解紧张的棘间肌，为下一步治疗做好准备。

**2. 点揉项后韧带** 患者端坐，术者自下而上逐节点揉，其力要均匀，以松解项后韧带的紧张或钙化，解除其对颈椎活动的限制。

**3. 提拉旋转法** 患者端坐，颈部前屈呈 10°，术者站于患者后方，一手托住患者下颌，一手托住患者枕部，两手同时用力向前上方提拉头部 3 ～ 4 次后，用同样的手法在向前上方提拉头部的同时，向左旋 30° 提拉 3 ～ 4 次，再向右旋 30° 提拉 3 ～ 4 次，以扩大椎间隙，减轻突出的椎间盘对椎管内容物的压迫。

**4. 侧屈推法** 患者端坐，术者站于患者侧后方，一手扶住头部，使其向一侧侧弯 40° ～ 45°，另一手小鱼际沿每一椎间隙自下而上向相反方向反复推数次。再换手使头向另一侧侧弯，同样以相应的手法向其对侧推，以求在侧力的作用下，使其椎间隙扩大，椎间盘回缩。

**5. 点揉颈愈三穴和肩峰**　单指点揉或震颤均可，每穴 1~2min。

**6. 弹拨冈上肌和冈下肌**　患者端坐，术者站于患者后方，用拇指压住冈上肌或冈下肌，向外上方弹拨，分别弹拨 4~5 次，以恢复肌张力。

**7. 做操**　每日做颈椎操 2 次。

操作注意：手法要轻柔适度，勿粗暴。实施提拉旋转法时要前屈颈部，不要直颈提拉。旋转颈部时角度要适当，不宜幅度大。点揉时手指不要滑动，用力宜虚不宜实。因颈部肌层薄，神经多，故应防止发生意外。推拿治疗时头颈部的姿势一定要掌握好，尽量不要过度地伸屈，需要在专业医生的指导下进行，否则会加速疾病的恶化，甚至造成截瘫。

脊柱牵引状态下定点整复手法对于绝对意义上的脊髓型颈椎病效果不明显，但是对于突然发生的非脊髓压迫症状是可以完全缓解的，做时一定要注意动作要轻柔，幅度要小。

### （三）刮痧治疗

治则：补益肝肾，温经通络。

取穴：背部夹脊、肝俞、肾俞、悬钟。

操作：患者俯卧位，清洁局部皮肤，用刮痧板蘸刮痧介质刮拭上述部位，先刮背部穴，再刮下肢悬钟。用补法刮痧，即按压力小，速度慢，刺激时间长。刮至皮肤潮红，或以患者耐受为度。每周 2 次。刮痧治疗时头颈部的姿势一定要掌握好，尽量不要过度地伸屈，需要在专业医生的指导下进行，否则会加速疾病的恶化，甚至造成截瘫。

### （四）手术治疗

对于典型的脊髓型颈椎病一般还是建议手术。

**1. 手术病例选择**

（1）急性进行性颈脊髓受压症状明显、经临床检查或其他特种检查（MRI、CT 检查等）证实者，应尽快手术。

（2）病程较长、症状持续加重而又诊断明确者。

（3）脊髓受压症状虽为中度或轻度，但经非手术疗法治疗 1~2 个疗程以上无改善而又影响工作者。

**2. 手术入路及术式**　视病情、患者全身状态、术者技术情况及手术操作习惯不同等选择最为有效的手术入路及术式。

（1）手术入路：对以锥体束受压症状为主者，原则上采取前方入路。而对以感觉障碍为主、伴有颈椎椎管狭窄者，则以颈后路手术为主。对2种症状均较明显者，视术者习惯先选择前路或后路，1~3个月后再根据恢复情况决定是否需另一入路减压术。

（2）手术术式：对因髓核突出或脱出所致者，先行髓核摘除术，之后酌情选择界面内固定术、植骨融合术或人工椎间盘植入术。对因骨刺压迫脊髓所致者，可酌情选择相应的术式切除骨赘。施术椎节的范围视临床症状及MRI检查结果而定，原则上应局限于受压的椎节。后路手术目前以半椎板切除椎管成形术为主，操作时应注意减压范围要充分，尽量减少对椎节稳定性的破坏。

## 五、交感神经型

### （一）推拿治疗

**1. 点揉颈肌**　患者端坐，术者站于患者侧后方，以拇指和示、中指分别点揉两侧颈肩肌，着力点主要放在颈椎横棘突的棘间肌上。在点揉过程中要均匀用力，勿太过或不及，以得气为度，反复点揉7~10次。用力太过则疼痛较重，患者不易接受；不及则力度不够，达不到松解棘间肌的目的。

**2. 点揉颈段督脉分布区**　患者端坐，术者站于患者后方，以拇指指端点揉棘突下凹陷处，自哑门穴至大椎穴，每处点揉60~80次，反复点揉8~10次，以得气为度。亦可用点颤法，力求力透筋骨，达到松解颈肌、松软项韧带的目的。

**3. 弹拨颈肌**　患者端坐，术者站于患者后方，以拇指指腹按在横突与棘突间，向对侧后方弹拨，自上而下反复弹拨10~12次。颈根部弹拨力度可重一些，两侧交替弹拨，手法要柔和、果断，按压时切勿用实力，以防压迫血管、神经，引起患者反射性呛咳。

**4. 提拉旋转法**　患者端坐，颈部前屈10°。术者站于患者侧后方，一手托住患者下颌，另一手托住患者枕部，两手同时用力向前上方提拉患者头部3~4次后，在提拉头部的同时向左旋转30°提拉3~4次，再向右旋转30°提拉3~4次，以减轻颈前组织对交感神经的压迫或刺激。

特殊手法是我们的脊柱牵引状态下定点整复手法（党氏手法），该法治疗交感型颈椎病的疗效与椎动脉型的一样好，患者平时一定要注意姿势，同一姿势不能时间太长，应根据患者的动力位X线片确定患者的姿势、枕头高低及牵引的方向。

### （二）小针刀治疗

小针刀治疗可使椎管外肌肉、筋膜、关节囊、韧带达到松解，局部病变组织得到减张，促进无菌性炎症的消退，最终可恢复正常组织功能，从而提高临床疗效。

### （三）牵引治疗

牵引以恢复颈椎生理弧度和患者舒适相结合为原则。首先坐位或仰卧位枕颌套牵引均可，有条件的情况下，以仰卧位枕颌套牵引为佳；其次牵引角度以恢复颈椎生理弧度为目的，但是对于颈椎不稳者，应以改善颈椎内外平衡为前提，并且根据病情需要调整枕头的高度，让患者处于舒适角度，否则会加重临床症状；第三，牵引重量以4.6kg为宜，牵引时间每次20~30min，每日1~2次；第四，牵引中若有连续数次不适反应，则应暂停或停止牵引。

牵引治疗的目的是消除症状，牵引的姿势及方向与椎动脉颈椎病一样要特别注意姿势不正确会加重症状，一定要根据患者的症状结合动力位片及MRI片为参考，在引起症状的责任椎间隙的相对位置良好的姿势下牵引（个体化牵引），这样牵引时就不会出现症状加重，不仅扩大了牵引的适应证，还提高了治疗的效果。

### （四）神经阻滞

星状神经节阻滞、颈交感神经封闭、高位硬膜外封闭或药物灌注治疗交感型颈椎病，临床已有诸多报道，疗效得到肯定，已经被绝大多数临床医生认为是即刻诊断交感型颈椎病的可靠方法。

## （五）刮痧治疗

是传统治疗颈椎病的一种方法，有效但是效果有限。

治则：温经通络，宁心安神。

取穴：颈夹脊、心俞、脾俞、胃俞、足三里。

操作：患者俯卧位，清洁局部皮肤，用刮痧板蘸刮痧介质刮拭上述部位，先刮背俞穴，再刮下肢足三里，按压力适中，刮至皮肤潮红为度。每周2次。

## （六）手术治疗

通常采用前路椎体次全切减压植骨融合内固定重建颈椎的稳定，解除颈椎不稳病因，从而解除或减轻交感型颈椎病的症状，其主要针对颈椎不稳或伴有颈椎间盘突出的患者。

## 六、食管压迫型

以非手术疗法为主，包括颈部制动、理疗、口服硫酸软骨素片、控制饮食、避免刺激性食物等各种对症疗法。伴有其他类型需要手术时，可在术中一并切除椎体前方骨刺，单纯的食管压迫型预后较好。

## 七、混合型

根据患者的主要症状和体征，视各型的偏重不同，有重点、有目的地采用针对性方法治疗，多可获得良效。

# 第四节　颈源性疾病

颈椎病的症状在所有疾病里是最多的，有一些症状在一般的观点里是不会考虑到颈椎病的，但是通过系统的检查后确诊是颈椎病引起的，我们将它们叫作颈源性疾病，在此做简要的介绍。

脊柱相关疾病表

| 神经节段 | 刺激或压迫神经、血管引起的病症 |
| --- | --- |
| 第 1 颈椎 | 脑供血不足、头晕、嗜睡、摇头、头痛、健忘、倦怠 |
| 第 2 颈椎 | 头痛、头昏、耳鸣、眼眶痛、视物模糊、斜视、鼻塞、失眠、心动过速 |
| 第 3 颈椎 | 眩晕头昏、偏头痛、三叉神经痛、视力障碍、失听、吞咽不适、房颤 |
| 第 4 颈椎 | 落枕、呃逆、咽喉痛、恶心、弱视、全手麻木 |
| 第 5 颈椎 | 胸痛、心动过缓、哮喘、血压波动、发声嘶哑、呃逆、口臭 |
| 第 6 颈椎 | 咳喘、咽喉痛、血压波动、扁桃体肿大 |
| 第 7 颈椎 | 咽喉痛、哮喘、气短胸闷、甲状腺病、雷诺现象 |

## 一、颈源性高血压

颈源性高血压是指患者出现的高血压经普通降压药治疗无效，经治疗颈椎后血压下降的一类继发性高血压。

一般原因是姿势不良、椎动脉供血不足，或患者的一侧椎动脉以前有问题，近期由于椎体的失稳或者旋转引起代偿侧椎动脉的痉挛，头颅供血减少后，机体反射性地升高血压以保证脑的血供量。此类血压异常症状常与颈椎的症状成正比出现，一般降压治疗效果不理想，但是治疗颈椎后血压会立即下降。诊断时可以进行试验性治疗诊断，先量血压，再用我们的特殊手法（党氏手法）治疗，症状明显减轻后再量血压，血压下降 0.67 ~ 1.33kPa（5 ~ 10mmHg）以上即可确诊。颈源性高血压的患者有可能平时血压处于临界值的较多，患者一定要多观察血压。患者来院后不一定在骨科就诊，所以不易确诊。现在由于 MRI 的普及，临床上一侧椎动脉异常的患者会较早发现，临床上症状恢复慢的多有此类情况。

治疗首先进行详细的查体，再拍颈椎的动力位 X 线片，根据患者动力位片的稳定情况确定患者平时的姿势、能不能仰头低头、枕头应该多高、颈椎牵引的方向情况，以特殊的党氏手法结合药物颈部湿热敷进行治疗。

## 二、颈源性类冠心病

颈源性类冠心病是由于患者出现心慌、胸闷等类似冠心病的症状，而心脏检查又不支持临床症状的出现，同时颈椎又有问题，治疗颈椎后症状可以缓解的一类颈椎病。与冠心病的区别主要是在发作时心电图提示正常，而且持续时间长，临床上观察主要与颈椎病颈 4～5 的椎体失稳刺激神经有关系，还与颈交感神经分布到心脏有关系。

本组病例有如下特点：①心悸、心前区闷痛往往伴有颈项肩背痛及上肢指端胀痛。②症状发作较突然，多与头颈部位置改变有关。③X 线心脏片及多普勒检查心脏结构无异常。④心电图或 24h 心电图监测提示有窦性、房性、室性和房室传导阻滞改变，但 ST 段改变较少且轻。⑤X 线颈椎片均有明显病理改变。⑥硝酸盐类制剂不能终止颈源性心绞痛发作，抗心律失常药物亦难控制颈源性心律失常。⑦按颈椎病治疗，随颈椎病的好转，心脏异常表现可获改善或消失。

临床就诊时患者往往不会提及心慌、胸闷等症，再拍颈椎动力位 X 线片后，发现颈椎 4～5 椎体失稳，我们主动会问患者有无找不到原因的心慌、胸闷等症状，患者大多会认为有此类症状，临床上经过治疗颈椎症状会消失。治疗及注意事项同颈源性高血压。需要注意一定要排除心脏本身的疾病，以免耽误患者的病情造成不良后果。

治疗首先进行详细的查体，再拍颈椎的动力位 X 线片，根据患者动力位片的稳定情况确定患者平时的姿势、能不能抑头低头、枕头应该多高、颈椎牵引的方向情况，以特殊的党氏手法结合药物颈部湿热敷进行治疗。

### 三、颈源性视力障碍

颈源性视力障碍是由于颈椎原因引起的视敏感度降低或者视力减退的一类并发症状，常与头晕、眩晕、恶心或者心烦情绪不佳等症状一并出现，有时患者不会明确提出此类症状，只说视物不清或者昏花，通过治疗颈椎后会立即感觉眼睛明亮、视物清晰。此类患者临床上很多，其机理可能如下：由于椎体的失稳或者旋转刺激了椎动脉或交感神经引起椎动脉第二段的痉挛，第二段痉挛后头部视区的供血就会减少，相应的头部视区缺血会导致视敏感度降低，视物不清晰，或者由于交感神经的刺激出现相应症状。

与眼睛屈光不正等疾病引起的视力障碍的主要区别是视力下降不明显，无其他原因可以解释。诊断大多是靠治疗后的回顾性诊断，治疗及平时的注意姿势、枕头高低的选择及锻炼方法等均参照颈源性高血压。

## 四、颈源性听力障碍

颈源性听力障碍的诊断比较含混，与神经性耳聋、耳鸣不易区分，常与颈源性视力障碍等多个临床症状一并出现。缺乏客观的电测听等检测的支持，鉴别诊断不容易，但是临床上此类患者又很多，所以要单独提及，其出现的机理与颈源性视力障碍相似，可能与椎动脉的供血有关系。

临床诊断多是回顾性诊断，治疗颈椎后症状减轻便可诊断，治疗及平时的注意姿势、枕头高低的选择及锻炼方法等均参照颈源性高血压。

## 五、颈源性肠道功能异常

颈源性肠道功能异常属于相对少见的疾病，症状多是不明原因的胃肠不适，频繁地上厕所，但是又很少有腹泻等异常症状。此证出现的原因可能与椎动脉异常或者脊髓的压迫后脊髓的供血有关系，临床上用扩张血管、改善循环的药物及特殊的手法治疗后症状多可缓解或消失，平时的注意姿势、枕头高低的选择及锻炼方法等均参照颈源性高血压。

## 六、颈源性尿频

颈源性尿频与颈源性肠道功能异常一样属于少见疾病，症状多是不明原因的尿频不适，频繁地上厕所，但是又很少有尿急、小便不畅等异常之症状。此证出现的原因可能与椎动脉异常或者脊髓的压迫后脊髓的供血有关系，临床上用扩张血管、改善循环的药物及特殊的手法治疗后症状多可缓解或消失，平时的注意姿势、枕头高低的选择及锻炼方法等均参照颈源性高血压。

## 七、颈源性睡眠异常

颈源性睡眠异常包括颈源性嗜睡及颈源性失眠，与其他颈源性疾病一样，一般此类疾病不在骨科就诊，颈部疾患（包括颈椎的退行性病变，加之外伤或劳损，使颈椎小关节错位、颈椎失稳、颈肌痉挛或炎症等）引发的交感神经受压或刺激，使大脑的兴奋程度增高或抑制，造成的睡眠时间不足或过度、睡眠不深等，称为颈源性失眠或颈源性嗜睡。兴奋和抑制是大脑皮质的基本活动。兴奋活动过度可使皮质的神经细胞功能减弱，而抑制过程可使神经细胞恢复功能。正常情况下，当大脑皮质经过一段时间的兴奋或一时过强的兴奋后，皮质的神经细胞处于疲劳状态中，即可引起抑制，当抑制过程在大脑皮质中占优势时就开始扩散，抑制扩散到整个大脑皮质及皮质下中枢时，就形成了睡眠。当颈椎关节错位或增生的骨赘直接压迫或刺激颈交感神经节椎动脉时，可导致椎动脉痉挛，椎基底动脉供血不足，反射性地使大脑中枢的兴奋性增高或影响到自主神经次高级中枢下丘脑的功能而导致失眠。此外，由于颈部肌肉痉挛、僵硬，导致颈曲改变，使颈部血管、神经等软组织受到牵拉或挤压，造成交感神经功能紊乱和血管痉挛，从而影响大脑的供血，使脑内二氧化碳的浓度增高，从而中枢兴奋性增强，导致了失眠。

颈椎性失眠或颈源性嗜睡患者一般具有颈部活动受限，局部疼痛，头、颈、肩、背及肢体疼痛、麻木，并多伴有刺痛，夜里加重，手部肌肉萎缩，指端麻木等特征。有的患者还出现肢体无力、抽搐、耳聋、耳鸣、多梦等症状。患者因夜间失眠，白天则表现为心情烦躁、易于冲动、头晕头沉、饮食不佳、神经过敏、精神疲劳等症状。长期失眠可引发记忆力减退，皮肤发绀、发凉、干燥、多汗、毛发脱落等，不但影响正常的工作学习，而且严重威胁着人类的健康，而颈源性嗜睡主要表现为患者精神不振，情绪低落。

其实患有颈源性失眠及颈源性嗜睡并不可怕，保持正确的睡姿，选择合适的枕头，日常进行必要的体育锻炼，对于病情较轻的患者，都会使病情缓解。但失眠较重、病程较长的患者，应及早进行治疗，并应以改善和纠正脑供血为主，并在治疗颈椎的基础上请专科会诊。

## 八、颈源性情绪异常

颈源性情绪异常是颈部疾患（包括颈椎的退形性病变，加之外伤或劳损，使颈椎小关节错位、颈椎失稳、颈肌痉挛或炎症等）长期患病的不良刺激（疼痛、眩晕等）引发的患者情绪异常，所谓情绪异常是指情绪低落、沮丧、烦躁、发怒，乃至做出极端行为等。

治疗是以缓解症状为目的，采用我们特殊的手法，平时的注意姿势、枕头高低的选择及锻炼方法等均参照颈源性高血压。

## 九、颈源性头痛

早期颈源性头痛患者多有枕部、耳后部、耳下部不适感，以后转为闷胀或酸痛感，逐渐出现疼痛。疼痛的部位可扩展到前额、颞部、顶部、颈部。有的可同时出现同侧肩、背、上肢疼痛。疼痛可有缓解期。随着病程的进展，疼痛的程度逐渐加重，持续性存在，缓解期缩短，发作性加重。寒冷、劳累、饮酒、情绪激动可诱发疼痛加重。颈源性头痛常常不表现在它的病理改变部位，其疼痛的部位常常模糊不清，分布弥散并向远方牵涉，可出现牵涉性疼痛，类似鼻窦或眼部疾病的表现。部分患者疼痛时伴有耳鸣、耳胀、眼部闷胀、颈部僵硬感。大多数患者在疼痛发作时喜欢用手按压疼痛处，以求缓解。口服非甾类抗炎药可减轻头痛的程度。颈源性头痛在伏案工作者中的发病率较高。病程较长者工作效益下降、注意力和记忆力降低，情绪低落、烦躁，易怒、易疲劳，生活和工作质量明显降低。

### 十、颈源性吞咽障碍

颈源性吞咽障碍是指因颈椎病或颈部软组织损伤后所致的吞咽动作障碍。多见于中青年女性，有长时间低头伏案工作或从事头部活动频繁的工作者，临床中常被误诊为"慢性咽炎"。其中颈椎椎体前缘骨赘压迫、刺激食管而引起的吞咽困难及吞咽障碍症状，称为食管受压型颈椎病。这种吞咽障碍有 3 大特点：无痛、反复发作和自然缓解。食管钡透无占位性病变发现。

### 十一、颈源性呃逆

膈神经由颈 3～5 脊神经前支组成，是混合性神经。膈神经在前斜角肌前面自上外向下内斜行，经锁骨下动、静脉之间入胸腔，向下过肺根前方，故由于颈椎的外伤、退行性改变、慢性劳损（如睡姿不当，枕头高低不适），使颈 3～5 的钩椎关节侧摆式错位（颈轴侧弯，或相邻两椎体的椎间钩椎关节偏歪不对称），导致膈神经受压迫或刺激，引起膈肌痉挛，于是引起连续不断的呃逆。触诊可发现两侧颈肌紧张，颈 3～5 横突向一侧偏歪呈侧凸，另一侧呈侧凹，颈部侧屈运动受限。

### 十二、颈源性咽部异物感

咽部异物感是咽部感觉功能紊乱的一种症状，凡咽部及邻近组织器官的病损或咽部神经受到各种刺激都可以诱发。主要由于颈交感神经受压，影响吞咽肌的张力和黏膜腺体分泌而产生咽部异物感。主要影响因素为：①颈交感神经受压，影响吞咽肌的张力和黏膜腺体分泌而产生咽部异物感。②颈椎的病损刺激或压迫颈交感神经和椎动脉，引起椎-基底动脉系供血不足，后颅窝神经核血循环障碍，致第5、9、10对脑神经支配的咽部组织的感觉和运动功能紊乱而产生症状。③颈椎骨关节和软组织的创伤性炎症反应，反射性地引起颈项肌肉的保护性痉挛，牵张和压迫颈前组织而产生咽部症状。④颈椎椎体前滑移或巨大骨赘的直接压迫和刺激。触诊可发现颈肌紧张，颈4~6横突不对称，棘突偏歪，关节突隆起、压痛。中、后斜角肌有硬结、紧张、压痛。

### 十三、颈源性鼻炎

当上位颈椎1~4由于急性损伤或慢性劳损发生横突前错位或侧摆式错位时，极易推、拉牵张或因深筋膜的紧张而压迫伤及颈上交感节或颅底（茎乳孔）的软组织，引起交感神经纤维或副交感神经纤维的刺激或压迫而出现物理刺激性未能及时消除，关节错位的创伤将引起无菌性炎症水肿，继发性引起鼻炎。此类患者常于低头或仰头工作时出现流涕、打喷嚏症状而诱发，由于体位改变使神经受刺激或解除刺激，故症状可突然发生亦可突然中止。因此本病的特点是呈阵发性和突然发作，发病快也好得快，好后如同常人，早晚为常发时间。触诊可见颈肌紧张，颈1~4横突不对称，颈2~4棘突偏歪，后关节隆起、压痛，前、中斜角肌有硬结、压痛，头颈部活动受限。

### 十四、颈源性排汗异常

血管的大部分、汗腺、竖毛肌只受交感神经支配。当颈椎失稳而错位后，刺激或压迫颈交感神经（包括颈上、颈下交感神经节），使其支配的小血管、皮肤竖毛肌和汗腺的节后纤维传导功能失常，导致排汗异常。触诊可发现颈1~7横突不对称，棘突偏歪、压痛。

## 第五节　颈椎病的诊断思路与治疗

颈椎病的症状虽然繁多但是它的主要症状不外乎疼痛、麻木、活动受限、眩晕、恶心、肢体活动障碍等，当我们面对这些症状时，需要采取适当的检查方法，从而准确快速地做出诊断，并采取合理的治疗措施。

## 一、疼痛的诊断思路

当颈椎病患者以疼痛就诊时首先要查的是：

**1. 疼痛的部位（头部、颈部、背部、肩部、上臂、肘部、前臂及腕部手指）**

颈椎病出现的疼痛部位不同，引起症状的部位不同，考虑的病变间隙就不同，检查时的阳性结果要看是否与之相符（颈神经的绝对支配区颈 2 枕骨粗隆、颈 3 锁骨上窝、颈 4 肩峰外缘、颈 5 肘横纹外侧、颈 6 拇指、颈 7 中指、颈 8 小指）。例如背部疼痛考虑背部肌筋膜炎及类肩上神经卡压征，手指疼痛还要考虑腱鞘炎等。

**2. 疼痛的性质（刺痛、放射样疼痛、刀割样疼痛、钝痛、隐痛）**

疼痛的性质不同，考虑的疾病也不同。例如刀割样疼痛如果伴有皮肤发红考虑痛风，无红肿并向拇指放射疼痛考虑颈 5、6 椎间盘脱出；同样刀割样疼痛无红肿沿上臂向前臂外侧放射，考虑类肩胛上神经卡压征。背部紧痛不适，扩胸后缓解考虑背部肌筋膜炎。

**3. 疼痛的时间（白天、晚上）及持续时间（一过性、持续痛、间歇痛）**

肩周炎的疼痛以晚上翻身痛为主，肩部的主被动活动受限；类肩胛上神经卡压征虽然晚上加重，但是上举患肢会减轻刀割样疼痛及不适感。肩周炎与体位有明显的关系，表现为一过性。落枕及颈椎病可以为持续性，与头颈部姿势有关。

**4. 与体位有无关系（头颈部变换体位、肩部及上肢变换体位）**

肩周炎与体位有明显的关系，在一定姿势下是不会疼痛的，但是主被动活动都会受限，颈椎病与头颈部的姿势有明显的关系；类肩胛上神经卡压征晚上加重，但是上举患肢会减轻刀割样疼痛及不适感，背部肌筋膜炎及棘突炎扩胸后会减轻；冈上肌腱炎活动时有疼痛弧。肱二头肌短头肌腱炎向后背伸旋转时加重。

**5. 有无局部压痛**

颈椎病一般都会有明显的压痛（脊髓型可以除外）；肩周炎有压痛点而且在肩关节附近；肩胛上神经卡压征有压痛点而且在冈上窝及冈下窝附近，类肩胛上神经卡压征压痛点明显，主要是冈下窝及肩胛骨的内上角；肱二头肌短头肌腱炎压痛点在喙突及周围；冈上肌腱炎压痛点在肩外侧；斜角肌综合征压痛及诱发加重部位在斜角肌间隙。

### 6. 局部有无皮疹、皮温升高、皮肤发红、皮肤破溃及肿胀

此目的是排除感染、痛风及带状疱疹。

### 7. 具体的压痛点在哪里

颈椎病的病变椎间隙的小关节压痛明显（脊髓型可以除外）；肩周炎的压痛点在肩关节附近，类肩胛上神经卡压征的压痛点主要是冈下窝及肩胛骨的内上角、桡神经沟、桡神经腱弓处；肱二头肌短头肌腱炎的压痛点在喙突及周围；肩胛上神经卡压征有压痛点而且在冈上窝及冈下窝附近；冈上肌腱炎的压痛点在肩外侧并在活动时有疼痛弧；肱骨外上髁炎及内上髁炎的压痛点在肱骨的内外髁；背部肌筋膜炎的压痛点在肩胛骨内侧缘；棘突炎的压痛点在棘突后侧。

### 8. 有无肌肉萎缩

颈椎病常无肌肉萎缩；肩胛上神经卡压征可有肌肉萎缩，但是类肩胛上神经卡压征未见肌肉萎缩。

## 二、麻木的诊断思路

当怀疑有颈椎病引起麻木时，需要考虑的有如下几点：

### 1. 麻木的部位

颈椎病的麻木与椎间隙有明显的关系（颈神经的绝对支配区颈2枕骨粗隆、颈3锁骨上窝、颈4肩峰外缘、颈5肘横纹外侧、颈6拇指、颈7中指、颈8小指）；有感觉减退的考虑末梢神经炎；5个手指麻木考虑斜角肌综合征；桡侧3个半手指麻木考虑腕管综合征或类肩胛上神经卡压征；尺侧1个半手指麻木考虑尺神经沟炎；虎口背侧感觉减退考虑桡神经卡压征；脊髓空洞症引起肢体的痛触觉感觉减退；头颅内病变引起的麻木多为半侧肢体感觉异常；个别腔隙性梗死可以有单指的感觉异常。

### 2. 麻木的时间

胸廓出口综合征引起的麻木时间不固定，与姿势有明显的关系；末梢神经炎的麻木为持续性；类肩胛上神经卡压征引起的麻木与体位有关系。

### 3. 有无压痛点

颈椎引起的疼痛（典型的脊髓型除外）在颈部病变的间隙会有明确的压

痛点；尺神经沟炎、腕管综合征及斜角肌综合征分别在肘部、腕部及斜角肌处有压痛点；类肩胛上神经卡压征在背部有明确的压痛点。

### 4. 有无感觉减退区

周围神经的压迫（颈椎病、尺神经沟炎、腕管综合征、斜角肌综合征）会有明确的感觉减退区，类肩胛上神经卡压征桡侧的 3 个手指无感觉减退区。

### 5. 有无合并其他疾病

如合并有其他疾病，要详细地检查原发疾病可能出现的并发症。

## 三、眩晕的诊断思路

1. **引起眩晕的疾病**　引起眩晕的疾病很多。主要有：

（1）真性眩晕（周围性、前庭外周性）：呈阵发性的外物或本身的旋转感、倾倒感、堕落感，症状重，多伴有明显的恶心、呕吐等自主神经症状，持续时间短，数十秒至数小时，很少超过数天或数周者。多见于前庭外周性病变。

（2）假性眩晕（中枢性、脑性）：为外物或自身的摇晃不稳感，或左右或前后晃动，注视活动物体时，或嘈杂环境下加重。症状较轻，伴发自主神经症状不明显，持续时间较长，可达数月之久，多见于脑部和眼部等疾患。

关于与颈椎病有关的眩晕主要考虑以下几个方面：

（1）发作时间、诱因、病程，有无复发性特点。

（2）有无发热、耳鸣、听力减退、恶心、呕吐、出汗、口周及四肢麻木、视力改变、平衡失调等相关症状。

（3）有无急性感染、中耳炎、颅脑疾病及外伤、心血管疾病、严重肝肾疾病、糖尿病等病史。

（4）有无晕车、晕船及服药史。

2. **引起眩晕的主要疾病**

（1）前庭神经元炎：此病为末梢神经炎的一种。病变发生在前庭神经节或前庭通路的向心部分。发病前 2 周左右多有上呼吸道病毒感染史，眩晕症状可突然发生，持续数日或数月，活动时症状加重。自主神经系统的症状一般比梅尼埃病稍轻，无听力改变，即无耳鸣及耳聋的主诉。多数患者两三个月后症状完全缓解，仅少数病例有反复发作的现象。检查时可见有向健侧的自发眼震，患侧前庭功能低下或半规管麻痹，无其他颅神经受损症状。

（2）突发性耳聋伴眩晕：30～50岁多见，可能因内耳病毒感染或血管病变或窗膜破裂引起，患者突发一侧耳鸣、耳聋，其中部分病例伴眩晕、呕吐；病情似梅尼埃病，但眩晕持续时间较长，以后无反复发作。听力检查呈重度感音神经性耳聋（多大于60dB），伴眩晕者前庭功能可有损害。

（3）迷路炎：患急性或慢性化脓性中耳炎者，感染扩散可波及内耳迷路，发生浆液性或化脓性迷路炎，此时患者除耳漏外，会伴有耳鸣、眩晕、恶心、呕吐及听力下降，可出现向患侧的自发眼震，迷路有瘘孔时，外耳道加压可引起眩晕，眼震更加明显，即瘘管试验阳性。当病情进展为化脓性迷路炎时不仅眩晕严重，持续存在，听力可下降为聋，自发眼震转向健侧，前庭功能检查患侧反应消失。上述情况发生时，应拍耳乳突X线片，最好做颞骨CT扫描，明确是否存在乳突炎、胆脂瘤、迷路瘘管。病毒性迷路炎多因疱疹病毒、腮腺炎病毒、麻疹病毒感染引起。继病毒感染后，患者出现眩晕、步态不稳，明显的恶心、呕吐，多伴有重度耳聋。前庭功能检查发现患侧功能低下或消失。眩晕症状由于患者健侧前庭功能正常，经1～3个月左右眩晕症状可逐渐消失。

（4）迷路震荡：多由于头外伤引起，常与脑震荡同时存在，因爆炸后产生强大的空气气浪冲击，同样可引起内耳迷路震荡。创伤后患者出现眩晕、恶心、呕吐，受伤耳听力明显下降。耳科检查时部分可见伴有鼓膜外伤，鼓膜出现破裂或出血。听力检查中可见到不同程度和不同性质的单侧或双侧的听阈改变，重者可全聋，有的声导抗测听可提示有听骨链损伤，患侧前庭功能低下。在诊断脑震荡患者时，特别是伴有听力障碍和眩晕主诉者，应注意到同时可有迷路震荡存在。

（5）前庭系统药物中毒：多在使用链霉素、庆大霉素、卡那霉素等氨基糖苷类抗生素，或用奎宁、水杨酸类药物，或用苯妥英钠过量后，可引起内耳中毒。一般在用药后数日或数周出现前庭中毒症状，表现为头晕、步态蹒跚，原来会走路的孩子会出现站立不稳、走路困难，成年人会感到脚下没根及步行困难，夜间尤为明显，坐位或卧床时眩晕不明显，活动时眩晕加重，部分人伴有耳鸣、耳聋，耳蜗中毒的症状可与前庭中毒同时或稍后出现。前庭系统药物中毒如发生在儿童期，由于儿童尚在发育期，代偿能力强，经数周后步行困难可明显改善，症状消除，一般预后良好。相对老年人来说，年龄越大恢复越慢。

（6）位置性眩晕：与梅尼埃病不同，位置性眩晕是指眩晕的发作不是自发性而是诱发性的，即仅在一个或几个特定头位时发生眩晕，有周围前庭性及中枢性2种。

周围前庭性者称为良性发作性位置性眩晕，最可能是由于外伤、血管疾患、感染等引起耳石器病变，变性的耳石、细胞等沉积在后半规管壶腹胶顶，致密度增加，头位改变时引起胶顶偏斜，诱发眩晕。临床表现仅在取某种头位时出现一过性眩晕，持续时间很少超过30s，无耳鸣、耳聋。取眩晕发作头位时，经数秒潜伏期后出现眩晕及旋转性眼震，重复试验时反应减弱以至不复出现，隔一段时间检查又可诱发。前庭功能多正常。

中枢性者见于后颅窝疾患，取诱发头位时出现的眼震持续时间长，多为垂直性，无潜伏期及疲劳现象。

（7）自主神经功能紊乱：多见于中年女性，神经较敏感、易激动或性格内向者容易发病。病前可有精神刺激，出现突然发作眩晕、外景旋转、不敢睁眼，一般伴有恶心、出冷汗、面色苍白等症状，发作后恢复正常。听力及前庭功能检查均正常。

（8）先天性前庭导水管扩大综合征：自1978年Vlvassori首先报告，现国内已很多见。该病多在儿童期发现，患儿自幼听力差，伴言语障碍，双耳听力可不对称，常因头部外伤、感冒等诱因而有听力波动，部分患儿有典型的眩晕发作史，发病极似梅尼埃病，眩晕发作后多有听力下降，反复听力波动后，可造成听力重度损伤难以恢复。该病诊断主要依颞骨CT检查呈现前庭导水管扩大为据，有时可伴有前庭和半规管或耳蜗的先天畸形。患儿可有阳性家族史，同胞易同样发病。

（9）颈源性眩晕：为颈椎及有关软组织（关节囊、韧带等）发生器质性或功能性变化引起的眩晕。常见的颈椎器质性损害及颈部软组织病变，如颈椎病、环枕畸形、颈部外伤、颈肋、颈肌损伤、关节囊肿、椎间盘突出、前斜角肌压迫、韧带损伤等，刺激颈交感神经引起椎动脉痉挛等。眩晕多在颈部转动时发生，一般无耳蜗症状，可伴有颈枕部疼痛，颈椎旁有深压痛，手臂部麻木、无力。

（10）耳源性眩晕：是指前庭迷路感受异常引起的眩晕。当发生迷路积水（梅尼埃病）、晕动病（晕舟车病）、迷路炎、迷路出血或中毒、前庭神经炎或损害、中耳感染等都可引起体位平衡障碍，发生眩晕。由于前庭核通过内侧束与动眼神经核之间有密切联系，因此当前庭器受到病理性刺激时，常发生眼球震颤。耳源性眩晕的主要表现为发作性眩晕、听力减退及耳鸣，重症常伴有恶心、呕吐、面色苍白、出汗等迷走神经刺激现象，可发生水平性或水平兼旋转性眼球震颤。一次发作的时间较短，患者常感物体旋转或自身旋转，行走中可出现偏斜或倾倒，发作中神志清醒。

（11）中毒性眩晕：常见耳毒性药物有链霉素、卡那霉素、新霉素、异烟肼、奎宁、水杨酸类药等，亦可由有机磷、汞、铝、酒精、烟草等引起中毒性眩晕。主要损害内耳听神经末梢，前庭器官中毒引起眩晕，如耳蜗神经亦受损则发生双侧感音性耳鸣。

（12）颈源性眩晕（椎动脉压迫综合征、椎动脉颈椎病）：过去大多认为是由于颈椎肥大性骨质增生引起，现认为是由于椎体失稳或旋转造成椎动脉痉挛脑基底动脉供血不足，或者由于原来一侧椎动脉有问题，向好的一侧转动后出现症状，眩晕发作常与头转动有关。固定患者头部，使其身体左、右转动，可立即诱发眩晕，常伴有复视、火花或暂时性视野短缺，如进行 X 线检查，则显示颈椎有骨质增生，动力位椎体失稳或椎体后缘双边旋转，MR 检查示一侧椎动脉狭窄。

（13）小脑疾病：可见于蚓部下端及小叶小结部肿瘤和小脑后下动脉血栓形成。多表现为平衡失调，轻度眩晕、醉汉样步态，眼球震颤常不明显。小脑后下动脉血栓形成常骤然发生严重的眩晕，上、下肢共济失调，多无神志昏迷，可有眼球震颤、言语不清及吞咽困难。

（14）大脑疾病：如癫痫发作的眩晕先兆、偏头痛发作、脑血管硬化和颅内肿瘤等。此类眩晕常根据其原发病进行诊断。

（15）眼源性眩晕：如眼肌麻痹产生复视，注意飞快行车或站立于悬崖等，引起头晕眼花及眩晕。

## 四、活动受限的诊断思路

活动受限的诊断比较简单，分主动活动或被动活动受限、肌源性活动受限、关节囊或韧带引起的活动受限、骨性活动受限，另外一定要拍片及详细查体，排除一些器质性的病变以免漏诊。

# 第九章　颈椎病的非手术治疗

## 第一节　牵引治疗

　　颈椎牵引对有些病例是有益的，但在指导患者进行牵引治疗时一定要小心，头部应置于疼痛可明显缓解的位置，如果牵引时疼痛反而加重，则应放弃牵引。牵引重量不应超过 4.5kg（相当于头部重量）。为预防激惹颞下颌关节，要选择适当的牵引头带和恰当的牵引持续时间。牵引可使患者全身放松。"Poor man" 牵引是评价颈椎牵引是否有效的一种简易方法，它使用无支撑时头部的重量做牵引重量（4.5kg）。过伸牵引时，患者仰卧，头部轻轻伸出检查床或台外。若行屈曲牵引，患者俯卧位，方法与过伸牵引一样。然后选定最舒适的姿势继续牵引，每天牵引数次，每次 5 ~ 10min。牵引的三要素：方向、重量及时间。颈椎牵引的方向特别重要，方向不正确，症状不但不会减轻还会加重，这就是为什么有人将眩晕列为相对禁忌证的原因。椎动脉颈椎病是各种原因引起椎动脉的痉挛，牵引时应采取正确的姿势，姿势不正确时症状可加重。颈椎病各个椎间隙不同，牵引的方向也各不相同，同一个椎间隙也会有不同的牵引姿势，任何相对固定的牵引姿势都是片面的，牵引的重量与时间成反比关系。

　　颈椎牵引是颈椎病保守疗法中最主要而且疗效确实的一种方法，其治疗作用通过以下几方面来实现：

　　（1）限制颈椎活动，减少对受压脊髓和神经根的反复摩擦和不良刺激，有助于脊髓、神经根、关节囊、肌肉等组织的水肿和炎症消退。

　　（2）增大椎间隙和椎间孔，减轻甚至解除神经根所受的刺激和压迫。

　　（3）解除肌肉痉挛，恢复颈脊柱的平衡，降低椎间盘内压，缓冲椎间盘向四周的压力。

（4）牵开小关节间隙，解除滑膜嵌顿，恢复颈椎间的正常序列和相互关系。

（5）椎动脉型颈椎病因颈椎间隙退变、颈椎间隙变窄而造成了上、下横突孔互相靠近，进一步使在横突孔中的椎动脉扭曲，影响了血流。经牵引后这种扭曲可获解除，改善了椎动脉的供血量。

（6）使颈椎管纵径拉长，脊髓伸展，黄韧带皱褶变平，椎管容积相对增加。正确的牵引治疗不仅可使肌肉痉挛解除，同时也可改善神经根刺激症状。

（7）对颈椎盘突出症可起到"复位"的作用。曾有人根据牵引疗法前后 X 线平片做对比，证明牵引后每一椎间隙可增宽 2.5～5mm。椎间隙被拉开必然增加了椎间盘内的负压，这样原来突出的椎间隙受负压的影响即使不能全部被吸回，亦必然减轻了突出的程度，进一步减轻了神经根的刺激，就能使临床症状得到改善。

（8）牵引还有维持椎体的姿势，利用肌肉及韧带的约束，在正确的姿势下可使椎体间相对微小的移位恢复正常。

## 一、适应证

（1）颈椎病：颈椎牵引常作为神经根型、颈型和交感型颈椎病的首选疗法。但脊髓型颈椎病脊髓受压较明显者和有明显颈椎节段性不稳者不宜采用。

（2）颈椎骨折、脱位：枕颌布带牵引只能作为临时应急措施。针对颈椎骨折、脱位的治疗多需采用颅骨牵引手术。

（3）由于肌筋膜等引起的严重颈肩痛，牵引可使肌肉松弛，改善睡眠及血运。

（4）儿童的寰枢椎自发性半脱位。

## 二、禁忌证

（1）绝对禁忌证为肿瘤、结核、椎体融合术后。

（2）相对禁忌证为重型椎-基动脉供血不足、重型椎管狭窄、局部感染、下颌关节炎、颈椎严重畸形等。

## 三、牵引方法

颈部牵引应用较为广泛，方法也较多。根据牵引中不同的因素，大致分类如下：

## （一）按照牵引体位分类

主要分为坐位牵引、卧位牵引和斜位牵引。

1. **坐位牵引**　枕颌带兜住患者头颅后，患者坐在凳子上，牵引绳绕过头顶上方的滑车，再经另一个滑车下垂牵引一定的重量进行牵引。坐位牵引一般适用于轻症和中度患者，使用较为简便，医院采用的较多，家庭也可以开展（图9-1）。

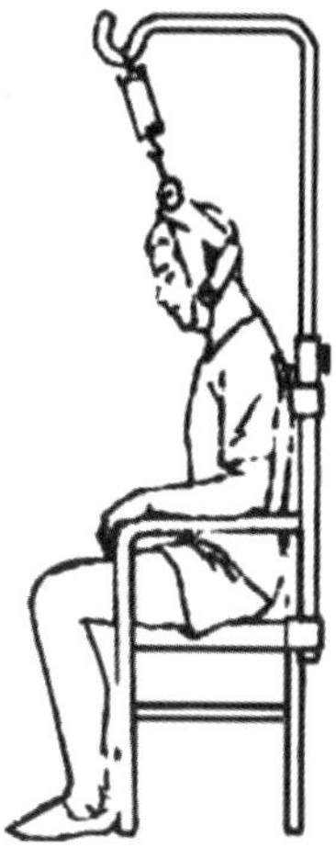

2. **卧位牵引**　患者卧床，头顶部床架上安装滑车，枕颌带兜住患者后枕和下颌后，牵引绳经头顶部滑车下垂牵引一定重量。卧位牵引的优点是，患者可充分休息，在睡眠时也可牵引，卧床牵引一般适合于24h持续牵引的重症患者。

3. **斜位牵引**　该方法是介于前2种体位之间，适合于伴有心功能不全的患者；另外，还有一种便携式的牵引方法，即利用一些简便的器材和充气颈围、支架对抗牵引器等进行牵引。

图9-1　坐位颈椎牵引

## （二）按照牵引力不同来源分类

可分为手法牵引及器械牵引，手法牵引是不借助工具，利用手及前臂将头颈部向上牵引；器械牵引是利用各种工具进行牵引，分为自身体重、重锤和动力牵引。自身体重牵引通常是在斜位条件下由患者自身的重量来完成，由沙袋等附加重量充当牵引力的称为重锤牵引，动力牵引是利用充气、电动装置等施加外在牵引力的方式来完成。

## （三）按照牵引重量大小分类

可分为轻重量、体重量和大重量牵引。轻重量牵引的重量一般为1.5～2.0kg，多用于较长时间的牵引；体重量牵引是一种接近体重的重量进行短暂牵引的方法；大重量牵引则介于两者之间，重量一般在体重的1/13～1/10之间，时间为15～30min。这一治疗方法有其适应证与禁忌证。

1. **适应证** ①因椎节不稳、髓核突出或脱出所致症状波动较大及早期的神经根型颈椎病。②椎节不稳或髓核突出等造成的脊髓前方沟动脉受压的脊髓型颈椎病。③钩椎关节不稳或以不稳为主伴有骨质增生所致的椎动脉型颈椎病。④个别症状持续时间较长的颈型颈椎病。

2. **禁忌证** ①年迈体弱、全身状况欠佳者。②颈椎骨质有破坏性改变者。③拟手术者。④全身急性炎症及咽喉部有炎症者。⑤颈部急性损伤或3个月内有颈椎损伤者。

### （四）按照牵引时间长短分类

可分为短时间和长时间牵引。短时间牵引一般每次在15～30min，长时间牵引适合于住院患者。牵引时间的长短与牵引重量有关，如体重量牵引，一般每次持续15～30s，连续3次，每次间隔1～2min。

### （五）按照牵引连续性分类

可分为持续性和间歇性牵引。持续性牵引在整个牵引过程中始终保持牵引力。间歇性牵引则在牵引过程中有几次间隔时间。另外，牵引方法又可分为枕颌带、头颅牵引弓、充气支架和机械装置牵引等。

由上述各种因素组合，可有许多颈部牵引的方法，各医院也往往根据自己的条件和不同的治疗经验加以选择，但一般国内多采用坐位、小重量、短时间或持续性、枕颌带的方法，重量从4kg开始，随疗程逐渐加至10kg，每天1次，每次时间为15～30min，每1个疗程在20次左右。

随着科学技术的发展和对颈椎病的广泛深入认识，各种各样的颈部牵引装置被开发并应用于临床，除了常用的颈椎磅秤牵引装置外，较先进的是由电脑控制、根据不同要求设定多种牵引程序的电动牵引装置，这些无疑为治疗颈椎病创造了极为有利的条件。

## 四、注意问题

一般牵引重量不宜太大，因为牵引重量太大易引起患者枕颌部疼痛，严重时无法坚持牵引。需要注意的问题有以下几点：

（1）大重量牵引时要特别注意牵引角度，通常牵引的角度以轻度的前屈位，即头前屈与躯干呈10°～20°为宜。但对某些患者则应根据病情选择牵引角度，例如颈椎间盘突出或脱出、椎体后缘骨刺形成的患者，不宜采用前屈位；早期症状较轻的患者，以颈椎自然仰伸位牵引较好；椎管狭窄及黄韧带肥厚的患者，则应避免后伸位牵引。

（2）牵引重量：牵引重量可从 3～5kg 开始，逐渐增加到 8～10kg。每次牵引的时间在 10～30min，每 1 个疗程以 3～4 周为宜。在症状缓解或消失较快时，不应过早中止牵引，以减少复发。具体的牵引重量和时间可根据患者的具体情况和牵引效果而定，一般以牵引时无头晕、疼痛，牵引后症状减轻、无疲乏无力的感觉为宜。

（3）在坐位牵引时，因要对抗头颅重量，故牵引重量可略大一些，卧位牵引则重量可略小一些。在治疗过程中，可根据患者性别、年龄、体质强弱、颈部肌肉发育情况及对牵引治疗的反应等，适当增加牵引重量或增加牵引时间。近年来，国内外还流行一种利用体重 1/2 量的重量进行短时间牵引的方法，但这种牵引方法要严格掌握适应证，对操作者也应有严格要求。

（4）牵引早期，少数人可有头晕、头胀或颈背部疲劳感等症状。这时可暂不中断牵引治疗，再坚持几天治疗，或改用较小重量、较短时间牵引，以后再逐渐增加牵引重量或延长牵引时间；若不适反应仍然存在，应请医生提出进一步治疗的意见；若牵引后症状反而加重，不能耐受牵引治疗，可能是牵引加重了对神经和血管的刺激或压迫，遇到这种情况，应终止牵引。

## 五、颈椎自我牵引法

颈椎病是一种慢性疾病，其治疗也不能"立竿见影"。在治疗过程中，由于路程较远，工作繁忙等因素，往往会使有些患者不能坚持牵引治疗，颈椎自我牵引方法是在家庭中可进行的简便牵引方法。

牵引装置是根据作用力和反作用力及杠杆等较简单、易理解的力学原理制作的，工艺也不太复杂，而且已有不少厂家生产不少适合家庭用的牵引器材，供家庭进行自我治疗，所以，家庭自我牵引是可行的。家庭进行自我牵引的用品及简易装置介绍如下：

（1）牵引带：一般用薄帆布或厚棉布制成。

（2）牵引弓：形状似衣架，中央连接牵引绳，两端有钩固定和挂住牵引带。

（3）牵引绳：通常选用光滑、阻力小的蜡绳，长度约 2.5m；滑轮及固定装置：可根据房间条件固定于门、窗或墙壁上。

（4）牵引重物：可用 1.5～2kg 的重锤、沙袋、砖块或其他小重量物品。

另外，也可用徒手牵引方法，在症状明显时，作临时缓解之用。方法：两手十指交叉置于后枕部，头后仰，两手逐渐向头顶方向用力，持续 5～10s，连续 3～4 次；或两手的拇指点于两侧风池穴，头后仰，拇指用力向上，并按揉数分钟，可起到缓解作用。徒手牵引方法，是借助两手向上的牵引力量达到治疗目的，但椎管狭窄尤其是伴有黄韧带肥厚者不宜采用，否则会加剧黄韧带向椎管内突出而使症状加重。

在利用牵引架进行家庭自我颈部牵引时，要着重指出的是，这种牵引必须由医生指导，并告知注意事项后方可进行。

自我颈部牵引时应注意以下 5 点：

（1）牵引带应柔软、透气性好，枕颌带、悬吊带要调整为左右等长，使枕、颌及左、右颌侧四处受力均等。

（2）挂于牵引钩的牵引带两端间距为头颅横径的 2 倍，以免两侧耳朵及颞部受压，影响头部血液回流。

（3）牵引绳要够长（约 2.5m），要结实。牵引架的固定要可靠。

（4）牵引重物高度以距地面 20～60cm 为宜，即患者站立后重物可掉在地上。悬吊的绳索要在患者手能抓到的范围。

（5）自我牵引时要特别注意牵引角度。通常牵引的角度以轻度的前屈位，即头前屈与躯干呈 10°～20° 为宜。但对某些患者则应根据病情选择牵引角度，如颈椎间盘突出或脱出、椎体后缘骨刺形成的患者，不宜采用前屈位；早期症状较轻的患者，以颈椎自然仰伸位牵引较好；椎管狭窄及黄韧带肥厚的患者，则应避免后伸位牵引。

在自我牵引过程中，有时由于操作不当也会出现一些不适反应，如下颌疼痛、颈部肌痛、腰痛等。下颌疼痛往往是由于牵引带过紧、压力过大引起的，可用海绵或薄毛巾垫在下颌部来解决；颈部疼痛是颈部肌肉本身因颈椎病而痉挛或牵拉所致，在牵引前用热敷等物理疗法可缓解；腰痛则通常由于坐的姿势有问题，可通过调节坐凳高低、屈曲膝关节、脚置于小凳上来缓解。另外，在经过一段时间的自我牵引治疗后，症状无缓解或有加重，则应停止自我牵引，及时就诊，查明原因，以得到及时无误的正规治疗。

## 六、自创脊柱牵引状态下定点整复（党氏）手法治疗

陕西省中医医院骨科党建军等利用体征结合动力位拍片选择适当的头部位置，运用党氏手法治疗椎动脉型颈椎病150例，来探讨党氏手法（脊柱牵引状态下定点整复手法）治疗椎动脉型颈椎病的疗效。结果表明总有效率为99.33%。

具体治疗方法如下：在详细查体及相关检查排除其他疾病后，根据 X 线片的变化情况，判断出引起症状的椎间隙。根据病变椎间隙 X 线片动力位上的变化情况选择不同的头部姿势，如果标准侧位、过伸侧位或过屈侧位某一体位引起症状的椎体后缘相对稳定无椎体不稳及双边征，而且临床症状无或轻微，则头置于这一体位，医者立于患者的患侧，用一前臂的掌侧托住病人的下颌，另一手第二掌骨桡侧卡在患者的枕骨粗隆下，双上肢合力向上牵引，在牵引的状态下用置于头后手的拇指顶住病变椎体的横突或棘突旁，与对应的前臂相向用力，使头的屈伸活动度在 5°～10°以内。每日治疗 1 次，治疗后使头颈部保持良好的体位，并根据 X 线片选择合理的枕头。

本治疗方法是在查清椎动脉型颈椎病的发生根源，产生症状的椎间隙后，采取对症治疗、病位治疗的方法，所以取得了显著的疗效。椎动脉型颈椎病出现钩椎关节增生是由于长期的颈椎椎体不稳造成的。常规颈椎侧位片、CT 及 MRI 均为一种静止状态下的影像结果，CT 及 MRI 一般可以明确脊髓的压迫，很少观察横突孔的情况，椎间盘的退变及脊髓的压迫一般与椎动脉型颈椎病无明显的关系。而动力位 X 线片可以观察到 3 个位置下的椎体情况，较能准确地反映出真实的情况，可以间接地观察到引起椎动脉型颈椎病症状的原因。这也是为什么椎动脉型颈椎病症状能迅速缓解的原因，位置好、椎动脉无刺激则病人症状消失，反之则症状加重。党氏手法即脊柱牵引状态下定点整复手法是基于以上的原理创立的，在稳定的姿势下（椎体后缘连续性较好的体位）牵引及手法治疗病人症状不会加重。另外，牵引状态下微动病变的椎体，可用紧张的韧带使有轻微移动的椎体恢复原位，使椎动脉不再扭曲或刺激而恢复血供。

如果病人症状很重不能手法治疗时，则在仰卧位牵引时一定要注意牵引的角度，头部方向与坐位时的选择一样，同时用改善椎动脉循环的药物及消肿脱水药物，待能坐起后再行手法治疗。本手法与其他手法的不同之处是在

牵引状态下进行的无旋转暴力，相对而言最为安全，而且能迅速地缓解临床症状，消除斜方肌的痉挛。本治疗总有效率为99.33%就足以说明其相对于其他治疗方法的优越性。

总之，通过临床体检及动力位X线片确定病变部位，根据病变部位椎体的稳定情况选择合适的治疗姿势，运用党氏颈椎牵引状态下定点整复手法治疗椎动脉型颈椎病，具有迅速缓解症状的作用。其安全性高，值得推广。

### 七、个体化颈椎牵引方向的选择

牵引不单纯只是向上的力量，还会有向前及向后的不同角度，牵引方向的正确与否决定了颈椎病疗效的好坏，在方向的选择上我们采用了因人而异的选择方式，即个体化方向的选择，辨证施治（牵），证是指症状、临床体检及动力位的X线片找出的责任椎间隙，还指责任椎间隙在动力位时的不同症状；牵是指牵引的方向。颈椎病牵引方向判定的原则是在不加重症状及无症状的姿势下牵引，这样说其实很空洞无针对性，就如过去牵引方向是某种固定姿势一样。具体如何选择牵引的方向呢？首先要看患者的症状出现在哪一个椎间隙，通过临床体检查出引起症状的椎间隙，通过动力位X线片判断出病变的椎间隙，与前面预判的病变椎间隙结合，确定引起症状的责任椎间隙，根据责任椎间隙有无症状的姿势及片子确定相对无症状的姿势，在无症状的姿势下进行颈椎牵引，这就是牵引的方向。每一个间隙可以有中立位、微屈位、微伸位、过伸位及过屈位多种牵引方向。

## 第二节　物理疗法

物理疗法是利用各种物理因素（如力、声、热、电、光、磁、气体、水、机械等）作用于人体，达到保健、预防和治疗疾病的目的。物理疗法又称物理因子治疗，简称理疗，具有效果好、简单易行和安全可靠等特点。

### 一、作用机理

（1）可使炎症吸收及消散：可消除软组织及神经根的炎症及水肿。

（2）改善血液循环：几乎各种物理疗法均可引起机体组织发生充血，充血改善了局部营养，增强了网状内皮系统功能，有消炎、止痛作用。肩关节周围炎病人肩部的肌肉、韧带、关节囊组织往往有变性、粘连。血液循环改善后可促进粘连吸收，使变性组织恢复弹性。对颈椎病，则可改善脊髓神经根及颈部软组织的血液供应和营养。

（3）缓解肌肉痉挛和镇痛：物理治疗的温热作用对肌肉痉挛引起的疼痛有解痉镇痛作用。由于充血，局部贫血消失，引起疼痛的微小动脉痉挛亦消失，感觉神经的过敏状态亦可因血运的增加而消除，这些都有利于疼痛的缓解。

（4）兴奋作用：理疗可兴奋神经系统及肌肉组织。故适用于肌肉萎缩、神经麻痹及皮肤感觉障碍的患者。

（5）延缓及减轻椎间关节、关节囊、韧带的钙化和骨化过程。

（6）增强肌肉张力，改善小关节功能，减轻或消除颈椎不稳。

（7）松解粘连及软化疤痕。

（8）改善全身的钙、磷代谢及自主神经系统功能。

## 二、电疗法

电疗法是应用电治疗疾病的方法。根据电的频率不同，分为 3 大类。低频电疗法，是采用 0～1000Hz 的低频电流，包括直流电药物离子导入疗法、电兴奋疗法、直流电疗法等。中频电疗法，采用 1～100kHz 中频电流，包括等幅正弦中频电疗法、调制中频电疗法、干扰电疗法、音乐电疗法等。高频电疗法，采用 100～300kHz 的高频电流，包括短波疗法、超短波疗法等。常用的电疗法如下：

### （一）超短波电疗法

运用波长 1～10m，频率 30～300MHz 的电磁波治疗疾病的方法称为超短波电疗法。

1. **治疗作用** 超短波的作用较深，可使局部温度升高，具有促进血液循环，加速代谢产物、无菌性炎症、水肿消散吸收，降低肌肉张力，缓解肌肉痉挛等作用。

2. **治疗方法** 电板分别放置于颈椎前后，间隔 2～3cm，微热或温热量，每次 20～30min，每日 1 次，10 次为 1 个疗程。

## （二）离子透入疗法

离子透入疗法是促进离子进入皮肤的一种治疗方法。具有祛风散寒、活血化瘀、舒筋活络、通经止痛的作用，适用于软组织损伤、无菌性炎症及颈、肩、腰、腿痛等。

**1. 治疗作用** 人体中含有多种元素，分为宏量元素、微量元素 2 大类，微量元素有铁、铜、锌、锰、钴等 40 余种，对维持人体正常生理活动和机体内环境的动态平衡，神经、肌肉、骨骼等组织的生长、发育、代谢等有着重要作用，尤以铁、铜、锌等元素的作用更显著。离子透入法具有直流电与药物的双重作用，电解质溶于水中，发生离子电离现象，根据同性相斥的原理，药物阳离子在阳极下导入机体，阴离子在阴极下导入人体，促使对机体有利的离子进入机体，从而调整机体内环境以治疗疾病。同时也可刺激人体腧穴、经络而产生作用，部分药物还随血液、淋巴液进入机体产生作用。

**2. 治疗方法** 用直流电或感应电配合离子液机械地将离子导入人体，将选择的药物煎液浓缩取汁贮存备用。选用一定规格的中药离子导入治疗仪，先将二电极板套上布套，再将药汁 10~30ml 滴于二电极板布套上，根据辨证分经确定治疗部位，正极在上，负极在下，正极放在颈部，属阳明经病负极放在手三里、合谷等，属少阳经病负极放在外关、天井等，属太阳经病负极放在支正、后溪等，属太阴经病负极放在尺泽、列缺等。由于电极板有一定面积，对于多经同病者，可同时治疗，将二电极板及布套置于选定部位，开启治疗仪，调节电流输出量，使患者适宜为止，每次 20min，每日 1 次，10 次为 1 个疗程。

**3. 常用中药** 川乌、草乌、川芎、威灵仙、鸡血藤、没药、红花、丹参、桑枝、透骨草等。

**4. 注意事项** 正、负电极不可错置，局部皮肤溃破者慎用。

## （三）干扰电流疗法

将 2 种不同频率的中频电流，通过 2 组 4 个电极交叉地输入人体，在机体深部组织产生一个干扰场以治疗疾病的方法称干扰电流疗法。

**1. 治疗作用** 干扰电流疗法能引起肌肉收缩，加速血液回流，使局部温度升高，改善局部血液循环，促进渗出、水肿的吸收。可提高痛阈，有明显的止痛作用。还能调节自主神经，对交感神经型颈椎病有治疗作用。

2. **治疗方法**　选用 90 ~ 100Hz、50 ~ 100Hz 的电流治疗，电流强度以人体感觉阈、运动阈和可以耐受的最大限度为准，每次治疗 20 ~ 30min，差额选 1 ~ 2 种，每种差额作用时间 1 ~ 10min，每日 1 次，10 次为 1 个疗程。

3. **注意事项**　血栓性静脉炎、严重心脏病者忌用。

### （四）音频电疗法

音频是指人耳能够听到或感受到的声波震动的频率。人耳能够感受到声波的频率一般在 20 ~ 20000Hz 之间。应用频率在 1000 ~ 5000Hz 的正弦波交流电治疗疾病的理疗方法称为音频电流疗法，又称等幅中频电疗法。目前常用的音频电流理疗仪器的频率为 2000Hz 左右。

1. **音频电流疗法的作用原理**　音频电流可以刺激粘连的纤维组织，包括神经纤维、肌纤维及结缔组织等，使其活动而逐渐松解，同时音频电流能够促进局部的血液循环，改善其营养、代谢，因而使粘连松解、瘢痕软化。因此，音频电流疗法具有消炎、镇痛、增加局部组织血流量及促进神经功能恢复等作用。由于颈椎病患者存在疼痛、肌肉痉挛和神经损伤等病理过程，因此，音频电流疗法广泛应用于颈椎病的治疗。

2. **治疗方法**　将包绕电极的纱布浸湿，两电极放在病变部位上下两端或左右两侧，将一电极放于颈部，另一电极放在上背部肩部或上肢。电流强度以患者能耐受为度，每次 20 ~ 30min，每日 1 次，10 次为 1 个疗程。

3. **注意事项**　患者在进行音频电流治疗时，特别是在家庭中进行自我治疗时，应注意以下几点。

（1）电极与电极连接的夹子、导线等不可直接接触患者的皮肤，以免造成患者皮肤灼伤。正确的方法是在电极表面包裹数层湿纱布，同时，可能接触皮肤的导线、夹子等必须套一层塑料或橡胶绝缘物质。如果患者在治疗的过程中感到皮肤发热，甚至出现皮肤剧烈的疼痛感，一定要立即停止治疗，检查电极、夹子、导线是否有外露和与皮肤直接接触的情况，防止皮肤灼伤。

（2）电极禁止置放于左侧胸部心前区，心脏病患者禁忌将电极置放于心前区附近，以免对心脏产生不良影响。治疗电流强度不可过强，在理疗中如果出现心脏不适等情况，应立即停止理疗。

（3）包裹电极的纱布应保持湿润，以利于导电。如果纱布干燥，可用生理盐水或冷开水浸湿并拧干。

（4）电极、导线不可过度扭曲，以免造成表面绝缘层破坏，灼伤患者的皮肤。

### （五）微波电疗法

利用波长为 10～15cm 的超高频电磁波，经辐射器作用于人体进行治疗，常用微波电波长为 10～15cm，频率为（2～3）×10$^8$周/s。

微波对人体组织的穿透能力与振荡频率有关，频率愈高，穿透能力愈弱，目前微波穿透组织的深度可达 4～5cm。

1. **治疗作用** 可使局部深层温度升高，促进血运加快，引起继发性静脉扩张，增加组织的营养和代谢。并能加速炎症的消散和吸收，对神经有抑制作用，可缓解局部肌肉的紧张、痉挛。

2. **注意事项** 活动性肺结核、严重心功能不全、恶性肿瘤患者不宜使用。

### （六）正弦调制中频电疗法

由低频电流调制为中频电流进行治疗，其频率为 2～5kHz，调制用的低频率为 10～150Hz。

1. **治疗作用** 正弦调制中频电流作用于机体时，有明显的舒适振动感，可使皮肤痛阈升高而达到止痛作用，且即时止痛效果较为突出。对交感神经有抑制作用，能改善脑血流和上肢血液循环，并改善心肌血液供应使心率下降。电流经过组织时，由于肌肉收缩可感到轻微震颤而起到按摩作用，可使血管扩张，改善局部血液循环，促进渗出物、水肿的消散吸收。

2. **治疗方法** 干扰电疗法的一般电极即可，用半波型电流时，加厚衬垫。强度以耐受为度，每次 20～30min，每日 1 次，10 次为 1 个疗程。

3. **注意事项** 急性炎症、有出血倾向、恶性肿瘤者忌用。

## 三、光疗法

光疗法是应用日光或人工光源防治疾病和促进机体康复的方法。现代应用的人工光源有可见光线、红外线、紫外线等。光的基本效应是热效应、光电效应、光化学效应、荧光效应。治疗颈椎病多选用红外线、激光等。

## （一）红外线疗法

在太阳光谱中，波长0.76～400μm的一段称红外线，为不可见光线，由热光源产生，对视网膜不产生光感，有强烈的热效应。

**1. 治疗作用**　使局部温度升高，血管扩张、血流加速，改善局部血液循环，促进机体新陈代谢。能增强白细胞的吞噬功能和免疫作用，促进局部渗出物的吸收和炎症的消散。降低神经兴奋性，可消除疼痛，缓解肌肉紧张、痉挛。

**2. 治疗方法**

（1）红外线辐射器：红外线灯、白炽灯、石英红外线等。

（2）剂量：照射距离一般为30～60cm，时间为15～30min，可根据病人感受、皮肤红斑反应、医生手温感而定，一般病人应有舒适热感，皮肤出现绯红色红斑为宜，可通过距离来进行自我调节。

（3）频率与疗程：每日1次，10次为1个疗程。

**3. 注意事项**　有出血倾向、高热病人、活动性结核、重度动脉硬化者禁用。治疗过程中出现疲乏无力、睡眠差、头晕等情况时应停止治疗，防烫伤。

## （二）特定电磁波治疗

特定电磁波治疗仪又称TDP辐射器、神灯等。其辐射光谱为连续光谱，包含了很大部分红外线和远红外线。

**1. 治疗作用**　特定电磁波治疗仪能起一系列热的效应，同时其辐射板上的涂料为人体需要的30多种微量元素，当辐射板加热到一定温度（40℃）时，多种微量元素受热激发，辐射出特定的电磁波。调整干扰病变区机体内相同微量元素的辐射波，产生热疗所不具备的综合效应，使病变部位血管扩张，加快血液循环，增强新陈代谢，加快局部组织的修复能力，促进渗出物水肿的吸收，而达消炎、消肿、止痛、止痒，缓解肌肉紧张、痉挛等作用，用以治疗内、外、妇、儿等科疾病，尤其适用于骨科颈椎病、肩周炎、骨质增生、椎间盘脱出、跟骨刺等疾病。

**2. 治疗方法**　照射距离20～30cm，每次45min，每日1次，10次为1个疗程。

（三）紫外线疗法

紫外线的光谱范围为 100~400nm。紫外线在日光中虽只占 1%，但它是一种非常重要的自然界物理因子，是各种生物维持正常新陈代谢所不可缺少的。在医学上已广泛应用人工紫外线。

1. **紫外线的生物学效应** 紫外线的生物学作用很复杂，包括对酶系统、活性递质、原生质膜、细胞代谢、机体免疫功能和遗传物质等的直接和间接的作用。这是因为这部分光线的光子能量最大，能对原子的电子层产生作用，使原子从低能级跃迁到高能级而处于激发态，或使某些化学键断开，或使某些共价分子发生龟裂而形成自由基等。由于紫外线照射能引起一系列的光学反应，因此能产生复杂的生物学效应，包括红斑反应、色素沉着、促进维生素 D 生成、抑制变态反应、光敏反应（包括光毒反应和光变态反应）、杀菌作用、荧光反应等。

2. **紫外线的治疗作用**

（1）增强机体免疫功能：当机体受到超过生理水平的刺激时，就要动员防御机制。红斑剂量的紫外线照射是一种较强的刺激，照射后产生组胺、类组胺等生物学高活性物质，经血液循环可作用到交感神经系统和垂体肾上腺系统，因此在一定程度上可加强全身性的适应和防卫功能。紫外线照射可使血液中各种体液免疫成分的含量增多，活性增强，白细胞吞噬功能增强；可加速抗体的生成，加速抗体的蓄积；可增强巨噬细胞系统的功能，提高巨噬细胞的吞噬活性。

（2）抗炎作用：紫外线照射可促进红斑部位的血液和淋巴循环，促进新陈代谢，使组织温度升高，进一步动员皮肤内巨噬细胞系统的功能，增加抗体的生成，提高组织细胞活性，加强巨噬细胞的吞噬功能，使白细胞数量增加，且吞噬功能加强。

（3）加速组织再生：强红斑量紫外线照射引起的细胞分解产物（如氨基酸、嘌呤、核糖核酸、组胺等）可刺激成血管细胞和结缔组织细胞的成长，同时还可作为受损细胞的营养物质；弱红斑量紫外线照射可加强核酸的合成和加速细胞的分裂；中等红斑量紫外线照射后约 3h 内 DNA 的合成和细胞分裂明显受到抑制，在数小时或 1d 内恢复正常，随后出现 DNA 合成和细胞分裂的加速阶段，于 2~3d 内达到高峰，以后逐渐恢复；由于紫外线红斑促进血液供给，提高血管壁的渗透性，故有利于血中营养物质进入损伤的组织内，改善细胞的再生条件。

（4）调节神经功能：紫外线红斑有明显的镇痛作用。紫外线红斑对交感神经节有"封闭"作用，即当其兴奋性升高时，以局部红斑量紫外线照射，可降低其兴奋性。

（5）生成维生素 D：预防和治疗佝偻病和骨软化症。

（6）增强药物作用：如对风湿性关节炎患者用红斑量紫外线局部照射，可提高水杨酸钠的疗效。

（7）调节内分泌功能。

3. **治疗方法**　由于紫外线敏感性有明显的个体差异，所以用生物剂量作为紫外线治疗照射的剂量单位。所谓一个生物剂量也就是最小红斑量（MED），即紫外线灯管在一定距离内（常用 50cm）垂直照射下引起最弱红斑反应（阈红斑反应）所需的照射时间。

（1）红斑量紫外线照射法：按不同治疗目的采用不同强度的红斑量开始照射，以后根据皮肤反应和病情适当增加剂量（为前量的 30%~50%），以达到经常保持红斑反应为目的。但在某些情况下如肉芽组织新鲜，并将长满伤口，需要促进上皮生长时，重复照射时反而要进行减量。此法用于局部照射治疗，每次照射面积一般在 $400~600cm^2$ 以内，每日或隔日 1 次，4~6 次为 1 个疗程。

（2）亚红斑量紫外线照射法：用亚红斑量（少于 1 个生物量）开始照射。如 1/8~1/2 生物量开始，隔次或每隔 2 次增加 1/4~1/2 生物量，达 3~5 个生物量为止，每日 1 次，20~24 次为 1 个疗程。多用于全身照射。照射距离采用 100cm。紫外线全身照射的剂量进度可分 3 种，即基本进度、缓慢进度和加速进度。一般多采用基本进度，对体弱和敏感性升高者，可用缓慢进度，对体质好者可用加速进度。

（四）穴位激光照射疗法

穴位激光照射疗法，是利用低功率激光束直接照射穴位以治疗疾病的方法，又称激光针疗法或光针。

1. **使用方法**　在使用仪器之前，应详细检查有无漏电、混线现象，检查地线是否接好，以防触电或烧毁仪器等事故的发生。

治疗时要选择合适的体位。照射前，可将电流调整旋钮置于第二或第三挡上，然后开启电源开关，这时指示灯亮，氦氖激光机发出鲜红色的激光。若启动后激光管不亮或出现闪辉现象，表明启动电压过低，应立即断电，并将电流调节旋钮沿顺时针方向转 1～2 挡，停 1～2min 后，再将电源开关打开。切勿多次开闭电源开关，以免引起故障。经调整电流，使激光管发光稳定，然后将激光束的光斑对准需要照射的穴位直接垂直照射；其至皮肤的距离为 8～100mm，每次每穴照射 5～10min，共照射时间一般不超过 20min，每日照射 1 次，10d 为 1 个疗程。

2. **适应范围** 本法已广泛应用于内科、妇科、外科、儿科、神经科、皮肤科及肿瘤科等。对各种类型的颈椎病有较好的疗效。

3. **注意事项** 医者必须熟悉激光的操作原理、性能及操作规程，并要严格执行，无关人员不可随意进出激光治疗室。

照射部位的准确与否和疗效有密切关系，故光束一定要对准需要照射的病灶或穴位，嘱患者切勿移动，以免照射不准，影响疗效。

若治疗中出现头晕、恶心、心悸、乏力、嗜睡等不良反应，应缩短照射时间和次数，或终止治疗。

### (五) 周林频谱治疗仪治疗

1. **治疗作用** 周林频谱治疗仪是利用电子技术和仿生学原理制成的模拟人体综合物理场的频谱发生器。其作用于人体，可激发体内的基本粒子协振，在病变处产生生物热效应和非热效应以促进生化反应，调节人体的生物电场，改善病变状况，消除微循环障碍，调节自主神经，促进新陈代谢，增进组织的恢复和再生功能，达到消肿、消炎、止痛、止泻、安神、减少渗液等效果。

2. **治疗方法** 对患处直接照射，距离为 20～30cm，以局部感到温和、舒适为宜，每天 1 次，10 次为 1 个疗程。

### (六) 激光疗法

用激光治疗疾病的方法称为激光疗法。激光是受激辐射式光频放大器的简称，临床上用以治疗颈椎病的是氦氖激光。其工作物质是氦氖原子，用高压高频电场激励，辐射出来的是波长为 632.8nm 的红色激光，连续式发射，功率为 1~100mW，常用的输出功率为 2~25mW。

1. **治疗作用**　氦氖激光具有单色性好、方向性强、亮度高、相干性好、穿透力强等特点。对组织有光压强作用和电热效应，能使血管扩张、血流加速，细胞及血管壁的通透性增强，使组织所需的营养物质得到改善，细胞尤其是白细胞代谢旺盛，活力增强，并可提高组织痛阈，降低神经末梢的兴奋性，从而达到消炎镇痛的目的。同时照射腧穴可以调节人体脏腑经络的功能，对机体起良性调节作用。且腧穴激光疗法具有无痛、无菌、无损伤、简便安全、治疗作用广泛等特点。

2. **治疗方法**　侧卧位或俯卧位，距激光器 1m 左右，辨证后选取腧穴、阿是穴，然后对准穴位照射，照射距离约为 20cm，每穴约 5min，每次约 20min，每日 1 次，10 次为 1 个疗程。

## 四、超声波疗法

超声波疗法是将超声波作用于人体以治疗疾病的方法。超声波是每秒振动频率在 20kHz 以上的机械振动波，常用的超声波频率一般为 800~1000kHz。

### （一）超声波治疗的适应证与禁忌证

1. **适应证**　脑血管意外及其后遗症、癫痫、脑挫伤、脊髓空洞症、脊髓炎、脊髓蛛网膜炎、脊髓前角灰质炎、截瘫、坐骨神经痛及腰骶神经根炎、三叉神经痛、面肌痉挛、感染性多发性神经根炎、末梢神经炎、术后神经痛、慢性腰骶痛、肩周炎、腱鞘炎、网球肘、滑囊炎、肋软骨炎、肌痛、肌痉挛、骨痂愈合不良、乳腺炎、疖肿、蜂窝组织炎、冻伤、挫伤、瘢痕组织、溃疡、支气管炎、冠心病、心绞痛、心肌梗死、闭塞性脉管炎、血管神经症、眼底病等。有报道称，超声波有助于缩小新鲜突出于椎管内的髓核而减轻对神经根的压迫症状。超声波剂量为 $1~2W/cm^2$，每次治疗 14min。

治疗因椎管外软组织病变引致的颈痛，应仔细找出压痛点，并加标记。超声波头压紧压痛处，以固定法连续式超声找准痛点，此时患者有明显酸胀感（病变部位对超声波最敏感）。立即适当减轻剂量，改为连续移动法，在痛点及其周围缓慢移动声头，并随时调整剂量，以患者能耐受的酸胀感为宜。

2. **禁忌证**

（1）凡恶性肿瘤、活动性肺结核、严重心脏病的心区和星状神经节、出血倾向、静脉血栓之病区均禁用。

（2）孕妇（早期）腹部及小儿骨骺处最好选用其他疗法。在头部、眼睛、心脏、生殖器部位治疗时剂量要严格掌握。

## （二）作用机制

1. **机械作用**  机械作用是超声波的一种基本的原发的作用，即超声波对组织内物质和微小的细胞结构有一种"微细按摩"的作用。这种作用可引起细胞功能的改变而导致生物体的许多反应。可以改善血液和淋巴循环，增强细胞膜的弥散过程，从而改善新陈代谢，提高组织再生能力。超声波的机械作用可软化组织、增强渗透、提高代谢、促进血液循环、刺激神经系统及细胞功能，因此有重要的治疗意义。

2. **温热作用**  超声波作用于机体时可产生热，有些人甚至称为"超声透热疗法"。超声波在机体内温热的形成，主要是组织吸收声能的结果。人体吸收超声波的能量后，可在组织内出现发热反应，所产生的热量具有镇痛、解除肌肉痉挛、改善组织微循环状态等作用。

超声波热作用的独特之处是除普遍吸收之外，还可选择性加热，主要是在2种不同介质的交界面上产热较多，特别是在骨膜上可产生局部高热。这在关节、韧带等运动创伤的治疗上有很大意义，所以超声波的热作用（不均匀加热）与高频及其他物理因子所具有的弥漫性热作用（均匀性加热）是不同的。

3. **理化作用**  基于超声波的机械作用和温热作用，可继发许多理化变化，如超声波可使 pH 向碱性方面变化，有利于炎症的修复；能影响到许多酶的活性；可使细胞内胸腺核酸的含量增加，从而影响到蛋白质的合成，刺激细胞生长；在高强度的超声作用下，组织内可形成许多高活性的自由基，可加速组织内氧化还原过程，加速生长过程。

4. **对机体组织器官的作用**

（1）小剂量超声波能使神经兴奋性降低，传导速度减慢，因而对神经炎、神经痛等具有明显的镇痛作用。

（2）用作治疗的超声波对血管无损害作用，通常可见血管扩张，血循环加速；可使心脏的冠状动脉扩张，改善心肌的血液供应；可使肾脏的血管扩张，增加肾脏血流量。

（3）超声波可使胃肠道蠕动增加，胃肠分泌增加；对有组织损伤的伤口，有刺激结缔组织增长的作用；当结缔组织过度增长时，超声波又有软化消散的作用，特别对于浓缩的纤维组织作用更显著。因此超声波对疤痕化结缔组织有"分离纤维"的作用，有使"凝胶变为溶胶"的作用。

## （三）治疗方法

多运用小剂量、低强度（$0.5 \sim 1W/cm^2$）治疗，每次固定法 $1 \sim 5min$，移动法 $5 \sim 10min$，每日 1 次，10 次为 1 个疗程。

## （四）注意事项

（1）将准备治疗的部位暴露擦洗干净，在皮肤上涂以接触剂。接触剂能使探头和皮肤之间的接触更为紧密，减少声能损耗。患者在家中可以用肥皂水、甘油、凡士林油膏、液体石蜡，甚至植物油来临时替代医用接触剂。

（2）不要让探头长时间在空气中工作，防止探头损坏。

（3）患者自行进行超声波治疗前要仔细阅读有关说明书，按照操作规程进行操作。如有问题应该向有关专业人员进行咨询。

（4）患者在治疗中如果出现局部或全身不适、感觉异常等情况，应及时停止治疗，寻找原因。女性患者应避免在月经期、妊娠期进行超声波治疗。

（5）大剂量、长时间应用超声波治疗可引起血液中白细胞、红细胞的数量下降，患者可出现体重减轻。超声波疗法使用不当，可引起心律失常，心功能不全，所以有严重心血管疾病的患者不可使用超声波疗法；对于有急性炎症、消化道溃疡、严重支气管扩张、恶性肿瘤、血栓等疾病的患者不考虑使用超声波疗法。

## 五、磁疗法

磁疗法是应用磁场治疗疾病的方法。

## （一）治疗作用

利用外磁场作用于人体可以调节人体组织内的生物电，改变代谢与生物化学过程，也能通过穴位刺激调节脏腑经络的功能。

（1）能降低神经的兴奋性，提高痛阈，缓解疼痛。

（2）改善局部血液循环，促进新陈代谢，加速渗出吸收。

（3）增加血管的通透性，增强免疫功能，促进炎症消散和炎症产物排泄。

（4）对癌细胞有一定的抑制、杀伤作用。

（5）抑制大脑皮质，改善睡眠。

### （二）治疗方法

临床上多用静磁场疗法，将磁片置于穴位表面，产生恒定磁场以治疗疾病。常用以下贴法。

**1. 直接贴敷法** 将磁片或磁珠直接贴敷于腧穴，进行穴位刺激的方法，为临床磁疗法最常用、最基本的方法。辨证选穴后，先用75%的乙醇穴区消毒，干燥后将磁片或磁珠放置于穴区或阿是穴，再用胶布固定，常用单块贴敷法、双块对置法、双块并置法，每周2次。

**2. 间接贴敷法** 将磁片缝入衣服、口袋、护腕等制成磁衣、磁带、磁护腕等，使磁片对准穴位或病灶以治疗疾病，适于对胶布过敏者，磁片过大不易胶布固定、长期治疗的慢性病人等。

**3. 耳穴贴磁法** 将直径约1mm的小磁球置于所选耳部穴位，然后胶布固定，3d1次，两耳交替进行。

### （三）注意事项

贴磁疗法的不良反应多在2d内出现，如心悸、心慌、恶心、嗜睡、乏力、头晕、低热等，轻者可继续治疗，严重者可取下磁片，中断治疗。

## 六、水疗法

应用水治疗疾病的方法称为水疗法。利用不同温度、压力、成分的水，采用不同的形式来防治疾病，颈椎病患者用温水浴，水温在37℃以上。

**1. 治疗作用** 水能与身体各个部位密切接触，是传递刺激最方便的物质；水又为良好的溶剂，可溶解多种物质，便于发挥水疗药物的化学刺激。水具有静压力和浮力，人工加压后产生冲击力，有较好的机械作用。

（1）温热刺激：人体有冷热的感觉，主要通过皮肤，然后由神经传导至中枢，短时间的温水浴可加速血液循环，减少疲劳，较长时间的温水浴可使肌张力减低，疼痛、痉挛减轻。

（2）静压作用：静水压力与水的深度成正比，静水压可改善血液、淋巴回流。

（3）浮力作用：人体在水中有一定浮力，浮力大小等于排水的重量，约为体重的9/10，故运动功能障碍者，适于在水中锻炼。

（4）冲击按摩作用：水由一定压力或一定高度向人体冲击作用于体表，将产生冲击按摩作用，可使血管扩张、血流加速、肌肉松弛、代谢增高。

（5）化学作用：水疗的化学刺激取决于溶解在水中的各种矿物质、气体、药物的作用，如天然矿泉水浴、人工海水浴、药物浴等。

综合以上作用，水疗能加速血液循环，增强新陈代谢，缓解肌肉痉挛，利于无菌性炎症的消散和吸收。

**2. 治疗方法**

（1）温水浴：温度37～42℃，每次15～30min，每日1次，10次为1个疗程。

（2）中药浴：根据病症病情，辨证选方，颈椎病多用祛风散寒、舒筋活络、活血化瘀、消肿止痛的中药，如荆芥、防风、透骨草、桂枝、桑枝、葛根、当归、赤芍、川芎、苏木、伸筋草、威灵仙等，水煎取液加入热水浴治疗，每次15～30min，每日1次，10次为1个疗程。

# 第三节　温热疗法

温热作用能使局部组织及皮肤血管扩张、血流加速、排汗增多，促进局部组织新陈代谢、组织水肿吸收和创伤的修复，具有良好的消除无菌性炎症及消肿作用。热能使肌紧张度反射性地降低，无论是局部炎症刺激或是因神经根受压和刺激而引起的肌痉挛，均有良好的解痉、镇痛作用，是颈椎病常用的理疗方法。

凡以各种热源为介质，将热直接传至机体达到治疗作用的方法，均称为温热疗法，在祖国传统医书中早有记载。其特点是取材广泛，设备简单，操作容易，应用方便，疗效较高，在各种医疗机构或患者家中都能进行治疗。除了各种传热介质的温热作用外，某些介质尚有机械和化学的刺激等综合因素作用，从而达到治疗疾病的目的。

## 一、温热疗法的生理作用和治疗作用

### （一）对神经系统的影响

温热是一种刺激。当皮肤感受到任何一种刺激时，除支配该部的自主神经中枢受到刺激作用外，还能影响到脊髓上段和下段的自主神经中枢，甚至脑皮层的功能，引起复杂的相应脊髓的节段反应和全身反应。

### （二）对皮肤的影响

温热作用于皮肤，由于某些温热介质是油质，冷却凝固时对皮肤的压力作用以及润滑作用，能使皮肤保持柔软而富于弹性，防止皮肤过度松弛而形成皱褶；对瘢痕组织和肌腱挛缩等有软化及松解的作用，并能改善皮肤的营养，因而能缓解由于瘢痕挛缩引起的疼痛。

### （三）加强血液和淋巴液的循环

由于温热疗法具有较强而持久的温热作用，能引起末梢血管反应——主动性充血。毛细血管扩张，血流加快，并能使淋巴循环改善，而影响机体各种生理功能，因而有助于消散浸润，加强再生过程，并具有止痛效果。由于温热治疗的介质具有压缩作用，能防止组织内淋巴液和血液的渗出，减轻组织表面的浮肿，防止出血，促进渗出液的吸收，故可用于初期扭伤的局部肿胀。

### （四）温热疗法

温热疗法能明显影响皮肤体温及深部组织温度升高。研究证明，石蜡治疗时能使皮肤温度升高 $8 \sim 18℃$，取下石蜡后仍可升高 $5 \sim 12℃$。因而加强了组织代谢过程，可使蛋白分解产物和残余氮增加，同时在治疗过程中由于局部和全身排汗增加，排出了体内蛋白分解产物。另外有人观察，受温热的影响，患者的多肽曲线上升，证明间质被激活，病情好转；多肽曲线下降时，病情恶化。因此认为间质激活的影响是温热的作用基础之一。

（五）有促进上皮生长的作用

温热可刺激组织再生过程，并能减轻疼痛和加强组织的营养过程。当温热作用于体表的创口时，由于大量浆液性渗出物的增多，能起到协助清除病理产物及清洗创口的作用。这是由于某些碳水化合物对上皮的生长有刺激影响，有防止细菌繁殖和促进创面愈合的作用。有人发现经温热治疗后，表皮的生发层的层数增加，颗粒层的细胞成长和表皮增厚。因而可见表皮的再生过程和真皮层结缔组织增生过程加快的现象。

（六）其他作用

在温热疗法的影响下可见周围血液中的白细胞总数增加和核左移，有时颇为显著；并能加强网状内皮系统细胞的吞噬功能，因而对化脓及炎症过程有良好的影响；使血中酶的活性正常化，还具有调节内分泌功能作用。

## 二、温热疗法注意事项

（1）温热治疗时要随时询问患者的感觉，有无不良反应，如心慌、恶心、头晕、头痛、多汗、全身疲倦。在治疗过程中出现睡眠差、食欲减退、血沉超过36mm/h以上或脉搏加快等症状时应中止治疗。

（2）温热治疗时，可能出现局部症状一过性加重，并可能出现皮疹，需注意观察，如停止治疗后反应不消失则应中止治疗。

（3）对儿童治疗时，要注意温热的介质要低于成人治疗的温度。对知觉障碍及血循环不良者亦应注意温热介质的温度。

（4）温热治疗期间饮食应增加水分、盐类、蛋白质、糖和维生素等物质。

（5）治疗使用前必须先行质量鉴定与选择。

## 三、常用温热疗法

常用的温热疗法有石蜡疗法、泥类疗法、砂疗、坎离砂疗法、铁砂疗法、热敷疗法等，这些温热疗法对颈椎病均有较好的疗效。

## （一）石蜡疗法

石蜡具有热量大和导热性小的特点。利用加热后的石蜡作为温热媒介，将热能传递到机体，达到治疗和保健的方法称为石蜡疗法，简称蜡疗，是一种简易的热疗法。此疗法使组织受热作用强，时间持久，作用深度可达1cm，故疗效较好，加之简便易行，安全且可重复使用，因此比较常用。

蜡疗用的石蜡要求是：外观洁白、无杂质，熔点在 50~60℃（蜡浴时用的石蜡熔点可低些），pH 为中性，不含水溶性酸碱，含油量不大于 0.9%，黏稠性良好。

1. **治疗作用**　蜡疗的主要治疗作用是温热作用和机械性压迫作用。

（1）温热作用：石蜡的热容量大，导热性小，没有热的对流特性，保持时间长，透热作用较深而持久，可达皮下 0.2~1cm 又不含水分，冷却时放出大量热能（熔解热或凝固热），因此能使人的机体组织耐受到较高温度（55~70℃）并且持久的热作用，这就比其他热疗优越。一般认为石蜡敷于人体后，局部温度很快升高 8~12℃。经过一段时间后逐渐下降，但温度下降得很慢，在 60min 内还保持一定的温度。利用加热后的石蜡敷贴于患处，局部组织受热后，毛细血管扩张，循环加速，组织细胞通透性增加，有利于组织水肿的消散及血肿吸收；蜡疗能增加局部甚至全身汗腺分泌，致使局部大量出汗；能增强网状内皮系统的吞噬功能，提高新陈代谢，故有消炎作用；有镇痛、缓解肌肉痉挛等作用，多应用于神经根型、交感型、颈型颈椎病以及颈项肌肉筋膜炎。

（2）机械压迫作用：石蜡的固有特性是有良好的可塑性和黏滞性。在冷却过程中，石蜡的体积逐渐缩小，治疗时能与皮肤紧密接触，因而促进温度向深部组织传递，且产生对组织压缩和轻微的挤压，呈现一种柔和的机械压迫作用，既可防止组织内淋巴液和血液渗出，又能促进渗出物的吸收。

（3）化学作用：石蜡对机体的化学作用是很小的。

2. **操作方法**

（1）蜡袋法：患者在家中进行热疗的首选。准备几个厚 0.3~0.5mm 的透明聚乙烯薄膜压制成的大小不同的口袋，装入占塑料袋容积 1/3 的熔解石蜡，排出空气封口即自制成蜡袋备用。患者在进行蜡疗时将蜡袋置入热水中加热，使其温度达到 50~60℃，贴敷于疼痛部位，持续时间 20~30min。此方法具有操作简便、清洁、易于携带、可反复使用且石蜡无损耗等特点。

（2）蜡饼法：将熔点 50~60℃的石蜡熔化后（间接加温法），倒入方形搪瓷盆中，待其凝固成饼状，温度达 56~60℃时取出。将颈椎部位裸露，敷上蜡饼，外加塑料布和保温毛巾。持续 20~30min，每日 1 次，10 次为 1 个疗程。

（3）蜡盘法：将已熔化的石蜡倒入准备好的盘中，其厚度应为 2~4cm，待冷却成饼状以后，用刀轻轻地把石蜡与盘边分开，将柔软的石蜡（45~55℃）从盘中迅速取出放在油布上，包好蜡并敷于治疗部位，再用棉垫毛毯包好。这种方法操作简单，迅速，蜡温恒定，适用于大面积治疗。

（4）刷蜡法：当石蜡熔至 60~65℃时，用平毛刷迅速将蜡涂于治疗部位，反复涂蜡使蜡层厚达 1~2cm。或刷 0.5cm 厚的蜡壳以后，再用蜡垫（拧干器拧干）敷于保护层上，再盖以油布及棉垫保温。

（5）蜡浴法：将熔化至 60~65℃的石蜡，按刷蜡法在需治疗的部位局部涂敷一层薄蜡，然后迅速浸入盛有 55~60℃石蜡特制的浴槽，并立即取出，反复数次，形成蜡套，厚度达 1.0cm，再浸入特制蜡槽中治疗。

（6）蜡垫法：是石蜡的综合治疗法。将浸有熔解蜡的纱布垫冷却到皮肤能耐受的温度，放在治疗部位上，然后再用较小的纱布垫浸有 60~65℃高温石蜡放在第一层纱布上，再放上油布棉垫保温。

（二）泥疗

采用各种泥类物质加热后作为介体，敷在人体一定部位上，将热传递至体内，以达到治疗作用的方法称为泥疗法。治疗泥广泛存在于自然界中，资源丰富。此外，海泥、湖泥、矿泉泥亦均属于较好的治疗泥源。治疗泥含各种无机盐结晶物、有机盐、胶体、泥浆、微生物、维生素、激素、氨基酸、抗生素、噬菌体、放射性物质等多种成分。胶体是构成治疗用泥可塑性、黏滞性和温热性质的主要基础，胶体成分愈多，泥的热容量愈高，导热性愈低，从而提高泥的保温能力和吸水、吸附能力。

**1. 治疗作用**

（1）温热作用：是泥疗治病的主要作用。治疗泥的热容量小，并有一定可塑性与黏滞性，几乎无对流，故导热性较低，保温能力较大，与皮肤接触时向机体传热缓慢，通过泥温对机体起温热作用。在接受泥疗时人体能耐受较水里更高的温度，同时泥的冷却时间长，人能得到长时间的温热作用。

（2）机械作用：在医疗泥中，包含各种小粒沙砾、黏土颗粒及大量的胶质物，因而具有一定强度、黏度和比重。与皮肤接触时给人体以相当的压力；同时治疗泥中的分子运动与皮肤发生摩擦而产生刺激，这种压力和摩擦刺激，对机体产生类似按摩的机械作用。

（3）化学作用：泥中的各种盐类、有机物质、胶体物质、气体、维生素等被机体吸收或吸附在体表刺激皮肤或黏膜，对机体产生一定的化学作用。

（4）生理作用：在施行泥疗的部位，由于交感神经兴奋性降低，毛细血管扩张，皮肤充血，局部血液及淋巴循环得到改善。泥中之磷酸类具有促进组织渗水，增加汗腺及皮脂腺分泌的作用。经泥疗后皮肤表层细胞蛋白分解，产生类氨基酸物质，这些物质随血液、淋巴循环作用于全身，使之引起反应。泥疗施疗过程中，身体吸收相当大的热量，钙、镁、钠、硫化氢等化学物质附着于皮肤表层影响散热，因而影响体温之平衡，使体温增高2℃左右。泥疗对神经系统、循环系统、内分泌以及消化系统均有良好的调节作用。

（5）其他作用：治疗泥通过神经反射、体液传导和直接作用对机体产生综合效应。如在某些治疗泥中，尚含有弱放射性物质时，对机体产生放射性辐射电离作用，如含有抗菌物质，则具有抗菌作用。

2. **泥疗方法**　分全身泥疗、局部泥疗、电泥疗法等。泥疗法治疗颈椎病时将治疗泥加热至37～43℃，进行全身泥疗或颈、肩、背局部泥疗，每日或隔日1次。结束时要用温水冲洗，卧床休息30～40min。

3. **注意事项**

（1）泥疗时应注意室内的温度、湿度、通风以及泥疗后冲洗的水温。

（2）患者在泥疗过程中，如出现头晕、心悸、恶心、呕吐、出汗、局部疼痛或不适感，应立即停止泥疗，对症处理。

（3）泥疗期间，患者应注意补充蛋白质、糖类及维生素。这是因为泥疗加快了机体的新陈代谢，促进了机体内蛋白质的合成。

（4）泥疗过程中及结束后要多饮水，以保持体内水和电解质的平衡，防止脱水或虚脱。泥疗结束后温水冲洗，休息不少于30min。

（5）结核病、肾病、心脑血管疾病、恶性肿瘤及有出血倾向疾病的患者禁忌使用泥疗。局部皮肤有损伤、感染和有皮肤疾病的患者，也不适合泥疗。

### （三）砂浴疗法

用清洁的干海砂、河砂作为介质，加热后向机体传热达到治疗目的的方法称为砂浴疗法。

**1. 砂的物理、化学特性**  砂的热容量为 0.92 ~ 1.34J，导热系数为 0.3097 ~ 0.3218，比重 2.67，砂的吸湿性较大。

砂是由二氧化硅、三氧化二铁、三氧化二铝、氧化钙、氧化镁和一些钠盐与镁盐组成的。由于海砂中含钠盐、镁盐较多，因而吸湿性较大，干燥时间较长。

**2. 砂浴的治疗方法**

（1）选砂：用以砂浴治疗的砂粒直径最好是 0.25mm 左右。

这样的砂粒能避免微小颗粒形成的灰尘和大颗粒引起的皮肤损伤。使用前需用筛子筛过并仔细挑选、洗净，晾干备用。

（2）砂的加热方法。①天然加热法：首先铺好床单，然后在床单上铺放 5 ~ 8cm 厚的砂子，利用日光加热到 40 ~ 45℃即可用于治疗。在夏天日光充足，无云的情况下可用这种方法加热。②人工加热法：用特殊装置的管道连接一个双层木箱或长形浴盆，用热水或蒸汽使加温到适当的温度（40 ~ 45℃）。将砂在炉子上加热，加热时应搅拌，使受热均匀。

（3）砂浴方法。①全身砂浴法：在疗养地的海滨、湖畔、河边或专门划一个砂浴场，面积4m×6m，用矮的绿化植物做围墙，放上筛过的砂料，经日光加热至所需温度，让患者躺在砂上进行治疗。每次治疗时间 30 ~ 90min。治疗时胸部和头部需露出来，并在上盖一草帽，砂浴后应进行温水浴，然后坐于荫处休息 20 ~ 30min。另外用人工加热方法进行全身砂浴，使加热的砂冷却到适当温度，然后将砂放在一特制的木箱或浴盆中进行砂浴。全身砂浴时砂厚10 ~ 12cm，使患者躺于其中，再在患者身上覆盖5cm厚的热砂，砂温最高不超过 45 ~ 55℃。治疗开始为 10min，以后逐渐增加至 20 ~ 40min，隔日 1 次，15 ~ 20 次为 1 个疗程。②局部砂浴法：治疗床上铺上油布，在其上放 10cm 厚的热砂，患者躺于床上，用棉被包好，砂温 50 ~ 60℃。每日或隔日 1 次，每次 30 ~ 40min，15 ~ 20 次为 1 个疗程。砂袋法：将砂加热到 55 ~ 60℃，装于布袋中，扎好袋口，放于治疗部位，盖上棉被。注意热砂勿漏出以免引起烫伤。

**（四）热敷疗法**

热疗，即利用温热作用，促使病灶部位血管扩张，血液循环加快，以利于血肿吸收、水肿消散，达到舒筋活络、散瘀止痛的目的。热敷疗法是将加热的药物和敷料置于身体的患病部位或特定部位，以防治疾病的一种方法。热敷疗法具有悠久的历史，至今仍在广泛地使用。它能使局部血管扩张，血液循环改善，代谢增强，促进局部代谢废物的吸收和排泄，并有缓解肌肉痉挛，促进炎症和瘀血的吸收以及祛风散寒、舒筋活络、消肿止痛等多种作用。热敷疗法适用于各种闭合性损伤，如各种关节扭伤、脱位、骨折以及颈椎病、腰腿痛、类风湿关节炎、关节挛缩等病变。

**1. 中药热敷法处方** 颈椎病是中老年人的常见病，多由颈部外伤、劳损、风湿等因素诱发。临床实践证明，中药外敷法治疗颈椎病可取得显著效果。现将临床行之有效的常用处方介绍如下：

（1）处方一：威灵仙、五加皮、苍术、乳香、没药、白芷、三棱、莪术、木瓜、细辛、黄柏、大黄、赤芍、红花、冰片各等量。

制法：上药研细末，调匀，加食盐和黄酒适量，炒成糊状，装入 2 个棉布袋中。

用法：将棉布袋药物置锅中蒸热，直敷患处，以患者能够承受为度。2 袋交替使用，每次 30min 左右，早晚各 1 次，药袋可使用数次。

主治：颈椎病。

（2）处方二：麻黄、归尾、附子、透骨草、红花、干姜、桂枝、牛膝、白芷、荆芥、防风、木瓜、生艾绒、羌活各等量。

制法：用醋、水各半将药熬成浓汁，再将铁砂炒红后搅拌制成。使用时将药装入布袋内，加醋半两，自然发热，敷于患处。温度过高时防止烫伤。每日 3 次，用毕保存，至加醋后不发热时失效。

（3）处方三：制附片、桂枝、麝香、蟾酥。

制法：将制附片、桂枝、麝香、蟾酥研成细末调匀，加食醋适量调成糊状。临床治疗时，如体质偏热者加冰片、雄黄，偏湿者加苍术、珍珠，血虚者加当归、赤芍，肾虚者加黄芪、巴戟天。研末调匀外敷患处，每周1~2次。

**2. 治疗颈椎病的热敷方法**　热敷疗法可用热毛巾、暖水袋、热沙袋、电热毯和热醋、中药等器物。常用的中药热敷法是将中草药放入盆内或将中草药装入2个适当大小的布袋内煎煮20min左右。待药液温度降至60℃时，用毛巾浸入药液中，然后拧去部分药液，将热毛巾放于患处。如此反复数次，持续30min左右，每日2~3次。如使用药袋则可等温度降至合适时，取出药袋放于患处热敷，2个热袋交替使用。应用时皮肤有伤口应慎重，温度不能过高。

（1）水热敷法：取热水袋灌入60~70℃热水，外包一层毛巾，放置于颈肩部压痛点（即阿是穴，下同）。

（2）姜热敷法：取生姜500g，洗净捣烂，挤出姜汁，然后将姜渣放在锅内炒热，用布包后敷于颈部阿是穴。等冷再倒入锅内，加些姜汁，炒热后再敷。

（3）炒盐敷法：取粗盐500g装入布袋，放置于颈部阿是穴。

（4）谷糠敷法：同炒盐敷法。将谷糠放在铁锅内炒热，趁热装入布袋，敷于颈部。

（5）中药热袋敷法：取当归、赤芍、防风、牛膝、桂皮、威灵仙、艾叶、透骨草各90g，装入布袋内缝针封口。加适量水煎热后，轻轻挤出多余水分，在适当热度时，敷于颈部阿是穴。

陕西省中医医院热敷药，是陕西骨科已故名老中医朱兴恭先生的家传名方，该方在我院已经使用50余年，最早仅在骨科应用，现在已经在皮肤科、妇科、神经内科、针灸科、外科等多个科室广泛应用。

# 第四节　封闭治疗

封闭疗法是通过局部注射局部麻醉药和糖皮质激素，抑制局部炎症渗出，改善局部神经肌肉的营养状况而达到消肿止痛的一种治疗方法。因具有良好的消炎止痛效果，故是骨科常用的治疗方法，对于颈椎病也有较好的疗效。

## 一、封闭疗法的作用

1. **止痛**　封闭疗法的局部麻醉药能消除传向神经系统病理冲动的来源，阻断了局部病变发出的疼痛信号，使疼痛感消失。

2. **保护神经系统**　局部麻醉药消除了疼痛，阻断了疼痛的恶性循环，使神经系统得到休息和调整，从而达到保护作用。

3. **促进局部血液循环**　由于局部肌肉紧张、痉挛的消失，使局部血供增加，促进了血液循环，改善了肌肉的营养状况。

4. **消除肌肉紧张痉挛**　局部麻醉药由于消除了原发病灶的疼痛刺激，缓解了反射性肌紧张、肌痉挛的继发因素，使颈部肌肉松弛。

5. **消除炎症**　封闭疗法中的糖皮质激素能抑制非感染性炎症，减轻充血，降低毛细血管的通透性，抑制炎症的浸润和渗出，而局部麻醉药能改善局部血液循环，增加新陈代谢，加速代谢产物和水肿、炎症的消散吸收，从而达到协同作用，消除炎症。

## 二、常用封闭药物

### （一）普鲁卡因

1. **药理作用**　具有较好的局部麻醉作用。局部注射 1～3ml 可阻断各种神经末梢、神经干的传导，从而抑制痛、触、压等感觉，药量及作用时间充足，亦能抑制运动神经，同时可使局部血管扩张，易被吸收入血。局部麻醉持续时间短，仅 30～45min。普鲁卡因与糖皮质激素混合后不发生物理或化学反应，故可用于封闭疗法。普鲁卡因能阻断从病灶向中枢神经系统的劣性刺激传导，有利于局部组织的营养，使封闭的病变部位的症状不能向中枢传导，从而达到缓解作用。

2. **用量**　每次不超过 1g，常用 0.25%～0.5% 普鲁卡因 2～20ml 与糖皮质激素混合使用。

3. **不良反应**　常用剂量一般不会引起不良反应，轻度中毒者可有眩晕、恶心、脉速、呼吸急促而不规则、肌肉抽搐等，但很快即可恢复，较大剂量可出现不安、出汗、谵妄、兴奋、惊厥、呼吸抑制等。对中枢神经兴奋者可给予巴比妥类药物，呼吸抑制者可给予尼可刹米、洛贝林等呼吸中枢兴奋药物。

4. **过敏反应** 极少数患者可出现皮疹、皮炎、哮喘，甚至过敏性休克。因此用药前应首先询问过敏史，对过敏性体质病人做皮内过敏试验，一旦出现过敏性休克，立即注射肾上腺素、异丙嗪、肾上腺糖皮质激素等抗过敏药。

## （二）利多卡因

1. **药理作用** 局麻作用较普鲁卡因强2倍，持续麻醉时间长1倍，毒性也相应加大，穿透性、扩散性强，主要用于阻滞麻醉和硬膜外麻醉。还具有抗心律失常作用，对室性心律失常疗效较好，作用时间短暂，无蓄积性，反复使用，不抑制心肌收缩力，治疗剂量血压不降低。

2. **用量** 常用剂量为0.5%~1%利多卡因10~15ml，1次不超过0.15g。

3. **不良反应** 常用剂量一般不会引起不良反应，但不良反应的发生率比普鲁卡因高，轻者有头晕、眼发黑，重者为骨骼肌震颤或抽搐，对抽搐者可给予苯巴比妥、苯妥英钠等。心肝功能不全者，应适当减量。禁用于二度、三度房室传导阻滞以及有癫痫大发作史、肝功能严重不全者。

## （三）布吡卡因

1. **药理作用** 为长效局部麻醉药，麻醉效能比利多卡因强4倍，一般给药后4~10min作用开始，15~25min达到高峰，用其0.5%的溶液加肾上腺素作硬膜外阻滞麻醉，作用可持续5h，弥散度与利多卡因相仿。本药在血液里浓度低，体内蓄积少，作用持续时间长，为一种比较安全的长效局部麻醉药，临床上不仅用于麻醉，还用于神经阻滞。

2. **用量** 局部浸润麻醉，成人一般用0.25%，儿童用0.1%，小神经阻滞用0.25%，大神经阻滞用0.5%，硬膜外麻醉用0.5%~0.75%，成人常用量为2mg/kg，一次量为200mg。

3. **注意** 与碱性药物混合会发生沉淀。

（四）糖皮质激素

由肾上腺皮质束状带细胞合成和分泌，更多的是人工合成品，它们对糖的代谢作用强，对钠、钾的代谢作用弱，主要影响糖和蛋白质的代谢，特别能对抗炎症，封闭治疗颈椎病，主要是用其抗炎作用。

1. **药理作用** 抗炎作用。能抑制炎症，减轻充血，降低机体毛细血管的通透性，抑制炎性浸润和渗出，抑制纤维细胞的增生和肉芽组织的形成，防止炎症的粘连、瘢痕。此外，还有抗毒作用、抗过敏作用、抗休克作用等。

2. **用法与用量** 可以静脉给药、肌内注射、局部封闭等。局部用量：①氢化可的松每次 12.5～50mg；②可的松每次 25～100mg；③泼尼松每次 12.5～75mg；④泼尼松龙每次 12.5～75mg；⑤地塞米松每次 5～10mg；⑥曲安奈德每次 2.5～5mg。

3. **注意事项**

（1）糖尿病：糖皮质激素可促进糖原异生，降低组织对糖的利用，使血糖升高，减少肾小管对葡萄糖的再吸收，从而诱发糖尿病或使病情加重，故糖尿病患者禁用。

（2）高血压：糖皮质激素可使血中胆固醇含量增高，并可使水和盐潴留，从而使血压更加增高，故高血压病人应慎用。

（3）心脏病：心脏病患者往往有慢性水钠潴留的水肿症状，糖皮质激素有不同程度的水钠潴留及排钾作用，能使心脏病加重，故心脏病患者少用。

（4）活动性溃疡病、活动性结核病：糖皮质激素能抑制蛋白质的合成及增加其代谢，易致溃疡病出血、穿孔，可使活动性结核病扩散。

## 三、封闭方法

（一）项韧带封闭

取坐位稍低头或俯卧位，在颈正中线自枕外隆凸至第 7 颈椎之间的各颈椎棘突寻找压痛点或索条块，常见部位多位于颈 5、颈 6 棘突处。局部常规消毒后，持注射器快速刺入，然后慢慢至棘突进行注射，并分层向两侧肌肉筋膜浸润，多点疼痛多点同时治疗。

（二）横突封闭

1. **第 1 颈椎横突**　取仰卧位，头略转向健侧，在乳突与下颌角连线上端，乳突前、下方各 1cm 处有一骨性突起即是，按之有压痛。局部常规消毒后，慢慢进针至横突，回吸无回血、脑脊液后，注入药液。

2. **第 6 颈椎横突**　取仰卧位，头转向健侧，胸锁乳突肌后缘与环状软骨平面延长线交叉点处有一骨性突起即为第 6 颈椎横突。局部常规消毒后，持注射器刺入至横突，回吸无回血后，注入药液。

3. **第 2 ~ 5 颈椎横突**　取仰卧位，头转向健侧，自乳突至第 6 颈椎横突作一连线，在连线前方约 0.5cm 处，自上而下依次摸到第 2 ~ 5 颈椎横突，并做好标记，局部常规消毒后，刺至横突注射药液。

（三）关节囊封闭

取俯卧位或坐位趴于桌前，双臂放于桌上，前额抵于前臂支撑头部，在病变棘突旁开两横指处垂直进针，针尖达骨质后即为关节囊，病人多有酸胀、疼痛，即可注入药液。注射时不要将针尖向上斜刺。

（四）颈神经根封闭

取仰卧位或坐位，头转向健侧。方法同颈椎横突穿刺，刺至相应的颈椎横突，再将针尖向上或向下试刺几次，即可出现放射性麻木、疼痛，说明已刺中相应的神经根。可根据麻木或疼痛的位置，来判断神经根的位置，并验证穿刺是否准确，如穿刺神经根准确，回吸无回血时，注射药液，如不成功，则应继续寻找。

（五）椎间盘封闭

取仰卧位，头转向健侧。颈 5、颈 6 间盘病变较多，以颈 5、颈 6 为例，胸锁乳突肌后缘与环状软骨平面延长线交叉点，即为第 6 颈椎横突，局部消毒后，持针刺至第 6 颈椎横突尖，再将针以 15° ~ 20° 慢慢向上向内刺入，遇到弹性柔韧组织，回抽无回血或其他液体时，即达椎间盘，注入药液。正常椎间盘仅可注入 0.1 ~ 0.3ml，破裂时，可注入 0.5 ~ 0.8ml，不可强行注入过多。

### （六）颈后肌肉封闭

1. **枕下小肌封闭**　取俯卧位或侧卧位，找到寰椎侧块和枢椎横突并做好标记，局部常规消毒后，将针慢慢刺入找到寰椎侧块，回抽无回血或脑脊液时，注入药液，再将针刺至枢椎横突，注入药液。

2. **颈中下段肌肉封闭**　取俯卧位或侧卧位，在颈椎棘突旁找到病痛部位并做好标记，局部常规消毒后，持注射器刺入，边进针边注药液，直至椎板，由浅至深，由上到下，由一侧到另一侧。

### （七）肩胛骨内上角封闭

取端坐位或趴于桌上，在肩胛骨内上角找到压痛点或硬结，并做好标记，局部常规消毒后，持注射器刺入，达到肩胛骨内上角或内缘，回抽无回血时，注入药液。

### （八）菱形肌封闭

取坐位或俯卧位，在肩胛骨内侧与脊柱之间寻找压痛点，多位于脊柱与肩胛骨内缘中线偏外与肋骨交接处，并做好标记，可有 1 个压痛点，也可出现多个压痛点。局部常规消毒后，持注射器刺至肋骨，注入药液，多痛点者分别注入。

## 四、神经阻滞疗法

### （一）神经阻滞与神经阻滞疗法

神经阻滞是采用化学或物理的方法作用于神经节、根、丛、干、末梢的周围，使其传导功能被暂时或永久阻断的一种技术。以往被用于麻醉领域，随着医学的发展，尤其是现代麻醉学近半个世纪的飞速发展，神经阻滞也被广泛地应用于临床的各个领域，作为治疗和预防某些痛症的方法。神经阻滞治疗法，是针对末梢神经干、丛，脑脊神经根、交感神经节等神经组织内或附近，给予药物或物理措施，以阻断神经功能的传导，阻断"疼痛—肌肉痉挛—缺血—疼痛"的恶性循环从而达到治疗效果。神经阻滞只需注射一处，即可获得较大的麻醉区域，但也有引起严重并发症的可能；故操作时必须熟悉局部解剖，了解穿刺针所要经过的组织，以及附近的血管、脏器和体腔等。

（二）神经阻滞疗法的特点及作用机制

1. **神经阻滞疗法的特点**　神经阻滞疗法采用微创的注射药物技术和无创的电、热、光等物理特性刺激等措施而取得疗效，具有与药物、手术疗法不同的特点。

（1）操作简单易行，使用范围广。多数操作可在门诊进行，无须患者住院治疗，无须施行传统手术，适应证广，禁忌证相对较少。

（2）镇痛确实，疗效可靠。神经阻滞疗法对90%的痛症患者疗效显著，有暂时或永久的镇痛效果，并通过切断"疼痛—肌肉痉挛—缺血—疼痛"的恶性循环，达到去除疼痛，标本兼治的目的。

（3）不良反应小，安全经济。神经阻滞疗法基本上无严重的不良反应的并发症，如果操作遵守规章制度，即可避免发生意外并发症和不良反应。较手术相比安全系数大，费用低。

2. **神经阻滞疗法的机制**　机体受到损伤时，可引起冲动沿末梢感觉纤维上传至脊髓后角，引起联络池的失调，在转换神经元信息上传向中枢丘脑并下行，通过自主神经引起交感神经兴奋的一系列生理效应的同时亦会引起同节段脊髓及脊髓侧角细胞的活性增加，把运动神经元的信息传至其所支配的血管、汗腺、肌肉等组织。其结果使损伤部位产生血液运行障碍，肌肉痉挛，并导致代谢的异常，这些病理变化的形成扩大了伤害的刺激，形成"疼痛—肌肉痉挛—缺血—疼痛"的恶性循环。

在相关部位实施阻滞技术可切断这一恶性循环，改善支配区域的血管、汗腺、肌肉等组织的状态，使局部血管扩张，肌肉痉挛得以缓解，改善血供，消除水肿，促进新陈代谢，松解粘连，同时阻滞交感神经，还可增强机体的免疫力。

（三）神经阻滞疗法的适应证

神经阻滞疗法的适应证相当广泛，可以概括地说各型颈椎病中，凡是药物疗法和手术疗法不能奏效的各种急慢性疼痛，都可以采用本法。但是有以下情况时要谨慎。

（1）低血容量。

（2）穿刺部位感染或者菌血症可致硬膜外感染者。

（3）低凝状态，近期使用抗凝血药物未停用足够长时间者。

（4）穿刺部位术后、外伤、畸形者，腰背部疼痛在麻醉后可能加重者。

（5）患者及家属有顾虑者。

## （四）颈椎病神经阻滞疗法的种类及操作

依据措施方法的不同，神经阻滞疗法可分为物理性和化学性2大类。

**1. 化学性神经阻滞疗法**　是采用注射药物阻滞神经而达到治疗目的的方法，由于所用药物的性质不同，化学性神经阻滞疗法可分为可逆性和不可逆性2种。

（1）可逆性神经阻滞疗法：是以局部麻醉药为主要药物，可联合其他对神经无损害作用的药物，其阻断时间在短时间内可消失。常用的局部麻醉药物有普鲁卡因和利多卡因。联合用药包括神经营养药物，如B族维生素和神经妥乐平等；糖皮质激素，如地塞米松、泼尼松龙、曲安奈德等；镇痛药，如来比林、曲马朵、吗啡等；中药针剂。神经阻滞疗法中的利多卡因或丁哌卡因等局部麻醉药物是对神经系统有亲和性的麻醉药，它可以阻断疼痛的恶性循环，使神经系统得到休息和调整，能保护神经系统。它又有很强的镇痛作用，可以阻断局部病变发出的疼痛信号。大多数软组织疼痛多由于局部的无菌性炎症及软组织充血水肿刺激神经系统所致。利多卡因等麻醉药物合并类固醇药物（激素）可以改变局部的血液循环，减少炎性渗出，促进局部代谢产物的排出，从而消除局部炎性水肿，促进炎症吸收，并缓解肌肉痉挛。对有粘连的病灶加用活血化瘀、理气止痛之药，有消除粘连，软坚散结，祛瘀生新，改善组织代谢和缓解疼痛等多种作用。由于应用激素会降低局部的免疫能力，如果发生感染控制不力，可能产生局部组织的坏死、脓肿和窦道形成等。在神经阻滞中使用激素，应遵循慎重负责、合理应用、按需用药、短期适量、防止滥用的原则。

（2）不可逆神经阻滞疗法：将破坏神经组织的药物注射到神经鞘膜内或其周围，使神经产生脱髓鞘变化，破坏其传导功能，产生永久性镇痛的效果。此法只适用于各种顽固性疼痛、顽固性肌肉痉挛状态和持续性交感神经痛。常用的药物有无水乙醇、苯酚、亚甲蓝、多柔比星等。

2. **物理性神经阻滞疗法**　物理性神经阻滞疗法是采用电、光、冷、热、磁、机械压迫等措施，对周围神经进行刺激，并使该神经纤维出现短暂或永久的传导功能障碍，达到神经阻滞治疗的目的。其具体的操作方法与物理治疗相应方法基本相同，在此不做详细论述。

下面主要介绍几种常用于治疗颈椎病的可逆性神经阻滞疗法。

（1）颈丛神经阻滞：适用于枕后神经痛。

颈丛神经根阻滞常用的是 $C_4$ 横突一针法，其具体操作为：嘱患者仰卧位，头偏向健侧，在胸锁乳突肌后缘和颈外静脉交叉点向外旁开 0.5 ~ 1.0cm 处为穿刺点（相当于甲状软骨上缘），皮肤常规消毒铺巾，以示指触及 $C_4$ 横突，用 7 号短针头进行穿刺。与皮肤垂直进针，当针尖触及 $C_4$ 横突骨质后稍退针，回吸无血液、无脑脊液后，即可缓慢注入混合药液 6ml，以阻滞颈深丛神经，然后将针退至皮下组织呈扇形注入混合药液 5ml，以阻滞颈浅丛神经。每周治疗 2 次，5 次为 1 个疗程。

（2）臂丛神经阻滞术：适用于颈部软组织痛、颈部鞭打痛、颈肩综合征及肩周炎。根据穿刺部位的不同可分为以下 3 种方法。

1）肌间沟法：患者去枕平卧，头偏向对侧，患侧肩下垫薄枕，上肢紧贴身旁。在锁骨上方胸锁乳突肌后缘触及前、中斜角肌与肩胛舌骨肌共同形成的一个三角形间隙，三角形底边处可触及锁骨下动脉搏动，穿刺点即相当于环状软骨边缘 $C_6$ 水平。常规消毒皮肤、铺无菌巾。左手示指固定皮肤，右手持注射针头，垂直皮肤刺入此沟，略向下向后方（约 $C_5$ 横突）推进，穿过浅筋膜后有脱空感。若同时患者有异感则为较可靠的标志，若无异感，亦可缓慢进针，直达 $C_6$ 横突，稍稍退针，接局麻药液注射器，回抽无血液、无脑脊液、无大量气体后，即可注入局麻药 15 ~ 25ml（成年人）。不宜同时进行两侧阻滞。

2）腋路法：患者平卧去枕，患肢外展 90°，屈肢 90°，手背贴床且靠近头部行军礼状，完全显露腋窝，在腋窝处摸到腋动脉搏动，取动脉搏动最高点为穿刺点。常规消毒，铺无菌巾。左手固定腋动脉，右手持注射针头，垂直刺入皮肤，斜向腋窝方向，针与动脉呈 20°，缓慢进针，直到有筋膜脱空感，针头随动脉搏动摆动或出现异感，左手固定针头，右手接预先备好的局麻药液注射器，回抽无血后，注入局麻药 20 ~ 40ml。注射完毕腋部可出现一梭状包块，证明局麻药注入腋鞘内，按摩局部，帮助药物扩散。

3）锁骨上法：患者仰卧，患侧肩下垫一薄枕，头转向对侧，皮肤常规消毒铺巾。在锁骨中点上约 1cm 处用局麻药做皮丘，用 $6\frac{1}{2}$ 号 3.5cm 注射针头向内、后、下方向进针寻找第 1 肋骨，进针 1～3cm 可刺中该肋，沿肋骨找到异感。无异感出现可沿肋骨呈扇形注药。

（3）硬膜外神经阻滞：硬膜外腔是位于椎管内的一个潜在间隙，其中充满疏松的结缔组织，有动脉、静脉、淋巴管以及 31 对脊神经从此腔通过。在硬脊膜及神经鞘膜的表面、后纵韧带及黄韧带的内面，有丰富的神经纤维及其末梢分布，这些纤维都属于细纤维，主要来自脊神经的窦椎支。腔壁和其中结缔组织的慢性劳损、急性损伤，椎间盘膨出或髓核突出等引起的椎管狭窄，都可引起硬脊膜外腔的组织无菌性炎症。硬膜外阻滞药治疗，可抑制神经末梢的兴奋性，同时改善局部血液循环，使局部代谢产物易于从血循环中被带走，减轻局部酸中毒，从而起到消炎作用，阻断疼痛的恶性循环，达到镇痛目的。但如系巨大的椎间盘突出压迫神经根，因机械性刺激未能解除，局部血供差，炎症不易消退，故症状也难以缓解或消失。

硬膜外注射时患者取侧卧位，患肢在下，常规消毒、局部麻醉后进行穿刺。穿刺平面可根据临床表现而定，由于有常规后方正中入路硬膜外穿刺失败的病例，可改用侧路法穿刺。该法不受棘突方向及棘突间隙宽窄的限制，穿刺时选择患侧压痛最明显的椎间隙，离棘突旁约 2cm 处作穿刺点，若碰到椎骨则略为调整方向再进针，穿过黄韧带即有穿透感。凭穿过黄韧带之感觉、负压及抽吸无脑脊液等证实为硬膜外腔后，即可缓慢注入药物。

（4）星状神经节阻滞：星状神经节的阻滞作用主要有中枢神经作用和周围神经作用 2 方面，其通过调节丘脑的维护内环境的稳定功能而使机体的自主神经功能、内分泌功能和免疫功能保持正常；其周围神经作用是由于阻滞部位的节前和节后纤维的功能受到抑制，分布区域的交感神经纤维支配的心血管运动、腺体分泌、肌肉紧张、支气管收缩及痛觉传导也受到抑制，颈椎病的治疗即为此周围作用。

1）前侧入路穿刺法（气管旁接近法）：患者取仰卧位，肩下垫枕。常规皮肤消毒，术者位于左侧，先用左手的示指和中指将颈总动脉和胸锁乳突肌推向外侧。在食管旁和胸锁乳突肌前缘胸锁关节上方约 2 横指（环状软骨平面相当于第 6 颈椎横突）处用 7 号针头与皮肤垂直进针，一般的患者用示指尖可触及 $C_7$ 横突，引导进针，穿刺 2～3cm 触到骨质，表明针尖已经到达 $C_7$

横突的前外侧，退针少许（0.2～0.4mm），回吸无血后即可注入局麻药物，应注意穿刺星状神经节时并无异感，故不需寻找异感。

注入药物的浓度和剂量应视治疗需要而定。一般可注入 0.5%～1% 利多卡因或 0.25%～0.375% 丁哌卡因 5～10ml，如欲同时阻滞颈上、颈中交感神经结和 $T_1$～$T_4$ 旁交感神经，可注入 1% 利多卡因 20ml，或 0.5% 利多卡因 30ml，药液沿筋膜间隙扩散，阻滞整个颈部和上胸部交感神经。

阻滞成功的标志为注射药物侧出现霍纳综合征，表现为瞳孔缩小，眼睑下垂，眼球下陷，鼻塞，眼结膜充血，面微红，无汗，温暖感。

2）高位侧入穿刺法：患者仰卧，头转向对侧，皮肤常规消毒。术者位于左侧，穿刺点取在胸锁乳突肌后缘与颈外静脉交叉处，相当于环状软骨或 $C_6$ 横突水平处。7 号穿刺针头与皮肤垂直进针，使针头触及 $C_6$ 横突，然后将针退出少许，针尾再向头端呈 45°倾斜，针尖在 $C_6$ 横突前侧通过，向着 $C_7$ 横突的方向前进约 1cm，回吸无血、无脑脊液后即可注入药物。

## 五、神经阻滞疗法的并发症

### （一）感染

感染是发生最多、最常见的并发症，引起感染常见的原因有 2 种。其一是无菌条件、质量控制项目不达标，包括医院的环境、管理和器械的消毒不严格等；其二是医者操作不规范，没有无菌观念或无菌观念不强，引起注射部位的感染。为避免感染，所有的神经阻滞操作最好在正规的手术室内进行，严格执行无菌操作，对已有感染的部位不要进行此法操作。

### （二）张力性气胸

张力性气胸是比较常见的并发症，可发生在颈、肩、胸、背等处穿刺过深或穿刺不当时，患者可表现为突然感觉疼痛或刺痛；突发胸背部广泛剧痛伴咳嗽；数小时或数日后患者感憋闷、呼吸困难，伴呼吸时胸痛。患者出现上述症状后应警惕，要求患者住院观察，胸透确诊是否有气胸形成，必要时予以抗生素控制感染，半卧位休息，忌大声说话，适当予以镇咳药，重者可抽气、抽液。

### （三）刺穿硬脊膜

硬膜外阻滞常见的并发症，尽管随着技术的熟练，穿破硬脊膜的概率明显下降，但仍然不可避免，对此并发症如果能及时发现，采取有效和正确的处理措施，只是有惊无险，不会造成严重的不良后果。但是未能及时发现，将药物注入蛛网膜下腔，其后果则变得相当严重。对解剖不熟的医者最好不要使用硬膜外阻滞术，椎间孔阻滞术具有安全、简单的优点，且局部治疗效果优于硬膜外间隙阻滞，因而对技术不熟练或在门诊等条件有限时，可采用椎间孔阻滞术替代。

### （四）药物的不良反应

不良反应包括局部麻醉药物、糖皮质激素等和神经破坏药物造成的功能障碍。

总之，在行神经阻滞疗法时，我们要在先易后难，以安全为主，以爱护组织、保护功能为原则的指导下，掌握正确的操作方法，仔细操作，严格遵守操作规程，尽量减少并发症的发生。

## 第五节　推拿疗法

推拿疗法是在中医理论指导下，结合现代医学理论，运用推拿手法作用于人体特定的部位和穴位，以达到防治疾病的一种方法。

推拿疗法具有疏通经络、滑利关节、调节脏腑气血、增强人体抗病能力等功能，对于颈椎病患者较为适用，尤其是惧怕针刺者，具体来说推拿对于颈椎病具有加速血液循环，增强局部新陈代谢，消除颈部水肿和无菌性炎症，增加肌肉活动量，缓解肌肉紧张和痉挛，利于颈部活动，疏筋通络、活血化瘀，松解颈部软组织的粘连，缓解神经根的压迫，消除颈臂麻木疼痛等作用，还能整复椎体的紊乱、小关节的滑脱、滑膜嵌顿等，促进病变组织修复，解除神经、血管受压而达治疗作用，推拿对于颈椎病疗效满意，患者易于接受。

## 一、常规推拿方法

1. **舒筋法**　医者用双手掌根部，从头开始，沿着斜方肌、背阔肌、竖脊肌、胸锁乳突肌等肌纤维方向，分别向颈外侧、肩、背部分舒，然后再从肩部开始，向上臂、前臂分舒，手法由轻到重，以患者舒适为度，每个部位反复 10 次。

2. **拿法**　用双手或单手捏拿颈后、颈两侧、肩部等肌肉，力量以患者耐受为度，反复 10 余次。

3. **擦法**　用擦法在颈部、上背部、肩部、上肢等部位治疗，先从颈部开始，逐渐向下，力量由小到大，深透有力，重点部位是疼痛、麻木处或结节状、条索状等反应物处，每个部位往返多次。

4. **揉法**　用指揉法在头后部、颈部等揉多次，力量由小到大，以患者能忍受为度，重点部位也是阳性反应点。用掌揉法在上背部等部位揉按，由上到下，由里到外，力量要深透有力，顺着肌肉走向。

5. **一指禅法**　用一指禅法在后头、颈部、上背部等部位推治，重点部位为压痛点等阳性反应处，要求医者腕部放松，沉肩、垂肘、悬腕，手法频率 120 次/min 以上。

6. **按法**　按法多与揉法相结合，组成按揉复合手法。用手指按揉法在颈、上背、上肢等压痛点或其他阳性反应点处按揉多次，力量由轻到重，以患者能忍受为度。也可在颈、背，上肢腧穴风池、风府、天柱、扶突、天鼎、肩井、曲垣、秉风、曲池、合谷、外关、手三里等处按揉。用手掌在颈后、上背部按揉，力量要深透有力。

7. **拔伸法**　也称端提法，医者站在患者背后，两前臂尺侧放于患者肩部下压，双拇指顶着风池穴部，其余四指及手掌托起下颌部，用力向上，前臂同时反方向用力，把颈椎牵开，边牵引边做头颈部的前屈、后伸、旋转等动作。也可医者站于患侧，右肘关节屈托住患者下颌，手扶健侧颞部，向上缓慢用力牵引，边牵引边做颈部旋转活动，也可医者另一手在患处压痛点上按揉。此法切忌用力过猛，应缓慢用力，结束时也缓慢松开放下。

8. **旋转法**　患者取低坐位，放松颈部肌肉，医者站于患者背后，一手托住患者下颌，另一手托住后枕部，两手慢慢用力，将患者头尽力上提，并使头向一侧旋转，当旋转至接近限度时，医者双手用力使头部再继续旋转 5°～

10°，多可听到颈椎小关节弹响声，再用同样的方法向对侧旋转。旋转时切忌最后幅度过大，同时保持向上牵引的力量。

9. **拍打叩击法** 医者在患者颈项部、上背部等部位用手掌或拳进行拍打、叩击，以病人感到舒适，使组织舒展为度，反复10余次。

10. **擦法** 用掌根或鱼际在颈后部、上背部进行直线来回摩擦，用力要稳，动作要均匀连续。

11. **抖法** 以双手握住患者上肢的远端，用力做快速、连续、小幅度的上下颤动。该法具有通经络、理筋骨、利关节的作用。常作为推拿的结束手法使用。

对于颈椎生理曲度变直者，加用以下手法：取仰卧位，肩与床边齐，医者坐于患者头前，一手托颈部，一手扶下颌，相对牵引，托颈部手向下移动，并依次向上托患者颈椎以改善其生理曲度。

以上是常见颈椎病的颈型、神经根型的手法治疗，临床上占绝大部分，对于椎动脉型或交感神经型颈椎病伴有头晕、头痛者，可加点按枕部压痛点、四神聪、角孙、头维、太阳、鱼腰、攒竹等穴位，并于头部行扫散法。对于交感神经型颈椎病有脏腑症状者，可根据症状分别加其背俞穴如肺俞、心俞、胃俞等。对于脊髓型颈椎病，常规推拿手法宜轻柔，不能用旋转法，再在上、下肢加点按、指揉等法。

推拿时，为了减少摩擦、增加舒适度、提高疗效，可配合运用按摩乳。按摩乳的组成为桂皮油、丁香油、薄荷脑等，具有温通血脉、散寒止痛的作用，按摩时，涂于施术部位，加以推拿按摩。

## 二、整脊疗法

整脊疗法是通过手法整复调理结构、位置异常的脊柱，以达到治疗脊柱及其相关疾病的医疗方法。

1. **整脊的作用** 人体的脑神经、脊神经、自主神经通过脊柱分布于全身，支配内脏、躯干、四肢等功能活动，如果脊柱因姿势不良、外伤、受凉等原因而造成位置、结构发生改变，则可刺激、压迫神经、血管等，引起神经、血管及相关组织器官的功能失调，而出现肢体或内脏的症状，形成各种各样的疾病。运用正确的手法整复调理结构发生改变的脊柱，使其恢复到正常的位置和结构，可解除对神经、血管等的压迫和刺激，消除引起的各种症状，从而达到治疗的目的。由于颈椎是人体脊柱中活动最灵活、活动度最大、方向最多的部位，也是脊柱中较为薄弱的部位，其发生位置、结构改变的概率最大，产生的症状最多，不但有颈部症状，还有头面症状、上肢症状、内脏症状等，因此颈椎病等相关颈部疾病也是整脊疗法最常见的适应证，因整脊疗法没有疼痛，所以较受患者欢迎。

2. **整脊方法**

（1）仰头摇正法：患者仰卧、低枕，医者一手托着枕部，另一手托着下颌，使患者头上仰，转头，至转到最大角度时，稍加用力，可听到关节复位的弹响声，即可使错位的关节复位。患者仰头可使颈 2 ~ 7 椎体后关节锁定不动，适于寰枕、寰枢正中关节的错位。

（2）低头摇正法：患者仰卧、平枕、低头，医者一手托着后颈，拇指按压于错位横突后结节处，另一手托着面颊，以枕部为支点转动头部，当转至最大角度时，托面颊的手稍加用力，即可复位。此法适于颈 2 ~ 6 椎体后关节旋转错位，低头时中位颈椎错位者前屈20°左右，下位颈椎错位者前屈30°左右。

（3）侧头摇正法：患者侧卧、低枕、前屈位，医者一手托着头耳部，另一手托着后颈部，拇指按于错位椎体横突下方，将头搬起呈侧屈状转头，当转至最大角度时，稍加用力，即可复位。此法适于颈 2 ~ 6 椎体钩突关节旋转错位及侧弯、侧摆错位。患者颈前屈角度同低头摇正法。

（4）侧卧推正法：患者侧卧、平枕，医者一手拇、示两指夹持后突棘突，另一手托住下颌，使头做前屈后仰活动，当仰头时，拇、示两指稍加用力向前推动，即可使椎体推正。此法适于前后滑脱式错位，也可用于颈椎变直、反张者。

（5）侧卧摇肩法：患者侧卧、平枕，上面上肢侧放，手置于臀部，医者站于后方，一手拇、示指夹住错位横突前后方，另一手扶于肩部，做向前推、后拉的摇动，在摆动中即可复位，适于颈 5 至胸 2 椎体的旋转式错位。

（6）反向运动法：患者端坐位，医者站于身后，用拇指按住上背部痛点，嘱病人先后仰，再用力前屈，医患同时用力，可反复 2 ~ 3 次，痛点多消失。此法适于上背部肌肉痉挛、压痛明显者。

## 三、脊柱牵引状态下定点整复手法（党氏手法）

该方法为近10余年来陕西省中医医院骨科治疗颈椎病的一个常用手法，

它的特点是：①快速，治疗一般仅需要 1～3min。②在牵引状态下进行。③牵引时头颈部的姿势根据动力位 X 线片的情况定位，无片子时头颈部微屈曲。④定点（责任椎间隙的小关节后外侧）。⑤牵引配合下整复微动的病变间隙。⑥治疗时头颈部不动或微动，无旋转运动。⑦有无效果治疗后马上可以看出。⑧该方法分为查（查体检查）、定（定点定位）、牵（牵引）、整（整复复位）、观（观察）5 个步骤。具体操作步骤如下：

查：是指查体检查，患者来就诊后询问症状，拍动力位 X 线片后进行详细的查体。

定：通过查体及观看动力位片确定引起颈椎病症状的病变责任椎间隙及颈部的压痛点，一般一个病变间隙有 2 个压痛点，一个位于肩胛提肌及斜方肌处，另一个位于责任椎间隙的小关节的后外侧。定就是定压痛点，拇指固定压痛点。

牵：就是牵引，确定压痛点后，用拇指固定，用固定指的虎口托住患者枕骨粗隆下，上肢的前臂托住患者的下颌，前后合力向上牵引。

整：整复相对有移位的椎体，即在牵引的状态下通过向上的合力与定点位置的向前的力，使微动的椎间隙通过韧带、纤维环、肌腱及关节囊的约束力及复位的合力纠正椎体间的前后位移及旋转。

观：即观察，经过脊柱牵引状态下定点整复手法（党氏手法）的治疗后，再查体与治疗前的症状做对比，即可判断出治疗的效果。

一般如此治疗后一定要嘱咐患者要特别注意头颈部的姿势（根据动力位片子判定患者能否低头及仰头），不能做的姿势尽量不要做。患者的枕头也应特别注意，高度要适当。

# 第六节　刮痧疗法

刮痧，就是利用刮痧器具，刮拭经络穴位，通过良性刺激，充分发挥营卫之气的作用，使经络穴位处充血，改善局部微循环，起到祛除邪气，疏通经络，舒筋理气，祛风散寒，清热除湿，活血化瘀，消肿止痛，以增强机体自身潜在的抗病能力和免疫机能，从而达到扶正祛邪、防病治病的作用。刮痧疗法，历史悠久，源远流长。

## 一、刮拭的部位

中医认为背脊颈骨上下及胸前胁肋两背肩臂痧证，用铜钱蘸香油刮之，或用刮舌子蘸香油刮之。头额腿上之痧，用棉纱线或麻线蘸香油刮之。大小腹软肉内之痧，用食盐以手擦之。可见所刮拭的部位，涉及头额项背胸腹上下肢全身。

## 二、刮拭器具

所用工具则根据皮肤粗厚、柔嫩的不同，肌内脂肪丰厚、寡薄的差别，分别选用坚硬、柔软的刮具，并且还可以用手指作为刮具。民间常用的刮具有瓷器类，如瓷勺、瓷碗边、瓷盘边、瓷酒杯；金属类，如铜板、铜币、银元、铜勺。润滑剂则用香油及其他植物油或水、白酒等。

## 三、刮痧的作用原理

（1）刮痧具有调整人体脏腑功能的作用，对人体脏器功能有明显的调整作用，如肠蠕动亢进者，在腹部和背部等处进行刮痧，可使蠕动亢进的肠道受到抑制而恢复正常；反之，肠蠕动功能减退者，则可促进其蠕动恢复正常，这充分说明刮痧可以改善和调整脏腑功能。

（2）刮痧具有通络止痛的功能，刮痧疗法主要是增强局部血液循环，使局部组织温度升高，从而提高局部组织的痛阈，另外通过刮痧板的作用能使紧张或痉挛的肌肉得以舒展，从而消除疼痛。

（3）刮痧具有活血祛瘀的功能，刮痧可调节肌肉的收缩和舒张，使组织间压力得到调节，以促进刮拭组织周围的血液循环，增加组织血流量，从而起到活血化瘀、祛瘀生新的作用。

## 四、刮痧疗法注意事项

刮痧时，皮肤局部汗孔开泄，为有利于扶正祛邪，增强治疗效果，刮痧治疗时应选择合适的环境，根据患者体质选择适当的手法，注意掌握刮拭的时间，重病人应采用综合治疗。

1. **刮痧注意保暖**　刮痧治疗时应避风和注意保暖。室温较低时应尽量减少暴露部位，夏季高温时不可在电扇处或有对流风处刮痧。因刮痧时皮肤汗孔开泄，如遇风寒之邪，邪气可通过开泄的毛孔直接入里，不但影响刮痧的疗效，还会因感受风寒引发新的疾病。

2. **注意刮痧时间** 每次治疗时刮拭时间不可过长，严格掌握每次刮痧只治疗一种病症的原则。不可连续大面积刮痧治疗，以保护正气。教材中每个病症所提供的刮拭部位，当经络穴位与全息穴区结合应用时，多种全息穴区治疗部位，每次选刮 1~2 种即可。

3. **刮痧后洗浴的时间** 治疗刮痧后，为避免风寒之邪侵袭，须待皮肤毛孔闭合恢复原状后，方可洗浴，一般 3h 左右。但在洗浴过程中，水渍未干时，可以刮痧。因洗浴时毛孔微微开泄，此时刮痧用时少，效果显著，但应注意保暖。

4. **刮痧后饮用热水** 刮痧治疗后饮热水 1 杯。刮痧使汗孔开泄，邪气外排，要消耗体内的部分津液，刮痧后饮热水 1 杯，不但可以补充消耗的水分，还能促进新陈代谢，加速代谢产物的排出。

5. **注意皮肤疾病刮法** 不同种类的皮肤病患者，皮损处干燥，无炎症、渗液、溃烂者，如神经性皮炎、白癜风、牛皮癣等病，可直接在皮损处刮拭。皮肤及皮下无痛性的良性结节部位亦可直接刮拭。如皮损处有化脓性炎症、渗液、溃烂的，以及急性炎症如红、肿、热、痛者，如湿疹、疱疹、疔、疖、痈、疮等，不可在皮损处或炎症局部直接刮拭，可在皮损处周围刮拭。

## 五、禁忌证

刮痧疗法是家庭常见的保健良方，但并非人人适用。以下情况不宜刮痧。

（1）有严重心脑血管疾病、肝肾功能不全、全身浮肿者。因为刮痧会使人皮下充血，促进血液循环，这会增加心、肺、肝、肾的负担，加重病情。

（2）凡体表有疖肿、破溃、疮痈、斑疹和不明原因包块处禁止刮痧，否则会导致创口感染和扩散。接触性皮肤病传染者忌用刮痧，因为这可能会将疾病传染给他人。

（3）有出血倾向者，如糖尿病晚期、严重贫血、白血病、再生障碍性贫血和血小板减少的患者不要刮痧。

（4）过度饥饱、过度疲劳、醉酒者不可接受重力、大面积刮痧，否则会引起虚脱。

（5）急性扭伤、创伤的疼痛部位或骨折部位禁止刮痧，因为刮痧会加重伤口处的出血。

（6）孕妇及月经来潮期间勿施行刮痧。

（7）眼睛、口唇、舌体、耳孔、鼻孔、乳头、肚脐等部位禁止刮痧，因为刮痧会使这些黏膜部位充血，而且不易康复。

（8）精神病患者禁用刮痧法，因为刮痧会刺激这类患者发病。

（9）病人身体瘦弱，皮肤失去弹力，或背部脊骨突起者，不宜刮痧。

# 第七节　拔罐疗法

拔罐疗法是指拔火罐、水罐、药罐的治疗方法。临床最常用的是拔火罐法，即运用特殊的玻璃罐或陶罐、竹罐，借助热力，排出罐内空气，以使罐内形成负压，吸附在皮肤或穴位上，引起皮肤充血或瘀血的治疗方法。拔罐后除留罐外，尚可在火罐吸着后，立即拔下，再闪火再吸、再拔，反复多次称闪罐。若待火罐吸着后，一手扶住罐体，用力上下左右慢慢来回推动，称走罐，用于面积较大的部位。待患处皮肤消毒后，先用梅花针叩打或用三棱针浅刺出血，再行拔罐，留置 10min 后，起罐消毒皮肤，称刺血拔罐。

## 一、拔罐疗法的作用

### （一）温热作用

拔罐法对局部皮肤有温热刺激作用，以大火罐、水罐、药罐最明显。温热刺激能使血管扩张，促进以局部为主的血液循环，改善充血状态，加强新陈代谢，使体内的废物、毒素加速排出，改变局部组织的营养状态，增强血管壁通透性，增强白细胞和网状细胞的吞噬活力，增强局部耐受性和机体的抵抗力，起到温经散寒、清热解毒等作用，从而达到促使疾病好转的目的。

### （二）负压作用

国内外学者研究发现，人体在火罐负压吸拔的时候，皮肤表面有大量气泡溢出，从而加强局部组织的气体交换。通过检查观察到，负压使局部的毛细血管通透性变化和毛细血管破裂，少量血液进入组织间隙，从而产生瘀血，红细胞受到破坏，血红蛋白释出，出现自家溶血现象。在机体自我调整中产生行气活血、舒筋活络、消肿止痛、祛风除湿等功效，起到一种良性刺激，促使其恢复正常功能。

（三）调节作用

拔罐法的调节作用是建立在负压或温热作用的基础之上的。首先是对神经系统的调节作用，由于给予机体一系列良性刺激，作用于神经系统末梢的感受器，经向心传导，达到大脑皮层。加之拔罐法对局部皮肤的温热刺激，通过皮肤感受器和血管感受器的反射途径传到中枢神经系统，从而产生反射性兴奋，借以调节大脑皮层的兴奋与抑制过程，使之趋于平衡。并加强大脑皮层对身体各部分的调节功能，使患部皮肤相应的组织代谢旺盛，促使机体恢复功能，阴阳失衡得以调整，使疾病逐渐痊愈。

## 二、常用火罐吸拔方法

利用燃烧时火焰的热力，排出空气，使罐内形成负压，将罐吸着在皮肤上，有下列几种方法：

1. **投火法**　将小纸条点燃后，投入罐内，不等纸条烧完，迅速将罐罩在应拔的部位上，这样纸条未燃的一端向下，可避免烫伤皮肤。

2. **闪火法**　先用干净毛巾蘸热水将拔罐部位擦洗干净，然后用镊子捏紧棉球稍蘸酒精，火柴燃着，用闪火法，往玻璃火罐里一闪，迅速将罐子扣在皮肤上。

3. **架火法**　用一不易燃烧及传热的块状物，直径 2～3cm，放在应拔的部位上，上置小块酒精棉球，点燃后将火罐扣上，可产生较强的吸力。

## 三、拔罐疗法注意事项

1. **拔罐禁忌**　皮肤有溃疡、水肿及大血管的部位，不宜拔罐；高热抽搐者，不宜拔罐；有自发性出血和损伤性出血不止的患者，不宜使用拔罐法。

2. **体位选择**　患者要有舒适的体位，应根据不同部位选择不同口径的火罐。注意选择肌肉丰满，富有弹性，没毛发和骨骼凹凸的部位，以防掉罐。

拔罐动作要做到稳、准、快。

3. **意外处理**  在拔罐过程中如出现烫伤、小水疱可不必处理，任其自然吸收；如水疱较大或皮肤有破损，应先用消毒针刺破水疱，放出水液，或用注射器抽出水液，然后涂以龙胆紫，并以纱布包敷，保护创口。

# 第八节  针灸疗法

针灸治病是根据经络、脏腑学说将临床上各种证候进行分析归纳，以明确病因、病机、病性、病位，然后根据辨证，进行相应的配穴处方，按方施术，以通其经脉，调其气血，达到调和阴阳、扶正祛邪、疏通经络的作用，以排除病理因素，治愈疾病。

现代医学研究表明针灸能消除或缓解颈部肌肉的紧张与痉挛，松解软组织粘连，消除肿胀、疼痛、麻木，破坏已硬化的皮下纤维组织，使长期处于收缩状态的组织松解下来，改善血循环，解除或减轻对神经及组织的压迫，是治疗颈椎病有效的方法，且因其较其他方法具有安全有效、方便快捷、经济实惠等优点，逐渐在临床上被推广。

针刺疗法是指采用各种不同的针具，刺激人体的一定穴位，运用各种针法激发经气，以调整人体功能，达到治疗疾病的目的。

## 一、针刺的作用

### （一）传统医学中针刺的作用

1. **调和阴阳**  正常情况下，人体中阴阳 2 方面处于相对平衡状态，保持人体中各组织、器官、脏腑的正常生理功能。若人体的阴阳失去平衡，发生偏盛或偏衰，就会发生疾病，进而阴阳分离，人的生命也就停止了。既然阴阳失调是疾病发生发展的根本原因，因此调理阴阳，使失调的阴阳向着协调方面转化，恢复阴阳的相对平衡，就是治疗的关键所在。正如《灵枢·根结》篇说："用针之要，在于知调阴与阳，调阴与阳，精气乃光，合形与气，使神内藏。"这就是说针灸治病的关键在于调节阴阳的偏胜与偏衰，使机体阴阳和调，保持精气充沛，形气相合，神气内存。

2. **扶正祛邪**　疾病的发生，关系到人体正气和致病因素（邪气）2 个方面。所谓正气，即是指人体的正常功能活动和其抗病能力。所谓邪气，是与正气相对而言，即泛指对人体有害的各种致病因素，如外感六淫、痰饮、瘀血和食积等。当人体的正气不足以抵御外邪，或病邪侵袭人体的力量超过了人体的正气时，即可发生疾病。疾病的过程，就是邪正相争的过程，治疗疾病就是要扶助正气，祛除邪气，改变正邪双方的力量对比，使之有利于向痊愈方面转化。

3. **疏通经络**　经络气血失调是疾病产生的重要病理变化。经络气血偏盛可引起有关脏腑、器官、循行部位的功能亢盛；而经络气血偏衰则可出现功能减退性疾病。经络气血逆乱，可致昏厥；经络气血运行阻滞，引起疼痛，不通则痛。针灸通过穴位的刺激，具有疏通经络、调理气血的作用，这也是其独特的作用。如阳明经气偏盛引起的身热、口渴，可取阳明经内庭、曲池泻热止渴；阳明经气偏衰引起的身寒，可取阳明经足三里、合谷温补之。再如足阳明胃经浊气上逆，引起呕吐，足阳明胃经清气不升引起的腹泻、腹胀等证，均可取足阳明胃经经穴足三里治之。以上均为通过疏理阳明经气，调理气血，而达到治疗疾病的目的。针灸镇痛，更是通经络、疏闭阻的结果。

（二）现代研究针刺的作用

现代研究表明，在颈椎病的治疗中，针刺主要有以下作用。

1. **镇痛镇静**　现代研究证实针刺一方面能使致痛物质如血浆游离 5 - 羟色胺的含量显著下降，另一方面可激发机体产生内源性吗啡样物质参与镇痛。

2. **抗炎消肿**　针刺能改善神经根周围的微循环和淋巴循环，促进炎性渗出物的吸收，同时抑制炎症因子的释放，使血管通透性降低，减轻炎性水肿。另外，针刺可以控制炎性病灶坏死的面积，提高机体免疫功能，减轻突出髓核的自身免疫反应。

3. **调整肌肉韧带的状态**　针灸具有双向良性调节作用。在颈椎病急性期，针刺能缓解颈部肌肉的紧张状态，相对松弛或增宽椎间隙，减轻其对神经根的压迫。在颈椎病的缓解期，针刺能提高弛缓韧带、肌肉的兴奋性，增强其修复能力，恢复脊柱的力学平衡。

（三）针刺的适应证和禁忌证

**1. 针刺的适应证**　针刺疗法适用于各型颈椎病。

**2. 针刺的禁忌证**

（1）过于疲劳，精神高度紧张，饥饿者不宜针刺。年老体弱者针刺应尽量采取卧位，取穴宜少，手法宜轻。

（2）妊娠妇女针刺不宜过猛。腹部、腰骶部及能引起子宫收缩的穴位如合谷、三阴交、昆仑、至阴等禁止针灸。

（3）小儿因不配合，一般不留针。婴幼儿囟门部及风府、哑门穴等禁止针灸。

（4）有出血性疾病的患者，或常有自发性出血，损伤后不易止血者，不宜针刺。

（5）皮肤感染、溃疡、瘢痕和肿瘤部位不宜针刺。

（6）眼区、胸背、肾区、项部、胃溃疡、肠粘连、肠梗阻患者的腹部，尿潴留患者的耻骨联合区针刺时应掌握深度和角度，禁用直刺，防止误伤重要脏器。

（四）针刺的操作方法

针刺前我们要选好针具，对环境、针具进行消毒，并要求操作者掌握毫针的基本操作技术。针刺时我们要应用正确的取穴与配穴方法，拟定合适的处方施以针刺。

**1. 针具的选择**　在临床应用前首先要按照要求注意检查，以免在针刺施术过程中，给自己带来操作上的不便和给病人造成不必要的痛苦。

针刺的针具包括毫针、三棱针、皮肤针、皮内针、火针、芒针，而临床上以毫针最为常用。就毫针的选择，现在多选用不锈钢所制。根据患者的性别、年龄、形体的胖瘦、体质的强弱、病情的虚实、病变部位的浅深以及所取腧穴所在的部位，来选择长短、粗细适宜的针具。如男性、体壮、形肥，且病变部位较深者，可选稍粗稍长的毫针。反之若女性、老人、幼儿、体弱、形瘦、病变部位较浅者，就应选用较短、较细的针具。如腧穴皮薄肉少之处，或其下有危险脏器或组织，宜选短而细的针；若腧穴皮厚肉多之处，而针刺宜深的腧穴宜选用针身稍长、稍粗的毫针。临床上选针常以将针刺入腧穴应至之深度，而针身还应露在皮肤上稍许为宜。对颈椎病患者，选用粗细为 26～30 号，长短为 1～2 寸（1 寸 = 3.33cm）的毫针为宜。

选择适宜规格的毫针后，还应检查针尖有无钩曲倒刺，针身有无斑驳、锈痕、弯曲和上下是否匀称，针根有无剥蚀损伤，针柄有无松动等。现多使用一次性针灸针，尽管上述情况已经较少出现，但仍不排除劣次产品。医者在施针之前必须仔细检查针具，以免给病人带来不必要的痛苦。

**2. 消毒** 现代社会随着生活水平的提高，多种传染病的蔓延，自我保护逐渐受到人们的重视。普通的毫针也有可能造成病毒的交叉感染，轻者引起局部皮肤红肿、脓肿，重者出现全身症状，甚至染上传染病。因此，针刺时要有严格的无菌观念，切实做好消毒工作，其中包括针具器械的消毒，医者双手的消毒，病人施术部位的消毒，治疗室用具的消毒。其中病人施术部位的消毒是要在操作中进行，余者要求术前准备。

**3. 患者体位的选择** 合适的体位有利于正确取穴，有利于针刺操作、持久留针和防止针刺意外等。针刺时应以医者能够正确取穴，施术方便，患者感到舒适自然并持久留针为原则。颈椎病患者针刺时多采用的体位有俯卧位、俯伏坐位、仰卧位、侧卧位等（图 9 - 2 至图 9 - 5），其中以俯卧位、俯伏坐位为多。

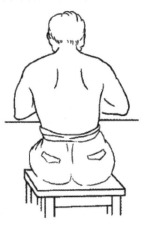

图 9 - 2 俯伏坐位

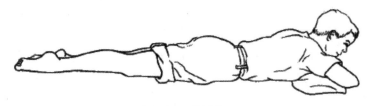

图 9 - 3 俯卧位

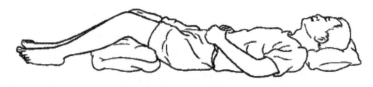

图 9 - 4 仰卧位

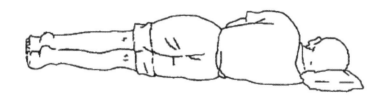

图 9 - 5　侧卧位

### 4. 毫针的基本操作技术

（1）持针法：持针法是指施术者操持毫针保持其端直坚挺的方法。临床常用右手，称之为刺手。《灵枢·九针十二原》提出："持针之道，坚者为宝。"被视为持针法操作的总则。其具体操作方法包括两指持针法、三指持针法、四指持针法、持针身法、两手持针法。临床多依据针具的长度来选择持针法。持针姿势（图 9 - 6）。

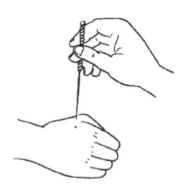

图 9 - 6　持针姿势

（2）进针法：进针法又称下针法，是将针具刺入皮肤，并刺向深层的过程。进针时，一般以左手按压穴位局部，右手拇、示、中三指夹持针柄，以环指抵住针身，运用指力，使针尖快速透入皮肤，再刺向深层。押手固定穴位，夹持针身，重切肌肤，减少刺痛和协助调节、控制针感。常用进针方法有单手进针法、双手进针法和管针进针法。其中双手进针法又包括指切进针法、夹持进针法、舒张进针法和提捏进针法（图 9 - 7 至图 9 - 10）。

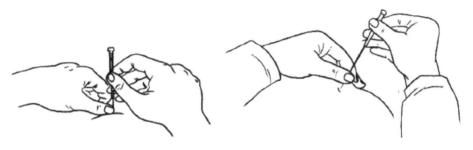

图 9 - 7　指切进针法　　　　　　图 9 - 8　夹持进针法

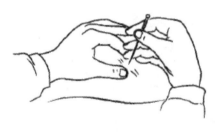

图9-9 舒张进针法

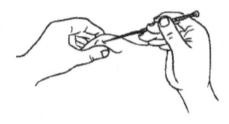

图9-10 提捏进针法

（3）针刺的角度和深度：针刺操作时，正确掌握针刺的角度、方向和深度并及时调整，是获取并维持针感、提高疗效、避免进针疼痛和组织损伤、防止意外事故的关键。

1）针刺的角度：是指进针时针身与皮肤表面所形成的夹角。它是根据腧穴所在的位置和医者针刺时所要达到的目的结合而定。一般分下列3种（图9-11）。

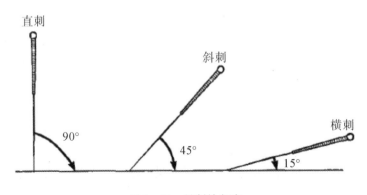

图9-11 针刺的角度

直刺：针身与皮肤表面呈90°左右垂直刺入。此法适用于人体大部分腧穴。

斜刺：针身与皮肤表面呈45°左右倾斜刺入。此法适用于肌肉较浅薄处或内有重要脏器或需避开血管等不宜直刺、深刺的腧穴。

平刺：即横刺、沿皮刺。是针身与皮肤表面呈15°左右沿皮刺入。此法适用于皮肤肌肉浅薄或其下有重要脏器或组织部位的腧穴，如头部、胸部的腧穴等。

2）针刺的深度：是指针身刺入人体内的深浅程度，要根据施术腧穴所在的具体位置、病人基本情况、体质、病情需要和针刺手法等实际情况，灵活掌握。

（4）行针法：亦名运针，是指将针刺入腧穴后，为了使之得气，调节针感以及进行补泻而行施的各种针刺手法。行针手法，一般分为基本手法和辅助手法2类。行针的基本手法是针刺的基本动作，常用的有以下2种。

1）提插法（图9－12）：是将针刺入腧穴的一定深度后，使针在穴内进行上、下进退的操作方法。使针从浅层向下刺入深层为插，由深层向上退到浅层为提。至于提插幅度的大小、层次的有无、频率的快慢以及操作时间的长短等，应根据病人的体质、病情和腧穴的部位以及医者所要达到的目的而灵活掌握。

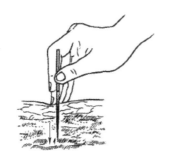

图9－12　提插法

2）捻转法（图9－13）：是将针刺入腧穴的一定深度后，以右手拇指和中指、示指持住针柄，进行一前一后的来回旋转捻动的操作方法。至于捻转角度的大小、频率的快慢、操作时间的长短等，应该根据病人的体质、病情和腧穴的特征以及医者所要达到的目的，灵活应用。

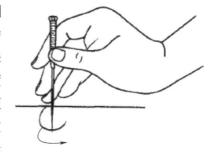

图9－13　捻转法

（5）辅助手法：进行针刺时用以辅助行针的操作方法。常用的辅助手法有循法、刮柄法、弹柄法、搓柄法、摇柄法、震颤法。

（6）留针法：又称停针法、置针术，就是进针以后，将针留置在穴位内，让其停留一定时间后再出针。停留期间，可以不行针，静置久留，也可以适当施以各种手法，主要依据病人的病情以及医者所要达到的目的而定。

分为静留针法和动留针法 2 种。

静留针法是指将针刺入腧穴后，不行针，让其安静、自然地留置于穴内，静留以待气至。

动留针法是指将针刺入腧穴先行针待气至后，留置一定时间，或在留针中间再施以手法，行针后复留针。本法主要用于针后气不至者，可时动针，时留针，直至气至，气不至，无问其数，延长行针和留针时间，直到气至后出针。

留针在治疗疾病时可增强疗效的原因如下。①留针可候气：进针后气不至，留针片刻，具有候气，待气而至的作用。候气时，可以安静等待，也可以间歇运针，施以各种催气手法，直到气至。②留针可调气：进针得气后留针一定时间，有调气、行气作用，使过盛、不足的经气进行自我调节。气不至者留针可使气至，气已至者留针可使邪去，这种双向调节作用，往往在调气留针中可得到发挥。③留针可祛邪扶正：留针有去除阳邪、阴邪，使谷气至而扶正祛邪的作用。④留针可协助补泻：虚寒留针，可补虚进阳；实热留针，可清热泻实。

（7）出针法：出针时一般先以左手拇、示指按住针孔周围皮肤，右手持针做轻微捻转，慢慢将针提至皮下，然后退出。补法用消毒干棉球揉按针孔；泻法不按闭针孔，使邪气外泄。出针后医者应检查针数，以免将针遗留在病人身上。

**5. 颈椎病的取穴与刺法**

（1）针刺取穴原则：针刺的取穴原则包括近部取穴、远部取穴、对症取穴。其中远部取穴分为本经取穴和异经取穴。下面就各型颈椎病的取穴和配穴做简单举例。

1）颈型颈椎病：可取风池、大椎、玉枕、大柱、大抒、支正等穴，用补法；或肩井、天宗、手三里、合谷、列缺等穴，用泻法。

2）神经根型颈椎病：可取风池、大椎、阳陵泉、大杼、肩贞、肩外俞、肩中俞、后溪、列缺等穴，用针刺补法；或合谷、手三里、秉风、天容、支正、小海、腕骨、长强、委中等穴，用泻法。

3）脊髓型颈椎病：可取悬钟、百会、风府、后顶、攒竹、大椎、长强、阳陵泉、膻中、膈俞等穴，用补法；或取后溪、附分、秉风、次髎、殷门、委中、风市、涌泉等穴，用泻法。

4）椎动脉型颈椎病：可取太渊、大抒、睛明、眉冲、风池、大椎、承光、通天、足三里等穴，用补法；或取涌泉、太冲、玉枕、天容、肩外俞、臑俞、丰隆、合谷、石关等穴，用泻法。

5）交感神经型颈椎病：可取风池、风府、脑户、后溪、神门、神庭、内关、列缺、脑空、完骨等穴，用补法；或取消泺、天髎、中冲、小海、迎香、大椎、廉泉、期门、日月、悬钟、肩中俞等穴，用泻法。

（2）中医的辨证分型：同时也是选穴的重要依据。①风寒湿型颈椎病：因风寒湿邪，痹阻经络，不通则痛，表现为颈、肩、上肢走窜痛麻木，以痛为主，头有沉重感，颈部僵硬，活动不利，恶寒畏风。舌淡红，苔薄白，脉弦紧。可取风池、肩井、肩髃、肩髎、大椎、风门等穴，用泻法。②气滞血瘀型颈椎病：因血瘀气滞，不通则痛，表现为颈肩部、上肢刺痛，痛处固定，夜间痛甚，伴有肢体麻木。舌质紫暗，或有瘀点瘀斑，脉弦细或细涩、弦涩。可取阿是穴、外关、合谷、曲池，指尖点刺放血。③痰湿阻络型颈椎病：表现为头晕目眩，头重如裹，四肢麻木不仁，纳呆。舌暗红，苔厚腻，脉弦滑。治疗时需健脾祛湿，化痰通络，可选用风池、肩髃、肩髎、脾俞、足三里、阴陵泉。④肝肾不足型颈椎病：表现为眩晕头痛，耳鸣耳聋，失眠多梦，肢体麻木，面红目赤。舌红少津，脉弦。治疗时应补益肝肾，通络止痛。可选风池、肩髃、肩髎、肝俞、肾俞、命门。⑤气血亏虚型颈椎病：表现为头晕目眩，面色苍白，心悸气短，四肢麻木，倦怠乏力。舌淡苔少，脉细弱。治疗时应补益气血，疏通经络。可取风池、肩髃、肩髎、脾俞、足三里等穴。

临床选穴时要根据患者的具体病情、体质、治疗的时间、天气、季节等多种因素综合考虑后，灵活运用各种配穴方法，包括前后配穴法、上下配穴法、左右配穴法、表里配穴法、远近配穴法，辨证选用。

针刺后，得气是取得疗效的前提，得气亦称针感，是指将针刺入腧穴后所产生的经气感应。当这种经气感应产生时，医者会感到针下有徐和（或）沉紧的感觉；同时患者也会在针下出现相应的酸、麻、胀、重，甚或沿着一定部位、向一定方向扩散传导的感觉。若无经气感应而不得气时，医者则感针下空虚无物，患者亦无酸、麻、胀、重等感觉。在针刺不得气的情况下除针刺的角度、方向及深度外，还须留针候气、行针催气，或加以温灸促使得气。有学者根据X线片提示的病变部位及临床症状选用相应的腧穴，以颈夹脊3～7为主穴，配伍肩井、外关、合谷用平补平泻法，在针刺得气后，轻柔快速捻转针柄，使患者颈、项、头部有酸胀舒适感，且逐渐扩散，留针

30min，总有效率达95.2%。

针刺补泻是根据《灵枢·经脉》"盛则泻之，虚则补之，热则疾之，寒则留之，陷下则灸之"这一针灸治病的基本理论原则而确立的治疗方法。凡是能鼓舞人体正气，使低下的功能恢复旺盛的方法称补法；凡是能疏泄病邪使亢进的功能恢复正常的方法称泻法。针刺补泻就是通过针刺腧穴，采用适当的手法激发经气以补益正气，疏泄病邪而调节人体脏腑经络功能，促使阴阳平衡而恢复健康。常用的补泻手法有捻转补泻、提插补泻、疾徐补泻、迎随补泻、呼吸补泻、开阖补泻、平补平泻。在临床上合理应用针刺补泻方法，才能取得良好的疗效，否则只会加重或延误病情。

（五）针刺的注意事项

（1）预防晕针。晕针是在针刺过程中病人发生的晕厥现象，在临床上较常见。患者表现为突然出现精神疲倦，头晕目眩，面色苍白，恶心欲吐，多汗，心慌，脉象沉细。重者四肢厥冷，血压下降，二便失禁，甚至昏迷。多见于体质虚弱，精神紧张，或疲劳、饥饿、大汗、大泻、大出血之后的患者，体位不当或医者在针刺时手法过重都可成为诱因。亦可见于初次接受针刺治疗的患者。患者晕针后应立即停止针刺，将针全部取出。使患者平卧，注意保暖，轻者仰卧片刻，给饮温开水或糖水后，即可恢复正常。重者在上述处理基础上，可刺人中、素髎、内关、足三里，灸百会、关元、气海等穴，即可恢复。若仍不省人事，呼吸细微，脉细弱者，可考虑配合其他治疗或采用急救措施。

（2）注意预防滞针、弯针和断针。要求医者在针刺前跟患者做好解释工作，消除患者的紧张情绪，在针刺时胆大心细，时刻守神。

（3）注意防止血肿。针刺时尽量避开血管，出针后正确按压针孔。

（4）避免损伤重要脏器、脊髓和延脑。要求医者针刺时掌握好针刺的角度和深度，留针时，患者尽量不要移动体位，医患配合。

## 二、体针

体针为针灸疗法的主体，是最为常用者，对颈型颈椎病、神经根型颈椎病、椎动脉型颈椎病疗效较好，对于交感神经型颈椎病也可选择运用，对于脊髓型颈椎病多配合手术治疗。体针治疗有循经选穴法、远近选穴法、经验选穴法、以痛为腧选穴法等。

1. **循经选穴**　根据病变部位，确定被阻经络，首选该经穴位，可根据需要适当配合表里经、同名经穴位，以增强疗效。

（1）本经选穴：本经病变，主选本经穴位进行治疗，遵循"宁失其穴，勿失其经"的原则。

1）手阳明经：颈外侧、肩、上肢前外侧酸痛、麻木、活动无力，可连及示指，同时颈侧屈不利，患侧屈时可向患肢放射，出现疼痛或使疼痛加重，颈外侧、肩、上肢前外侧可有压痛。

选穴：扶突、天鼎、巨骨、肩髃、曲池、手三里、合谷等。

2）手少阳经：颈外侧疼痛、压痛，头侧部可出现沉重疼痛，上颈部压痛时可向头侧放射，颈侧屈时可向患肢外侧放射，甚至到环指，上肢外侧疼痛、麻木、无力，可有压痛。

选穴：翳风、天牖、肩髎、臑会、天井、外关等。

3）手太阳经：颈后外侧疼痛、压痛，颈部屈伸，侧屈不利，上背部酸痛、压痛，上臂后侧、前臂尺侧疼痛，可连及小指，头过伸时疼痛加重，前臂尺侧、小指可出现麻木无力。

选穴：天窗、肩中俞、肩外俞、秉风、天宗、肩贞、支正、后溪等。

4）手太阴经：肩前内侧酸楚疼痛，上及缺盆，下向上肢内侧前缘放射，可到拇指，上臂内侧前缘、前臂桡侧、拇指麻木无力，颈部可有压痛，肩前部压痛。

选穴：中府、云门、侠白、尺泽、列缺等。

5）手少阴经：肩前内侧酸痛，向下放射至上臂内侧后缘，前臂内侧后缘、掌面、小指也可出现麻木、无力。

选穴：极泉、青灵、少海、少府等。

6）足太阳经：头后沉重疼痛麻木，后颈酸痛僵硬，上背疼痛沉紧，上位胸椎旁酸痛、压痛。

选穴：天柱、大杼、风门、肺俞、督俞、附分、膏肓等。

临证中，病变可只涉及1条经络，但多数情况下病变部位较大，涉及多条经络，治疗时可以1条经络为主，多条经络腧穴配合使用，也可选取颈、背部督脉腧穴。

（2）异经选穴：机体经络之间相互联系，相互影响，哪经有病，除选择本经腧穴外，还选择与其联系密切的经脉的腧穴进行治疗，有时可获得满意的疗效，甚至比本经腧穴疗效更好。主要有同名经选穴、表里经选穴。

1）同名经选穴：本经病变，除选择本经腧穴外，还选择与之同名经的腧穴进行治疗，如颈椎病手阳明经病变，可选足阳明经的足三里、条口等穴治疗；颈椎病手少阳经病变，可选足少阳经的阳陵泉、外丘等穴进行治疗；颈椎病手太阴经病，可选足太阴经的阴陵泉等穴治疗等。

2）表里经选穴：本经病变，除选本经腧穴治疗外，还选与之相表里的经络的腧穴进行治疗。如颈椎病手少阳经病变，可选与之相表里的手厥阴经的内关、曲泽等穴治疗，临证中亦多获良效。

2. **远近选穴**　颈椎病除主要选择颈部腧穴直接治疗外，还可选择远部位的腧穴进行治疗，远部位的穴位，其经脉上行于颈，其经气通于颈，通过调节远部位腧穴同样可以达到调节颈部经气、疏通颈部经络的目的，远部位腧穴为治疗颈椎病必不可少的穴位。

近部腧穴可选择天窗、扶突、天鼎、肩外俞、秉风、曲垣、天髎、天柱等。

远部位腧穴可选择后溪、列缺、外关等。

对于颈型颈椎病、神经根型颈椎病、椎动脉型颈椎病、交感神经型颈椎病以选近部腧穴为主，适当配伍远部位腧穴，对于脊髓型颈椎病，其病变部位虽在颈椎，但其表现却远在四肢，治疗时可主选四肢腧穴，如足三里、条口、丰隆、委中、承筋、悬钟、髀关、阳陵泉、手三里、曲池、外关等，近部穴位颈部夹脊穴等。

3. **经验选穴**　在临证中，有些穴位既不属于本经，也不归表里经，同名经穴，临床疗效又较好，称为经验穴。

颈臂穴：

1）定位：锁骨中、内 1/3 交界处直上 1 寸。

2）功能：疏通经络。

3）主治：肩、臂、手指麻木、疼痛，上肢瘫痪，颈椎病，肩周炎等。

4）操作：内后下方斜刺 0.5 ~ 1 寸，多有向上肢的放射感。

4. **以痛为腧选穴**　颈椎病患者，颈部疼痛、压痛明显，根据以痛为腧的原则，局部压痛点即是针刺处，有些压痛点针刺后甚至出现向外放射，临床也取得了较好的疗效，故压痛点的针刺为颈椎病针刺的重要组成部分，为颈椎病经穴之外的重要补充，常见的压痛治疗点有以下几种。

（1）枕大神经压痛点：乳突与枢椎连线中点。

（2）枕小神经压痛点：乳突后胸锁乳突肌附着处。

（3）颈椎横突压痛点：颈两侧自上而下的骨性凸起。

（4）颈椎棘突压痛点：颈后正中线骨性隆起处。

（5）颈小关节压痛点：颈后正中线旁开 1 寸处。

（6）肩胛骨内上角压痛点：肩胛骨内上角处。

（7）冈上窝、冈下窝压痛点：位于冈上窝、冈下窝处。

此外上肢还有一些不确定的压痛点，可根据临床症状选择运用。

以上体穴选择后，分成 2 组，针刺交替进行，每日 1 次，每次 20min，7 次为 1 个疗程，休息 3d，再行第 2 个疗程。

5. **注意事项**

（1）寰枕间隙针刺应掌握角度和深度，进针宜缓慢，以防刺伤脊髓。

（2）皮肤有感染、溃疡、瘢痕或肿瘤的局部不宜针刺。

（3）下位颈椎部、上背部进针应掌握角度、深度，以防刺伤肺脏。

（4）有出血性倾向疾病等不宜针刺。

## 三、电针

电针疗法是针刺得气后，在针具上通以接近人体生物电的微量电流，利用毫针刺激和电的生理效应 2 种刺激相结合以防治疾病的一种方法。其优点是代替人做较长时间的持续运针，能比较客观地控制刺激量。

### （一）操作方法

1. **体位的选择**　多采用卧位，使患者舒适，并于治疗过程中减少体位变动，以避免断针、晕针的发生。临床上俯卧位多适用于项背、腰、上肢外侧面、下肢后面的穴位。侧卧位多适用于头、体、上下肢外侧面的穴位。

2. **穴位的选择**

（1）按传统针灸理论，循经取穴，辨证施治，局部取穴与远端取穴相结合。

（2）疼痛点取穴，以疼痛最明显处作为电刺激点，镇痛作用最明显。

（3）沿神经分布，选择性地对局部神经干行电刺激，多适用于瘫痪性疾病治疗。

（4）电流回路要求电针治疗尽量成对、邻近配穴。

3. **操作程序**  针刺穴位得到针感后，将电针器调零。负极接主穴，正极接配穴，然后拨开电源开关，选择所需的波形和频率，逐渐调高输出电流，使患者出现酸、胀、热等感觉，或局部肌肉呈节律性收缩。每次通电时间一般为 10 ~ 20min。治疗完毕，把输出电位器调到"0"值，关闭电源，再拆去输出导线，退出毫针。注意切不可将 2 个电极跨接在身体两侧，避免电流回路经过心脏。

4. **电刺激方式**

（1）针刺穴位得到针感后，用电针器将针体通电。优点是定位准确，针感强，刺激量大，效果好。但针刺技术性强，适于专业人员应用。

（2）皮肤片状电极是对穴位进行皮肤接触性电刺激。该方法的优点是无创伤，易操作，适于普及应用。缺点是定位不精确、针感弱。

（3）皮肤锥状电极对穴位进行皮肤接触式点状电刺激。该方法综合了以上 2 种刺激方式的优点，更适于毛发浓密处穴位的治疗。

5. **刺激强度**  能引起患者麻刺感的电流强度称为"感觉阈"，能引起疼痛感觉的电流强度称为电流的"痛阈"。一般情况下，感觉阈和痛阈之间的电流强度，是最适宜的治疗刺激强度。超过痛阈以上的电流强度，患者不能接受，临床上掌握刺激强度常以患者能耐受为宜，一般穴位可看到针体的跳动，肢体的穴位通电后多可见到肢体有节律的抽动，患者能耐受为度。

6. **电针的刺激参数**  为了提高针刺麻醉的效果，减少麻醉医师手术中对针刺针的不断捻插的劳动强度，设计制造了电针治疗仪。电针是针刺在一定的穴位上得气后，或针刺达软组织病变部位后，在针柄上通以电流，利用电的刺激代替人工刺激，可节省人力，加强刺激，提高疗效。但必须要能控制输出电压、电流的强度。一般输出的电压超过 40V，电流超过 1mA，就会有引起触电的危险，应避免。可作为电针刺激的电流有平流电流、脉动电流、交流电流、非纯音的音频电流和调制脉冲电流等。但临床上常用调制脉冲电流。直流电或脉冲直流电有电解作用，易引起折针或组织的灼伤，故不宜作电针治疗仪的输出电流用。后来还设计出 626 半导体电针治疗仪。仪器大小仅 13cm×9cm×（3~5）cm，仪器可和 4~6 根针通过导线相连。通过仪器可调节每根针的电流强度和频率。626 半导电针治疗仪用于颈腰肢痛患者的治疗，于病变部位针刺留针后，对身体强壮、对针刺忍受力大者，可选用较大的电流强度和较快的频率；对身体弱小、对针刺忍受力小者，可选用较小的电流强度和频率。因此，可因人而异地进行调整。通过观察发现，使用电针治疗可提高针灸的治疗效果。有的学者研究发现，低频（2～10Hz）电针刺激可诱发患者在脊髓中释放脑啡肽，而高频（100Hz）电针刺激主要释放强啡肽，以发挥镇痛作用。强啡肽和脑啡肽都是机体释放的内啡素，即内源性吗啡样物质。强啡肽主要在脊髓中起镇痛作用，而脑啡肽在脑和脊髓中都起作用，强啡肽的镇痛作用比脑啡肽高 700 倍。还有人发现，用低频电针治疗慢性痛和钝性痛的效果较好，而高频电针治疗急性痛和锐痛效果较好。

### （二）电针治疗颈椎病

1. **主穴**　$C_{4\sim5}$ 或 $C_{5\sim6}$ 两侧夹脊穴。

2. **配穴**　根据临床症状，如手臂疼痛者，加肩髃、肩贞、肩髎；手臂麻木、无力者，加曲池、合谷、八邪；颈项僵直转动不利者，加大椎；疼痛剧烈者，可在痛点针后拔火罐。

3. **操作**　患者取俯伏位，取 $C_{4\sim5}$ 或 $C_{5\sim6}$ 两侧夹脊穴垂直进针 1～1.2 寸，调整针刺方向，使针感向肩臂或头颈部传导为佳，再根据症状选用配穴，然后接 G6805 电针仪，每次针 20min，每天 1 次，10 次为 1 个疗程。必要时可增加 1～3 个疗程。电针夹脊穴要两侧同取，才能平衡和解除颈部软组织的紧张度，也有协调和平衡阴阳的治疗原则蕴涵其中。

### （三）注意事项

（1）电针器使用前必须检查其性能是否良好，输出是否正常。

（2）调节电流量应逐渐从小到大，切勿突然增大，防止引起肌肉强烈收缩使患者不能忍受，或造成弯针、断针、晕针等意外。

（3）避免电流回路通过心脏。靠近延脑、脊髓等部位使用电针时，电流量宜小，不可过强刺激，孕妇慎用电针。

（4）年老、体弱、醉酒、饥饿、过饱、过劳等，不宜电针。

## 四、耳针

耳针是用针刺或其他方法刺激耳廓上的穴位或反应点，以防治疾病的一种方法。耳针治疗颈椎病，多作为辅助疗法。

1. **耳针的作用** 耳不是一个孤立的器官，而是与脏腑直接相连、病理相互影响，与十二经脉也有直接或间接的联系。耳是人体的一个缩影，似"倒置的胎儿"，人体的任何一个部位，五脏六腑、四肢百骸，在耳廓上都有相应的点，人体有病，耳廓上相应耳穴会产生某些改变，如电阻变低、导电性增强，或变形，或有压痛、充血，或皮肤变色、丘疹、脱屑等。

对耳穴有影响的穴位的良性刺激产生的刺激信号传递到相应的脏腑或部位，使通往病灶的经络之气血畅通，以推动、驱散病灶中瘀滞的气血，调整脏腑，扶正祛邪，通过一系列的调节，促使各种生理功能恢复到平衡状态，以达治疗目的。

2. **选穴** 颈椎病患者在耳颈选穴，颈可呈现条索状或结节隆起，有的索状凹陷，纵横不一，用手可扪及，用手指从耳背顶起，可见红白色相间，色泽不均匀，年龄较大者尤其明显。急性发作无菌性炎症明显，疼痛较重，反应物边缘有红晕，症状缓解，红晕变浅，触压时反应物疼痛明显，年轻患者可没有索状、结节状反应物，可有点状或片状白色，边缘有红晕，电测诊时，颈椎、颈、肩、肝、脾等可出现电阻值变小或有响声，并有刺痛等。阳性反应，均为治疗颈椎病的主要耳穴，再根据中医的脏腑理论和西医的生理知识，选择相应的穴位，一般来说颈椎病耳穴多选择颈椎、颈、肝、肾、交感、内分泌、肾上腺、皮质下等，有头后症状者加枕，有上肢症状者加肩，交感型颈椎病根据出现的症状，再加相应的耳穴。

3. **治疗方法**

（1）耳穴针刺法：局部常规消毒后，医生左手拇、示指固定耳廓，中指托住穴区，右手拇、示指持0.5寸毫针刺入相应的耳穴，针刺角度对于不同的穴位可为直刺、斜刺、横刺。进针法分慢刺法和快刺法，慢刺法是边刺入边捻转，同时询问患者感觉情况；快刺法是迅速刺入耳穴中，一般留针20～30min，留针期间，每10min行针1次，行针为小幅度的捻转或提插，每日1次，双耳交替进行，10次为1个疗程，休息2d再行第2个疗程。

（2）耳穴压迫法：压丸用中药王不留行子、白芥子、油菜籽、六神丸、小钢珠等。将压丸粘在7mm×7mm方块胶布的中央，耳部消毒后，用镊子夹胶布贴敷于已消毒的耳穴上，每日按压3～5次，按压由轻到重，以出现酸、胀、痛感为宜，如感觉不明显，可加重按压手法，如疼痛较重，可减轻按压，或减少按压次数。

按压手法有对压法、直压法、点压法和轻揉按摩法。①对压法。用拇指和示指的指腹置于患者耳郭的正面和背面，相对按压。②直压法。用指尖垂直按压穴丸。③点压法。用指尖一压一松间断按压耳穴。④轻揉按摩法。用指腹轻轻将压贴的穴丸压实贴紧，然后按顺时针方向轻轻压丸并旋转。

每次耳穴贴敷 2~3d，揭掉后再按同样方法贴对侧耳穴，两耳交替运用，10 次为 1 个疗程。

（3）耳穴埋针法：耳廓局部常规消毒后，左手固定耳廓，使埋针处皮肤绷紧，右手用皮内针钳或止血钳钳住已消毒的揿针或皮内针刺入耳穴，再用约 7mm×7mm 的肤色胶布贴在针环或针柄固定于皮肤上，每次选 3~5 穴，留针 2~3d，留针期间每天自行按压 2~3 次，10d 为 1 个疗程。埋针后如出现耳廓持续胀痛，说明耳廓可能有感染，应取出并局部消毒，改用对侧穴位。

（4）耳穴注射法：耳穴注射药同体穴注射，中药为活血化瘀、舒筋止痛之剂，西药为维生素、肾上腺糖皮质激素、利多卡因等，只不过剂量更小，每次约 1ml。

局部常规消毒后，左手固定耳廓，并绷紧注射局部皮肤，右手持配有 4 号针头的注射器，使针尖斜面朝下刺入耳穴皮下，回抽无回血，将药液注入皮下 0.1~0.2mm 处，形成一小皮丘，消毒棉球轻压，防止药液外溢或出血，每次选用 3~5 穴，先患侧耳穴，两侧交替进行，隔日注射 1 次，10 次为 1 个疗程。休息 3d，再行第 2 个疗程。

（5）耳穴贴膏法：用具有活血化瘀、祛湿、通络、止痛的橡皮膏，并剪成 5mm×5mm 的小方块。

耳廓清洁或消毒后，用镊子将橡皮膏小方块贴敷在选取的穴位上，每次 5~7 穴，贴敷 2d，揭掉后再贴敷另一侧，双耳交替进行，10 次为 1 个疗程。

（6）耳穴贴磁法：耳廓清洁或消毒后，左手固定耳廓，右手持镊子将剪好的 6mm×6mm 中央粘有小磁珠的胶布贴于耳穴上，也可轻轻按压使局部产生酸胀感，可耳廓一面贴敷，也可前后对贴。前后对贴要异名磁板，使之相吸，每次贴一侧耳穴，选 2~3 个穴位，2~3d 更换 1 次，双耳交替进行，10 次为 1 个疗程。

临证中，对于年轻体壮者可用强刺激方法，如耳穴注射法、针刺法、埋针法，对于体弱者或畏针者，可用弱刺方法，如压迫法、贴膏法、贴磁法。

同一患者，可用 1 种方法，也可用多种方法。

### 4. 注意事项

（1）治疗前要严格消毒，以防感染。

（2）耳穴位置较小，要找准穴位，不可偏离。

（3）注射、埋针和针刺法要掌握深度，不要损伤软骨。

（4）耳穴区有皮损者禁用。

# 第九节　艾灸疗法

艾灸疗法是借助灸火的热力给人以温热性刺激，通过经络腧穴的作用，以达到防治疾病的一种疗法。《医学入门》曰："药之不及，针之不到，必须灸之。"灸法主要以艾叶为材料，艾叶性味辛苦辛温，入肝脾肾经，气味芳香，易燃，作为灸料具有温通经络、行气活血、祛湿逐寒、消肿散结、回阳救逆及防病保健的作用。《名医别录》记载："艾味苦，微温，无毒，主灸百病。"

## 一、艾灸的分类

### （一）艾炷灸

艾炷灸施灸时，所燃烧的锥形艾团，称为艾炷。每燃尽一个艾炷，称为一壮。制作艾炷的方法，一般用手捻。取纯净陈久的艾绒置于平板上，用拇、食、中三指边捏边旋转，把艾绒捏成上尖下平的圆锥形小体，不但放置方便平稳，而且燃烧时火力由弱到强，患者易于耐受。手工制作艾炷要求搓捻紧实，耐燃而不易爆。此外，有条件的可用艾炷器制作。根据临床的需要，艾炷的大小常分为 3 种规格，小炷如麦粒大，可直接放于穴位上燃烧（直接灸）；中炷如半截枣核大；大炷如半截橄榄大，常用于间接灸（隔物灸）。一般临床常用中型艾炷，炷高 1cm，炷底直径约 0.8cm，炷重约 0.1g，可燃烧 3~5min。

### （二）艾条灸

艾条是取艾绒 24g，平铺在长 26cm，宽 20cm，质地柔软疏松而又坚韧的桑皮纸上，将其卷成直径约1.5cm的圆柱形封口而成。也有在艾绒中掺入其他药物粉末的，称药条。

## 二、灸法的分类

### （一）艾炷灸法

艾炷灸（图9-14）又分直接灸与间接灸2类。

1. **直接灸**　是将大小适宜的艾炷，直接放在皮肤上施灸。

（1）瘢痕灸：又名化脓灸。施灸时先将所灸处涂以少量的大蒜汁，以增加黏附和刺激作用，然后将黄豆或枣核大小的艾炷置于腧穴上施灸。由于局部皮肤烧灼烫伤，施灸部位化脓形成灸疮，5~6周，灸疮自行痊愈，结痂脱落后而留下瘢痕。化脓灸是局部组织的无菌性化脓现象，能改善体质，增强机体抵抗力而达到治疗效果。

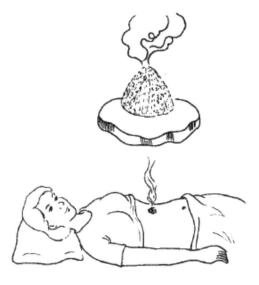

**图9-14　艾炷灸**

（2）无瘢痕灸：将大小适宜的艾炷，置于腧穴上点燃施灸，当艾炷燃剩2/5或1/4而患者感到微有灼痛时，即可更换艾炷再灸。连续灸完3~7壮为止。一般应灸至局部皮肤红晕而不起疱为度。因其皮肤无灼伤，故灸后不化脓，不留瘢痕。一般虚寒性疾患，均可采用此法。

2. **间接灸**　是用药物将艾炷与施灸腧穴部位的皮肤隔开，进行施灸的方法。常用的有隔姜灸、隔蒜灸、隔盐灸、隔附子饼灸、隔葱灸、隔胡椒灸等。颈椎病常用的有以下几种。

（1）隔姜灸：将鲜姜切成直径2~3cm，厚约1cm的薄片，中间以针刺数孔，置于施灸部位，再将艾炷放在姜片上点燃施灸，以使皮肤红润而不起疱为度。一般每次选2~3穴，每次灸2~3壮。本法对于风寒湿痹、肢体麻木等一切寒证均有较好疗效。

（2）隔盐灸：用纯净的食盐填敷于脐部，或于盐上再置一薄姜片，上置大艾炷施灸。

（3）隔附子饼灸：将附子研成粉末，用酒调和做成直径约3cm，厚约0.8cm的附子饼，中间以针刺数孔，置于应灸腧穴或患处，上面再放艾炷施灸。

## （二）艾条灸法

艾条灸法是将艾条点燃后在穴位或病变部位进行熏灼的方法，又称艾卷灸法。其优点是，操作方便，不易烧灼皮肤，除了五官之外，身体任何部位皆可使用。因其具体操作不同，又可分为温和灸、雀啄灸和回旋灸3种。

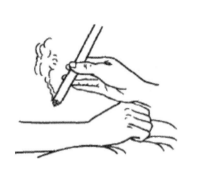

图9-15 温和灸

1. 温和灸（图9-15） 将已点燃的艾条对准施灸部，固定在一定的距离约距皮肤1～2寸施灸。一般每穴5～10min。灸时患者自觉有一股温热暖流直透肌肤深部，有温热舒适的感觉。此法具有温通经脉、散寒祛邪的作用，适于灸疗各种病症。

2. 雀啄灸（图9-16） 施灸时，将艾条燃着的一端对准穴位，与施灸部位距离不固定。先使艾条接近皮肤，待有温热感后，又提高，一起一落，往返动作，如鸟之啄食。一般每穴可灸5min左右。

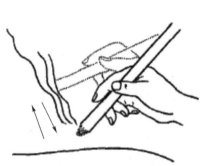

图9-16 雀啄灸

3. 回旋灸 将艾条燃着的一端与施灸部位的皮肤保持1寸左右的距离，然后将燃着的艾条均匀地向左右方向转动，或反复旋转施灸，使皮肤有温热感而不至于灼痛。一般每穴可灸15～30min。本法适用于风湿痹痛及神经麻痹。

艾条施灸需注意：艾条积灰过多时，将艾条远离人体吹去灰后再灸。患者体位要舒适，方能够持久，并防止冷风直接吹拂。灸后要将火熄灭，以防复燃，最好把艾卷着火之一端插入口径合适之小铁筒或小瓶内，自然就会熄灭。

## （三）温针灸

温针灸是针刺与艾条结合使用的一种方法，适合于既要留针又必须施灸的疾病。它使热力通过针身传入体内，达到治疗目的。

操作方法是针刺得气后，将毫针留在适当的深度，将艾绒套在针柄上点燃，直到艾绒燃完为止。温针灸能使局部温热而无痛感，刺激柔和、均匀。

## （四）其他灸法

1. **灯火灸**　又名灯草灸，是民间沿用已久的一种简便灸法。方法：灯芯草 1 根，用麻油浸之，燃着后用快速动作对准穴位，猛一接触听到"叭"的一声迅速离开。该法具有疏风解表、行气化痰、清神止搐等作用。

2. **天灸**　又名药物灸、发泡灸。选用对皮肤有刺激性的药物，涂敷于穴位或患处，使局部充血、起疱如灸疮，故名天灸。

（1）白芥子灸：将白芥子碾成细末，用水调和，敷贴于穴位或患处。利用其较强的刺激作用促使发疱达到治疗目的。

（2）蒜泥灸：将大蒜捣烂如泥敷贴于穴位。

（3）斑蝥灸：将斑蝥的干燥全虫碾末，用醋或甘油、酒精等调和。使用时先取胶布一块，中间剪一小孔如黄豆大小贴在施灸穴位上，以暴露穴位并保护周围皮肤，将斑蝥粉少许置于孔中，上面再贴一层胶布固定即可。

## （五）颈椎病艾灸治疗的基础方

颈椎病艾灸治疗的基础方：选穴为颈夹脊、风池、大椎、阿是穴，可随证加减。肩背不适，加肩井、肩髃；疼痛麻木沿阳明经放射者，加曲池、合谷穴；疼痛麻木沿少阳经放射者，加外关、中渚穴；疼痛麻木沿太阳经放射者，加后溪穴；头痛眩晕者，加百会穴。其具体操作如下。①雀啄灸：每次选用 2～3 个穴位，每穴灸 5～10min，10 次为 1 个疗程。②直接灸：每次选用 2～4 个穴位，将艾炷制成麦粒或黄豆大小，每穴灸 5～7 壮，5 次为 1 个疗程。③温针灸：每次选 3～6 个穴位，针刺得气后将艾绒套在针柄上点燃。每穴灸 10～15min，每天 1 次，10 次为 1 个疗程。④隔姜灸：一般每次选 2～3 穴，每次灸 2～3 壮。用鲜姜切成直径为 2～3cm，厚约 1cm 的薄片，中间以针刺数孔，置于施灸部位，再将艾炷放在姜片上点燃施灸，以使皮肤红润而不起疱为度。每天1次或隔天1次，7d为1个疗程。⑤药物灸：取穴风府、天柱、大椎、陶道及痛点。可采用白胡椒100g，栀子200g，川芎50g，草乌25g，延胡索200g，红花10g，研成细末，用1000ml山西陈醋浸泡2周，滤去药渣，取上清液适量。另将生姜洗净切成姜片、扎孔，姜片放入清液中浸泡1周即可使用。1次选2~3个穴位，放好药物浸泡的姜片，点燃艾条，对准姜片，采用无瘢痕隔姜或雀啄式灸法，以有疼痛感为度。每次灸30min。以泻法为主（将艾条点燃后，不断地吹其火，以助艾火尽快燃烧，灸后不要按压施灸的穴位）。每天治疗1次，交替选用穴位，连续治疗5次为1个疗程。

灸法因其简单易行，效果显著逐渐被医者们重视。有研究选取风池、大椎穴，采用雷火灸治疗风寒痹阻型颈椎病，取得了显著疗效。2组以灯盏花素针静脉滴注，口服龙鳖胶囊，口服中药疏风活血汤加减。治疗组同时给予雷火灸：点燃2支药，固定在灸具上，选取风池、大椎穴，距离皮肤2~3cm，采用平补平泻的手法。总有效率治疗组92.3%，对照组86.4%。说明：2组治疗颈椎病均有效，当时雷火灸治疗组的显效率优于对照组。有学者采用颈部"风"穴为主配合麦粒灸治疗椎动脉型颈椎病50例，痊愈30例，显效13例，好转6例，无效1例，总有效率98%。

### 三、艾灸的作用

（1）温经散寒，活血通痹镇痛，治疗寒凝血滞、经络痹阻引起的各种病症，如风寒湿痹所致的颈肩关节疼痛等病症。

（2）疏风解表，温中散寒。

（3）温阳补虚，回阳固脱。

（4）补中益气，升阳举陷。

（5）拔毒泄热，消瘀散结。

（6）防病保健，延年益寿。无病自灸，可增强抗病能力，使精力充沛，长寿不衰。

### 四、艾灸的适应证和禁忌证

艾灸适用于多种病症，适用于各种类型的颈椎病，且具有增强免疫力，强身保健的功能，无病者常灸之可气血充盈、青春美容、身强体健、延缓衰老。

使用艾灸时应注意以下几个方面慎用。

（1）高热、肝阳头痛、咯血、吐血者。

（2）心悸、心动过速、血压过高、中风早期者。

（3）白喉、大叶性肺炎、肺结核晚期者。

（4）猩红热、麻疹、丹毒、传染性皮肤病者。

（5）艾叶过敏者（闻到艾灸气味出现呕吐、憋气、头晕、连续打喷嚏、咳嗽等症状），经常性的皮肤过敏者。

（6）伤寒者。

（7）过饱、过劳、过饥、醉酒、大渴、大惊、大恐、大怒者。

### 五、艾灸的注意事项

（1）根据体质和病情选用合适的灸法并取得患者的合作。如选用化脓灸法，一定要征得病人的同意。

（2）施灸顺序一般是先灸上部、后灸下部，先灸背部、后灸腹部，先灸头部、后灸四肢，先灸阳经、后灸阴经。特殊情况，灵活掌握。

（3）腰、背、腹部施灸，壮数可多；胸部、四肢施灸，壮数应少；头颈部更少。颜面部、头部、心区、大血管部和肌腱不可用直接灸。

（4）施灸时患者体位要平正舒适，如遇"晕灸"，应对症处理。

（5）妇女妊娠期，腰骶部和小腹部不宜施灸。

（6）施灸后，皮肤均有红晕灼热感，不需处理，即可消失。如灸后皮肤起疱，疱小者可自行吸收，疱大者可用消毒针头刺破，放出液体，敷以消毒纱布固定即可。如瘢痕灸灸疮污染并有炎症，可用消炎药膏涂敷。灸疮长时间不收敛者，为气虚所致，可口服内托黄芪丸。

（7）施灸时，严防艾火烧坏病人衣服、被褥等物。施灸完毕，必须把艾卷或艾炷彻底熄灭，以免引起火灾。

（8）灸后要避风寒，畅情志，清淡饮食。

## 第十节　刺血疗法

刺络放血是根据疾病的不同，用锋利的三棱针刺入络脉，多为人体浅表的静脉，流出适量血液，以治疗疾病的方法，是中医独特的针刺疗法之一，广泛流传于民间。

## 一、刺血的作用

刺络放血有活血消肿、开窍泻热、通经活络的作用。颈椎病时，椎间盘的进行性退变及骨质增生，压迫并刺激其周围的组织包括神经、血管等，使局部产生无菌性炎症和水肿，出现头晕、颈肩部酸痛、上肢麻木、疼痛等症状。刺血可疏通血脉，消除瘀滞，从而解除神经根的压迫症状，改善局部血液循环，缓解麻木等症状。

## 二、刺血疗法的适应证

临床应用刺血疗法，有宜有忌。因此，必须根据患者的病情、体质以及刺血部位和某些特殊情况，灵活掌握，以防发生意外。刺血禁忌有如下几种。

（1）大出血的病人及容易皮下出血者。

（2）严重的心脏病者。

（3）性病、皮肤病、皮肤溃烂者。

（4）孕妇或经期、白血病者禁刺。

（5）病人过饥或过饱，惊吓后，精神过度紧张者不刺。

（6）对患有血液传染性疾病的病人刺血要小心，要注意自我保护。

## 三、刺血的操作

刺络放血的方法有很多，包括点刺、散刺、叩刺、挑刺等法，针具可选用三棱针或粗毫针、皮肤针等。

1. **点刺法** 用锋利的针，在人体皮肤表面，或关节周围、脊椎两旁，轻轻一点一点地刺激，叫做点刺疗法。因为此法又快又利落，可以在 3～5min 完成，故又称"快速浅刺法"。常有 3 种点刺形式。

（1）直接点刺法：先在针刺部位揉捏推按，使局部充血，然后右手持针，以拇指、示指捏住针柄，中指端紧靠针身下端，留出针尖 0.1～0.2 寸，对准已消毒过的部位迅速刺入。刺入后立即出针，轻轻挤压针孔周围，使出血数滴，然后以消毒棉球按压针孔即可。此法适于末梢部位。如十二井穴、十宣穴及耳尖穴等刺血。

（2）挟持点刺法：此法是将左手拇指、示指捏起被针穴处的皮肤和肌肉，右手持针刺入0.5~0.1寸深。退针后捏挤局部，使之出血。常用于攒竹、上星、印堂等穴位的刺血。

（3）结扎点刺法（图9-17）：此法先以橡皮带一根结扎被刺部位上端，局部消毒后，左手拇指压在被刺部位下端，右手持针对准被刺部位的脉管刺。立即退针，使其流出少量血液。待出血停止后，再将带子松开，用消毒棉球按压针孔。

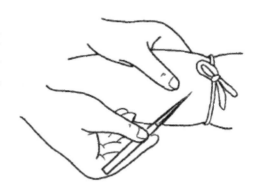

图9-17 结扎点刺法

2. **散刺法** 此法又称"丛刺""围刺"。方法是用三棱针在病灶周围上下左右多点刺之，使其出血。此法较之点刺法面积大且刺针多，多适用于皮肤病和软组织损伤类疾病的治疗。

3. **叩刺法** 此法是在散刺基础上的进一步发展，所用针具为皮肤针（梅花针、七星针或皮肤滚刺筒均可）。操作时，以右手握住针柄后端，示指伸直压在针柄中段，利用手腕力量均匀而有节奏地弹刺，叩打一定部位。刺血要求的刺激强度宜大，以用力叩击至皮肤上出血如珠为度。

4. **挑刺法** 此法操作时以左手按压施术部位两侧，使皮肤固定，右手持三棱针或粗圆针，将腧穴或反应点挑破出血；或深入皮内，将部分纤维组织挑出或挑断，并挤压出血，然后局部盖上消毒敷料并固定。

5. **针罐法** 此即针刺用加拔火罐放血的一种治疗方法。多用于躯干及四肢近端能扣住火罐处。操作时，先以三棱针或皮肤针刺局部见血或不见血，然后，再用拔火罐。一般留火罐5~10min，待火罐内吸出一定量的血液后起之。

6. **火针法** 此法又名火针刺，是用特制的粗针烧红后，刺入一定部位治疗疾病的方法。

颈椎病常用的穴位有太阳、尺泽、大椎等。点刺放血，每周1~2次，如果效果不显著，患者体质健强的可适当增加放血的次数。有学者采用挑刺、压灸治疗椎动脉型颈椎病 50 例，患者取俯卧或坐位充分暴露颈项部，术者站在患者背后，于风府与完骨连线上寻找压痛点、颈百劳、肩井，常规消毒，用 1% 利多卡因注射约 1cm×1cm 大的皮丘，稍等片刻，用挑针挑破表皮，然后挑起皮下纤维组织并挑断、挑净。每次挑断 3～5 根，压迫止血后再次消毒，止血贴覆盖，然后结合压灸，有效率为 92.0%。

### 四、刺血疗法的注意事项

应用刺血疗法，应充分考虑患者体质的强弱、气血的盛衰以及疾病的虚实属性、轻重缓急等情况，必须注意如下几点。

1. **详察形神**　《灵枢·终始》指出："凡刺之法，必察其形气。"临床刺血时，必须根据患者的体质状态、气质特点及神气盛衰等情况，确定相应的治疗法则。根据人体的高矮、肥瘦、强弱来决定刺血的深浅手法及出血量的多少。根据神气有余、不足，来确定刺血的适应范围和方法。

2. **辨明虚实**　《素问·通评虚实论》说："邪气盛则实，精气夺则虚。"虚与实，概括了邪正关系。由于刺血的作用主要是通过决"血实"、除"宛陈"而达到治愈疾病的目的。因此，尤其用于实证、热证。

3. **知其标本**　刺血疗法常作为重要的治标方法，而被用于临床。强调治病之法，宜先刺血以缓解其痛苦，再根据疾病的虚实属性，取舍补泻。现代对各种原因所致的高热、昏迷、惊厥等危症，先以刺血泄热开窍以治其标，然后再针对发病原因而治本。

4. **定其血气**　《灵枢·官能》指出："用针之理，必知形气之所在，左右上下，阴阳表里，血气多少。"因此，必须根据十二经气血的多少及运行情况，来决定是否刺血及出血量的多少。

5. **顺应时令**　《素问·诊要经终论》曰："春夏秋冬，各有所刺。"又说："春刺散俞及与分理……夏刺络俞，见血而止。"指出了人与天地相应，与四时相序，故刺血疗疾也因时令而异。应根据四时五行衰旺与脏腑相配的机制，视病人发病经络的经气旺与不旺来决定。

## 第十一节　穴位注射疗法

穴位注射不同于神经阻滞疗法，穴位注射疗法是针刺和药物相结合的一种疗法。根据病情选用恰当的穴位和药物，并将药物注入穴位内，以充分发挥经穴和药物对疾病的双重治疗作用。它将针刺刺激和药物的性能及对穴位的渗透作用相结合，具有操作简单、适应证广、疗效显著、疗程短等特点。

## 一、穴位注射的作用及特点

穴位注射具有穴位、针刺、药物的多种作用。药物注射穴位，给穴位一定量的刺激，通过穴位调节机体经络，进而调节脏腑气血的功能，而起到扶正祛邪、疏通经络的目的。穴位注射刺激穴位较针刺刺激量大，作用持久，根据所选穴位的特异性，而发挥不同的作用，如活血化瘀、祛风散寒、益气养血、补肾壮骨、温通经脉、除痹止痛等作用。同时药物直接作用于腧穴，还具有一定的药理作用，弥散于穴位的药物，通过经络反射和经络循环途径，迅速并持续地作用于相应的脏腑器官，以平衡协调阴阳、调整脏腑。药物的作用不同其发挥的治疗作用也不相同。活血化瘀药具有活血化瘀、通络止痛的作用，多用于瘀血型颈椎病；温经散寒药具有温通经脉、散寒止痛的作用，用于风寒型颈椎病；补肾壮骨药具有补益肝肾、强壮筋骨的作用，用于肝肾亏虚型颈椎病等。因此穴位注射疗法不仅为针刺治病提供了多种有效的特异性穴位刺激物，而且为药物提供了有特异性的给药途径，是一种较为理想的治疗方法。

穴位注射与其他疗法相比，具有一些无法比拟的优点。

1. **复合作用**　穴位注射既有针刺对穴位的机械作用，又有药物的化学作用，且两者发生协同作用，利于提高疗效。

2. **作用时间长**　穴位注射刺激量大，吸收需一定时间，因此可维持较长的治疗时间。

3. **不良反应小**　穴位注射药物用较小的剂量，即可获得和大剂量肌内注射同样的效果，由于用药量的减少，其不良反应也明显降低，尤其对不良反应较大的药物，穴位注射为一种较为理想的给药途径。

4. **治疗时间短，易于掌握**　穴位注射较针刺时间短，且注射方法比针刺手法简单，易于掌握。

## 二、常用药物

1. **常用中药**　穴位注射常用中药多选用祛风散寒、活血化瘀、舒筋活络、补肾壮骨、消肿止痛的中药。

（1）秦艽注射液。

1）药物与含量：秦艽，每毫升含秦艽生物碱5mg。

2）功效与主治：祛风除湿、舒筋活络，主治颈椎病、肩周炎、风湿性关节痛等。

3）用法与用量：穴位注射或肌内注射，每日1次，每次2ml。

（2）川芎注射液。

1）药物与含量：川芎，每毫升相当于生药100mg。

2）功效与主治：理气活血，祛瘀止痛，主治血瘀型颈椎病、肩周炎、跌打损伤等。

3）用法与用量：穴位注射或肌内注射，每日1次，每次0.5~2ml。

（3）丹参注射液。

1）药物与含量：丹参，每毫升相当于生药2g。

2）功效与主治：活血化瘀、通经止痛，主治血瘀型颈椎病、肩周炎、冠心病、心绞痛、心肌梗死等。

3）用法与用量：穴位注射或肌内注射，每日1次，每次2~4ml，也可用于静脉滴注。

（4）川乌注射液。

1）药物与含量：川乌，每毫升含乌头总生物碱0.05mg。

2）功效与主治：祛风除湿、散寒止痛，主治风寒型颈椎病、肩周炎、风寒湿痹、历节风痛、软组织劳损、四肢痉挛等。

3）用法与用量：穴位注射或肌内注射，每日1次，每次2ml，心脏病患者慎用。

（5）丁公藤注射液。

1）药物与含量：丁公藤，每毫升相当于丁公藤2.5g。

2）功效与主治：祛风除湿、活血止痛，用于颈椎病、肩周炎、风湿性关节炎、类风湿关节炎、坐骨神经痛、腰肌劳损、肥大性腰椎炎、外伤性关节炎等。

3）用法与用量：穴位或肌内注射，每日1次，每次2ml。

（6）祖师麻注射液。

1）药物与含量：祖师麻，每毫升含祖师麻0.5g。

2）功效与主治：祛风除湿、活血止痛，用于颈椎病、肩周炎、风湿性关节炎、类风湿关节炎等。

3）用法与用量：穴位或肌内注射，每日1次，每次2ml。

（7）复方狗脊注射液。

1）药物与含量：狗脊、穿山龙、红花、当归、独活、防风、桂枝、甘草。每毫升相当于生药0.65g，其中狗脊0.1g，穿山龙0.1g，红花0.1g，当归0.1g，独活0.05g，防风0.05g，桂枝0.05g，甘草0.1g。

2）功效与主治：祛风除湿、强筋健骨，用于颈椎病、肩周炎、风湿性腰腿痛、软组织损伤等。

3）用法与用量：穴位或肌内注射，每次2~4ml，每日1次。

（8）复方丹参注射液。

1）药物与含量：丹参、降香，每毫升相当于生药2g，其中丹参、降香各1g。

2）功效与主治：活血化瘀、行气止痛，用于血瘀型颈椎病、肩周炎、心绞痛、心肌梗死等。

3）用法与用量：穴位或肌内注射，每次2~4ml，每日1次，也可静脉滴注。

（9）复方三七注射液。

1）药物与含量：三七、丹参、川芎、降香，每毫升相当于生药0.875g，其中三七0.125g，丹参0.25g，川芎0.25g，降香0.25g。

2）功效与主治：活血化瘀、消肿止痛、理气开窍，用于血瘀型颈椎病、肩周炎、心肌梗死、心绞痛、冠状动脉硬化。

3）用法与用量：穴位或肌内注射，每次2~4ml，每日1次。

（10）通络注射液。

1）药物与含量：羌活、独活、细辛、防风，每毫升相当于生药1g，其中羌活、独活、细辛、防风各0.25g。

2）功效与主治：祛风除湿、温经散寒、通络止痛，用于风寒型颈椎病、肩周炎、关节痛、腰腿痛等。

3）用法与用量：穴位或肌内注射，每次2~4ml，每日1次。

（11）复方寻骨风注射液。

1）药物与含量：寻骨风、当归、桂枝、红花、川乌、草乌，每毫升相当于生药 1g，其中寻骨风 0.35g，当归 0.25g，桂枝 0.15g，红花 0.2g，川乌、草乌各 0.025g。

2）功效与主治：舒筋活络、活血化瘀、温经散寒、祛风止痛，用于血瘀型及风寒型颈椎病、肩周炎、风湿性关节炎、类风湿关节炎、坐骨神经痛、感染性多发性神经炎、三叉神经痛。

3）用法与用量：穴位或肌内注射，每次 2～4ml，每日 1 次。

**2. 常用西药**

（1）维生素 E 注射液。

1）作用与主治：有抗氧化作用，用于治疗肌营养不良、肌萎缩性脊髓侧索硬化、习惯或先兆流产、不育症、肝昏迷等。穴位注射用于治疗颈椎病、腰腿痛等。

2）用法与用量：穴位或肌内注射，每次 5～50mg，每日 1 次。

（2）维生素 $B_1$。

1）作用与主治：维持神经、心脏和消化系统的正常功能，促进新陈代谢，用于神经炎、食欲缺乏、颈椎病、肩周炎的辅助治疗。

2）用法与用量：穴位或肌内注射，每次 100～200mg，每日 1 次。

（3）维生素 $B_6$。

1）作用与主治：参与氨基酸与脂肪的代谢，用于神经炎、妊娠呕吐、颈椎病、肩周炎的辅助治疗。

2）用法与用量：穴位或肌内注射，每次 100～200mg，每日 1 次。

（4）维生素 $B_{12}$。

1）作用与主治：参与蛋白的合成，用于维生素 $B_{12}$ 缺乏性贫血、神经损害、颈椎病、肩周炎的辅助治疗。

2）用法与用量：穴位或肌内注射，每次 50～200μg，每日 1 次。

（5）葡萄糖注射液。

1）作用与主治：葡萄糖可补充水分和热量，穴位注射利用溶液渗透压对穴位的刺激作用，浓度越大，刺激性越大，用于颈椎病、肩周炎的辅助治疗。

2）用法与用量：穴位注射 5%～10% 葡萄糖注射液，每次 5～10ml，每日 1 次。

## 三、穴位选择

颈椎病穴位注射选穴原则同毫针针刺一样，都是根据针灸治疗的原则进行选穴，但穴位注射与针刺又不尽相同，其具体选穴原则如下。

1. **少而精**　穴位注射与针刺相比就是取穴比较少，每次 3~5 个穴位，可以说是少而精，如果穴位较多时，可分组交替进行，也可主要穴位用穴位注射法，次要穴位用针刺法。

2. **辨经选穴**　根据颈椎病的发病部位、临床症状、体征等辨证分经，看属哪一经还是几个经病变，然后依照远近选穴法、循经选穴法等选取相应的穴位，具体选穴同针刺疗法。

3. **阳性反应点**　颈椎病患者，通过详细的检查，会发现一些阳性反应点，如压痛点、按压疼痛麻木放射点，结节样、条索样反应物等，这些反应点，有的在颈部，有的在上背部，有的在上肢等，都是治疗的重点部位，也是穴位注射的选穴部位，随着治疗的进展，这些阳性反应点会逐渐消失。

## 四、操作方法

1. **操作程序**　根据颈椎病所选穴位和用药量的不同选择合适的注射器、针头，一般用 5ml、10ml 注射器，6 号针头，局部常规消毒后，用快速进针法刺入，然后上下提插，探得酸、胀、沉等得气感，回抽无回血，即可推注药液。如果有触电感，则稍改变进针角度，推药速度视病人体质、病人反应不同而有所区别。体质弱者用轻刺激，缓慢推注药液；体质强者用重刺激，较快推注药液。如推注过程中病人反应较强者，可放慢速度；如反应较小者，可适当加快速度。

2. **注射角度、深浅**　根据穴位位置的不同选用不同的进针角度，颈部、上背部多垂直刺入，上肢部多向上斜刺进入。进针深度一般 2~3cm，以病人出现酸、胀、沉感为度。病人胖者，可稍深些；病人瘦者，可稍浅些；肌肉丰厚处，可稍深些；肌肉较薄处，可稍浅些；特殊部位，以出现要求的针感为准。

3. **药物剂量**　颈椎病每穴注射 1~2ml，每次 5~10ml。

4. **疗程**　穴位分 2~3 组交替进行，每次 3~5 个穴位，每日或隔日 1 次，反应强烈者可 2~3d1 次，10 次为 1 个疗程。

## 五、注意事项

（1）注意寻找针刺感。一般多产生酸、胀、麻、沉等得气感，如没有针感，则应稍退改变角度继续寻找。

（2）无菌操作。严格按照无菌操作，以防感染。

（3）严格配伍禁忌。注射前检查药液有无化学反应。

（4）切忌进入血管。颈部血管多供应头部，刺破或注入药液可产生不良后果，有时甚至很严重。因此，必须熟悉颈部较大血管的走行，尽量避开，以防刺破，如果刺入血管回抽有血，应稍退，改变进针角度。

（5）避开神经干。颈部神经较丰富，穴位注射时，应避开神经干，如针尖触到神经干，患者有触电感，要稍退针，然后注入药液。

（6）避开脊髓。颈部注射时，切记避开脊髓，尤其是较瘦患者，刺入不要过深，同时注意感受，缓慢进针，寰枕间隙注射更要注意。

（7）避开肺。上背部要掌握好深度、针感，防止刺破肺，引起气胸。

（8）其他年老体弱者，注射部位不宜过多，用药量应稍减。

# 第十二节　针刀疗法

针刀疗法是在祖国医学"九针"的基础上发展而来的，是中医针刺和西医手术相结合的一种新的治疗方法。针刀疗法是一种介于手术与非手术之间的闭合性疗法，适用于软组织损伤造成的各种病症。此疗法见效快，操作简便，患者痛苦小。

## 一、针刀镇痛的机制

经许多医生临床实践证明，针刀镇痛法的疗效优于一般毫针法。针刀的镇痛作用，主要是来自针刺效应。针刺效应包括镇痛效应、应激效应、免疫效应和内分泌效应。针刺法和针刀法在镇痛机制上是共同的，主要是通过以下机制来实现的：①脊髓镇痛机制，其现代科学理论是"闸门控制学说"，即节段性镇痛效应；也就是说近节段的针刺（针刀）镇痛效应，在脊髓水平"闸门控制"系统下就能完成。该论据符合针灸经络论的局部或近区取穴的原则和效应。②脑内镇痛机制，是通过内源性镇痛系统（或）弥漫性伤害抑制性系统。

## 二、针刀治疗的特点

针刀治疗慢性软组织损伤的作用机制，综合起来，可以用剥离粘连、疏通阻滞、流畅气血、刮除瘢痕、松解肌肉、解痉镇痛来概括。针刀治疗实现了疾病治疗的五大转变：变不治为可治，变难治为易治，变难愈为速愈，变痛苦性治疗为几乎无痛苦治疗，将有创伤性治疗变为几乎无创伤性治疗。针刀治疗有见效快，方法简便，痛苦小，花钱少的特点。

## 三、针刀疗法的适应证和禁忌证

### 1. 针刀疗法的适应证

（1）各种因软组织粘连所引起的四肢、躯干各处的顽固性疼痛，一般治疗方法效果不明显，针刀剥离黏膜后可使疼痛迅速缓解消除。

（2）滑囊炎：滑囊受急慢性损伤后闭锁，囊内压力增高，产生胀痛。胀大的滑囊压迫周围组织产生疼痛，用针刀将滑囊切开数孔，往往可速见疗效。

（3）各种腱鞘炎或韧带挛缩引起的疼痛，尤其对狭窄性腱鞘炎、腕管综合征等有特殊疗效。

（4）慢性肌肉韧带劳损引起的疼痛。

（5）骨刺因肌肉、韧带紧张、挛缩而在附着点引起的骨刺。

（6）外伤性（非脑源性）肌痉挛、肌紧张。

（7）骨化性肌炎初期（包括肌炎、韧带钙化）。

（8）骨干骨折畸形愈合。

### 2. 针刀疗法的禁忌证

（1）一切严重内脏病的发作期，或患有血友病者。

（2）凡一切有发热症状，体内、外有细菌感染病灶的患者。

（3）对针刀疗法不了解或有恐惧者。

（4）施术部位有红肿、灼热，或在深部有脓肿者。

（5）施术部位有皮肤感染、肌肉坏死者。

（6）施术部位有重要神经、血管或重要脏器，而施术时无法避开者。

（7）体质极度虚弱或有高血压病的患者，也应慎用针刀治疗。

## 四、针刀治疗颈椎病

针刀对下列颈椎病有较好的疗效：寰枕筋膜挛缩型颈椎病、寰椎前移位型颈椎病、寰椎侧方移位型颈椎病、寰椎仰旋移位型颈椎病、寰椎俯旋移位型颈椎病、钩椎关节旋转移位型颈椎病、钩椎关节前方移位型颈椎病、钩椎关节后方移位型颈椎病、钩椎关节侧方移位型颈椎病、钩椎关节仰旋移位型颈椎病、钩椎关节俯旋移位型颈椎病、颈椎侧弯型颈椎病、颈椎后关节半脱位型颈椎病。

神经根型颈椎病主要是由于颈椎及其软组织退变导致脊椎内外平衡失调，椎间盘萎缩性退变，椎间隙变窄，关节突间关节囊松弛，椎体易移位或滑脱，小关节错位，导致椎间孔变小，压迫相应的神经根。长期的姿势性劳损，均可使颈椎内外失去平衡。颈椎长期失稳、失平衡状态，必然引起肌肉的长期收缩，而导致肌肉劳损、慢性炎症、水肿渗出，最后形成筋结、条索、肿块。传统的保守治疗，疗程长，疗效不巩固，不能消除筋结、条索、肿块。而针刀能获得满意效果。但由于针刀刺激性较强，或者患者精神紧张而导致肌肉紧张，用柔和的按摩手法是必要的。二者起到互为补充和协同作用，更有利于颈椎及肢体功能的恢复。

针刀在临床上有它独特的使用和操作方法，要严格实行无菌操作规程。术前要将指甲剪齐，充分将全手洗刷干净，然后用1‰新洁尔灭液浸泡15min，再用大酒精棉球洗擦全手。针刀需要高压或煮沸消毒，每做一点，用一支针刀，术时均按无菌操作，勿使器械污染。施术时先在进针部位用紫药水做一标记，局部的皮肤用碘酒消毒、酒精脱碘，再铺上消毒小孔巾。术毕，针孔盖以无菌纱布，胶布固定，嘱患者3d内施术处不可洗澡、污染，常规服抗生素3d以防感染。每周复查1次，根据病情可继续治疗，每7d施治1次，3次为1个疗程，1个疗程结束症状尚未完全消失者，可休息1～2周后继续第2个疗程。

### 1. 四步规程

定点、定向、加压分离、刺入这四步规程是针刀手术在刺入时必须遵循的4个步骤，也是治疗骨伤科疾病普遍使用的方法。

当定好点将刀口线定向放好以后（刀口线和施术部位的神经血管走行方

向平行，无神经血管处和肌肉纤维的走行方向平行），进行加压分离，这时刀锋下的神经、血管都被推挤在刀刃两侧，再刺入皮肤进入体内。这一操作方法可有效地避开神经、血管和避免损伤健康组织，将针刀刺入体内。

### 2. 针刀手术操作方法

针刀在临床上的应用操作方法较为复杂，经不断实践，总结如下：

（1）纵行疏通剥离法：粘连瘢痕发生于肌腱韧带附着点时，将刀口线和肌肉韧带走行方向平行刺入患处，当刀口接触骨面时，按刀口线方向疏剥，按附着点的宽窄，分几条线疏剥，不可横行剥离。

（2）提插切开剥离法：针刀刀口线与重要神经、血管方向一致，刀刃到达病变部位以后，切开第1刀，然后当针刀提至病变组织外，再向下插入，切开第2刀，一般提插3~5刀为宜。适用于粘连面大、粘连重的病变。如切开棘间韧带，挛缩的肌腱、韧带、关节囊等。

（3）横行剥离法：当肌肉与韧带和骨发生粘连时，将刀口线和肌肉或韧带走行方向平行刺入患处，当刀口接触骨面时，做与肌肉或韧带走行方向垂直的铲剥，将肌肉或韧带从骨面上铲起，当觉得针刀有松动感时即出针。

（4）铲剥法：针刀到达骨面，刀刃沿骨面或者骨嵴切开与骨面连接的软组织的方法称为铲剥法。铲剥法适用于骨质表面或者骨质边缘的软组织（肌肉起止点、韧带及筋膜的骨附着点）病变。如颈椎横突前后结节点，颞骨乳突点，枕骨上、下项线点等的松解。

（5）电生理线路接通法：适用于因电生理线路紊乱或短路引起的各种疾病。从病变的电生理线路的两端经皮刺入，让2支针刀的刀刃反复接触（使2支针刀在同一条直线上），一般选择2~3条这样的直线进行上述操作，操作完毕出针。

以上是常用的几种操作方法，主要是用于慢性软组织损伤疾病，治疗颈椎病时可根据不同病变进行运用。

### 3. 针刀操作过程

（1）针具。针刀多为自行制作，其形状和长短略有不同，一般为10~15cm，直径为0.4~1.2mm不等。分手持柄、针身、针刀3部分。针刀宽度一般与针体直径相等，刀口锋利。也有的是用外科小号刀片改制而成，有的是用牙科探针改制而成。针刀在应用前必须高压灭菌或经酒精浸泡消毒。

（2）操作方法。

1）体位的选择：以医生操作时方便、患者被治疗时自我感觉体位舒适为原则。如在颈部治疗，多采用坐位；头部可根据病位选择仰头位或低头位。

2）针刀的应用指征：患者自觉某处有疼痛症状。医生在病变部位可触到敏感性压痛点。触诊可摸到皮下有条索状、片状或球状硬物、结节。用指弹拨病变处有响声。

3）消毒：在选好体位及选好治疗点后，做局部无菌消毒，即先用酒精消毒，再用碘酒消毒，酒精脱碘。医生戴无菌手套，最后确认进针部位，并做好标记。对于身体大关节部位或操作较复杂的部位可敷无菌洞巾，以防止操作过程中可能发生的污染。

4）常用的剥离方式：顺肌纤维或肌腱分布方向做铲剥，即针刀尖端紧贴着欲剥的组织做进退推进动作（不是上下提插），使横向粘连的组织纤维断离、松解。

做横向或扇形的针刀尖端的摆动动作，使纵向粘连的组织纤维断离、松解。

做斜向或不定向的针刀尖端划摆动作，使无一定规律的粘连组织纤维断离、松解。剥离动作视病情有无粘连而采纳，注意各种剥离动作切不可幅度过大，以免划伤重要组织如血管、神经等。

每次每穴切割剥离2~5次即可出针，一般治疗1~5次即可治愈，2次相隔时间可视情况间隔5~7d不等。

（3）注意事项。

1）由于针刀疗法是在非直视下进行操作治疗，必须严格熟悉解剖位置，以提高操作的准确性和提高疗效。特别注意不可损伤较大神经、血管、脊髓及内脏器官。如果对人体解剖特别是局部解剖不熟悉，手法不当，容易造成损伤。

2）选穴一定要准确，即选择阿是穴作为治疗点的一定要找准痛点的中心进针，进针时保持垂直（非痛点取穴可以灵活选择进针方式），如偏斜进针易在深部错离病变部位，易损伤非病变组织。

3）针刀进针法要速而捷，这样可以减轻进针带来的疼痛。在深部进行铲剥、横剥、纵剥等法剥离操作时，手法宜轻，不然会加重疼痛，甚或损伤周围的组织。在关节处做纵向切剥时，注意不要损伤或切断韧带、肌腱等。

4）注意无菌操作，特别是做深部治疗，重要关节如膝、髋、肘、颈等部位的关节深处切割时尤当注意。必要时可在局部盖无菌洞巾，或在无菌手术室内进行。对于身体的其他部位只要注意无菌操作便可。

5）术后对某些创伤不太重的治疗点可以做局部按摩，以促进血液循环和防止术后出血粘连。

6）防止晕针休克，特别是对思想紧张和体弱患者。因此手术过程中应随时了解病情，观察反应和进行解释工作。

7）对于部分病例短期疗效很好，1～2个月后或更长一些时间，疼痛复发，又恢复到原来的疾病状态，尤其是负荷较大的部位如膝关节、肩肘关节、腰部等。应注意下述因素：患者的习惯性走路姿势、工作姿势等造成复发；手术解除了局部粘连，但术后创面因缺乏局部运动而造成粘连；局部再次遭受风、寒、湿邪的侵袭所致。因此，生活起居尤当特别注意。

8）防止针体折断和卷刃，用前必须认真检查刀具。

# 第十章　颈椎病的药物治疗

颈椎病的症状繁多，所以颈椎病的用药相对较多，大体上现代医学用药可以分为非甾体抗炎药，镇痛药，麻醉类药，肌肉松驰药，活血、扩张血管药，改善神经组织代谢药物，激素类药物，利尿脱水药，维生素类药物，抗过敏类以及镇静类药，消肿药，骨质疏松基础用药。传统的中药以及中成药是根据具体的症状辨证用药，采用分类比较复杂。

## 第一节　西药治疗

### 一、非甾体抗炎药（解热镇痛药）

颈椎病不少是由于无菌性炎症引起的疼痛，适当使用非甾体抗炎药，对于缓解患者痛苦以及消除疼痛所带来的一些精神、心理因素是必要的。但医生应用时必须要注意。不要等患者因疼痛而渴求时才给予，也不应该企望用解热镇痛药后一下子就使疼痛完全消失。解热镇痛药要从过去的"按需"给药，改变为"按时间"给药，并且在一开始就要给予相对足够的量，并在其他治疗方法的配合下，随着病痛的减轻，逐渐减少用药量。对有严重颈部疼痛的患者，一开始就可使用止痛作用较强的解热镇痛药。在其他治疗方法的配合应用下取得效果后，要开始有计划地逐渐减少解热镇痛药的用药量。但是，若减量太快，又出现疼痛加重的现象时，要及时恢复到减量前的用量，维持一段时间后再逐渐小剂量地减少用量。作为医生，切不可指望只用非甾体抗炎药使患者从疼痛中完全解脱出来。实际上，非甾体抗炎药只是一种辅助治疗手段，主要是依靠医生的正确诊断，针对性地选择一些治疗软组织病变的有效措施，才能尽快地使患者从疼痛中解脱出来。使用非甾体抗炎药只是为了更好地实施这些有效的治疗手段而已。

常用的非甾体抗炎药有双氯芬酸、醋氯芬酸、布洛芬、芬必得（布洛芬缓释胶囊）、氨糖美辛、尼美舒利、西乐葆（塞来昔布）、依托考昔、艾瑞昔布等，颈椎病常用的非甾体抗炎药有以下几类。

**1. 芳基乙酸类（双氯芬酸钠）**

适应证或功能主治：①急慢性风湿性或类风湿关节炎、急慢性强直性脊椎炎、骨关节炎。②肩周炎、滑囊炎、肌腱炎及腱鞘炎。③腰背痛、扭伤、劳损及其他软组织损伤。④急性痛风。⑤痛经或附件炎、牙痛和术后疼痛。⑥创伤后的疼痛与炎症，如扭伤、肌肉拉伤等。⑦耳鼻喉严重的感染性疼痛和炎症（如扁桃体炎、耳炎、鼻窦炎等），应同时使用抗感染药物。

用法用量：口服，每日1次，每次1片（100mg），或者每日1~2次，1次1片（75mg），或遵医嘱。晚餐后用温开水送服，需整片吞服，不要弄碎或咀嚼。

不良反应：①可引起头痛及腹痛、便秘、腹泻、胃烧灼感、恶心、消化不良等胃肠道反应。②偶见头痛、头晕、眩晕。血清谷氨酸草酰乙酸转氨酶（GOT）、血清谷氨酸丙酮酸转氨酶（SGPT）升高。③少见的有肾功能下降，可导致水钠潴留，表现为尿量少、面部水肿、体重骤增等。极少数可引起心律不齐、耳鸣等。④罕见：皮疹、胃肠道出血、消化性溃疡、呕血、黑便、胃肠道溃疡、穿孔、出血性腹泻、困睡、过敏反应如哮喘、肝炎、水肿。⑤有导致骨髓抑制或使之加重的可能。

禁忌：①已知对本品过敏的患者。②服用阿司匹林或其他非甾体抗炎药后诱发哮喘、荨麻疹或过敏反应的患者。③禁用于冠状动脉搭桥手术（CABG）围手术期疼痛的治疗。④有应用非甾体抗炎药后发生胃肠道出血或穿孔病史的患者。⑤有活动性消化道溃疡或出血，或者既往曾复发溃疡或出血的患者。⑥重度心力衰竭患者。

注意事项：①避免与其他非甾体抗炎药，包括选择性COX-2抑制剂合并用药。②根据控制症状的需要，在最短治疗时间内使用最低有效剂量，可以使不良反应降到最低。③在使用所有非甾体抗炎药治疗过程中的任何时候，都可能出现胃肠道出血、溃疡和穿孔的不良反应，其风险可能是致命的，这些不良反应可能伴有或不伴有警示症状。也无论患者是否有胃肠道不良反应史或严重的胃肠事件病史。既往有胃肠道病史（溃疡性大肠炎、克隆氏病）的患者应谨慎使用非甾体抗炎药，以免使病情恶化，当患者服用该药发生胃肠道出血或溃疡时，应停药。老年患者使用非甾体抗炎药出现不良反应的频率增加，尤其是胃肠道出血和穿孔，其风险可能是致命的。④针对多种 COX－2 选择性或非选择性 NSAIDs 药物持续时间达 3 年的临床试验显示，本品可能引起严重心血管血栓性不良事件、心肌梗死和中风的风险增加，其风险可能是致命的。所有的 NSAIDs，包括 COX－2 选择性或非选择性药物，可能有相似的风险。有心血管疾病或心血管疾病危险因素的患者，其风险更大。即使既往没有心血管症状，医生和患者也应对此类事件的发生保持警惕。应告知患者严重心血管安全性的症状和（或）体征以及如果发生应采取的步骤。患者应该警惕诸如胸痛、气短、无力、言语含糊等症状和体征。而且当有任何上述症状或体征发生后应该马上寻求医生帮助。⑤和所有非甾体抗炎药（NSAIDs）一样，本品可导致新发高血压或使已有的高血压症状加重，其中的任何一种都可导致心血管事件的发生率增加。服用噻嗪类或髓袢利尿剂的患者服用非甾体抗炎药（NSAIDs）时，可能会影响这类药物的疗效。高血压病患者应慎用非甾体抗炎药（NSAIDs），包括本品。在开始本品治疗和整个治疗过程中应密切监测血压。⑥有高血压和（或）心力衰竭（如液体潴留和水肿）病史的患者应慎用。⑦NSAIDs，包括本品可能引起致命的、严重的皮肤不良反应，例如剥脱性皮炎、Stevens-Johnson 综合征（SJS）和中毒性表皮坏死溶解症（TEN）。这些严重事件可在没有征兆的情况下出现。应告知患者严重皮肤反应的症状和体征，在第一次出现皮肤皮疹或过敏反应的其他征象时，应停用本品。⑧血液系统异常、高血压、心脏病患者慎用。⑨因含钠，对限制钠盐摄入量的病人应慎用。⑩对那些有胃肠道症状或曾有胃肠溃疡病史，严重肝功能损害的患者，如需应用双氯芬酸，应置于严密的医疗监护之下。⑪心、肾功能损害者正在应用利尿药治疗、进行大手术后恢复期的患者以及由于任何原因细胞外液丢失的患者慎用，应慎用双氯芬酸。⑫用药过程中，如出现明显不良反应，应停药。⑬服用需整片吞服，不能弄碎。⑭个别需要长期治疗的患者，应定期检查肝功能和血象，发生肝功损害时应停用。⑮有眩晕史或其他中枢神经疾病史的患者在服用期间，应禁止驾车或操纵机器。⑯应注意与锂制剂、地高辛制剂、保钾利尿剂、抗凝血剂、降糖药和甲氨蝶呤等配合使用的剂量及不良反应。⑰体重较轻的患者应降低用量。

儿童用药：16 岁以下的儿童不宜服用。

老年患者用药：慎用。

**2. 芳基丙酸类（布洛芬、酮洛芬、洛索洛芬）**

**布洛芬**

适应证：用于缓解轻至中度疼痛如头痛、关节痛、偏头痛、牙痛、肌肉痛、神经痛、痛经。也用于普通感冒或流行性感冒引起的发热。

临床应用：

口服：0.4～0.6g/次，3～4 次/d。

用于急性的轻、中度疼痛和发热，0.2～0.4g/次，每 4～6h1 次，最大限量为 2.4g/d。缓释胶囊：成人及 12 岁以上儿童，0.3～0.6g/次，2 次/d。

不良反应：

（1）16% 长期用药者，可出现消化道不良反应，包括消化不良、胃烧灼感、胃痛、恶心和呕吐，一般不必停药，继续服用可耐受。出现胃溃疡和消化道出血者不足 1%。

（2）1%～3% 的患者可出现头痛、嗜睡、眩晕和耳鸣等神经系统不良反应。

（3）少见的不良反应有下肢水肿、肾功能不全、皮疹、支气管哮喘、肝功能异常、白细胞减少等。

注意事项：消化道反应为最常见的不良反应，大剂量时有骨髓抑制和肝功损害。严重肝肾功能不全者或严重心力衰竭者禁用。

禁忌：对阿司匹林或其他非甾体抗炎药过敏者对本品可有交叉过敏反应，禁用。活动性或有既往消化性溃疡史，胃肠道出血或穿孔的患者禁用。孕妇及哺乳期妇女禁用。

药物相互作用：

（1）与肝素及口服抗凝药同用时，有增加出血的危险。

（2）与呋塞米同用时，后者的降压作用减弱。

（3）与维拉帕米、硝苯地平、丙磺舒同用时，布洛芬的血药浓度增高。

（4）使甲氨蝶呤、地高辛、降糖药的作用增强或毒性增加。

**酮洛芬**

（1）用法：口服，每次 50mg，每日 3～4 次；或开始每次 100mg，每日

3 次，以后改为每日 2 次。为避免对胃肠道的刺激，应饭后服用，整个胶囊吞服。

（2）适应证：消炎作用较布洛芬为强，不良反应小，毒性低。口服易自胃肠道吸收。用于类风湿性关节炎、风湿性关节炎、骨关节炎、关节强硬性脊椎炎及痛风等。

使用须知：

（1）注意：不良反应与布洛芬相似而较轻，一般易于耐受，主要为胃肠道反应。少数人出现嗜睡、头痛、心悸等。胃与十二指肠溃疡患者禁用。

（2）不良反应：本品耐受性良好，副作用低，一般为肠、胃部不适或皮疹、头痛、耳鸣。

（3）注意事项：肠胃病患者慎用；有支气管哮喘病史的患者，可能会引起支气管痉挛；并用抗凝血剂的患者，应随时监测其凝血酶原时间；孕妇及哺乳期妇女慎用；心功能不全及高血压患者慎用；过量服用可能引起头痛、呕吐、嗜睡、低血压，停药后即可自行消失。

**洛索洛芬**

（1）适应证：类风湿关节炎、骨性关节炎、腰痛、肩周炎、颈肩腕综合征，以及手术后、外伤后和拔牙后的镇痛消炎，急性上呼吸道炎症的解热镇痛。

（2）不良反应：洛索洛芬钠是一前体药物，在吸收入血前对胃肠道无刺激，也没有明显的治疗作用，只有吸收入血后转化成活性代谢物才发挥作用，因此，对胃肠道无明显刺激作用，耐受性好，不良反应较低。消化系统不适较多见如腹痛、胃部不适、恶心、呕吐、食欲不振、便秘、胃灼热等，有时会出现皮疹、瘙痒、水肿、困倦、头痛、心悸等，偶见休克、急性肾功能不全、肾病综合征、间质性肺炎、贫血、白细胞减少、血小板减少、嗜酸性粒细胞增多，以及 AST、ALT、ALP 升高等。据文献报道（本项包括不能计算发生率的不良反应报告），总病例 13486 例中，409 例（3.03%）报告有不良反应，主要有消化系统症状（胃及腹部不适感、胃痛、恶心及呕吐、食欲不振等 2.25%）、浮肿及水肿（0.59%）、皮疹及荨麻疹（0.21%）、嗜睡（0.10%）等报告。

重大不良反应（发生率不详）：

休克：可能发生休克，故应注意观察，若出现异常应速停药并给予适当处置。

溶血性贫血，白细胞减少，血小板减少可能发生，故应进行血液检查等注意观察，若出现异常应速停药并给予适当处置。

皮肤黏膜眼综合征可能发生，故应注意观察，若出现异常应速停药并给予适当处置。

急性肾功能不全、肾病综合征、间质性肾炎可能发生，故应注意观察，若出现异常应停药并给予适当处理。由于伴随急性肾功能不全可能出现高钾血症，故使用该药时应特别注意。

间质性肺炎：可能发生伴有发热、咳嗽、呼吸困难、胸部 X 线异常、嗜酸粒细胞增多等的间质性肺炎，若出现此类症状，应速停药并给予肾上腺皮质激素制剂等适当处置。

消化道出血：严重的消化性溃疡或大肠、小肠的消化道出血，例如呕血、黑便，以及便血，有时伴有休克的发生。病人应注意观察，若出现异常，应立刻停药并给予适当处置。

肝功能障碍、黄疸：可出现 AST（GOT）、ALT（GPT）和 γ-GTP 升高，伴随着黄疸的肝功能障碍或突发肝炎。应注意观察，如有异常，应立刻停药并给予适当处置。

哮喘发作：可出现哮喘发作等急性呼吸性障碍。应注意观察，如有异常，应立刻停药并给予适当处置。

同类其他药品的重大不良反应：

再生障碍性贫血：据报道，其他非甾体类消炎镇痛剂，可能发生再生障碍性贫血。

（3）其他不良反应：

1）过敏反应：皮疹、发热（发生率 0.1%～1% 或发生率不详），瘙痒感（发生率 0.05%～0.1%），荨麻疹（发生率 <0.05%）。发生过敏反应时应停药。

2）消化系统：腹痛、胃部不适感、食欲不振、恶心及呕吐、腹泻（发生率 0.1%～1% 或发生率不详），消化性溃疡、便秘、胃灼热、口腔炎（发生率 0.05%～0.1%），消化不良（发生率 <0.05%）。发生消化性溃疡时应停药。

3）精神神经系统：嗜睡（发生率 0.1%～1% 或发生率不详），头痛

（发生率＜0.05％）。

4）血液：血小板减少（发生率0.1％～1％或发生率不详），贫血、白细胞减少、嗜酸粒细胞增多（发生率＜0.05％）。

5）肝脏：AST（GOT）、ALT（GPT）上升（发生率0.1％～1％或发生率不详），Al－P上升（发生率＜0.05％）。

6）其他：浮肿（发生率0.1％～1％或发生率不详），心悸、颜面热感（发生率＜0.05％）。

（4）禁忌：以下患者禁用。

1）已知对本品过敏的患者。

2）服用阿司匹林或其他非甾体抗炎药后诱发哮喘、荨麻疹或过敏反应的患者。

3）禁用于冠状动脉搭桥手术（CABG）围手术期疼痛的治疗。

4）有应用非甾体抗炎药后发生胃肠道出血或穿孔病史的患者。

5）有活动性消化道溃疡或出血，或者既往曾复发溃疡或出血的患者。

6）重度心力衰竭患者。

（5）注意事项：

1）避免与其他非甾体抗炎药，包括选择性COX－2抑制剂合并用药。

2）根据控制症状的需要，在最短治疗时间内使用最低有效剂量，可以使不良反应降到最低。

3）在使用所有非甾体抗炎药治疗过程中的任何时候，都可能出现胃肠道出血、溃疡和穿孔的不良反应，其风险可能是致命的。这些不良反应伴有或不伴有警示症状，也无论患者是否有胃肠道不良反应史或严重的胃肠事件病史。

4）既往有胃肠道病史（溃疡性大肠炎、克隆氏病）的患者应谨慎使用非甾体抗炎药，以免使病情恶化。当患者服用该药发生胃肠道出血或溃疡时，应停药。老年患者使用非甾体抗炎药出现不良反应的频率增加，尤其是胃肠道出血和穿孔，其风险可能是致命的。

5）针对多种COX－2选择性或非选择性NSAIDs药物持续时间达3年的临床试验显示，本品可能引起严重心血管血栓性不良事件、心肌梗死和中风的风险增加，其风险可能是致命的。所有的NSAIDs，包括COX－2选择性或非选择性药物，可能有相似的风险。

6）有心血管疾病或心血管疾病危险因素的患者，其风险更大。即使既往没有心血管症状，医生和患者也应对此类事件的发生保持警惕。应告知患者严重心血管安全性的症状和（或）体征以及如果发生应采取的步骤。

7）患者应该警惕诸如胸痛、气短、无力、言语含糊等症状和体征，而且当有任何上述症状或体征发生后应该马上寻求医生帮助。

8）和所有非甾体抗炎药（NSAIDs）一样，本品可导致新发高血压或使已有的高血压症状加重，其中的任何一种都可导致心血管事件的发生率增加。服用噻嗪类或髓袢利尿剂的患者服用非甾体抗炎药（NSAIDs）时，可能会影响这些药物的疗效。高血压病患者应慎用非甾体抗炎药（NSAIDs），包括本品。在开始本品治疗和整个治疗过程中应密切监测血压。

9）有高血压和（或）心力衰竭（如液体潴留和水肿）病史的患者应慎用。NSAIDs，包括本品可能引起致命的、严重的皮肤不良反应，例如剥脱性皮炎、Stevens-Johnson 综合征（SJS）和中毒性表皮坏死溶解症（TEN）。这些严重事件可在没有征兆的情况下出现。应告知患者严重皮肤反应的症状和体征，在第一次出现皮肤皮疹或过敏反应的其他征象时，应停用本品。

孕妇及哺乳期妇女用药：

1）孕妇或可能妊娠的妇女，用药应权衡利弊（尚未确立妊娠期用药的安全性）。

2）因动物试验（大鼠）有延迟分娩及有胎仔动脉导管狭窄的报告，妊娠晚期妇女禁用。

3）哺乳期妇女避免用药，必须用药时，应停止哺乳。

儿童用药：尚未确立低出生体重儿、新生儿、婴儿、乳儿、幼儿或儿童用药的安全性。

老年患者用药：高龄者易出现不良反应，故应从低剂量开始给药，并观察患者状态，慎重用药。

药物相互作用：

1）与香豆素类抗凝血药（华法林）合用时，会增强该类药的抗凝血作用，应密切观察，必要时应减量。（因本品抑制前列腺素的生物合成作用，从而抑制血小板聚集，降低血液凝固力，对该药的抗凝血起相加作用。）

2）与磺酰脲类降血糖药（甲苯磺丁脲等）合用时，会增强该类药的降血糖作用，应密切观察，必要时应减量。（本品在人体的蛋白结合率洛索洛芬为97.0%，反式－羟基代谢物为92.8%。因此与蛋白结合率高的药物合用时，会增加合用药物的血中活性形式，而增强该药的作用。）

3）与新喹诺酮类抗菌药（依诺沙星等）合用时，有可能增强该类药的诱发痉挛作用。（新喹诺酮类抗菌药会抑制中枢神经系统的抑制性神经传递物质GABA与受体结合，引起痉挛诱发作用。合用本品会增强新喹诺酮类药的抑制作用。）

4）与锂制剂（碳酸锂）合用时，可能使血中锂浓度上升而引起锂中毒，故注意血中锂浓度，必要时应减量。（虽尚未证实，但因本品抑制肾脏前列腺素的生物合成，而减少碳酸锂的肾排泄，并使血中浓度上升。）

5）与噻嗪类利尿药（氢氟噻嗪及氢氯噻嗪等）合用时，有可能减弱该类药的利尿及降压作用。（因本品抑制肾脏前列腺素生物合成作用，而减少水及钠排泄。）

### 3. 吡罗昔康及其衍生物（吡罗昔康、氯诺昔康）

**吡罗昔康**

适应证：用于治疗风湿性及类风湿性关节炎，有明显的镇痛、抗炎及一定的消肿作用，近期有效率可达85%以上。

用量用法：每次服20mg（必要时可酌增剂量），每日1次，饭后服。1日总量一般不超过40mg。1个疗程自2周至3个月不等。栓剂：塞肛20mg/d。针剂：肌内注射10～20mg/次，1次/d。

药理：

（1）药效学：本品具有镇痛、抗炎及解热作用。本品通过抑制环氧酶使组织局部前列腺素的合成减少及抑制白细胞的趋化性和溶酶体酶的释放而起到药理作用。本品治疗关节炎时的镇痛、消肿等疗效与吲哚美辛、阿司匹林、萘普生相似。但由于本品抑制环氧酶－2所需的浓度高于抑制环氧酶－1的浓度，因此胃肠道的不良反应较多。

（2）药动学：口服吸收好。食物可降低吸收速度，但不影响吸收总量。血浆蛋白结合率高达90%以上。经肝脏代谢。半衰期平均为50h（30～86h），肾功能不全患者半衰期延长。由于半衰期较长，一次给药即可维持24h的血药浓度相对稳定，多次给药易致蓄积。一次服药20mg，3～5h血药浓度达峰值，血药有效浓度为1.5～2μg/ml。血药稳定浓度在开始治疗后7～12d方能达到。66%自肾脏排泄，33%自粪便排泄，内有<5%为原形物。

不良反应：

（1）恶心、胃痛、纳减及消化不良等胃肠不良反应最为常见，发生率约为20%，其中3.5%需为此撤药。服药量大于每日20mg时胃溃疡发生率明显增高，有的合并出血，甚至穿孔。

（2）中性粒细胞减少、嗜酸性粒细胞增多、血尿素氮增高、头晕、眩晕、耳鸣、头痛、全身无力、水肿、皮疹或瘙痒等，发生率1%~3%。

（3）肝功能异常、血小板减少、多汗、皮肤瘀斑、脱皮、多形性红斑、中毒性上皮坏死、Stevens - Johnson综合征、皮肤对光过敏反应、视力模糊、眼部红肿、高血压、血尿、低血糖、精神抑郁、失眠及精神紧张等，发生率<1%。

其他：用量小，每日20mg，4~7d即达稳态血药浓度。有报道其疗效优于吲哚美辛（消炎痛）、布洛芬及奈普生。长期服药应注意血象及肝、肾功能变化，并注意大便色泽有无变化。必要时应进行大便隐血试验。孕妇慎用。

### 氯诺昔康

氯诺昔康是替诺昔康的氯化物，其作用与吡罗昔康相似，具有镇痛、抗炎和解热作用。可选择性地抑制COX - 2，其强度比吡罗昔康稍弱。激活阿片神经肽系统，发挥中枢性镇痛作用。本品解热作用较弱，所需剂量为抗炎剂量的10倍。口服吸收较慢，24h达到血药峰浓度。食物可能减少其吸收率20%，并推迟其吸收速度。分布于全身，亦分布于滑膜液中。

适应证：可用于妇产科和矫形手术后的急性疼痛、急性坐骨神经痛或腰痛。亦可用于慢性腰痛、关节炎、类风湿性关节炎和强直性脊柱炎。

临床应用：肌肉注射（>5s）或静脉注射（>15s）。8mg/次，2次/d，最大量不超过24mg/d。口服剂型，疼痛时每日8~16mg，分2~3次服用，每日最大剂量16mg。

不良反应：

（1）胃肠不良反应约16%，一般的不良反应和（或）中枢神经系统紊乱5%，皮肤反应2%。

（2）常见腹痛、腹泻、眩晕、头痛，以及血清尿素氮和肌酐升高，肝功能异常。

（3）偶见失眠、嗜睡、脱发、斑疹、水肿、血压增高或降低、心悸、肝功能障碍、耳鸣。

注意事项：出现胃肠出血时应停止用药。患胃肠疾病者初次使用本品时必须特别注意。长时间使用本品必须定期检查血象及肝肾功能。

用药禁忌：①急性消化道出血或活动性溃疡、中重度肾功能受损、严重肝功能受损、严重心功能不全者及孕妇和哺乳期妇女禁用。18 岁以下禁用。②慎用于老人、哮喘者、肝肾功能受损者以及有胃肠道出血或十二指肠溃疡病史者、凝血障碍者。

（说明：上述内容仅作为介绍，药物使用必须经正规医院在医生指导下进行。）

**4. 昔布类及非酸性化合物（塞来昔布、依托考昔、艾瑞昔布）**

**塞来昔布**

适应证：

（1）用于缓解骨关节炎的症状和体征。

（2）用于缓解成人类风湿关节炎的症状和体征。

（3）用于治疗成人急性疼痛。

用法用量：

（1）在决定使用本品前，应仔细考虑本品和其他治疗选择的潜在利益和风险。根据每例患者的治疗目标，在最短治疗时间内使用最低有效剂量。

（2）骨关节炎和类风湿关节炎，根据个体情况决定本品治疗的最低剂量。进食的时间对此使用剂量没有影响。

（3）骨关节炎：本品缓解骨关节炎的症状和体征推荐剂量为 200mg，每日 1 次口服或 100mg 每日 2 次口服。

（4）类风湿关节炎：本品缓解类风湿关节炎的症状和体征推荐剂量为 100～200mg，每日 2 次。

（5）急性疼痛：推荐剂量为第 1 天首剂 400mg，必要时，可再服 200mg；随后根据需要，每日 2 次，每次 200mg。

（6）特殊人群肝功能受损患者：中度肝功能损害患者（Child‒Pugh II 级）本品的每日推荐剂量应减少大约 50%。不建议严重肝功能受损患者使用本品。

禁忌证：

（1）出血性紫癜者禁用。

（2）对本品和其他非甾体消炎药或磺胺类过敏者、哺乳期妇女、孕妇禁用。

（3）有过敏反应史如过敏性休克、皮疹、荨麻疹、血管性水肿、支气管痉挛、严重鼻炎病史者禁用。

（4）严重肝肾功能不全者不宜使用本品。

**依托考昔**

适应证：本品适用于治疗骨关节炎急性期和慢性期的症状和体征，治疗急性痛风性关节炎。

用法用量：本品用于口服，可与食物同服或单独服用。

1）关节炎、骨关节炎：推荐剂量为30mg，每日1次。对于症状不能充分缓解的病人，可以增加至60mg，每日1次。在使用本品60mg，每日1次，4周以后疗效仍不明显时，其他治疗手段应该被考虑。

2）急性痛风性关节炎：推荐剂量为120mg，每日1次。本品120mg只适用于症状急性发作期，最长使用8d。使用剂量大于推荐剂量时，尚未被证实有更好的疗效或目前尚未进行研究。因此，治疗骨关节炎最大推荐剂量为每天不超过60mg。治疗急性痛风性关节炎最大推荐剂量为每天不超过120mg。因为选择性环氧化酶－2抑制剂的心血管危险性会随剂量升高和用药时间延长而增加，所以应尽可能缩短用药时间和使用每日最低有效剂量。应定期评估患者症状的缓解情况和患者对治疗的反应。

3）老年人、不同性别和种族的人群均不需调整剂量。

4）肝功能不全：轻度肝功能不全患者（Child－Pugh评分5~6），本品使用剂量不应超过60mg，每日1次。中度肝功能不全患者（Child－Pugh评分7~9），应当减量，不应超过每隔1d60mg的剂量，且可以考虑30mg每日1次的使用剂量。对重度肝功能不全患者（Child－Pugh评分>9），目前尚无临床或药代动力学资料。

5）肾功能不全：患有晚期肾脏疾病（肌酐清除率<30ml/min）的患者不推荐使用本品。对于轻度肾功能不全（肌酐清除率≥30ml/min）患者不需要调整剂量。

禁忌：以下患者禁用本品：对其任何一种成分过敏。有活动性消化道溃疡或出血，或者既往曾复发溃疡或出血的患者。服用阿司匹林或其他非甾体抗炎药后诱发哮喘、荨麻疹或过敏反应的患者。充血性心衰［纽约心脏病学会（NYHA）心功能分级Ⅱ~Ⅳ］。确诊的缺血性心脏病者，外周动脉疾病和（或）脑血管病者（包括近期进行过冠状动脉旁路移植术或血管成形术的患者）。

## 二、镇痛药（阿片类）

阿片类药物具有成瘾性、麻醉性，镇痛药如吗啡、哌替啶、芬太尼、强痛定等，在急性剧烈性颈及上肢痛时，患者也可短暂使用，但是一般尽量少用或不用。

**布桂嗪（强痛定）**

适应证：用于偏头痛、三叉神经痛、炎症性及外伤性疼痛、关节痛、痛经、癌症等引起的疼痛。

用量用法：①口服：成人每日 3～4 次，每次 60mg，小儿每次每千克体重 1mg。疼痛剧烈时用量可酌增。一般在口服后 10～30min 内出现疗效。②皮下注射：成人每次 50mg。一般在注射后 10min 内出现疗效。

注意事项：①偶有恶心或头晕、困倦等，停药后即消失。②据国内报道，连续使用本品可致耐受和成瘾，故不可滥用。③镇痛作用为吗啡的 1/3，一般注射 10min 见效。④对内脏器官的止痛作用较差。

**哌替啶（杜冷丁）**

适应证：

（1）各种剧痛的止痛，如创伤、烧伤、烫伤、术后疼痛等。

（2）心源性哮喘。

（3）麻醉前给药。

（4）内脏剧烈绞痛（胆绞痛、肾绞痛需与阿托品合用）。

（5）与氯丙嗪、异丙嗪等合用进行人工冬眠。

用量用法：

（1）口服：每次 50～100mg。极量：每次 150mg，每日 600mg。

（2）皮下注射或肌注：每次 25～100mg。极量：每次 150mg，每日 600mg。2 次用药间隔不宜少于 4h。

哌替啶，又称作杜冷丁、唛啶、德美罗、地美露，又称盐酸哌替啶。其盐酸盐为白色、无嗅、结晶状的粉末，能溶于水，一般制成针剂的形式。作为人工合成的麻醉药物，哌替啶普遍地使用于临床，它对人体的作用和机理与吗啡相似，但镇静、麻醉作用较小，仅相当于吗啡的 1/10～1/8，作用时间维持 2 ~ 4h。主要作用于中枢神经系统，对心血管、平滑肌亦有一定影响。毒副作用也相应较小，恶心、呕吐、便秘等症状均较轻微，对呼吸系统的抑制作用较弱，一般不会出现呼吸困难及过量使用等问题。

注意事项：

（1）成瘾性比吗啡轻，但连续饮用亦会成瘾。

（2）不良反应有头昏、头痛、出汗、口干、恶心、呕吐等。过量可致瞳孔散大、惊厥、幻觉、心动过速、血压下降、呼吸抑制、昏迷等。

（3）不宜皮下注射，因对局部有刺激性。

（4）儿童慎用。1 岁以内小儿一般不应静注本品或进行人工冬眠。

（5）不宜与异丙嗪多次合用，否则可致呼吸抑制，引起休克等不良反应。

（6）其他注意事项及禁忌证同吗啡。

不良反应：哌替啶引起胃肠道和泌尿道功能紊乱的作用弱于吗啡，因而不易引起便秘和尿潴留，而可引起恶心和呕吐。

**吗啡**

是全世界使用量最大的强效镇痛剂。通常以制剂或溶液形式使用。

适应证：①镇痛：强大的镇痛作用，对一切疼痛均有效，对持续性钝痛比间断性锐痛及内脏绞痛效果强。它是通过模拟内源性抗痛物质脑啡肽的作用，激活中枢神经阿片受体而产生药理作用。②镇静：在镇痛的同时有明显镇静作用，有时产生欣快感，可改善疼痛患者的紧张情绪。③呼吸抑制：可抑制呼吸中枢，降低呼吸中枢对二氧化碳的敏感性。对呼吸抑制的程度与使用吗啡的剂量平行，过大剂量可致呼吸衰竭而死亡。④镇咳：可抑制咳嗽中枢，产生镇咳作用，但因有成瘾性，并不用于临床。⑤平滑肌：可使消化道平滑肌兴奋，可致便秘，并使胆道、输尿管、支气管平滑肌张力增加。⑥心血管系统：可促进内源性组胺释放而使外周血管扩张、血压下降；使脑血管扩张，颅压增高。亦因其可致成瘾而不用于临床。本品口服易吸收，皮下注射、肌内注射吸收均快。吸收后可分布于各种组织，可通过胎盘。表观分布容积为 3.2 ~ 3.4L/kg，$t_{\frac{1}{2}}$ 为 1.7 ~ 3h，约有 1/3 与血浆蛋白结合。主要在肝脏代谢，经肾排泄，清除率为 15 ~ 23ml/（kg·min）；少量经乳腺排出。1 次给药镇痛作用持续 4 ~ 6h。

在 WHO 推荐的"癌症三级止痛阶梯治疗方案"中，提倡对重度疼痛病人使用吗啡，不主张用哌替啶。据统计发达国家的吗啡消耗量（每百万人约定日剂量）为发展中国家的 27 倍，是我国的 91 倍。为方便癌症病人的镇痛，1998 年，中国国家药品监督管理局下发通知，"对癌症病人镇痛使用吗啡应由医师根据病情需要和耐受情况决定剂量"，即不受药典中关于吗啡极量的限制。

禁忌证：

①本品不良反应形式多样。常见：瞳孔缩小如针尖、视力模糊或复视、便秘、排尿困难、直立性低血压、嗜睡、头痛、恶心、呕吐等。少见：呼吸抑制、幻觉、耳鸣、惊厥、抑郁、皮疹、支气管痉挛和喉头水肿等。②连续使用 3~5d 即产生耐药性，1 周以上可致依赖（成瘾）性，需慎重。

①禁用于脑外伤颅内高压、慢性阻塞性肺疾患、支气管哮喘、肺源型心脏病、甲状腺功能减退、皮质功能不全、前列腺肥大、排尿困难、肝功能减退的患者。②禁用于妊娠期妇女、哺乳期妇女、新生儿和婴儿。

①慎用于老年人和儿童。②硬膜外腔注射本品用于手术后镇痛时，应严密监测呼吸及循环功能。③忌用于不明原因的疼痛，以防掩盖症状，贻误诊治。④禁与以下药物混合注射：氯丙嗪、异丙嗪、氨茶碱、巴比妥类、苯妥英钠、碳酸氢钠、肝素、哌替啶、磺胺嘧啶等。⑤胆绞痛、酸痛需与阿托品合用，单用本药反而加剧疼痛。

**芬太尼**

适应证：适用于各种疼痛及外科、妇科等手术后和手术过程中的镇痛；也用于防止或减轻手术后出现的谵妄；还可与麻醉药合用，作为麻醉辅助用药；与氟哌利多配伍制成"安定镇痛剂"，用于大面积换药及进行小手术的镇痛。

用法和用量：由于剂型及规格不同，用法用量请仔细阅读药品说明书或遵医嘱。

不良反应：①个别病例可能出现恶心和呕吐，约 1h 后可自行缓解，还可引起视觉模糊、发痒和欣快感，但不明显。②妊娠期妇女、心律失常患者慎用。支气管哮喘、呼吸抑制、对本品特别敏感的患者以及重症肌无力患者禁用。

禁忌证：贴片禁用于急性或术后疼痛、非阿片类镇痛剂有效者。慎用于颅内肿瘤、脑外伤、肝肾功能不全、儿童或 18 岁以下体重不足 50kg 的患者。

注意事项：①静脉注射时可能引起胸壁肌肉强直，如一旦出现，需用肌肉松弛剂对抗。静脉注射太快时，还能出现呼吸抑制，应注意。②有弱成瘾性，应警惕。③贴片与其他阿片类及镇静剂合用时，后者剂量应减少 1/3。④贴片应从小剂量用起，50μg 以上规格仅用于已耐受阿片类药物治疗的患者。⑤本品药液有一定的刺激性，避免涂抹于皮肤和黏膜表面或进入气管内。

药物相互作用：①与单胺氧化酶抑制剂（如苯乙肼、帕吉林等）不宜合用。②中枢抑制剂如巴比妥类、安定药、麻醉剂等可加强芬太尼的作用，如联合应用，本品的剂量应减少 1/4～1/3。③与利托那韦合用增加芬太尼的毒性。④与 M 胆碱受体阻断剂（尤其是阿托品）合用使便秘加重，增加麻痹性肠梗阻和尿潴留的危险性。⑤与西布曲明合用发生 5 - 羟色胺综合征。⑥与纳曲酮竞争阿片受体，引起急性阿片戒断症状。⑦纳洛酮能对抗本品的呼吸抑制和镇痛效果。⑧与钙离子拮抗剂、β 肾上腺素受体阻断药合用可发生严重低血压。

**羟考酮**

适应证：适用于缓解中至重度疼痛，如关节痛、背痛、癌性疼痛、牙痛、手术后疼痛等（国外资料）。

禁忌证：①对本药过敏者。②可疑或确诊的麻痹性肠梗阻患者。③慢性支气管哮喘或慢性阻塞性呼吸道疾病者。④高碳酸血症患者。⑤明显呼吸抑制者（包括缺氧性呼吸抑制）。⑥颅脑损伤者。⑦急腹症患者。⑧胃排空延迟者。⑨肺源性心脏病患者。⑩中重度肝功能障碍者。⑪重度肾功能障碍者。⑫慢性便秘者。⑬孕妇。⑭哺乳期妇女。

不良反应：①心血管系统：偶见血管扩张，可出现低血压（包括直立性低血压）。罕见面红、心悸、室上性心动过速。②精神神经系统：常见头晕、头痛、嗜睡、乏力。偶见紧张、失眠、意识模糊、感觉异常、焦虑、欣快、抑郁、噩梦、思维异常。罕见眩晕、抽搐、定向障碍、情绪改变、幻觉、激动、遗忘、感觉过敏、不适、言语障碍、震颤、晕厥。③代谢或内分泌系统：常见口干、多汗。偶见发热、寒战。罕见脱水、水肿（如外周性水肿）。④呼吸系统：偶见呼吸困难。罕见支气管痉挛。⑤肌肉骨骼系统：罕见张力异常（过高或过低）、肌肉不自主收缩。⑥泌尿生殖系统：可见排尿困难、输尿管痉挛。罕见闭经、性欲减退、阳痿。⑦消化系统：常见便秘（缓泻药可预防）、恶心（可用止吐药治疗）、呕吐（可用止吐药治疗）。可见胆道痉挛、血清淀粉酶一过性升高。偶见畏食、腹泻、腹痛、消化不良、呃逆。罕见胃炎、吞咽困难、嗳气、肠梗阻、味觉异常、口渴。⑧皮肤：偶见皮疹。罕见皮肤干燥、荨麻疹。⑨眼：罕见视觉异常、瞳孔缩小和绞痛。⑩其他：罕见过敏反应、戒断综合征。此外，本药可产生耐受性和依赖性。国外不良反应参考：①心血管系统：有研究表明，少于3%的患者用药期间可出现深部血栓性静脉炎、心力衰竭、出血、低血压、心悸及心动过速。此外，阿片类镇痛药可引起循环抑制、心脏停搏和休克，使用本药时上述不良反应也有可能发生。②中枢神经系统：有研究表明，超过3%的患者用药期间可出现头痛（包括偏头痛）、失眠、眩晕及嗜睡，少于3%的患者可出现兴奋、焦虑、意识紊乱、神经质、神经痛、人格障碍及震颤。③消化系统：可出现便秘、恶心、呕吐、口干、奥迪（Oddi）括约肌痉挛以及胃液、胆汁和胰腺分泌减少等，其中治疗初期出现的恶心、呕吐和便秘呈剂量依赖性。④呼吸系统：本药可引起严重的不良反应，如呼吸抑制、呼吸暂停和呼吸停止。未使用过阿片类药物的患者口服本药控释片80mg或160mg，可能会引起致命性呼吸抑制。⑤泌尿生殖系统：可导致性功能障碍。⑥眼：可引起瞳孔缩小。出现针尖样瞳孔，提示用药过量。⑦皮肤：可出现瘙痒和出汗，其中瘙痒通常发生在用药初期。⑧其他：可出现衰弱无力。长期用药可引起生理依赖性和耐受性。阿片类药物所致的戒断综合征包括不安、流泪、流涕、打呵欠、出汗、寒战、肌痛和瞳孔散大。其他可能出现的症状还包括易激惹、焦虑、背痛、关节痛、衰弱、腹部痉挛性痛、失眠、恶心、食欲缺乏、呕吐、腹泻、血压升高、呼吸频率或心率增加。

用法用量：

（1）成人常规剂量。一般镇痛：使用本药控释片，1次/12h，口服，剂量取决于患者疼痛严重程度和既往镇痛药用药史。调整剂量时，只调整每次用药剂量而不改变用药次数，调整幅度是在上一次用药剂量上增减25%～50%。①首次服用阿片类药物或曾用弱阿片类药物的重度疼痛患者，初始剂量一般为5mg，1次/12h。然后根据病情调整剂量直至理想效果。大多数患者的最高剂量为200mg/12h，少数患者可能需要更高的剂量（临床报道的最高剂量为520mg/12h）。②已接受口服吗啡治疗的患者，改用本药的日剂量换算比例为，口服本药 10mg 相当于口服吗啡 20mg。

（2）术后疼痛：使用本药复方胶囊，每次 1～2 粒（每粒含盐酸羟考酮 5mg，对乙酰氨基酚 500mg），间隔 4～6h 可重复用药 1 次。

（3）癌症、慢性疼痛：使用本药复方胶囊，每次 1～2 粒，每日 3 次。①老年人剂量：老年患者（年龄大于 65 岁）的清除率仅较成人略低，成人剂量和用药间隔时间亦适用于老年患者。②儿童常规剂量口服给药为每次 0.05～0.15mg/kg，每 4～6h 服用 1 次。一次用量最多可达 5mg。

## 三、麻醉类药

麻醉类药物一般是在麻醉或者进行局部封闭时应用，表面涂擦的应用较少。

**盐酸利多卡因**

适应证：该品为局麻药及抗心律失常药，主要用于浸润麻醉、硬膜外麻醉、表面麻醉（包括在胸腔镜检查或腹腔手术时做黏膜麻醉用）及神经传导阻滞。该品可用于急性心肌梗死后室性早搏和室性心动过速，亦可用于洋地黄类中毒、心脏外科手术及心导管引起的室性心律失常。该品对室上性心律失常通常无效。

用法用量：

（1）麻醉用：

1）成人常用量：①表面麻醉：2%～4% 溶液一次不超过 100mg。注射给药时一次量不超过 4.5mg/kg（不用肾上腺素）或 7mg/kg（用 1∶200000 浓度的肾上腺素）。②骶管阻滞用于分娩镇痛：用 1.0% 溶液，以 200mg 为限。③硬脊膜外阻滞：胸腰段用 1.5%～2.0% 溶液，250～300mg。④浸润麻醉或静注区域阻滞：用 0.25%～0.5% 溶液，50～300mg。⑤外周神经阻滞：臂丛（单侧）用 1.5% 溶液，250～300mg；牙科用 2% 溶液，20～100mg；肋间神经（每支）用 1% 溶液，30mg，300mg 为限；宫颈旁浸润用 0.5%～1.0% 溶液，左右侧各 100mg；椎旁脊神经阻滞（每支）用 1.0% 溶液，30～50mg，300mg 为限；阴部神经用 0.5%～1.0% 溶液，左右侧各 100mg。⑥交感神经节阻滞：颈星状神经用 1.0% 溶液，50mg；腰麻用 1.0% 溶液，50～100mg。⑦一次限量，不加肾上腺为 200mg（4mg/kg），加肾上腺素为 300～350mg（6mg/kg）；静注区域阻滞，极量 4mg/kg；治疗用静注，第一次初量 1～

2mg/kg，极量4mg/kg，成人静滴以1mg/min为限；反复多次给药，间隔时间不得短于45～60min。

2）小儿常用量：随个体而异，一次给药总量不得超过4.0～4.5mg/kg，常用0.25%～0.5%溶液，特殊情况才用1.0%溶液。

（2）抗心律失常：

1）常用量：①静脉注射：1～1.5mg/kg体重（一般用50～100mg）作首次负荷量静注2～3min，必要时每5min后重复静脉注射1～2次，但1h之内的总量不得超过300mg。②静脉滴注：一般以5%葡萄糖注射液配成1～4mg/ml药液滴注或用输液泵给药。在用负荷量后可继续以1～4mg/min速度静滴维持，或以每分钟0.0150～0.03mg/kg体重速度静脉滴注。老年人、心力衰竭、心源性休克、肝血流量减少、肝或肾功能障碍时应减少用量，以0.5～1mg/min静滴，即可用该品0.1%溶液静脉滴注，每小时不超过100mg。

2）极量：静脉注射1h内最大负荷量4.5mg/kg体重，或300mg。最大维持量为4mg/min。

不良反应：

（1）该品可作用于中枢神经系统，引起嗜睡、感觉异常、肌肉震颤、惊厥昏迷及呼吸抑制等不良反应。

（2）可引起低血压及心动过缓。血药浓度过高，可引起心房传导速度减慢、房室传导阻滞以及抑制心肌收缩力和心排血量下降。

禁忌证：

（1）对局部麻醉药过敏者禁用。

（2）阿－斯氏综合征（急性心源性脑缺血综合征）、预激综合征、严重心传导阻滞（包括窦房、房室及心室内传导阻滞）患者静脉禁用。

注意事项：

（1）防止误入血管，注意局麻药中毒症状的诊治。

（2）肝肾功能障碍、肝血流量减低、充血性心力衰竭、严重心肌受损、低血容量及休克等患者慎用。

（3）对其他局麻药过敏者，可能对该品也过敏，但利多卡因与普鲁卡因胺、奎尼丁间尚无交叉过敏反应的报道。

（4）该品严格掌握浓度和用药总量，超量可引起惊厥及心搏骤停。

（5）其体内代谢较普鲁卡因慢，有蓄积作用，可引起中毒而发生惊厥。、

（6）某些疾病如急性心肌梗死病人常伴有 $\alpha_1$ - 酸性蛋白及蛋白率增加，利多卡因蛋白结合也增加而降低了游离血药浓度。

（7）用药期间应注意检查血压、监测心电图，并备有抢救设备；心电图 P - R 间期延长或 QRS 波增宽，出现其他心律失常或原有心律失常加重者应立即停药。

## 四、肌肉松弛药

主要用于颈椎病疼痛伴有肌肉痉挛的患者，或有脊髓压迫而出现的部分症状。

### 盐酸乙哌立松

盐酸乙哌立松是既有解热镇痛作用又有肌肉松弛作用的药物。

适应证：

（1）改善下列疾病的肌紧张状态：颈肩臂综合征、肩周炎、腰痛症。

（2）改善下列疾病引起的痉挛性麻痹：脑血管障碍、痉挛性脊髓麻痹、颈椎症、手术后遗症（包括脑、脊髓肿瘤）、外伤后遗症（脊髓损伤、头部外伤）、肌萎缩性侧索硬化症、婴儿脑性瘫痪、脊髓小脑变性、脊髓血管障碍、亚急性视神经脊髓病（SMON）及其他脑脊髓疾病。

用法用量：通常成人每次 1 片（盐酸乙哌立松 50mg），每日 3 次，饭后口服。可视年龄、症状酌情增减。

不良反应：在总病例 12315 例中有 416 例（3.38%）不良反应的报告。

（1）严重的不良反应（发生率不明）。

休克：有可能发生休克现象，故应注意观察，当出现异常症状时，应停止用药，并采取适当措施。

（2）其他不良反应。

1）肝脏：GOT、GTP、Al - P 等的上升（<0.1%）。

2）肾脏：尿蛋白、BUN 的上升等（<0.1%）。

3）血液：贫血（<0.1%）。

4）过敏症：皮疹（0.1% ~5%），瘙痒（<0.1%）。

5）精神神经：困倦、失眠、头痛、四肢麻木（0.1% ~5%），四肢僵硬、四肢颤动（<0.1%）。

6）消化道：恶心、呕吐、食欲不振、胃部不适、腹痛、腹泻、便秘、口渴（0.1%～5%），口腔炎、腹胀感（<0.1%）。

7）泌尿器：尿潴留、尿失禁、残尿感（<0.1%）。

8）全身症状：无力感、站立不稳、全身怠倦感（0.1%～5%），肌紧张减退、头晕（<0.1%）。

9）其他：热感（0.1%～5%），发汗、浮肿（<0.1%）。

注：有可能出现这些症状，当出现异常症状时停止治疗并采取适当措施。

禁忌：对本品中任何成分有过敏史的患者禁用。

注意事项：

（1）下列患者需慎重给药。

1）有药物过敏病史的患者。

2）有肝功能障碍的患者（有时会使肝功能恶化）。

（2）重要的一般性注意。

服用本剂时，有时会出现四肢无力、站立不稳、困倦等症状。当出现这些症状时，应减少用量或停止用药。用药期间，应注意不宜从事驾驶车辆等有危险性的机械操作。

**巴氯芬**

适应证：

（1）用于多发性硬化症引起的骨骼肌痉挛。

（2）用于感染性、退行性、外伤性、肿瘤或原因不明的脊髓疾病引起的痉挛状态，如痉挛性脊髓麻痹、肌萎缩性侧索硬化症、脊髓空洞症、横贯性脊髓炎、外伤性截瘫或麻痹、脊髓压迫、脊髓肿瘤和运动神经元病。

（3）用于脑源性肌痉挛，如由大脑性瘫痪、小儿脑性瘫痪、脑卒中和脑血管意外、脑部肿瘤、退行性脑病、脑膜炎、颅脑外伤引起的肌痉挛。

（4）还可用于外括约肌痉挛所致的尿潴留。

临床应用：口服，开始5mg/次，3次/d，每隔3d增加剂量，每次增加5mg，直至所需剂量，通常合适的剂量为75mg/d，根据病情可达每日100～120mg。儿童一般每日4次，推荐维持剂量：12个月至2岁，10～20mg/d；2～6岁儿童，20～30mg；6～10岁儿童，30～60mg（最大量70mg）。

不良反应：用药过量主要表现为中枢神经系统抑制、惊厥等。对有精神障碍、消化性溃疡和括约肌张力高的患者慎用。停药时应逐渐减量。

注意事项：用药过量主要表现为中枢神经系统抑制、惊厥等。停药时应逐渐减量。

用药禁忌：对有精神障碍、消化性溃疡和括约肌张力高的患者慎用。

**氯唑沙宗**

本品为中枢性肌肉松弛剂。它主要作用于中枢神经系统，在脊椎和大脑下皮层区抑制多突反射弧，从而对痉挛性骨骼肌产生肌肉松弛作用，达到止痛的效果。

适应证：用于各种急、慢性软组织（肌肉、韧带、筋膜）扭伤、挫伤，运动后肌肉劳损所引起的疼痛，由中枢神经病变引起的肌肉痉挛，慢性筋膜炎等。

用法用量：口服。成人每次 1~2 片，每日 3 次。

注意事项：

（1）本品为对症治疗药，用于止痛不得超过 5d，症状不缓解请咨询医师或药师。

（2）对本品过敏者禁用。

（3）肝肾功能损害者慎用。

（4）当药品性状发生改变时禁用。

（5）如服用过量或发生严重不良反应时应立即就医。

（6）儿童必须在成人监护下使用。

（7）请将此药品放在儿童不能接触的地方。

药物相互作用：①本品与吩噻嗪类、巴比妥类等中枢神经抑制剂及单胺氧化酶抑制剂合用时有增强药效之作用，应减少本品用量。②应用本品的同时饮酒或服用含酒精的药物、饮料等能增强药效，剂量应酌减。③如正在服用其他药品，使用本品前请咨询医师或药师。

不良反应：以恶心等消化道症状为主，其次是头昏、头晕、嗜睡等神经系统反应。一般均轻微，可自行消失或停药后缓解。

## 五、活血、扩张血管药

活血、扩张血管药的主要作用是改善椎动脉的供血以达到缓解头晕症状以及脊髓缺血引起的相应临床症状。

**甲磺酸倍他司汀片**

适应证：本品适用于梅尼埃病、梅尼埃综合征，以及眩晕症伴发的眩晕、头晕感。

用法用量：通常成人每次 1~2 片（甲磺酸倍他司汀一次量 6~12mg），每日 3 次饭后口服，可视年龄、症状酌情增减。

不良反应：在总病例 2254 例中，26 例（1.15%）有副作用的报告（市场销售后临床调查结果）。

（1）胃肠道：偶有（0.1%~5%）恶心、呕吐。

（2）过敏：偶有（0.1%~5%）皮疹。

禁忌：禁用于对甲磺酸倍他司汀或处方中任何辅料有过敏史的患者。

注意事项：

（1）对下列患者需慎重给药。①有消化道溃疡史者或活动期消化道溃疡的患者（由于本品具有组胺样作用，可能会通过影响 $H_2$ 受体而导致胃酸分泌）。②支气管哮喘的患者（由于本品具有组胺样作用，可能会通过影响 $H_1$ 受体而导致呼吸道收缩）。③肾上腺髓质瘤患者（由于本品具有组胺样作用，可能会导致肾上腺素分泌过度而使血压上升）。

（2）孕妇及哺乳期妇女用药：对孕妇及可能妊娠的妇女，在治疗上只有在判断其有益性高于危险性时方可给药（怀孕期妇女给药的安全性尚未确立）。

（3）老年人用药：一般情况下，因老年人的生理代谢功能有所降低，故需注意减量服用。

（4）儿童给药：未进行该项试验且无可靠的参考文献。

（5）药物过量：未进行该项试验且无可靠的参考文献。

药物相互作用：未进行该项试验且无可靠的参考文献。

药理作用：

（1）内耳循环障碍的改善作用：在土拨鼠的内耳微循环障碍的试验中，将本品腹腔给药，30min 后与对照组相比，血流增加到 148%。此现象为病理状态中观察到的特异现象。

（2）增加内淋巴水肿的土拨鼠的耳蜗血流量：将甲磺酸倍他司汀给予内淋巴水肿的土拨鼠，引起耳蜗血流量显著增加。血流从 5.5ml/（100g·min）增加到 8.1ml/（100g·min），血流的增加被认为是耳蜗辐状动脉的平滑肌舒张所致。

（3）脑内血流量的改善作用：在恒河猴的试验中，静脉注射甲磺酸倍他司汀可使恒河猴大脑和小脑组织的血流量分别从 70.4ml/（100g·min）增加到 81.1ml/（100g·min）和从 73.2ml/（100g·min）增加到 84.0ml/（100g·min）。

### 桂利嗪

**适应证：** 用于脑血栓形成、脑栓塞、脑动脉硬化、脑出血恢复期、蛛网膜下腔出血恢复期、脑外伤后遗症、内耳眩晕症、冠状动脉硬化及由于末梢循环不良引起的疾病等。近年来有关文献报道，本品可用于慢性荨麻疹、老年性皮肤瘙痒等过敏性皮肤病。

**用法用量：** 口服，每次 25~50mg，每日 3 次。

**不良反应：** 常见嗜睡、疲惫，某些患者可出现体重增加（一般为一过性），长期服用偶见抑郁和锥体外系反应，如运动徐缓、强直、静坐不能、口干、肌肉疼痛及皮疹。

**禁忌：** 对本药品有过敏史，或有抑郁症病史的病人禁用此药。

**注意事项：**

（1）疲惫症状逐步加重者应当减量或停药。

（2）严格控制药物应用剂量，当应用维持剂量达不到治疗效果或长期应用出现锥体外系症状时，应当减量或停药。

（3）患有帕金森病等锥体外系疾病时，应当慎用本制剂。

（4）驾驶员和机械操作者慎用，以免发生意外。

**孕妇及哺乳期妇女用药：** 由于本制剂随乳汁分泌，虽然尚无致畸和对胚胎发育有影响的研究报告，但原则上孕妇和哺乳期妇女不用此药。

**儿童用药：** 尚不明确。

**老年人用药：** 尚不明确。

**药物相互作用：**

（1）与酒精、催眠药或镇静药合用时，加重镇静作用。

（2）与苯妥英钠、卡马西平联合应用时，可以降低桂利嗪的血药浓度。

**药物过量：** 尚不明确。

**药理毒理：** 本品为哌嗪类钙通道拮抗剂，可阻止血管平滑肌的钙内流，引起血管扩张而改善脑循环及冠脉循环，特别对脑血管有一定的选择作用。

本品能抑制磷酸二酯酶，阻止 cAMP 分解成无活性的 5 - AMP，从而增加细胞内的 cAMP 浓度，抑制组胺、5 - 羟色胺、缓激肽等多种生物活性物质的释放，对补体 C4 的活化也有抑制作用。

人致死剂量为 $100 \sim 500mg/kg$，LD50（小鼠和大鼠口服）大于 $1g/kg$。

药代动力学：本品口服经 $3 \sim 7h$ 血药浓度达峰值。

**氟桂利嗪**

本品是一种钙通道阻断剂，能防止因缺血等原因导致的细胞内病理性钙超载而造成的细胞损害。适用于脑动脉硬化，脑血栓形成，脑栓塞，高血压所致的脑循环障碍、脑出血，蛛网膜所致的脑循环障碍、脑出血等。

药理作用：

（1）缓解血管痉挛，对血管收缩物质引起的持续性血管痉挛有持久的抑制作用，尤其对基底动脉和颈内动脉明显，其作用比桂利嗪（脑益嗪）强15 倍。

（2）前庭抑制作用，能增加耳蜗小动脉血流量，改善前庭器官循环。

（3）抗癫痫作用，本品可阻断神经细胞的病理性钙超载而防止阵发性去极化、细胞放电，从而避免癫痫发作。

（4）保护心肌，明显减轻缺血性心肌损害。

药物相互作用：

（1）与酒精、催眠药或镇静药合用时，加重镇静作用。

（2）与苯妥英钠、卡马西平联合应用时，可以降低氟桂利嗪的血药浓度。

（3）放射治疗病人合用氟桂利嗪，可提高对肿瘤细胞的杀伤力。

（4）在应用抗癫痫药物治疗的基础上加用氟桂利嗪可以提高抗癫痫效果。

不良反应：

（1）中枢神经系统的不良反应有：①嗜睡和疲惫感为最常见。②长期服用者可以出现抑郁症，以女性病人较常见。③椎体外系症状，表现为不自主运动、下颌运动障碍、强直等。多数用药 3 周后出现，停药后消失。老年人中容易发生。④少数病人可出现失眠、焦虑等症状。

（2）消化道症状表现为胃部烧灼感，胃纳亢进，进食量增加，体重增加。

（3）其他：少数病人可出现皮疹、口干、溢乳、肌肉酸痛等症状。但多为短暂性，停药可以缓解。

禁忌证：有本药物过敏史，或有抑郁症病史者，禁用此药，急性脑出血性疾病者忌用。

## 六、改善神经组织代谢药物

### 甲钴胺

甲钴胺为内源性维生素 $B_{12}$，存在于血液、髓液中，与维生素 $B_{12}$ 相比，其对神经元的传导有良好的改善作用，可通过甲基转换反应促进核酸 – 蛋白 – 脂肪代谢，其作为甲硫氨酸合成酶的辅酶，可使高半胱氨酸转化为甲硫氨酸，参与脱氧核苷合成胸腺嘧啶的过程，促进核酸、蛋白合成，促进轴索内输送和轴索再生及髓鞘的形成，防止轴突变性，修复被损害的神经组织。口服给药后 3h 达到血药浓度峰值，其吸收呈剂量依赖性。可依次从血液、肾、肾上腺、胰、肝、胃组织中检测到本品，且浓度较高，而肌肉、睾丸、脑神经等处的浓度则较低。服用后 8h，尿中总 $B_{12}$ 的排泄量为用药后 24h 排泄量的 40%～80%。

适应证：用于治疗缺乏维生素 $B_{12}$ 引起的巨幼细胞性贫血，也用于周围神经病。

临床应用：口服，500μg/次，3 次/d。肌注或静注，500μg/次，3 次/周。对巨幼红细胞性贫血患者，治疗 2 个月后改用维持量，即 1～3 个月注射 500μg。

不良反应：偶见皮疹、头痛、发热感、出汗、肌内注射部位疼痛和硬结。可引起血压下降、呼吸困难等严重过敏反应。

注意事项：

（1）从事汞及其化合物的工作人员，不宜长期大量服用该制剂。

（2）如果服用 1 个月以上无效，则无须继续服用。

（3）避免同一部位反复注射，且对新生儿、早产儿、婴儿、幼儿要特别小心。注意避开神经分布密集的部位。注意针扎入时，如有剧痛、血液逆流的情况，应立即拔出针头，换部位注射。

（4）妊娠及哺乳期妇女用药的安全性尚不明确。

（5）老年患者因身体功能减退，应酌情减少剂量。

（6）给药时见光易分解，开封后立即使用的同时，应注意避光。为确保贮存质量稳定，采用遮光保护袋，在使用时从遮光保护袋中取出。

用药禁忌：对本品过敏者禁用。

### 腺苷钴胺

适应证：主要用于巨幼红细胞性贫血、营养不良性贫血、妊娠期贫血，亦用于神经性疾患如多发性神经炎、神经根炎、三叉神经痛、坐骨神经痛、神经麻痹、营养性神经疾患以及放射线和药物引起的白细胞减少症。

用法和用量：由于剂型及规格不同，用法用量请仔细阅读药品说明书或遵医嘱。

不良反应：口服偶可引起过敏反应，肌内注射偶可引起皮疹、瘙痒、腹泻、过敏性哮喘，长期应用可出现缺铁性贫血。

注意事项：①本品注射用制剂遇光易分解，启封或稀释后应尽快使用。②治疗后期可能出现缺铁性贫血，应补充铁剂。③不宜与氯丙嗪、维生素C、维生素 K 等混合于同一容器中。④与葡萄糖液注射液有配伍禁忌。⑤与对氨基水杨酸钠不能并用。

药物相互作用：①氯霉素减少其吸收。②考来烯胺（消胆胺）可结合维生素 $B_{12}$ 减少其吸收。

### 胞磷胆碱

胞磷胆碱是一种价格较为低廉的普药，为脑代谢激活剂，能够促进脑细胞呼吸，改善脑功能，增强上行网状结构激活系统的功能，促进苏醒，降低脑血管阻力。

适应证：

（1）主要用于急性颅脑外伤、脑手术后的意识障碍。

（2）脑梗死急性期意识障碍。

（3）可用于缺血性脑血管病、血管性痴呆、耳鸣及神经性耳聋。

（4）也可适用于急性中毒、感染、大面积脑梗死所致的昏迷和意识障碍。

（5）有助于脑卒中后遗症、脑卒中后偏瘫患者的上下肢功能的恢复，可与促进脑代谢及脑循环的药物同用。但只限于发病后 1 年内，并进行功能康复训练和通常口服药物疗法（脑代谢活化剂、脑循环药改善等）的病例中，下肢偏瘫比较轻者。

（6）下列疾病可与蛋白分解酶抑制剂并用治疗：①急性胰腺炎。②慢性复发性胰腺炎急性发作期。③术后的急性胰腺炎。

不良反应：

（1）严重不良反应。偶见引起休克症状（不足 0.1%），给药后应注意观察，若出现血压降低、胸闷、呼吸困难等症状，应立即停止给药，并进行适当的处置。

（2）其他的不良反应。

注：出现以上症状时应停止给药。

禁忌：对本制剂任何成分有过敏史的患者禁用。

## 七、激素类药物

糖皮质激素对炎症有明显的抑制作用，能抑制细菌性炎症和创伤性、过敏性、免疫性、化学性、物理性等因素所致的无菌性炎症；可抑制炎性细胞（如淋巴细胞、粒细胞、巨噬细胞等）到达炎症区域，并阻止炎症介质如激肽、组胺等发生的反应，抑制吞噬细胞功能，稳定溶酶体膜，阻止补体参与炎症反应，抑制炎症后组织损伤的修复等。同时，还能防止粘连和瘢痕形成，能减轻由此引起的严重的功能障碍症状。

由于创伤所致脊髓、神经的损害，应选用静脉滴注糖皮质激素进行治疗，以尽快减轻脊髓、神经的创伤性炎症；在对颈痛患者施行椎管内软组织松解术时，因病变复杂，手术需要在硬膜囊和神经根周围反复操作或需反复牵拉才能显露视野进行操作，为减轻手术操作的反应，术后在有效抗生素同时应用的情况下，也可连续应用糖皮质激素静脉滴注 3d；因不恰当的颈、腰部手法造成的脊髓或神经根损伤时，也要尽快采用激素静脉滴注，以减轻创伤性炎症对脊髓或神经根带来的损害。

每日静脉滴注的常用药物：10% 葡萄糖盐水 500ml 加地塞米松 10 ～ 15mg，一般连续应用 3d 即可，个别症状特别严重者可连续使用 5 ～ 7d，之后再用其他方法接续治疗。也可在静脉滴注激素的同时就采用其他有效的治疗方法，这样，在停止静脉滴注激素时，其他治疗方法的疗效也接续了上去，既能充分发挥糖皮质激素能迅速减轻颈痛患者椎管内、外软组织的急性无菌性炎症所产生的剧烈性疼痛症状的作用，又能避免长期使用激素所带来的一些副作用，是应用激素治疗的"扬长避短"最为有效的方法。

由于药物直接注射于椎管内、外的软组织的病变周围，所以有用量小、病变部位药物浓度高、作用持久、疗效高、全身不良反应小等诸多优点，极适合现代社会紧张的快节奏的生活和工作情况。由于疗效确切，总的治疗次数也比其他治疗方法少得多，并且收效快而显著。因此，这些治疗方法逐渐被人们所认识，愈来愈得到广大颈痛患者的认可和接受。

采用糖皮质激素进行静脉滴注、病变部位局部注射、椎管内注射和其他各种特殊注射时，要注意全过程务必无菌操作。有高血压、糖尿病、心脏病及细菌性感染同时存在的颈痛患者，以及有消化道溃疡、出血倾向的患者，应用激素治疗要特别谨慎，要充分分析利弊。确需应用时，必须做好原有疾病的防范，并严密观察病情。在脊髓型颈椎病急性期用药可以用甲强龙注射液，但临床上用得最多的是复方倍他米松，它属于中效的激素类。

**复方倍他米松注射液**

适应证：本品适用于治疗对糖皮质激素敏感的急性和慢性疾病。糖皮质激素疗法是常规疗法的一种辅助治疗，不能代替常规疗法。

肌肉骨骼和软组织疾病：类风湿关节炎、骨关节炎、滑囊炎、强直性脊椎炎、上髁炎、脊神经根炎、尾骨痛、坐骨神经痛、腰痛、斜颈、腱鞘囊肿、外生骨疣、筋膜炎。

变态反应性疾病：慢性支气管哮喘（包括哮喘持续状态的辅助治疗）、花粉症、血管神经性水肿、过敏性气管炎、季节性或常年性过敏性鼻炎、药物反应、血清病、昆虫叮咬。

皮肤病：异位性皮炎（钱币状湿疹）、神经性皮炎（局限性单纯苔藓）、接触性皮炎、重症日光性皮炎、荨麻疹、肥大性扁平苔藓、糖尿病脂性渐进性坏死、斑秃、盘状红斑狼疮、银屑病、瘢痕疙瘩、天疱疮、疱疹样皮炎、囊肿性痤疮。

胶原病：播散性红斑狼疮、硬皮病、皮肌炎、结节性血管周围炎。

肿瘤：成人白血病和淋巴瘤的姑息治疗，小儿急性白血病。

其他疾患：肾上腺性腺综合征、溃疡性结肠炎、节段性回肠炎、口炎性腹泻、足部疾病（硬鸡眼下滑囊炎、僵拇、小趾内翻）、需结膜下注射的疾病、糖皮质激素奏效的恶病质、肾炎及肾病综合征。

本品可治疗原发性或继发性肾上腺皮质功能不全，但应适当补充盐皮质激素。

本品推荐用于：

（1）肌内注射治疗对全身用糖皮质激素类药物奏效的疾病。

（2）直接注入有适应证的病患软组织。

（3）关节内和关节周围注射治疗关节炎。

（4）皮损内注射治疗各种皮肤病。

（5）局部注射治疗某些足部炎性和囊性疾病。

用法用量：所需剂量有所不同，必须按疾病性质、严重程度及患者反应而达到剂量个体化。

起始剂量应维持或加以调节，直至取得满意疗效。若经适当时间治疗后未能取得满意的临床疗效，则应停用本品，并采用其他适宜的治疗方法。

全身给药：对于大多数疾病，全身治疗的起始剂量为 1~2ml，必要时可重复给药。给药方法是臀部深部肌内注射（IM），给药剂量和次数取决于病情的严重程度和疗效。对于严重疾病如已经适当抢救措施得到缓解的红斑狼疮患者，初始剂量可能需要 2ml。

多种的皮肤病经肌内注射本品 1ml 治疗后起效。可根据病情选择重复给药。

治疗呼吸道疾病时，肌内注射本品后数小时内症状得以缓解。对于支气管哮喘、花粉症、过敏性支气管炎和过敏性鼻炎，注射本品 1~2ml 可有效地控制症状。

治疗急性或慢性滑膜囊炎时，肌内注射本品 1~2ml 疗效极佳，必要时可重复给药。

局部用药：一般不需要合用局麻药，如要合用，可将本品与 1% 或 2% 盐酸普鲁卡因或利多卡因在注射器内（不可在药瓶内）混合，但应使用不含尼泊金类防腐剂的制剂。也可使用类似的局麻药，但不可用含有尼泊金甲酯、尼泊金丙酯及苯酚等的局麻药，使用时须先将药瓶中的混悬注射液适量抽入注射器内，然后抽入局麻药，振摇片刻。

治疗急性三角肌下、肩峰下、鹰嘴下和髌骨前滑膜囊炎时，滑囊内注射本品 1~2ml 后数小时内即可缓解疼痛，并使活动不受限制。治疗慢性滑囊炎时，一旦急性症状得以控制，可减少剂量。急性腱鞘炎、腱炎和腱鞘炎注射本品一次即可减轻症状。在这类疾病的慢性期，可能需要根据患者病情重复给药。

关节内注射本品 0.5 ~ 2ml 可在 2 ~ 4h 内解除类风湿性关节炎和骨关节炎伴发的疼痛、困扰及僵硬症状。缓解的持续时间在 2 种疾病中变化很大，多数为 4 周以上。

关节内注射本品时关节和关节周围组织的耐受情况良好。关节内注射的推荐剂量：大关节（膝、髋、肩）为 1 ~ 2ml，中等关节（肘、腕、踝）为 0.5 ~ 1ml，小关节（足、手、胸）为 0.25 ~ 0.5ml。

皮损内注射本品对皮肤病有效。某些皮损虽未经局部用药但却出现了疗效，这可能是由于药物的轻度全身性作用所致。皮损内注射本品治疗时推荐剂量均为皮内注射 0.2ml/cm$^2$，用结核菌素注射器和 26 号针头注射。本品在所有部位的注射总量每周不应超过 1ml。本品可有效地用于对糖皮质激素奏效的某些足部疾患，每次注射 0.25ml，连续 2 次可控制硬鸡眼下滑囊炎。对于某些疾病如僵拇、小趾内翻及急性痛风性关节炎，可使症状迅速得到缓解。多数情况下适合用结核菌素注射器和 25 号针头注射给药。给药时间间隔约 1 周时可使用以下推荐剂量：硬鸡眼或软鸡眼下滑囊炎为 0.25 ~ 0.5ml，跟骨骨刺下滑囊炎为 0.5ml，僵拇滑囊炎为 0.5ml，小趾内翻滑囊炎为 0.5ml，滑囊囊肿为 0.25 ~ 0.5ml，Morton's 神经痛（跖骨痛）为 0.25 ~ 0.5ml，腱鞘炎为 0.5ml，骶骨骨膜炎为 0.5ml，急性痛风性关节炎为 0.5 ~ 1ml。

在获得良好疗效后，应通过合适的时间间隔，由起始剂量逐渐减量，直至将剂量逐步减少至能够充分达到临床疗效的最低剂量，以此作为维持量。

当患者处于某些与已有疾病无关的应激状态时，则需要增加本品用量。如果在长期治疗后需要停药时，必须逐步减量。

不良反应：

（1）本品的不良反应与其他糖皮质激素不良反应类似，与剂量及疗程有关，可通过减低剂量而消除或减轻，这比较常用。

（2）水和电解质紊乱：钠潴留、钾丢失、低血钾性碱中毒、体液潴留、易感患者发生充血性心力衰竭、高血压。

（3）肌肉骨骼：肌肉乏力、糖皮质激素性肌病、肌肉消瘦、重症肌无力者的肌无力症状加重、骨质疏松、椎骨压缩性骨折、股骨头和肱骨头无菌性坏死、长骨的病理性骨折、关节不稳（由于反复关节内注射所致）。

（4）胃肠道：消化性溃疡（可能以后发生穿孔和出血）、胰腺炎、腹胀、溃疡性食管炎。

（5）皮肤：影响伤口愈合、皮肤萎缩、皮肤细薄和脆嫩、瘀点和瘀斑、面部红斑、多汗、皮试反应受抑、过敏性皮炎、荨麻疹、血管神经性水肿。

（6）神经系统：惊厥、伴有视神经乳头水肿（假脑瘤）的颅内压增高、眩晕、头痛。

（7）内分泌系统：月经失调、柯兴氏综合征样表现、胎儿子宫内发育或小儿生长受到抑制；继发性肾上腺皮质和垂体缺乏反应性，特别是在应激状态时，如创伤、手术或疾病；碳水化合物耐量减少，表现为隐性糖尿病，糖尿病患者对胰岛素或口服降血糖药的需要量增加；眼后囊下白内障、眼内压增高、青光眼、突眼。

（8）代谢反应：由于蛋白分解代谢而引起负氮平衡。

（9）精神症状：欣快、情绪波动、严重抑郁至明显的精神症状、性格改变、失眠。

（10）其他：过敏样或过敏性反应和血压降低或休克样反应。

（11）与注射糖皮质激素有关的其他不良反应包括头面部皮损内注射偶尔伴发的失明、色素沉着或色素减退、皮下和皮肤萎缩、无菌性脓肿、关节内注射后潮红及 Charcot 关节样病变。

禁忌：全身真菌感染、对倍他米松或其他糖皮质激素类药物或本品中任一成分过敏的患者禁用。

注意事项：

（1）本品含苯甲醇，禁止用于儿童肌内注射。

（2）本品不得供静脉注射或皮下注射。

（3）使用本品时必须严格执行无菌操作规定。

（4）本品含有 2 种倍他米松酯，倍他米松磷酸钠为其中之一，此药很快在注射部位分散。为此医师在使用本品时应考虑到其中所含的可溶性成分有可能引起全身性作用。

（5）给特发性血小板减少性紫癜患者肌内注射本品时应慎重。

（6）肌内注射糖皮质激素类药物时，为避免局部组织萎缩，应将药物注入大块肌肉的深部。

（7）软组织、皮损内和关节内注入糖皮质激素可引起局部和全身作用。

（8）为了排除化脓性感染，需对关节液进行检查。避免在曾有感染的关节内局部注射药物，关节疼痛与局部水肿明显加重，关节活动进一步受限，发热和不适提示发生化脓性关节炎。如经确诊，应给予相应的抗菌治疗。

（9）不应将糖皮质激素类药物注入不稳固关节、感染部位或椎间隙。在患骨关节炎的关节内反复注射时可增加关节损坏，将糖皮质激素类药物直接注入肌腱内可造成延缓性肌腱破裂，故应避免。

（10）在关节内注射糖皮质激素后症状得到改善的患者应注意避免过度使用好转的关节。

（11）由于接受糖皮质激素注射治疗的患者偶可发生过敏样反应，因而在给药前应采取适当的预防措施，特别是对有药物过敏史的患者。长期使用糖皮质激素疗法时，应在权衡利弊后考虑将注射给药改为口服给药。

（12）患者病情发生缓解或恶化，患者对药物各自的反应及患者面临情绪或身体应激状态如严重感染、手术或外伤，这时需调整药物剂量。对于长期或大剂量使用糖皮质激素的患者，在停药后需观察 1 年。

（13）糖皮质激素类药物可掩盖某些感染征象，在使用这类药物时可出现新的感染，同时可见机体抵抗力减弱和不能将感染控制于局限范围内。

（14）长期使用糖皮质激素可产生后囊下白内障（特别是小儿）和可能损伤视神经的青光眼，同时可促使眼部发生继发性真菌或病毒感染。常量和大剂量糖皮质激素类药物可引起血压升高、水钠潴留及排钾增多。对于合成衍生物如果不是大剂量使用，则较少可能发生上述反应。可考虑限制饮食中的盐和补充钾。糖皮质激素类药物均可促使钙排泄。

（15）在糖皮质激素用药期间，患者不应接种天花疫苗。使用糖皮质激素类药物特别是大剂量的患者，不应接受其他免疫疗法，因可能发生神经并发症和缺乏抗体反应。但对于接受糖皮质激素作为替代疗法的患者，如艾迪森病，则可进行免疫疗法。

（16）以免疫抑制剂量使用糖皮质激素类药物的患者，应警惕避免接触水痘或麻疹，如已接触，应向医师咨询。这对小儿特别重要。对于活动性结核，糖皮质激素疗法应限于暴发性或播散性结核患者。这时糖皮质激素应与适宜的抗结核疗法同时使用。

（17）糖皮质激素类药物用于静止期结核或结核菌素反应的患者时，由于结核可能恢复活动性，故需严密观察。长期使用糖皮质激素治疗的患者应接受预防性化疗。如果在化疗方案中采用利福平，则应考虑该药对糖皮质激素类药物代谢中肝清除的促进作用，可能需要调节糖皮质激素的剂量。

（18）在用糖皮质激素治疗期间，为了控制病情应使用最小剂量，在可能减量时应逐步减量。

（19）药物性继发性肾上腺皮质功能不全可由糖皮质激素撒药过快所致，可通过逐步减量得以缓解。这种相对性功能不全在停药后可持续数月，因而如果在此期间发生应激状态，则应重新给予激素疗法；如果患者已使用糖皮质激素类药物，则需增加剂量。由于盐皮质激素的分泌可能受损，故应同时给予盐和（或）盐皮质激素。

（20）对于甲状腺功能减退或肝硬化患者，糖皮质激素类药物的作用有所增强。

（21）对于眼部单纯疱疹的患者，由于可能发生角膜穿孔，因而建议慎用糖皮质激素类药物。

（22）采用糖皮质激素疗法时可见精神错乱。糖皮质激素类药物可加重原有的情绪不稳或精神病倾向。

（23）存在下列情况者应慎用糖皮质激素类药物：有可能发生穿孔、脓肿或其他脓性感染的非特异性溃疡性结肠炎，以及憩室炎、新近进行过小肠吻合术、活动性或隐匿性胃溃疡、肾功能不全、高血压、骨质疏松症、重症肌无力。

（24）由于糖皮质激素疗法的并发症取决于用药剂量和持续时间，因此须对每一患者权衡利弊来做出决定。

（25）对于某些患者，糖皮质激素类药物可改变精子活动力与数目。

（26）运动员慎用。

（27）孕妇及哺乳期妇女用药：对于糖皮质激素类药物，只有在权衡药物对母体与胎儿的利弊后才在孕妇或育龄期妇女中使用。由于妊娠期接受大剂量糖皮质激素类药物的母亲生下的婴儿应仔细观察肾上腺机能减退的征象。由于糖皮质激素类药物对哺乳婴儿可能产生不良反应，故在考虑药物对母亲的重要性时应做出停药或停止哺乳的决定。

（28）对于同时使用糖皮质激素与雌激素的患者应注意观察糖皮质激素作用过强的症状。

（29）同时使用糖皮质激素类药物与排钾利尿剂可加重低钾血症，同时使用糖皮质激素类药物与强心苷有增加与低钾血症有关的心律失常或洋地黄中毒的可能，糖皮质激素类药物可促进两性霉素 B 所致的钾流失。对于使用上述任何一种合并用药的所有患者，应密切监测血清电解质，特别是血钾浓度。

（30）同时使用糖皮质激素类药物与香豆素抗凝剂可增加或减弱抗凝作用，因此可能需要调整药物剂量。

（31）非甾体抗炎药或乙醇与糖皮质激素的共同作用可增加胃肠道溃疡的发生率或加重溃疡。

（32）糖皮质激素类药物可降低血水杨酸类药物的浓度。对于凝血酶原过少的患者联合使用阿司匹林与糖皮质激素类药物时应慎重。

（33）给糖尿病患者使用糖皮质激素类药物时可能需要调整抗糖尿病药的用量。

（34）同时使用糖皮质激素疗法可抑制机体对生长激素的反应。

药物或实验室检验相互作用：糖皮质激素类药物可能影响检查细菌感染的四唑氮蓝试验，出现假阴性结果。

药物过量：糖皮质激素类药物包括倍他米松急性过量一般不会导致危及生命的状况。除非极大的剂量，无特殊禁忌证的患者数天内过量使用糖皮质激素一般很少产生不良反应。特殊禁忌证为糖尿病、青光眼、活动性消化性溃疡，使用洋地黄、香豆素类抗凝药或排钾利尿药的患者。

处理：对于糖皮质激素的代谢性效应或基础病变或加杂症的有害作用或药物相互作用引起的并发症，应作适当处理。给患者保持足量的体液摄入，监测血清和尿中电解质，特别注意钾和钠的平衡。必要时对电解质紊乱予以治疗。

药代动力学：倍他米松磷酸钠和二丙酸倍他米松在注射部位被吸收并发挥治疗作用和其他局部和全身的药理作用。

倍他米松磷酸钠可溶于水，在组织中代谢为倍他米松。2.63mg 倍他米松磷酸钠的糖皮质激素的生物效应与 2mg 倍他米松相当。二丙酸倍他米松使药物可持久发挥作用。因该成分微溶，使吸收减慢，从而可长久地减轻症状。

倍他米松经肝脏代谢，其主要与蛋白结合。在患肝病的病人中可能出现其清除率减慢即延迟。

**倍他米松血药浓度**

| 血药浓度 | 肌肉注射 倍他米松 | |
|---|---|---|
| | 磷酸钠 | 二丙酸 |
| 血浆峰浓度 | 给药后1h | 缓慢吸收 |
| 单剂量给药后血浆半衰期 | 3～5h | 逐渐代谢 |
| 排泄 | 24h | 多于10d |
| 生物半衰期 | 36～54h | |

## 八、利尿脱水药

利尿脱水药可以消除急性神经根炎症水肿，对颈椎病急性发作、椎间盘突出有缓解症状的作用。常用以下几种药物。

### 20%甘露醇

甘露醇在医药上是良好的利尿剂，可用于治疗脑水肿、大面积烧伤引起的水肿、伴有低钠血症的难治性水肿，还可治疗青光眼，预防和治疗急性肾功能衰竭和脱水，可用作食糖代用品和药片的赋形剂及固体、液体的稀释剂。

甘露醇注射液（mannitol injection）作为高渗降压药，是临床抢救特别是脑部疾患抢救常用的一种药，具有降低颅内压药物所要求的降压快、疗效准确的特点。甘露醇进入人体内后能提高血浆渗透压，使组织脱水，可降低颅内压和眼内压，从肾小球滤过后，不易被肾小球重吸收，使尿渗透压增高，带出大量水分而脱水，用于颅脑外伤、脑瘤、脑组织缺氧引起的水肿，大面积烧伤后引起的水肿，肾功能衰竭引起的腹水、青光眼。并可防治早期急性肾功能不全。

适应证：

（1）组织脱水药。用于治疗各种原因引起的脑水肿，降低颅内压，防止脑疝。

（2）降低眼内压。可有效降低眼内压，应用于其他降眼内压药无效时或眼内手术前准备。

（3）渗透性利尿药。用于鉴别肾前性因素或急性肾功能衰竭引起的少尿。亦可应用于预防各种原因引起的急性肾小管坏死。

（4）作为辅助性利尿措施治疗肾病综合征、肝硬化腹水，尤其是当伴有低蛋白血症时。

（5）对某些药物逾量或毒物中毒（如巴比妥类药物、锂、水杨酸盐和溴化物等），本药可促进上述物质的排泄，并防止肾毒性。

（6）作为冲洗剂，应用于经尿道内做前列腺切除术。

（7）术前肠道准备。

用法与用量（成人常用量）：

（1）利尿。常用量为按体重 $1 \sim 2g/kg$，一般用 20% 溶液 250ml 静脉滴注，并调整剂量使尿量维持在 $30 \sim 50ml/h$。

（2）治疗脑水肿、颅内高压和青光眼。按体重 $0.25 \sim 2g/kg$，配制为 15%～25% 浓度于 $30 \sim 60min$ 内静脉滴注。当病人衰弱时，剂量应减小至 $0.5g/kg$。严密随访肾功能。

（3）鉴别肾前性少尿和肾性少尿。按体重 $0.2g/kg$，以 20% 浓度于 $3 \sim 5min$ 内静脉滴注，如用药后 $2 \sim 3h$ 以后每小时尿量仍低于 $30 \sim 50ml$，最多再试用 1 次，如仍无反应则应停药。已有心功能减退或心力衰竭者慎用或不宜使用。

（4）预防急性肾小管坏死。先给予 $12.5 \sim 25g$，10min 内静脉滴注，若无特殊情况，再给 50g，1h 内静脉滴注。若尿量能维持在 50ml/h 以上，则可继续应用 5% 溶液静滴；若无效则立即停药。

（5）治疗药物、毒物中毒。50g 以 20% 溶液静滴，调整剂量使尿量维持在 $100 \sim 500ml/h$。

（6）肠道准备。术前 $4 \sim 8h$，10% 溶液 1000ml 于 30min 内口服完毕。

不良反应：

（1）水和电解质紊乱最为常见。①快速大量静注甘露醇可引起体内甘露醇积聚，血容量迅速大量增多（尤其是急、慢性肾功能衰竭时），导致心力衰竭（尤其有心功能损害时），稀释性低钠血症，偶可致高钾血症；②不适当的过度利尿导致血容量减少，加重少尿；③大量细胞内液转移至细胞外可致组织脱水，并可引起中枢神经系统症状。

（2）寒战、发热。

（3）排尿困难。

（4）血栓性静脉炎。

（5）甘露醇外渗可致组织水肿、皮肤坏死。

（6）过敏引起皮疹、荨麻疹、呼吸困难、过敏性休克。

（7）头晕、视力模糊。

（8）高渗引起口渴。

（9）渗透性肾病，或称甘露醇肾病，主要见于大剂量快速静脉滴注时。其机理尚未完全阐明，可能与甘露醇引起肾小管液渗透压上升过高，导致肾小管上皮细胞损伤有关。病理表现为肾小管上皮细胞肿胀，空泡形成。临床上出现尿量减少，甚至急性肾功能衰竭。渗透性肾病常见于老年肾血流量减少及低钠、脱水患者。

禁忌证：

（1）已确诊为急性肾小管坏死的无尿患者，包括对试用甘露醇无反应者，因甘露醇积聚引起血容量增多，加重心脏负担。

（2）严重失水者。

（3）颅内活动性出血者，因扩容加重出血，但颅内手术时除外。

（4）急性肺水肿，或严重肺瘀血。

注意事项：

（1）除作肠道准备用，均应静脉内给药。

（2）甘露醇遇冷易结晶，故应用前应仔细检查，如有结晶，可置热水中或用力振荡待结晶完全溶解后再使用。当甘露醇浓度高于15%时，应使用有过滤器的输液器。

（3）根据病情选择合适的浓度，避免不必要地使用高浓度和大剂量。

（4）使用低浓度和含氯化钠溶液的甘露醇能降低过度脱水和电解质紊乱的发生机会。

（5）用于治疗水杨酸盐或巴比妥类药物中毒时，应合用碳酸氢钠以碱化尿液。

（6）下列情况慎用：①明显心肺功能损害者，因本药所致的突然血容量增多可引起充血性心力衰竭；②高钾血症或低钠血症；③低血容量，应用后可因利尿而加重病情，或使原来低血容量情况被暂时性扩容所掩盖；④严重肾功能衰竭而排泄减少使本药在体内积聚，引起血容量明显增加，加重心脏负荷，诱发或加重心力衰竭；⑤对甘露醇不能耐受者。

（7）给大剂量甘露醇不出现利尿反应，可使血浆渗透浓度显著升高，故应警惕血高渗发生。

（8）随访检查：①血压；②功能；③血电解质浓度，尤其是 $Na^+$ 和 $K^+$；④尿量。

老年人应用本药较易出现肾损害，且随年龄增长，发生肾损害的机会增多，应适当控制用量。

甘露醇能透过胎盘屏障，孕妇慎用。

**氢氯噻嗪**

适应证：

（1）水肿性疾病：排泄体内过多的钠和水，减少细胞外液容量，消除水肿。常见的包括充血性心力衰竭、肝硬化腹水、肾病综合征、急慢性肾炎性水肿、慢性肾功能衰竭早期，以及肾上腺皮质激素和雌激素治疗所致的钠、水潴留。

（2）高血压：可单独或与其他降压药联合应用，主要用于治疗原发性高血压。

（3）中枢性或肾性尿崩症。

（4）肾石症：主要用于预防含钙盐成分形成的结石。

（5）可用于解除泌尿系感染引起的尿频、尿急、尿痛症状。

用法用量：

（1）成人常用量：口服。①治疗水肿性疾病，每次 25～50mg，每日 1～2 次，或隔日治疗，或每周连服 3～5d。②治疗高血压，每日 25～100mg，分 1～2 次服用，并按降压效果调整剂量。

（2）小儿常用量：口服。每日按体重 1～2mg/kg 或按体表面积 30～60mg/m$^2$，分 1～2 次服用，并按疗效调整剂量。小于 6 个月的婴儿剂量可达每日 3mg/kg。

不良反应：

（1）内分泌代谢：①水、电解质紊乱较常见，表现为口干、恶心、呕吐和极度疲乏无力、肌肉痉挛、肌痛、腱反射消失等。②高血糖症。本品可使糖耐量降低，血糖、尿糖升高，可能与抑制胰岛素释放有关。一般患者停药即可恢复，但糖尿病患者病情可加重。③高尿酸血症。本品能干扰肾小管排泄尿酸，少数可诱发痛风发作。由于通常无关节疼痛，故而高尿酸血症容易被忽视。停药后即可恢复。④长期用药可致血胆固醇、三酰甘油、低密度脂蛋白和极低密度脂蛋白水平升高，高密度脂蛋白降低，有促进动脉粥样硬化的可能。

（2）心血管系统：由于利尿而引起器官血流量减少，常会头晕。老年人可有局部缺血，如肠系膜梗死或瞬间脑缺血。少见直立性低血压。

（3）血液系统：较少出现溶血性贫血、再生障碍性贫血、血小板减少、骨髓发育不良及粒细胞减少或增加症等。

（4）过敏反应：可见皮疹、荨麻疹和光敏性皮炎等，后者症状可表现为慢性光敏状态，停药后仍会持续半年。这种光敏反应与磺胺类或吩噻嗪类药物有交叉反应。

（5）其他不良反应：胆囊炎、胰腺炎、性功能减退、光敏感、色觉障碍等较为罕见。长期应用本品可出现乏力、倦怠、眩晕、食欲缺乏、恶心、呕吐、腹泻及血压降低等症状，减量或调节电解质失衡后症状即可消失。

注意事项：

（1）交叉过敏：与磺胺类药物、呋塞米、布美他尼、碳酸酐酶抑制剂有交叉反应。

（2）对诊断的干扰：可致糖耐量降低，血糖、尿糖、血胆红素、血钙、血尿酸、血胆固醇、甘油三酯、低密度脂蛋白浓度升高，血镁、钾、钠及尿钙降低。

（3）下列情况慎用：①无尿或严重肾功能减退者，因本类药效果差，应用大剂量时可致药物蓄积，毒性增加。②糖尿病。③高尿酸血症或有痛风病史者。④严重肝功能损害者，水、电解质紊乱可诱发肝昏迷。⑤高钙血症。⑥低钾血症。⑦红斑狼疮，可加重病情或诱发活动。⑧胰腺炎。⑨交感神经切除者（降压作用加强）。⑩有黄疸的婴儿。

（4）随访检查：①血电解质。②血糖。③血尿酸。④血肌酶。⑤尿素氮。⑥血压。

（5）应从最小有效剂量开始用药，以减少副作用的发生，减少反射性肾素和醛固酮分泌。

（6）有低钾血症倾向的患者，应酌情补钾或与保钾利尿药合用。

孕妇及哺乳期妇女用药：

（1）能通过胎盘屏障。对高血压综合征无预防作用。故孕妇使用应慎重。

（2）哺乳期妇女不宜服用。

药物相互作用：

（1）肾上腺皮质激素、促肾上腺皮质激素、雌激素、两性霉素 B（静脉用药），能降低本药的利尿作用，增加发生电解质紊乱的机会，尤其是低钾血症。

（2）非甾体类消炎镇痛药尤其是吲哚美辛，能降低本药的利尿作用，与前者抑制前列腺素合成有关。

（3）与拟交感胺类药物合用，利尿作用减弱。

（4）考来烯胺（消胆胺）能减少胃肠道对本药的吸收，故应在口服考来烯胺 1h 前或 4h 后服用本药。

（5）与多巴胺合用，利尿作用加强。

（6）与降压药合用时，利尿降压作用均加强。

（7）与抗痛风药合用时，后者应调整剂量。

（8）使抗凝药作用减弱，主要是由于利尿后机体血浆容量下降，血中凝血因子水平升高，加上利尿使肝脏血液供应改善，合成凝血因子增多。

（9）降低降糖药的作用。

（10）洋地黄类药物、胺碘酮等与本药合用时，应慎防因低钾血症引起的副作用。

（11）与锂制剂合用，因本药可减少肾脏对锂的清除，增加锂的肾毒性。

（12）乌洛托品与本药合用，其转化为甲醛受抑制，疗效下降。

（13）增强非去极化肌松药的作用，与血钾下降有关。

（14）与碳酸氢钠合用，发生低氯性碱中毒的机会增加。

药物过量：应尽早洗胃，给予支持、对症处理，并密切随访血压、电解质和肾功能。

## 九、维生素类药物

在应用其他各种治疗方法治疗颈痛的同时，配合使用适量的 B 族维生素药物，可以起到促进神经功能恢复、增加治疗效果的作用，且不良反应较小。

1. **维生素 B$_1$**  口服 20～30mg，每日 3 次；针剂每支 100mg，肌内注射

或椎管内注射与椎管外软组织病变部位注射配伍使用。能促进神经组织的能量供应，改善神经组织的代谢和功能。肌内注射可致疼痛，应深注大肌肉内，并每次更换注射处。

2. **维生素 $B_6$**　每日 $10 \sim 20$ mg，每日 3 次。可以合成多种转氨酶的辅酶，并对细胞免疫和体液免疫的建立和维持有一定作用，可调整自主神经的功能。

3. **维生素 $B_{12}$**　口服腺苷 $B_{12}$，每片 $500\mu g$，每日 3 次；针剂每支 $250 \sim 500\mu g$，肌内注射或椎管内注射与椎管外软组织病变部位注射配伍使用。为细胞生长分裂和维持神经组织髓鞘完整所必需的物质。常同维生素 $B_1$ 配合使用。

4. **维生素 C**　口服量为每次 $0.1 \sim 0.3$ g，每日 3 次，或 $0.5 \sim 1$ g 加入液体内静脉滴注。参与胶原蛋白的合成，并有清除自由基的作用。

5. **维生素 E**　胶囊型，口服剂量为 100mg/d，每日 1 次。维生素 E 能使多种不饱和脂肪酸免受氧化，从而保持细胞膜和细胞器的完整性与稳定性；维生素 E 能保护巯基不被氧化而保持许多酶的活性；维生素 E 能降低组织的基础代谢，提高氧利用率，使机体对缺氧的耐受力增高。此外，维生素 E 能抑制人体过氧化脂质的生成和沉积，减少脑组织及其他组织细胞中脂褐质的形成，因此，有预防和延迟衰老的作用。人体在 40 岁之后，组织、器官渐趋老化，在同样的劳动条件和外界环境下，容易产生劳损性病变和其他疾病。在人体的新陈代谢过程中可产生一种使人衰老的"游离基"物质，这种物质随年龄增加而不断增多，它的含量愈多，人的衰老愈明显，而维生素 E 可干扰"游离基"对人体的致衰作用。因此，对颈部椎管狭窄症及关节退变为基础引起的颈痛患者，在运用其他治疗方法的同时，常配合使用维生素 E，除少数人有胃肠不适、乏力等现象外，均未发现其他毒副作用。临床常作为治疗肌痉挛、改善肌力以及治疗运动神经元疾病的辅助用药。

## 十、抗过敏类以及镇静类药

一些病人出现急性的疼痛、眩晕等症，患者症状较重，或者是疾病长期不愈，心理负担加重，会出现紧张焦虑不能休息，这样会形成恶性循环，不利于症状的缓解，适当地用一些镇静药会明显缓解患者的症状。

### 地西泮

适应证：

（1）焦虑症及各种功能性神经症。

（2）失眠，尤其对焦虑性失眠疗效极佳。

（3）癫痫：可与其他抗癫痫药合用，治疗癫痫大发作或小发作，控制癫痫持续状态时应静脉注射。

（4）各种原因引起的惊厥，如子痫、破伤风、小儿高烧惊厥等。

（5）脑血管意外或脊髓损伤性中枢性肌强直或腰肌劳损、内镜检查等所致肌肉痉挛。

（6）其他：偏头痛、肌紧张性头痛、呃逆、炎症引起的反射性肌肉痉挛、惊恐症、酒精戒断综合征，还可治疗家族性、老年性和特发性震颤，可用于麻醉前给药。

用法和用量：由于剂型及规格不同，用法用量请仔细阅读药品说明书或遵医嘱。

不良反应：

（1）本品可致嗜睡、轻微头痛、乏力、运动失调，与剂量有关。老年患者更易出现以上反应。偶见低血压、呼吸抑制、视力模糊、皮疹、尿潴留、忧郁、精神紊乱、白细胞减少。高剂量时少数人出现兴奋不安。

（2）长期应用可致耐受与依赖性，突然停药有戒断症状出现。宜从小剂量用起。

禁忌证：

（1）对本品或其他 BDZ 类药物过敏者禁用。

（2）新生儿、妊娠期（尤其是妊娠前 3 个月与末 3 个月）、哺乳期妇女禁用。

注意事项：

（1）青光眼、重症肌无力、粒细胞减少、肝肾功能不全者慎用。

（2）驾驶机动车和高空作业人员、老年人、婴儿及体弱患者慎用。老年人剂量减半。

### 盐酸异丙嗪（非那根）

盐酸异丙嗪是一种常见的止咳药物，是一种抗组胺药，能竞争性阻断组胺 $H_1$ 受体，对抗组胺所致之毛细血管扩张，并降低其通透性。因此，能够平复因为气管受刺激而引起的咳嗽。

功能主治：

（1）用于各种过敏症（如哮喘、荨麻疹等）、孕期呕吐、乘船等引起的眩晕。

（2）可与氨茶碱等合用治疗哮喘。

（3）与哌替啶等配成冬眠注射液，用于人工冬眠。

不良反应：

（1）主要不良反应为嗜睡、口干。

（2）如超剂量使用可致口、鼻、喉发干，腹痛、腹泻、呕吐、嗜睡、眩晕。严重过量可致惊厥，继之中枢抑制。

（3）儿童用本药若剂量较大，可产生谵妄（症状为胡言乱语、精神兴奋）。

注意事项：

（1）幽门梗阻、前列腺肥大、膀胱颈阻塞、闭角型青光眼、甲亢及高血压病人慎用。

（2）用药期间应避免驾驶车辆、操纵机器或从事高空作业。

（3）有肾功能减退者、有癫痫史者慎用。

（4）3个月以下的小儿不宜使用。

（5）急性中毒时可致嗜睡、眩晕和口、鼻、喉发干以及腹痛、腹泻、呕吐等。严重中毒者可致惊厥，继之中枢抑制。此时可用安定静注，忌用中枢兴奋药。

（6）凡吩噻嗪类药物所需注意事项，均适用于本品。

（7）光致敏者不能再用。

禁忌证：孕妇在临产前1～2周禁用。

**盐酸帕罗西汀**

适应证：PX能够有效改善各种强迫症（OCD）、广泛性焦虑症（GAD）、惊恐障碍、社交障碍、创伤后应激障碍（PTSD）等各种类型的抑郁症。包括伴有焦虑的抑郁症及反应性抑郁症。

常见的抑郁症状：乏力、睡眠障碍、对日常活动缺乏兴趣和愉悦感、食欲减退。治疗疗效满意后，继续服用该品可防止抑郁症的复发。

用法用量：口服，建议每日早餐时顿服，药片完整吞服勿咀嚼。

（1）成年人：抑郁症、社交恐怖症或社交焦虑症：一般剂量为每日20mg。服用2~3周后根据病人的反应，每周以10mg量递增。每日最大量可达50mg，应遵医嘱。强迫性神经症：一般剂量为每日40mg，初始剂量为每日20mg，每周以10mg量递增。每日最大剂量可达60mg。

（2）惊恐障碍：一般剂量为每日40mg，初始剂量为每日10mg，根据病人的反应，每周以10mg量递增，每日最大剂量可达50mg。惊恐障碍治疗早期其症状有可能加重，故初始剂量为10mg。与所有的抗抑郁药一样，治疗期间应根据病情调整剂量。病人应治疗足够长时间以巩固疗效，抑郁症痊愈后应维持治疗至少几个月，强迫性神经症和惊恐障碍所需维持治疗的时间更长。停药方法与其他精神科药物相似，需逐渐减量，不宜骤停。

（3）老人：老人服用该品后，其血药浓度较成人高，为慎重起见，初始剂量宜酌减，每日最大剂量不宜超过40mg。

（4）儿童：因该品对儿童的疗效及安全性数据尚不完善，故不推荐儿童使用。肾（或）肝功能损害由于严重肾功能损害（肌酐清除率＜30ml/min或更严重肝功能损害）的病人，服用该品后血药浓度较健康人高。因此推荐剂量为每日20mg，如果需要增加剂量，也应限制在服药范围的低限。

不良反应：据文献资料报道盐酸帕罗西汀临床对照研究观察到的主要不良反应为中枢神经系统：嗜睡、失眠、激动、震颤、焦虑、头晕，胃肠道系统包括便秘、恶心、腹泻、口干、呕吐和胃肠胀气，其他还有乏力、性功能障碍（包括阳痿、性欲下降）。多数不良反应的强度和频率随用药的时间而降低，通常不影响治疗。曾有不安、幻觉、轻躁狂、红－绿色盲、呕吐及血清素综合征的报道。与其他5－羟色胺再摄取抑制剂一样，有报道服用该品造成短暂的血压改变，此情况多发生于有潜在高血压或焦虑患者，但少有心动过速的报道。曾有发生意识障碍的报道。也有报道肝功能异常，但少有严重的肝功能异常，若肝功能检查持续升高应考虑停服该品。还有报道异常出血（多为瘀血和紫癜），也有血小板减少症的少量报道。很少有惊厥、躁狂、急性青光眼、尿潴留及外周水肿的报道，偶有报道光敏反应、皮疹（包括伴有瘙痒或血管神经水肿的荨麻疹）、neroleptic malignant综合征（通常发生在合用或最近停用精神安定类药的患者）。低钠血症者较少见，主要发生在老年人，通常在停药后迅速恢复。也有疑为高催乳素血症（或）溢乳症的症状报道。该品较三环类抗抑郁药所引起的不良反应如口干、便秘和嗜睡少见。

锥体外系反应包括口－面部肌张力障碍罕见报道，大多发生于有潜在运动障碍的病人或正服用精神科类药物者。也有报道迅速停药而引起的综合症状（如头晕、感觉障碍、睡眠障碍、激动、震颤、恶心、出汗恐怖症（或）社交焦虑症、意识模糊）。建议终止治疗前逐渐减量。

禁忌：对该品过敏者禁用。

注意事项：①闭角型青光眼、癫痫症、肝肾功能不全等患者慎用或减少用量。②出现转向躁狂发作倾向时应立即停药。③用药期间不宜驾驶车辆、操作机械或高空作业。④服用该品的患者应避免饮酒。

妇女用药：目前尚无孕妇及哺乳期妇女服用该品的安全性资料，因此不宜服用，除非医生认为利大于弊时方可考虑使用。

儿童用药：该品在儿童用药的安全性和有效性尚不明确，不宜使用。

老年患者用药：酌情减少用量，日剂量不要超过 40mg。

## 十一、消肿药

各型颈椎病的急性期有炎性水肿的患者，加用一些消肿的药物可以加快疾病的恢复，虽然这些药物属于进口药，但都属于植物提取药，应用后可以消除部分水肿。

**马栗种子提取物**

马栗种子提取物片是一种用于治疗腿部因静脉功能障碍导致的不适（慢性静脉功能不全）的药物，如腿部的疼痛和沉重感，夜间小腿抽筋，发痒与腿部肿胀等。解除骨及关节于创伤及手术后的肿胀，因经期障碍出现的下腹疼痛及腰痛。

适应证：解除骨及关节于创伤及手术后的肿胀，因经期障碍出现的下腹疼痛及腰痛。

关联病症：慢性静脉功能不全。

用法用量：每次服用 1~2 片，每天 2 次，或遵医嘱。

不良反应：少数病例可能出现皮肤发痒、恶心或胃肠不适现象。

注意事项：当依剂量指示服用时，不需特别注意。

**草木犀流浸液片**

适应证：

（1）治疗因创伤、外科手术等引起的软组织损伤肿胀。症状如扭挫伤、骨折、慢性劳损、烧烫伤、整形手术、静脉曲张、静脉炎、淋巴回流障碍等各种原因所致软组织损伤肿胀。

（2）治疗各期内痔、混合痔、炎性外痔、血栓性外痔等各种类型痔引起的出血、脱出、疼痛、肿胀、瘙痒等。也可用于痔手术后肿胀、疼痛的治疗。

用法用量：饭前口服。

（1）用于创伤、骨折、慢性劳损、烧烫伤、静脉曲张、静脉炎及淋巴回流障碍等疾患，每日3次，每次2~4片。

（2）用于手术：术前1~3d开始服用，每日3次，每次4片，术后连服7d。如病情需要，可继续服用。

（3）用于痔疮急性发作：每日3次，每次4片；病情稳定后，每日3次，每次2片。

（4）根据年龄与症状可酌情增减或遵医嘱。

不良反应：至今为止尚未发现明显的不良反应。

禁忌：对本品中任何成分过敏者禁用。

注意事项：①有效期后不宜服用。②勿置于儿童可及之处。③平素有胃肠疾患者改为饭后服用。④使用本品期间，如出现任何不良事件和（或）不良反应，请咨询医生。⑤同时使用其他药品，请告知医生。

孕妇及哺乳期妇女用药：没有试验证据表明该药可能会引起胚胎致病或胎儿畸形以及影响新生儿形态学改变和发育。但是正如所有药物一样，妊娠初期应谨慎使用。

儿童用药：根据年龄适当减量服用。或遵医嘱。

老年人用药：老年患者视情况酌减。或遵医嘱。

药物相互作用：尚缺乏本品药物相互作用的研究资料。

药物过量：尚缺乏本品药物过量的报道。一旦过量，应立即停药，给予对症和支持治疗。

药理作用：本品中含有的香豆素（cumarin）不同于具有强力抗凝血作用的羟基香豆素（hydroxycumarin），其主要成分是香豆素酸（cumarin acid），不至于造成血液凝血因子以及凝血过程的异常变化。

（1）本品能降低由于各种原因（创伤、骨折、劳损、组织缺氧、手术等）造成的血管壁通透性增高，增强毛细血管强度，抑制血清蛋白丧失，维持正常胶体渗透压，减少渗出，从而起到抗水肿的作用。

（2）本品能增强血管强度和弹性，改善动脉、静脉血流量，促进血液循环及增加血液流量，从而预防和治疗静脉曲张、静脉炎等静脉功能不全。

（3）本品能扩张淋巴管，增加淋巴液流量，促进淋巴循环，从而减轻淋巴循环障碍引起的软组织浮肿。

（4）本品能预防和治疗血栓和栓塞的形成（如骨科、妇产科等外科手术后）。

（5）本品能有效抑制炎症介质合成和释放，缓解炎症反应程度，有明显的消炎镇痛作用。

（6）本品能通过赋活网状内皮系统和改善末梢循环的作用，增加新生肉芽细胞生成，促进创面修复。

（7）本品通过抑制肾小管钠和氯的重吸收，起到利尿的作用。

药代动力学：尚缺乏本品药代动力学的研究资料。

## 十二、骨质疏松基础用药

老年颈椎病患者常会合并骨质疏松等，服用活性维生素 D 类不但可以促进钙的吸收，还会增加患者肌肉的协调性，有利于病患的恢复。钙剂，是组成骨骼的必要因素，临床上钙剂很多，但是钙剂不是量越多越好，一天的总进食量在 800 ~ 1200mg 就行，尽量不超过 2g，过量有可能增加心脏的毒性。下面只介绍 2 种维生素 D，半活性的阿法骨化醇以及活化的骨化三醇。

**阿法骨化醇软胶囊**

适应证：①骨质疏松症。②肾性骨病（肾病性佝偻病）。③甲状旁腺机能亢进（伴有骨病者）。④甲状旁腺机能减退。⑤营养和吸收障碍引起的佝偻病和骨软化症。⑥假性缺钙（D – 依赖型 I）的佝偻病和骨软化症。

用法用量：口服。①骨质疏松症患者：首剂量 0.5μg/d。②其他指征：首剂量成人 1μg/d，老年病人 0.5μg/d。③体重 20kg 以上的儿童无肾性骨病者 1μg/d。

为了防止高血钙的发生，应根据生化指标调节阿法骨化醇的剂量。服药初期必须每周测定血钙水平，剂量可按 0.25 ~ 0.5μg/d 的增量逐步增加，大多数成年患者的剂量可达 1 ~ 3μg/d。当剂量稳定后，每 2 ~ 4 周测定一次血钙。

对于骨软化症患者，不能因为其血钙水平没有迅速升高而加大阿法骨化醇的用量，其他疗效指标，如血浆碱性磷酸酶水平，可作为调整剂量更有用的指标。或遵医嘱。

不良反应：除了引起患有肾损伤的病人出现高血钙、高血磷外，尚无其他不良反应的报道（对于进行高钙血症透析的患者应考虑其透析液钙内流的可能性）。但长期大剂量服用或患有肾损伤的病人可能出现恶心、头昏、皮疹、便秘、厌食、呕吐、腹痛等高血钙征象，停药后即可恢复正常。

禁忌：

（1）禁用于高钙血症、高磷酸盐血症（伴有甲状旁腺机能减退者除外）、高镁血症。

（2）具有维生素 D 中毒症状，对本品中任何成分或已知对维生素 D 及类似物过敏的患者不能服用阿法骨化醇。

注意事项：阿法骨化醇可以增加肠道钙磷吸收，所以应监测血清中的钙磷水平，尤其是对肾功能不全的患者。在服用阿法骨化醇治疗的过程中，至少每 3 个月进行一次血浆和尿（24h 收集）钙水平的常规检验。如果在服用期间出现高血钙或高尿钙，应迅速停药直至血钙水平恢复正常（大约需 1 周时间）。然后可以按末次剂量减半给药。当骨骼愈合的生化指标（如血浆中碱性磷酸酯酶水平）趋向正常时，如不适当地减少阿法骨化醇的用量，则可能发生高血钙症，一旦出现高血钙症就应立即中止钙的补充。

孕妇及哺乳期妇女用药：妊娠期服用阿法骨化醇的安全性尚无足够的证据，虽然动物试验表明其无害，但同其他药物一样，只有在妊娠期需要用药而又无其他替代品时，才可以使用阿法骨化醇。

哺乳期用药的安全性尚未最后确定，但服用阿法骨化醇时，母乳中 1，25 - 二羟基维生素 $D_3$ 的含量可能有所增加，由于这会影响婴儿的钙代谢，故哺乳期应考虑停药。

儿童用药：参见用法用量，或遵医嘱。

老年人用药：参见用法用量、注意事项等，或遵医嘱。

药物相互作用：

（1）高血钙患者服用洋地黄制剂可能加速心律失常，所以洋地黄制剂与阿法骨化醇同时应用时必须严密监视病人的情况。

（2）服用巴比妥酸盐或其他酶诱导的抗惊厥药的病人，需要较大剂量的阿法骨化醇才能产生疗效。

（3）同时服用矿物油（长期）、考来烯胺（消胆胺）、硫糖铝和抗酸铝制剂时，可能减少阿法骨化醇的吸收。

（4）含镁的抗酸制剂或轻泻剂与阿法骨化醇同时服用可能导致高镁血症，因而对慢性肾透析病人应谨慎使用。

（5）阿法骨化醇与含钙制剂及噻嗪类利尿剂同时服用时，可能会增加高血钙的危险。

（6）由于阿法骨化醇是一种强效的维生素 D 衍生物，应避免同时使用药理剂量的维生素 D 及其类似物，以免产生可能的加合作用及高钙血症。

药物过量：表现高钙血症临床症状，主要为肌病、疲劳、虚弱、头晕、瞌睡、头痛、恶心、口干、便秘、腹泻、胃灼热、呕吐、腹痛或其他胃肠不适、肌肉痛、骨痛、关节痛、瘙痒或心悸等。

治疗：出现高钙血症时应停止服用阿法骨化醇。严重高血钙表现可能需要支持性措施，并用利尿剂和输液，或皮质类甾醇进行治疗。早期治疗急性超剂量采用洗胃和（或）服用矿物油，以减少钙的吸收并促进粪便排泄。

**骨化三醇**

适应证：

（1）用于佝偻病，如维生素 D 依赖性佝偻病、低血磷性维生素 D 抵抗型佝偻病等。

（2）骨质疏松症（主要用于绝经妇女及老年性骨质疏松症）。

（3）用于特发性、假性及术后甲状旁腺功能低下。大剂量静脉给药可用于肾衰竭所致假性甲状旁腺功能减退。

（4）用于肾性骨营养不良，如慢性肾衰竭患者（尤其是进行血液透析或腹膜透析者）所致肾性骨营养不良。

（5）用于骨软化症。

临床应用：每天口服 $0.3 \sim 0.5 \mu g$，分 2 次服。

不良反应：

（1）本药不良反应发生率很低，如小剂量（每日小于 $0.5 \mu g$）单独给药，尚未观察到不良反应。

（2）注射给药偶有注射部位疼痛、红肿和过敏反应。

（3）长期大剂量用药可引起软弱无力、嗜睡、头痛、恶心、呕吐、肌肉酸痛、骨痛、口腔金属味等。

用药注意事项：青年患者只限用于青年特发性骨质疏松症及糖皮质激素过多引起的骨质疏松症。

孕妇不宜用（动物试验摄入过量维生素 D 致畸）。

长期大剂量使用或与钙剂合用可能会引起高钙血症和高钙尿症。

对维生素 D 及其类似物过敏、具有高钙血症、维生素 D 中毒征象者禁用。

药物相互作用：

（1）在骨化三醇治疗期间禁止使用药理学剂量的维生素 D 及其衍生物制剂，以避免可能发生的附加作用和高钙血症。

（2）与噻唑类利尿剂合用会增加高钙血症的危险。对正在进行洋地黄类药物治疗的病人，应谨慎制定骨化三醇的用量，因为这类病人如发生高钙血症可能会诱发心律失常。

（3）含镁药物可能诱发高镁血症，因而长期接受透析的病人使用本品进行治疗时应避免合用含镁的制剂。

（4）使用二苯乙内酰胺或苯巴比妥等酶诱导剂可能会增加骨化三醇的代谢，从而使其血浓度降低。

（5）考来烯胺能降低肠道对本品的吸收，应避免合用。

说明：上述内容仅作为介绍，药物使用必须经正规医院在医生指导下进行。

# 第二节　中药治疗

内服中药治疗颈椎病，是传统的主要治法，颈椎病虽与外伤、劳损有关，但脏腑失调、经气郁滞、气血瘀滞为其病理变化。调整脏腑的功能、疏导经气、疏通气血为其治疗的目的。内服中药对于脏腑功能的调理、强健筋骨、补益气血、活血化瘀、祛风除湿、舒筋活络、散寒止痛等较有优势，多可获得较好的疗效，由于病理变化的减轻或消除，在颈椎病临床治愈的同时，其他全身伴随症状多随之消失。在内服中药的过程中，还应调整患者工作、生活中的不良习惯，避免因再次劳损而加重或诱发，还可配合其他疗法，如针灸、推拿、理疗等综合治疗，以增强疗效，加速康复。

## 一、辨证治疗

### （一）痹证类

#### 1. 风寒湿型

（1）症状：颈、背、肩疼痛，起病突然，可向患侧上肢放射，疼痛呈冷痛、酸痛，得热痛减，遇寒加重，颈部强硬，活动不利，甚至活动幅度减小，可伴有患肢麻木无力。风气胜者，疼痛部位可上下游走、部位变动；寒气胜者，疼痛较重，甚至白天不能工作，晚上不能睡眠，位置较为固定；湿气盛者，疼痛困重，缠绵难愈。舌淡、苔薄白、脉浮或紧。

（2）病机：气候骤变，或夜卧少被，或汗出当风等风寒湿之邪侵袭，伤于风者，上先受之，首先侵犯颈背部，痹阻颈部经脉，致气血运行不通而为疼痛，寒邪为病，故呈冷痛，且得热痛减，遇寒加重，血脉痹阻，新血则不达，失于濡养则麻木无力。

（3）治则：祛风除湿，散寒止痛。

（4）方药：蠲痹汤加减。药物组成为羌活、防风、当归、赤芍、黄芪、姜黄、葛根、桂枝、甘草。偏于风者可用防风汤加减，偏于寒者可用乌头汤加减，偏于湿者可用薏苡仁汤加减。

#### 2. 气滞血瘀型

（1）症状：颈部疼痛较重，呈胀痛或刺痛，疼痛拒按，颈部因痛不敢活动，屈伸不利，疼痛向上肢放射，可伴有麻木无力，疼痛多因精神刺激诱发或加重，晚上因疼痛影响睡眠，肌肉可有萎缩，皮肤枯燥无华，舌质紫暗或有瘀斑、瘀点，脉细涩或弦。

（2）病机：多因情志刺激或外伤、劳损致颈部气滞血瘀而发病。偏于气滞者呈胀痛，遇情志刺激而诱发或加重；偏于血瘀者刺痛，疼痛较重，拒按，不敢活动，夜卧难眠，瘀血内阻，新血则不达，患肢失于气血的营养故见肌肉萎缩、麻木无力，皮肤枯燥无华。舌质紫暗或有瘀点、瘀斑，脉细涩或弦均为气滞血瘀之象。

（3）治则：理气活血，祛瘀止痛。

（4）方药：身痛逐瘀汤加减。药物组成为川芎、红花、桃仁、赤芍、当归、羌活、葛根、秦艽、桑枝、延胡索、柴胡、地龙、甘草。

3. **气血虚弱型**

（1）症状：颈部疼痛，痛势不剧，呈酸痛、隐痛，向患肢放射，上肢隐痛、肌肉萎缩、麻木无力、活动不利，疼痛劳累后加重，休息后减轻，多伴有身倦乏力、头晕、健忘、心悸、面色无华。舌淡、苔薄白、脉细无力。

（2）病机：气血虚弱，不能充养颈、臂筋骨，不荣则痛，故颈、臂隐痛；不能充养肌肉经脉，则见肌肉萎缩、麻木无力；不能营养脑、心、面，则见头晕、健忘、心悸、面色无华；劳则气耗，气血更虚，故劳累加重，休息减轻。身倦乏力、脉细无力均为气血虚弱之象。

（3）治则：补气养血，荣筋止痛。

（4）方药：八珍汤加减。药物组成为党参、白术、云苓、当归、白芍、熟地黄、黄芪、甘草、川芎、桑枝、葛根。

4. **肝肾亏虚型**

（1）症状：颈部疼痛、萎缩无力，呈隐痛，上肢隐痛、麻木无力，可有肌肉萎缩、腰膝酸软、耳鸣、耳聋。偏于阴虚者，多有五心烦热、盗汗、舌质红、脉细数；偏于阳虚者，可有形寒肢冷、舌淡、脉沉细。

（2）病机：肝肾亏虚、精血不足，肝虚不能养筋、肾亏不能养骨，筋骨失养，不荣则痛，故颈部隐痛、萎缩无力；不能充养患肢，故麻木无力；腰为肾之府，膝为筋之会，肝肾不能充养腰膝故腰膝酸软；肾开窍于耳，肾虚不能上充于耳则耳鸣、耳聋，肾阴不足，不能制阳则见五心烦热、盗汗、舌红、脉细数；肾阳虚不能温煦则见形寒肢冷。舌淡、脉沉细。

（3）治则：滋补肝肾，舒筋活络。

（4）方药：偏阴虚者，用六味地黄丸加味。药物组成为熟地黄、山茱萸、山药、白芍、云苓、牡丹皮、泽泻、当归、羌活、桑枝、甘草。偏阳虚者，用金匮肾气丸加减。药物组成为附子、肉桂、熟地黄、山茱萸、白芍、山药、当归、云苓、羌活、甘草、桑枝。

5. **痰湿蕴结型**

（1）症状：颈部疼痛、沉着困重，活动无力，患肢疼痛，麻木无力，病程较长，缠绵难愈，胸脘满闷。苔白腻、脉弦滑。

（2）病机：痰湿上流于颈部，痹阻经脉，气血运行不通，故颈、上肢疼痛；痰湿性黏滞重着，故颈、臂沉重困乏、缠绵难愈；经络被阻，气血不荣则见麻木无力。痰浊流于胸脘、阻遏气机，故胸脘满闷、苔腻、脉弦滑均为痰浊之象。

（3）治则：健脾化痰，舒筋通络。

（4）方药：导痰汤加味。药物组成为半夏、天南星、枳实、茯苓、陈皮、白术、桑枝、威灵仙、葛根、生姜、甘草。

## （二）眩晕类

### 1. 肝肾不足型

（1）症状：头晕目眩，头、颈活动诱发或加重，头、颈隐隐作痛，颈痿软无力，患肢可疼痛、麻木无力，腰膝酸软、神疲健忘、耳鸣、耳聋、四肢不温，或五心烦热。舌淡或红、脉沉细或弦细。

（2）病机：肝肾不足、精血亏虚，不能上荣于头故头晕目眩，头颈旋转活动，经络可被堵，精血更难上荣故活动后诱发或加重；精血不足、筋骨失养，故头、颈隐痛、痿软无力，上肢麻木无力；不能充养腰膝则见腰膝酸软，不能上充于脑、耳，则见神疲健忘、耳鸣、耳聋；阴虚不能制阳，可见五心烦热、舌红、脉细，阳虚不能温运，可见四肢不温、舌淡、脉沉。

（3）治则：补肝肾，益精血。

（4）方药：偏阴虚者，用左归丸加味。药物组成为熟地黄、山药、枸杞子、山茱萸、菟丝子、川牛膝、鹿角胶、龟甲胶、葛根。偏于阳虚者，用右归丸加味。药物组成为制附子、肉桂、熟地黄、山药、山茱萸、枸杞子、鹿角胶、菟丝子、杜仲、当归、威灵仙。

### 2. 气血亏虚型

（1）症状：头晕眼花，头、颈活动诱发或加重，头后、颈部隐痛，患肢疼痛、麻木无力，甚至肌肉萎缩、过劳加重，多伴气短懒言、倦怠乏力、心悸、少眠、面色㿠白、唇甲不华。舌淡、脉细弱。

（2）病机：气血不足、脑失濡养故头晕眼花，头、颈活动可挤压经脉，气血被阻，故活动后诱发或加重；劳则气耗，故过劳加重；气血不能上荣头颈、臂，故头颈隐痛、患肢麻木无力，甚至肌肉萎缩；气血不能上荣于心、脑，故见心悸、少眠、面色㿠白、气短懒言、倦怠乏力，脉细弱为气血不足之象。

（3）治则：补气养血，健运脾胃。

（4）方药：归脾汤加味。药物组成为黄芪、白术、茯苓、党参、龙眼肉、白芍、当归、酸枣仁、远志、木香、葛根、甘草。

### 3. 痰浊上蒙

（1）症状：眩晕、头重如裹，颈部旋转等活动加重，颈部沉重疼痛，可有上肢酸沉痛麻无力，病程较长，缠绵难愈，胸脘痞闷、恶心、呕吐、少食。苔白腻，脉濡滑。

（2）病机：痰浊上蒙清阳，则眩晕、头重如裹，颈部旋转等活动致使清道被阻，则眩晕加重；痰浊阻遏气血不能上荣于颈、上肢，则见颈、臂隐痛、麻木无力；痰浊黏滞，故缠绵难愈；痰浊阻遏胸脘、气机不畅、中阳被困，故胸脘满闷、恶心、呕吐、少食、苔白腻、脉濡滑为痰浊之象。

（3）治则：化痰燥湿，健脾和胃。

（4）方药：半夏白术天麻汤。药物组成为半夏、白术、天麻、陈皮、远志、茯苓、枳实、生姜、菊花、石菖蒲、葛根。

### （三）痿证类

#### 1. 肝肾亏损型

（1）症状：单侧或双侧下肢麻木、发沉、步态不稳、行走困难，双足有踩棉花感，可向上发展而出现单侧或双侧上肢麻木、无力，四肢可痿软瘦削，颈部强硬、活动不利，肢体痿软无力，可伴腰膝酸软、耳鸣耳聋、头目眩晕、遗精早泄、尿频、大便乏力。舌红少苔或舌淡、脉细数或沉细无力。

（2）病机：肝肾亏损、精血不足，筋骨无以充养肢体则痿软无力、麻木、瘦削、活动困难；不能充养腰膝，则腰膝酸软；不能上充于耳，则耳鸣、耳聋；不能上荣于脑，则头晕目眩；肾虚不能控制精关，则遗精早泄；不能控制二便，则见尿频、大便乏力。舌红少苔、脉细数为肝肾阴虚之象，舌淡、脉沉细无力为肾阳虚之象。

（3）治则：滋补肝肾，强筋壮骨。

（4）方药：虎潜丸加味。药物组成为黄柏、龟甲、知母、熟地黄、白芍、锁阳、干姜、当归、牛膝、鹿角胶、陈皮。

#### 2. 湿热郁滞型

（1）症状：单足或双足痿软，或微肿而热、恶热喜凉、麻木无力、行走困难、步态不稳，可向上发展，小腿甚至上肢也可出现痿软麻木无力，颈部酸痛，胸脘痞闷，小便短赤，大便溏泄。苔黄腻，脉濡数。

（2）病机：湿热下注、浸淫筋脉、阻遏气血，则两足痿软、微肿而热、恶热喜凉；湿热较重，可向上浸淫，则可见四肢麻木无力，下肢行走困难、步态不稳；湿热上注于颈，则颈部酸痛；湿热阻于胸脘，则见胸脘满闷；湿热流注膀胱，则见小便短赤不尽，甚至排尿困难；湿热下注大肠则大便溏泄不爽。苔黄腻，脉濡数均为湿热之象。

（3）治则：清热，利湿，坚阴。

（4）方药：二妙散加味。药物组成为黄柏、苍术、防己、粉草薢、龟甲、当归、车前子、薏苡仁、红花。

**3. 气滞血瘀型**

（1）症状：一侧或两侧下肢痿软无力，先从足开始，逐渐向上发展，出现走路困难、步态不稳，甚至上肢也出现痿软麻木无力，颈部疼痛，疼痛固定不移、拒按，皮肤枯燥无泽，甚至肌肤甲错。舌质紫暗，或有瘀斑、瘀点，脉弦细或细涩。

（2）病机：气滞血瘀、瘀血内阻，新血则不达，筋脉肌肉失养，则痿软无力；足为体末，故先从足开始，步态不稳、行走困难；瘀血内阻于颈，则见颈部疼痛、拒按；瘀血内停，肌肤失养则见皮肤枯燥无华、肌肤甲错，舌质紫暗，有瘀斑、瘀点，均为内有瘀血之象，偏于血瘀者脉细涩，偏于气滞者脉弦细。

（3）治则：活血化瘀，舒筋活络。

（4）方药：身痛逐瘀汤加减。药物组成为川芎、桃仁、红花、羌活、没药、当归、五灵脂、香附、牛膝、地龙、秦艽、葛根、甘草。

痿证类症状可单独出现，也可夹杂出现，治疗时，需综合考虑，适当兼顾。痿证类一般病情较重，有的可致瘫痪，甚则影响生命。对于较重者，可首选手术治疗，中药作为辅助疗法，或手术后遗症的治疗。痿证类临床上多与痹证类、眩晕类合并出现，亦须综合治疗，合理选方用药。

少数颈椎病患者，以影响交感神经为主，临床表现多样，甚至没有颈部症状，有的以头痛为主，有的以耳鸣、耳聋为主，有的以视物昏花为主，有的以咽部异物感为主，有的以心悸、心痛为主，有的以胃痛为主，有的以哮喘为主，有的以高血压为主，由于病例较少，临证中，可参考有关病症辨证治疗，在此不再详述。

## 二、中成药治疗

中医对颈椎病的认识与西医大不相同。颈椎病属于中医"痹证"范畴，认为身处异常的外部环境，或自己对身体的使用和管理不当是颈椎病发病的根本因素。中医治疗颈椎病的特点是，不仅仅将颈椎病的认识着眼于局部的、互不关联的症状表现上，而是依据整体观念，把全身脏腑、经络、气血作为一个紧密联系的整体，将内在脏腑的功能与颈部筋骨、肌肉、关节的功能有机结合，注重两者之间在发病方面的相互影响，在治疗方面的互相促进作用。比如表现为颈、肩、臂部的疼痛，为感受风寒湿邪侵袭所致的痹证；具有头痛、眩晕、耳鸣等表现的，则认为与痰浊、肝风或虚损有关；表现为手臂麻木无力、感觉异常的，则认为是气血不和、经络不通所致。在辨证施治时，分为风寒湿痹、经络受阻、肝肾不足、气血虚弱、痰湿困阻及气滞血瘀等证型。此外在中医药悠久的发展历程中，积累了大量卓有成效的中成药组方，其特点是药性温和，安全有效，服用方便，便于贮存携带。中成药的给药方法丰富多彩，有内服、外用、贴敷、熏洗，剂型有丸、散、膏、丹，还有应用现代工艺开发出来的胶囊剂和注射剂，提高了中成药的疗效，扩大了应用范围。但无论怎样，中成药治疗颈椎病，仍然要以中医理论基础为依据，分类型进行辨证论治。总的来说，以温补肝肾、养血益精为主，祛风胜湿、活血通络为辅。以下介绍一些临床常用来治疗颈椎病的中成药。

**舒筋通络颗粒**

药物组成：骨碎补、牛膝、川芎、天麻、黄芪、威灵仙、地龙、葛根、乳香。

功能主治：补肝益肾，活血舒筋。用于颈椎病属于肝肾阴虚、气滞血瘀证，证见头晕、头痛呈胀痛或刺痛，耳聋、耳鸣，颈项僵直，颈、肩、背疼痛，肢体麻木，倦怠乏力，腰膝酸软，口唇色暗，舌质暗红或有瘀斑。

用法用量：开水冲服。每次 1 袋，每日 3 次。疗程 1 个月。

不良反应：个别患者服药后出现口干、口苦等症状，偶见胃部不适，轻度恶心及腹胀、腹泻。

禁忌：孕妇禁用。

**颈舒颗粒**

药物组成：三七、当归、川芎、红花、天麻、肉桂、人工牛黄。

功能主治：活血化瘀，温经通窍止痛。适用于神经根型颈椎病瘀血阻络证，证见颈肩部僵硬、疼痛，患肢窜痛等。

用法用量：温开水冲服，每次6g（1袋），每日3次。疗程1个月。

不良反应：偶见轻度恶心。

禁忌：孕妇忌用。

**颈复康颗粒**

药物组成：黄芪、党参、川芎、白芍、桃仁、生地黄、红花、地龙、葛根、穿山甲、威灵仙、丹参、王不留行、羌活、秦艽、乳香、没药、生石决明等。

功能主治：活血通络，散风止痛。用于颈椎病引起的脑供血不足，头晕，颈项僵硬，肩背酸痛，手臂麻木等。

用法用量：开水冲服，每次1~2袋，每日2次。饭后服用为宜，少量黄酒为引，效果更佳。15d为1个疗程，总疗程为1个半月。

注意事项：消化性溃疡、肾性高血压等患者慎用。如有外感发热、咽痛，服药后出现恶心、出汗过多等症状可减少剂量或停药。脾胃虚弱者慎服。

禁忌：孕妇忌用。

**龙血竭胶囊（症状偏于疼痛为主可选用）**

药物组成：龙血竭300g，淀粉36g，羧甲基淀粉钠6g，乳糖6g，制成1000粒。

功能主治：活血散瘀，定痛舒络。用于跌打损伤，瘀血作痛，妇女气血凝滞，外伤出血，脓疮久不收口。

用法用量：口服，每次4~6粒，每日3次。

注意事项：如偏于畏寒喜暖，可辅以祖师麻片共同内服。亦可配以伤湿祛痛膏、狗皮膏外贴。

禁忌：禁忌证未见报道。

**壮骨伸筋胶囊**

药物组成：淫羊藿、熟地黄、鹿衔草、骨碎补（炙）、肉苁蓉、鸡血藤、红参、狗骨、茯苓、威灵仙、葛根、延胡索（醋制）、山楂、洋金花。

功能主治：补益肝肾，强筋壮骨，活血止痛。用于肝肾两虚、寒湿阻络所致的神经根型颈椎病，证见肩臂疼痛、麻木、活动障碍等。

用法用量：口服，每次 6 粒，每日 3 次，4 周为 1 个疗程。

不良反应：有报道视力损害、急性尿潴留的个例。

禁忌：关节红肿热痛者禁用，不可久服，高血压、心脏病、青光眼患者禁用，孕妇忌用。

### 根痛平片

药物组成：牛膝、白芍、葛根、桃仁（去皮）、红花、续断、没药（醋制）、乳香（醋制）、狗脊（砂烫去毛）、伸筋草、地黄、甘草等。

功能主治：舒筋活血，通络止痛。用于风寒阻络所致的颈椎病。证见肩颈疼痛、活动受限、上肢麻木等。

用法用量：口服，每次 5 片，每日 3 次。

不良反应：未见报道。

禁忌：严重肝肾功能不良者忌用，胃溃疡、十二指肠溃疡、急性胃炎、胃出血患者忌用，孕妇忌用。

### 丹七片

药物组成：丹参、三七。

功能主治：活血化瘀，开窍通络。用于血瘀气滞，心胸痹痛，眩晕头痛，经期腹痛等。

用法用量：口服，每次 3~5 片，每日 3 次。

不良反应：未见报道。

禁忌：孕妇慎服。

### 全天麻胶囊

药物组成：天麻。

功能主治：平肝，息风。用于肝风上扰所致的眩晕、头痛、肢体麻木等。

用法用量：口服，每次 2~6 粒，每日 3 次。

不良反应：未见报道。

禁忌：对本品过敏者禁用，过敏体质者慎用。

### 木瓜丸

药物组成：木瓜 80g，当归 80g，川芎 80g，白芷 80g，威灵仙 80g，狗脊（制）40g，牛膝 160g，鸡血藤 40g，海风藤 80g，人参 40g，制川乌 40g，制草乌 40g。

功能主治：祛风除湿，散寒止痛。用于风寒湿痹，证见四肢麻木，周身疼痛，腰膝无力，步履艰难等。

用法用量：口服，每次 30 丸，每日 2 次。

禁忌：热痹实证者禁用，孕妇禁用。

### 强力天麻杜仲胶囊

药物组成：天麻、杜仲、牛膝、当归、羌活、独活、生地黄等。

功能主治：祛风活血，舒筋止痛。用于中风引起的筋脉掣痛、四肢麻木、行走不便、腰腿酸痛、顽固性头痛等。

用法用量：口服，每次 5 粒，每日 1～2 次。辅以活血药如独一味胶囊、小活络丸内服。

不良反应：尚不明确。

禁忌：尚不明确。

### 眩晕宁颗粒

药物组成：泽泻、白术、茯苓、陈皮、半夏（制）、女贞子、墨旱莲、菊花、牛膝、甘草。

功能主治：健脾利湿，补益肝肾。用于痰湿中阻、肝肾不足引起的眩晕症，证见头晕目眩，头痛头昏，胸闷恶心，腰膝酸软，口苦等。

用法用量：开水冲服，每次 8g，每日 3～4 次。

不良反应：未见报道。

禁忌：孕妇禁用，外感者及糖尿病患者禁服。

### 通天口服液

药物组成：川芎、赤芍、天麻、羌活、白芷、细辛、菊花、薄荷、防风、茶叶、甘草。

功能主治：活血化瘀，祛风止痛。用于瘀血阻滞、风邪上扰所致的偏头痛，证见头部胀痛或刺痛、痛有定处、反复发作、头晕目眩，或恶心呕吐、恶风等。

用法用量：口服。第 1d 服法：分即刻、服药 1h 后、2h 后、4h 后各服 10ml，以后每 6h 服 10ml。第 2d、第 3d 服法：每次 10ml，每日 3 次，3d 为 1 个疗程。

不良反应：偶有胃部不适，头胀，妇女月经量多。

禁忌：出血性脑血管病、阴虚阳亢患者和孕妇禁服。

# 第三节 长安朱氏骨伤流派特色用药

陕西省中医药研究院陕西省中医医院骨伤科，成立于 1956 年，由著名中医骨伤名家朱兴恭先生成立，有许多家传名方现在一直应用，后不断地发展，由陕西省中医管理局批准为长安医学朱氏骨伤流派传承项目，现将我们常用的成方介绍如下：

## 一、热敷药

药物组成：花椒、生川乌、生草乌、皂角、生半夏、透骨草、白附子、羌活、独活、艾叶、甘松、木通、木贼、天花粉、地骨皮、栀子、红丹、狼毒、硫黄、红花、蛇床子、枯矾、皂矾、白鲜皮、料姜石。

功能主治：消肿止痛，追风透骨，散寒祛湿。用于关节脱位复位前，筋骨闪挫，风湿骨痛，慢性腰痛等疼痛经久不消者。

用法用量：外用。

（1）浸洗：适用于手足、前臂、小腿等部位。将药物置于适宜的容器中，加适量水煎煮 30min，取出药袋，待药液温度适宜时，浸洗或浸泡手足部位。每次 30~60min，每日 2 次。

（2）温热敷：适用于颈、背、腰、腿等部位。第一次用药时，将药物装于细密纱布或无纺布内，并用水浸透，置于适宜的容器内蒸 30min，取出药袋。用毛巾包住热敷或待药袋温度适宜时，敷于患处（亦可在药袋外用热水袋保温，以达到热敷时间延长的目的）。每次 30~60min，每日 1~2 次。以后使用时直接将药袋置于适宜的容器上蒸热即可，每袋药可以连续使用3~5d。

不良反应：本品初敷后个别患者有皮肤瘙痒感觉，继续使用多数患者会自行消退，若症状未见缓解，停止用药；个别患者有皮肤过敏反应，应停止用药或就诊。

禁忌：对上述药物有过敏史的患者禁用，孕妇及婴幼儿以及用药部位皮肤破损者禁用。

注意事项：本品有毒，不可内服。用药时应控制好温度以免皮肤烫伤，不要用食用容器蒸煮该药。

贮藏：干燥密封。

## 二、展筋丹

药物组成：螃蟹、土鳖虫、制乳香、制没药、全蝎、红花、三七、鹿茸。

性状：本品为棕色或棕褐色水丸，气特异、微腥，味苦、咸。

功能主治：舒筋通络，祛瘀止痛。用于瘀血阻滞、筋脉挛急等引起的骨、关节及肌肉的各种急慢性损伤、疼痛及活动不力等症。

用法用量：口服，每次 2.4 ~ 3g（35 ~ 45 丸），每日 2 次。

不良反应：尚不明确。

禁忌：尚不明确。

注意事项：服药期间忌食生、冷、刺激性食物及牛、羊、鸡肉，有破伤者，忌食黄豆芽。孕妇禁服。

贮藏：密封。

## 三、接骨丹

药物组成：鹿茸、三七、续断、牛膝、杜仲、制没药、制乳香、制马钱子、麻黄。

性状：本品为棕色或棕褐色水丸，气特异、微腥，味苦、咸。

功能主治：强筋壮骨，活血化瘀，止痛。用于跌打损伤，筋骨疼痛，手足麻木，腰酸背痛，筋肉闪挫，扭伤等症。

用法用量：口服，每次 1.8 ~ 2.4g（30 ~ 40 丸），每日 2 次。

不良反应：尚不明确。

禁忌：尚不明确。

注意事项：孕妇慎用。

贮藏：密封。

## 四、骨刺丸

药物组成：骨碎补、熟地黄、肉苁蓉、鸡血藤、川芎、制乳香、制没药、三七、制马钱子。

性状：本品为棕褐色大蜜丸，微苦、微甜、微麻舌。

功能主治：补肾活血，散结止痛。用于肾气不足、瘀血阻滞等引起的骨、关节及肌肉的各种急慢性疼痛、肿胀等症。

用法用量：口服，每次 1 丸，每日 2 次。

不良反应：尚不明确。

禁忌：尚不明确。

注意事项：切勿整丸吞服，如合并有外感、发热、月经来潮时暂停，孕妇禁服。

贮藏：密封。

## 五、定痛膏

药物组成：当归、川芎、赤芍、羌活、独活、细辛、木香、香附、娑罗子、生川乌、生草乌、肉桂、干姜、南星、延胡索、伸筋草、透骨草、白花蛇舌草、蛇床子、苦参、栀子、黄柏、虎杖、三七、续断、牛膝、杜仲、制没药、制乳香、制马钱子、麻黄、花椒、威灵仙、大黄、天花粉、乌梅。

性状：本品为无纺布背衬层、凝胶以及中药膏剂基质组成。

功能主治：活血化瘀，止痛消肿，温经通络。用于各种急慢性疼痛，跌打损伤，筋骨疼痛，手足麻木，腰酸背痛，筋肉闪挫，扭伤等症。

用法用量：外用，首次外贴一般观察 3～6h，无皮肤反应可贴 24h，同一部位 2 次贴药应间隔 0.5h 以上。

不良反应：个别病人有皮肤过敏现象。

禁忌：感染类及皮肤有破损者禁用。

注意事项：孕妇慎用。

贮藏：密封。

## 六、定痛消肿膏

药物组成：白芷、细辛、栀子、大黄、娑罗子、虎杖、黄柏、天南星。

性状：粉末发酵调制膏剂。

功能主治：活血化瘀，消肿止痛。用于跌打损伤，筋骨肿痛，腰酸背痛，筋肉闪挫，扭伤等症。

用法用量：外用，涂抹于特制无纺布限制贴内。

不良反应：个别病人会有皮肤过敏现象。

禁忌：尚不明确。

注意事项：孕妇慎用。

贮藏：密封。

## 七、复原活血膏

药物组成：葛根、柴胡、当归、红花、花椒、桃仁、白芍、三七、血竭、生草乌、生南星、生大黄、麻黄、五灵脂、虎杖、木香。

性状：硬膏制剂。

功能主治：温经通络，活血止痛。用于筋骨疼痛，手足麻木，腰酸背痛，筋肉闪挫，扭伤等症。

用法用量：贴于干燥患处，一次可贴24h。

不良反应：极个别病人有皮肤过敏现象。

禁忌：皮肤破损者禁用。

注意事项：孕妇慎用。

贮藏：密封。

# 第十一章　颈椎病的饮食与心理疗法

## 第一节　颈椎病的饮食疗法

### 一、饮食调养的原则

颈椎病治疗方法很多，包括锻炼操、药枕、牵引、推拿、理疗、贴膏药、服药及手术等。此外，饮食调养的作用不可忽视。中医素有"药食同源"之说，食疗变药疗"苦口"为"可口"，具有"药极简易，性最平和，味不恶劣，易办易服"的特点，可起到"食借药威，药助食性"的效果。颈椎病饮食调养的原则，除遵循按体质类型的饮食调养原则外，还要根据颈椎病的症状特点，做到以下几点。

首先，饮食要合理搭配，饮食有度，不可单一偏食。食物一般分两大类：一类是主食，主要是提供热能，如米、面，都属于这类食物；另一种食物，可以调节生理机能，称为副食，如豆类、水果和蔬菜等。主食中所含的营养是不同的，粗细要同时吃，不可单一偏食。粗细、干稀、主副搭配的全面营养可满足人体需要，促进颈椎病患者的康复和维持正常的生理需要。饮食应有节制，不能一见所喜，啖饮无度。美味佳肴固然于身体有益，但不一定就等于无害，有益的东西，食用过量反而足以害人。另外，不可饥饱失常，摄食不足，会使气血生化之源缺乏，气血衰少，正气虚弱，抵抗力下降，外邪乘虚侵袭；过饱则超过了脾胃的消化能力，导致食积停滞，脾胃损害而出现脘腹胀满、嗳腐吞酸、厌食、吐泻等食物滞留脾胃的病症，久之体质下降，病变（包括颈椎病）丛生。

颈椎病症状因人而异，变化多端，应根据患者各自的症状特点对症进食。对于老年颈椎病患者来说，主要的病变基础是颈椎的退变增生、颈椎骨质疏松、颈椎周围各关节韧带退化僵硬，平时应以富含钙、磷、蛋白质、维生素 B、维生素 C、维生素 E 的饮食为主。

其中，钙是骨的主要成分，以牛奶、鱼、猪尾骨、黄豆、黑豆等含量为多。蛋白质也是形成韧带、骨骼、肌肉所不可缺少的营养素。适量的维生素 B、维生素 C、维生素 E 可以缓解疼痛，解除疲劳。日常生活中，很多人嗜好烟酒，或嗜食大鱼大肉等高热量的食物，而锻炼又很少，此类人群中的颈椎病患者往往属湿热阻滞经络者，应多吃些葛根、苦瓜、丝瓜等清热解肌通络的果蔬。我们享受到现代文明创造的舒适生活的同时，也带来空调病等"副产品"。长时间在中央空调等人造小环境中工作，颈部过受寒凉而致寒湿阻滞经络型的颈椎病患者，应多吃些干姜、樱桃、狗肉、羊肉等温经散寒之食物；如久病患者，耗气伤血，证多属血虚气滞，应多进食公鸡、鲤鱼、黑豆等食物；痰湿阻络者，可食梨、扁豆、赤豆；肝肾不足者，可食黑豆、香菇、黑芝麻、枸杞子、狗肉、羊肉、鹿肉、鱼虾、韭菜；气血亏虚者，可食红枣、黑枣、葡萄、桂圆肉、桑葚、阿胶等。

## 二、颈椎病药粥食谱

药粥疗法是指将中药和米谷同煮为粥，用来防治疾病的方法。粥，俗称稀饭。药粥，即用适当中药加适量的米煎煮为粥，叫作药粥。药粥疗法，是在中医理论的指导下，选择适当的中药，和米谷配伍，再加入一定的调味配料，同煮为粥。药粥是以药疗疾，以粥扶正的一种预防和治疗疾病的食疗方法。随着社会的发展和医学的进步，历代医家创制了不少宝贵的药膳食治方剂，其中的药粥，既能滋补强身，又能防治疾病，因而受到了医家和广大群众的普遍欢迎。远在春秋战国时期，我国医药学书籍就有了药粥的记载，至今有 700 余种药粥。其中既有单味药粥，也有复方药粥；既有植物类药粥，也有养生保健的药粥。其种类繁复，效能各异。在当前老年医学及康复医学不断发展的情况下，中医食疗学中的药粥更该发挥其应有的作用，为人类的健康服务。

### （一）颈椎病常用药粥方

#### 1. 葛根五加粥
原料：葛根、薏苡仁、粳米各 50g，刺五加 15g。
制法：原料洗净，葛根切碎，刺五加先煎取汁，与余料同放锅中，加水适量。武火煮沸，文火熬成粥。可加冰糖适量。

功用：祛风散寒，除湿止痛。

适应证：风寒湿痹阻型颈椎病，颈项强痛。

2. 山丹桃仁粥

原料：山楂30g，丹参15g，桃仁（去皮）6g，粳米50g。

制法：原料洗净，丹参先煎，去渣取汁，再加山楂、桃仁及粳米，加水适量，武火煮沸，文火熬成粥。

功用：活血化瘀，通络止痛。

适应证：气滞血瘀型颈椎病。

3. 芎归蚕蛹粥

原料：川芎10g，当归、蚕蛹各15g，粳米50g。

制法：原料洗净，加水适量，先煎川芎、当归，去渣取汁，再加蚕蛹、粳米，武火熬成粥。

功用：养血活血。

适应证：气滞血瘀型颈椎病，且体质虚弱。

4. 木瓜陈皮粥

原料：木瓜、陈皮、丝瓜络、川贝母各10g，粳米50g。

制法：原料洗净，木瓜、陈皮、丝瓜络先煎，去渣取汁，加入川贝母（切碎），加冰糖适量即成。

功用：化痰除湿通络。

适应证：痰湿阻络型颈椎病。

5. 天麻炖猪脑

原料：天麻10g，猪脑1个。

制法：原料洗净，天麻切碎，与猪脑一并放入炖盅内，加水、盐适量，隔水炖熟。每日吃1次，连服3～4次。

功用：平肝养脑。

适应证：颈椎病头痛眩晕，肢体麻木。

6. 参枣粥

原料：人参3g，大枣15g，粳米50g。

制法：人参粉碎成细粉。米、枣洗净后入锅加水适量，武火煮沸，文火熬成粥，再加入人参粉及白糖适量。

功用：补益气血。

适应证：适用于气血亏虚型颈椎病。

**7. 参芪龙眼粥**

原料：党参、黄芪、桂圆肉、枸杞子各20g，粳米50g。

制法：原料洗净，党参、黄芪切碎先煎取汁，加水适量煮沸，加入桂圆肉、枸杞子及粳米，文火煮成粥，加适量白糖即可。

功用：补气养血。

适应证：适用于血亏虚型颈椎病。

## （二）药粥疗法注意事项

1. **辨证选粥，合理应用**　药粥作为一种中医食治方法，在使用过程中，也应做到"根据病情，辨证选粥"。例如体质虚弱患者，一定要根据气虚血虚阴虚阳虚的不同类型，而分别采用补气补血补阴补阳的药粥，切不可笼统地来个"虚则补之"。假如气虚的病人吃了补阴的黄精粥或天门冬粥，不但达不到补益目的，反有壅滞之弊，服食以后感到胸膈满闷，食欲减退。

2. **注意药粥的季节性**　由于中药有寒热温凉之性，所以在应用时，要注意夏季用凉性粥，冬季吃温性粥。此外，饮食习惯南北有异，在煮制药粥加用配料时，也要适当考虑到"南甜北咸，东辣西酸"的特点。

## 三、有调养作用的汤羹食谱

**1. 薏米赤豆汤**

原料：薏米、赤豆各50g，山药15g，梨（去皮）200g。

制法：原料洗净，加水适量，武火煮沸后文火煎，加冰糖适量即可。

功用：化痰除湿。

适应证：痰湿阻络型颈椎病。

**2. 五子羊肉汤**

原料：羊肉250g，枸杞子、菟丝子、女贞子、五味子、桑葚子、当归、生姜各10g，肉桂5g。

制法：原料洗净，菟丝子、女贞子、五味子纱布包，羊肉切成片，用当归、生姜、米酒、花生油各适量，炒炙羊肉后，放入砂锅内，放入余料，加水、盐适量，武火煮沸后，文火煎半小时，取出菟丝子、女贞子、五味子纱布包，加入蜂蜜适量即成。

功用：补肝肾，益气血。

适应证：肝肾亏虚型颈椎病，肌肉萎缩，腰膝酸软。

### 3. 壮骨汤

原料：猪骨（最好是猪尾骨）200～300g，杜仲、枸杞子各12g，桂圆肉15g，牛膝10g，淮山药30g。

制法：原料洗净，猪骨斩碎，共入锅内，加水适量，武火煮沸，文火煎40～60min，加适量花生油、盐、葱、姜等配料，取汤服用。

功用：补肝肾，强筋骨。

适应证：肝肾不足型颈椎病。

### 4. 清炖乌蛇

原料：乌蛇1条，葱、姜、黄酒、清水各适量。

制法：将乌蛇去皮、内脏，洗净，切成块，每块长5cm入砂锅，加葱、姜、黄酒、清水。武火煮沸后，文火炖至熟透，再加盐即成。分次服食。

功用：祛风通络。

适应证：颈椎病肢体疼痛麻木。

## 四、颈椎病调养药茶配方

我国的茶文化历史悠久，以药入茶的历史由汉代始至今至少已有2000年的历史。经过历代医药学家和养生家的应用、发挥和完善，药茶已经成为我国人民防病治病与养生保健的一大特色。

现代科学技术的发展，使人们更加注重在养生防病的同时还要防止治疗手段和药物本身的毒副作用。而茶中的多种成分均有很好的保健治疗作用，药茶中的茶与药配合使用，更加有助于发挥和加强药物的疗效和有利于药物溶解、吸收。现代药茶研究和应用有着几个明显的特色：一是符合现代人的用药心理，因为药茶中的天然药不需要经过化学萃取，便可直接饮用；二是配伍所用的药物一般为有效成分明确，药理作用和临床疗效均深入；三是袋泡茶取代传统的饮用方法，目前一些较为流行的成品药茶多用滤泡纸或布袋包装，沸水冲泡数分钟可饮用，这样不仅节约药材，而且便于携带，并且使其色香味更接近于饮茶的本色；四是通过药剂加工制成块状或颗粒型速溶茶，饮用方便卫生，易于药物的溶化吸收。

（一）颈椎病药茶疗法处方

**1. 羌独芎芍茶**

组成：川芎10g，羌活、独活各9g，大白芍15g，大红枣6枚。

功用：祛风胜湿，活血止痛。

主治：风寒湿痹阻，以颈项肢体疼痛为主的神经根型颈椎病。

制法：上方加水500ml，煎煮30min，取汁置保温瓶中；再加水500ml，煎煮30min，取药汁与第1煎药汁混匀，代茶饮。1d内分数次饮完。每日1剂。

宜忌：阴虚火旺及气虚之人慎服。

**2. 青风藤菝葜（白茯苓）茶**

组成：青风藤15g，菝葜（白茯苓）50g。

功用：祛风湿，止痹痛。

主治：风湿痹阻重着，颈项肢体关节疼痛，痛势剧烈。

制法：上药加水500ml，煎煮30min，取药汁置保温瓶中，再加水500ml，煎煮30min，取药汁与第1煎药汁混匀，代茶饮。1d内分数次饮完。每日1剂。

宜忌：习惯性便秘者忌服。

**3. 五味枣仁杞子茶**

组成：五味子、枸杞子、酸枣仁各等份。

功用：宁心安神，健脑益智。

主治：失眠多梦，头晕空痛，颈项酸痛，交感性颈椎病。

制法：取上药各6g，共置保温杯中，用沸水适量冲泡，盖闷15min，代茶饮频服。每日1~2剂。

宜忌：外感发热或泻痢者忌用。

**4. 白芷川芎茶**

组成：白芷9g，川芎9g。

功用：散寒解表，活血行气，祛风止痛。

主治：适用于颈椎病及外感风寒引起之偏正头痛、枕神经痛。

制法：将上药放入砂锅内，加水500ml，煎煮15min，取汁，代茶饮频服。

**5. 素馨茶**

组成：茶叶 15g，素馨花 6g，茉莉花 15g，川芎 6g，红花 1g（川芎、红花焙黄研末，用过滤纸袋装）。

功用：行气活血，安神养心。

主治：椎动脉型颈椎病，对有头晕头痛、惊悸不安、胸闷、心悸等有一定的疗效。

用法：取上药混合适量，置保温杯中，用沸水适量冲泡，盖闷 15min，代茶饮频服。

**6. 僵蚕良姜茶**

组成：白僵蚕、高良姜各等份，绿茶适量。

功用：散寒祛风，止痛。

主治：适用于寒湿痹痛、头痛头风等。素有颈项四肢关节冷痛，或每遇阴雨寒湿气候而作痹痛者，可以本茶疗之。

用法：将白僵蚕、高良姜共研细末，和匀，瓷罐密贮备用。每日 2 次，每次取上末 3g，以绿茶 3 ~ 5g 煎汤或沸水冲泡茶。

**7. 强壮筋骨茶**

组成：豨莶草 15g。

功用：活血行气，祛风止痛。

主治：神经根型颈椎病。

制法：上药洗净用水煎煮，去渣取汁。每日以此作为茶饮。

## （二）药茶疗法注意事项

茶叶中的营养物质和药学成分的含量虽然低于一般蔬菜及食品，但经常饮茶，也是一种增加营养或辅助治疗的手段。因此，对颈椎病患者来说，可以提倡饮茶。饮茶的好处虽多，但也不能忘却贪茶的危害。

**1. 饮茶不宜过多** 过多地饮茶，入水量太多，会加重心脏和肾脏的负担。饭前、饭后大量饮茶也会冲淡胃液，影响消化功能。

**2. 饮茶不宜过浓** 茶过浓会使人兴奋失眠，对一些重症如高血压病、频发心绞痛的冠心病病人，神经衰弱病人，均有不利影响。老年人多便秘，茶叶泡煮太久，因其析出鞣酸过多，不但影响食欲，而且加重便秘。所以，我们提倡饮茶，但应掌握清淡为好，适量为佳。

**3. 睡前不要饮茶** 浓茶中含大量咖啡因、茶碱，对心脏有兴奋作用，能引起心跳加快，甚至期前收缩、失眠，使病情加重。茶叶中含有一定量的咖啡因，可兴奋中枢神经，加快心率，增加心脏负担。因此，睡前最好不要喝茶，以免影响睡眠。

## 五、颈椎病药酒疗法

中医认为，酒为水谷之气，味辛甘，性热，入心、肝二经。适量饮酒有畅通血脉、活血行气、祛风散寒、健脾胃及引药上行、助药力之功效。大量酗酒，则适得其反。《本草纲目》说："酒少饮则和血行气，痛饮则伤神耗血，损胃之精，生痰动火。"所以说适量饮酒具有防治颈椎病的功效。

### （一）常用药酒治疗处方

酒本身也是药物，并素称"百药之长"。而药酒更是古老而常用的制剂，它能"通血脉，厚肠胃，散湿气，消忧解怒"。因酒可以浸出许多水不能浸出的有效成分，是极好的有机溶媒，多数药物的有效成分都可溶在其中。所以药酒有时比同样的中药煎剂、丸剂作用更佳，在防治颈椎病方面有着更好的疗效。

**1. 风伤酊**

组成：上骨片5g，蛤蚧（去头爪）10g，蕲蛇（去头）30g，白酒600ml。

制法：上药入酒中浸7d，去渣过滤，贮瓶备用。每次服10～20ml，每日3次，15d为1个疗程，间隔7～10d后继服第2个疗程，一般2～3个疗程自愈。

功效：祛风，通络，止痛。

主治：适用于神经根型颈椎病。

出处：民间疗法。

**2. 茄皮鹿角酒**

组成：茄皮120g，鹿角霜60g。

制法：上药用烧酒约500ml，浸泡10d，去渣过滤，加红砂糖适量。每日2～3次，适量饮服。

功效：补肝肾，祛风寒。

主治：适用于颈椎病之肝肾亏虚者。

出处：民间疗法。

### 3. 追风药酒

组成：制川乌 50g，制草乌 50g，薄荷 50g，炮干姜 50g，当归 50g，淡竹叶 50g，陈皮 50g，甘草 50g。

制法：市售成药，口服每次 15ml，每日 1~2 次，温服。

功效：祛风散寒，舒筋活络。

主治：用于颈椎病肢体麻木、筋骨疼痛及风寒湿痹等症。

出处：民间疗法。

### 4. 独活寄生酒

组成：独活 30g，桑寄生 20g，秦艽 30g，防风 20g，细辛 12g，当归 50g，白芍 30g，川芎 20g，生地 150g，杜仲 50g，牛膝 15g。

制法：上药捣碎置于净瓶中，用醇酒 1.5kg 浸泡，密封瓶口，经 14d 后开封，去渣备用。不拘时，随量饮用。

功效：益肝肾，补气血，祛风湿，止痹痛。

主治：用于颈椎病肢体麻木、疼痛。

出处：民间疗法。

### 5. 牛膝附子酒

组成：牛膝 15g，秦艽 15g，天门冬 15g，薏苡仁 5g，独活 10g，细辛 10g，制附子 10g，巴戟天 10g，五加皮 15g，肉桂 10g，杜仲 15g，石楠叶 10g。

制法：将细辛炮炙后，上药共捣细，用 1kg 清酒浸于净瓶中，冬十日、春七日、秋五日、夏三日后开封，去渣备用。每次服 15ml，渐加至 25ml。每日 3 次，早、午、晚各服 1 次。

功效：散寒祛风，舒筋活血，温经止痛。

主治：用于颈椎病手臂麻木不仁、肌肉酸痛。

出处：民间疗法。

### 6. 乌梢蛇酒

组成：乌梢蛇 1 条。

制法：将蛇置净瓶中用好酒 500g 浸泡 3~4d 后，即成药酒。或用乌梢蛇肉 1 条，袋盛，酒曲适量置于缸底，糯米饭盖之。3~7d 酒熟，去渣将酒收贮瓶中，每次服 1～2 杯，每日 3 次。

功效：祛风通络。

主治：用于颈椎病肌肤麻木等。

出处：民间疗法。

**7. 牛膝薏米酒**

组成：牛膝 30g，薏苡仁 30g，酸枣仁 30g，赤芍 30g，制附子 30g，炮姜 30g，石斛 30g，柏子仁 30g，炙甘草 20g。

制法：上药共捣细和匀，用好酒 1500ml 浸泡，封口，7d 后开封，取汁去渣，瓶装备用。每次温饮 5～20ml，不拘时。

功效：祛风散寒除湿。

主治：用于颈椎病手臂麻木、疼痛。

注意：酒饮尽，即添酒泡药，味薄即止。

出处：《中医杂志》。

**8. 筋骨止痛酒**

组成：生草乌 10g，细辛 10g，洋金花 6g，冰片 16g。

制法：先将前 3 味药研末，用 50% 酒精 300ml 浸泡，冰片另用 50% 酒精 200ml 浸泡，每日搅拌 1 次，约 1 周全部溶化，滤去渣，将二药液和匀，用有色玻璃瓶贮藏。每次用棉球蘸药液少许涂痛处或放痛处片刻，痛止取下，每天 2～3 次。

功效：祛风散寒除湿。

主治：用于颈椎病手臂麻木、疼痛。

出处：《中医杂志》。

## （二）药酒疗法注意事项

药酒的服法一般应根据病情的需要、体质的强弱、年龄的差异、酒量的大小等实际情况，宜适度，一般每次喝 15～30ml，酒量小的病人可将药酒按 1:1～1:10 的比例与加糖的冷开水混合，再按量服用。有些病人，如慢性肝肾疾病、高血压、气管炎、肺心病、胃病、十二指肠溃疡及皮肤病的患者，要忌用或慎用。

药酒在医疗上不同于一般的酒，有规定的疗程，一般病除后，不应再服用。药酒中虽也含有酒精，但服用量少，对人体不会产生有害影响。另外，选用药酒要对症，不能拿药酒当一般酒饮。有人以为补酒无碍，多喝一点没关系，这种认识是错误的，喝药酒过量不但能醉人，而且会引起不良反应，所以不可以滥用。

# 第二节　颈椎病的心理疗法

心理治疗是指应用临床心理学理论和方法对人格障碍的治疗。广义的包括对患者所处环境的改善，生活方式的改变，周围人（包括医生）语言、行为的影响（如安慰、鼓励、暗示、示范等），特殊的环境布置等一切有助于疾病治愈的方法。狭义的指由专门实施的治疗。心理治疗的技术和方法有认知疗法、暗示、催眠术、精神分析、行为矫正、家庭治疗、团体治疗、生物反馈、气功、瑜伽、体育运动、音乐、绘画、心理剧等。

中医学认为，人的心理活动是以脏腑为物质基础的，脏腑的功能活动可在心理活动中得到反映，两者的关系极为密切。不同的情志变化可以影响相应的脏腑功能，出现不同的病症。而脏腑的功能异常也可导致心理活动异常，产生不良的情绪。颈椎病是一种严重折磨病人身心健康的顽固性疾病，病人除了生理病理上的改变外，尚有对颈椎病的多种心理异常反应。比如忧虑、焦虑不安，对有可能致残、致瘫的恐惧心理等。因此分析病人的心理，掌握心理疗法，重视心理疗法的作用，合理运用心理疗法是颈椎病康复过程中的一个重要方面，包括劝导解释、调畅情志、树立战胜疾病的信心。

## 一、在心理治疗中应遵守的原则

心理治疗是通过密切医患关系而进行的，因此必须始终保持医患关系处于良好状态中。为此，必须遵循以下基本原则。

（一）接受性原则

对所有来求治的病人，不论其年龄大小、职务高低、初诊或复诊，都要做到一视同仁，热情接待，要用同情、理解的目光和鼓励、启发式的提问引导病人，耐心地倾听病人的诉说。其实，倾听的同时就是治疗的开始，因为病人在诉说的时候可以得到宣泄，并可能由此而减轻症状。要让病人感到不论他所说的内容是什么，你都不会觉得好笑，更不可冷眼旁观、猎奇，甚至讥笑鄙视。要以极大的同情心来理解病人的所作所为，要深有同感，这样病人才能感到你是可以信赖的，才能接受治疗。

（二）支持性原则

病人患病后必然会产生一种受挫折的心理，但又无可奈何，常常是经历了一番磨难或痛苦的挣扎后才不得已而来求治。有的病人可能是辗转多家医院但疗效不好，有的病人是已感到绝望或仅抱有一线希望，所以他们在求治时通常询问："我的病能治好吗？"为此，治疗者要不断地向病人传递支持的信息，说明疾病的可治性，并可列举成功的例子，以解除他们因缺乏相关知识而产生的不安的情绪和增强同疾病作斗争的信心和勇气。支持的方式是要让病人感到你是有科学依据的，态度要坚定、慎重、亲切可信、充满信心，不要让病人感到你是在夸夸其谈。

（三）真诚性原则

疾病能否治好，是病人、家属及治疗者十分关心的问题。对于治疗者来说，应当以真诚的态度，认真地了解病人的症状、发病机制、诊断及治疗过程中的反应，并在慎重地确定治疗方案之后，还要根据具体情况不断地进行修正和完善。在此基础上就可以向病人做出科学的、实事求是的解释和保证，让病人认为治疗者的保证是有理有据、合情合理的。对于时间上的保证要稍长一些，以免到期达不到预期效果而引起病人的失望和挫折感，甚至对治疗者产生怀疑。当然，也需要向病人说明，任何保证都需要病人积极配合，发挥主动，遵守医嘱，否则会影响治疗。对治疗过程中病人取得的进展，也应及时给予肯定和赞赏。

（四）科学性原则

进行心理治疗一定要遵循心理学规律，要以科学的心理学理论为指导。因此，治疗者首先必须具有坚实的专业基础，并树立治病救人的态度，不能以盈利和惑众为目的。

（五）保密性原则

对病人的姓名、职业、病情及治疗过程进行保密是治疗者所应遵循的职业道德，也是进行心理治疗所应遵循的一个重要原则。没有获得病人的许可，治疗者绝不可泄露病人的情况，包括不和自己的亲属诉说，不和同事交流，更不可公开病人情况。保密性原则也是心理治疗所必需的，在治疗一开始时就应向病人说明，这样可取得病人的信任，促进良好的医患关系，获得有关病情的可靠信息。

## 二、心理疗法的适应证

心理治疗适用于各种类型的颈椎病，尤其对有焦虑、抑郁等情绪和情志异常的患者，要注意结合心理疗法。

## 三、心理疗法的具体方法

心理治疗的方法有很多，我们应根据患者的性格特点、疾病特点和病人所处的家庭社会环境特点制订适合患者个人情况的治疗方案，其方案有个体性和特异性。下面介绍几种简单的心理疗法。

### （一）精神分析治疗法

精神分析疗法是奥地利精神医学家 S. Freud（1856—1939），于 19 世纪末创立的心理治疗方法。精神分析理论认为，人受到无意识动机、冲动与压抑之间的矛盾、防御机制和早期经验的重大影响。神经症症状的核心问题是焦虑，当自我预感到焦虑时，为防止焦虑的发展而施行压抑，并运用自我防御机制进行伪装，从而避免痛苦，却形成了症状。神经症症状是被压抑到无意识中的欲望寻求满足的曲折的表现，是压抑与被压抑的 2 种势力相妥协的结果，是无意识冲突的替代性满足。精神分析治疗就是采用自由联想、释梦、阻抗分析、移情分析、解释和修通等技术，寻找症状背后的无意识动机，使之意识化，即通过分析治疗使病人自己意识到其无意识中的症结所在，产生意识层次的领悟，使无意识的心理过程意识化，使病人真正了解症状的真实意义，便可使症状消失。

经典精神分析过程在正式治疗前需经过试验性分析以确定治疗对象是否适合精神分析，然后分 4 阶段进行。第一阶段为开放阶段。其目的在于建立治疗的同盟关系，病人必须在欲望得不到满足的情况下保持对治疗的基本信任。第二阶段是移情的出现及其解释阶段。随着移情的发展，治疗者要及时进行解释，使病人对他将过去的经历和体验投射至治疗者身上的情况有充分认识。第三阶段是解释、修通阶段。这一阶段要使病人能区别医患治疗同盟和被移情歪曲了的现实，能区别医生的实体和出自他幼时情感歪曲的医生形象。并帮助病人对移情有更深刻的认识，并着力克服治疗中遇到的各种阻力，即对其症状所隐藏的潜在的动机有更为清醒的认识。第四阶段是治疗的结束阶段。这一阶段中要解决病人对治疗者的依赖问题和拒绝结束治疗的企图，彻底解决病人对治疗者的移情。经典的精神分析治疗少则半年，多则2年到4年。

## （二）阿德勒治疗法

根据阿德勒治疗法的理论，人是社会性的，受到社会力量的影响和激发。人类本性是创造性的、主动的、决策性的。这一治疗方法注重个体的整体性以及对主观想法的了解。阿德勒认为与生俱来的自卑感激起要奋发而起的愿望。他说，我们在童年得到自卑的情感，然后我们建立起一种生活方式以补偿这种情感并成为命运的主人。生活方式包括我们对自己和世界的看法，以及追求生活目标时采取的独特行为。通过主动、大胆的冒险，并在后果不可预知的情况下做出决定，我们可以塑造自己的未来。来访者不被看作是有病的，需要治疗的，而被看作受到了挫折，需要用鼓励来改正错误的自我感知。咨询不是简单地由治疗专家开出改变的处方，它需要共同的努力，要来访者和治疗师朝着双方的共同目标积极工作。

## （三）存在主义治疗法

存在主义理论认为，我们通过自己的选择定义自我。虽然外部因素限制着选择的范围，但是生活的主宰最终是我们自己。我们进入的是一个无意义的世界，持久战来自接受孤独，创造一个有意义的存在。因为我们有觉察的能力，我们基本上是自由的。然而，与自由相伴随的，是我们做出选择的责任。存在主义的治疗师们认为，来访者经常有着一个"受限制的存在"，他们只有极少的应对生活环境的方式，常常感到限制或无助。治疗师的工作是面对来访者受限制的生活，帮助他们开始意识到他们对自己造成各种状况应负的责任。作为治疗的结果，来访者能够认识到错误的生活模式，开始接受改变未来的责任。

### （四）以来访者为中心的治疗法

以来访者为中心的方法基本假设是，我们有了解自己的问题的能力，而且，我们自己有解决这些问题的资源。用这种观点看待人，意味着治疗师注重人的建设性的一面，以及人的正确的方面。这一方法把重点放在对自身的感觉上，使来访者通过观察自身而不是注重外部影响，来求得成长和完善。这样，他们不需要来自治疗师的过多干预和指导就能够发生变化。他们对治疗师的需要是理解、真诚、支持、接受、关心和积极的评价。

### （五）格式塔治疗法

格式塔治疗法的假设是，如果希望成熟，人就必须达到自己的生活方式并承担个人的责任。治疗师的任务是提供一种环境，使来访者充分认识到真实的自我，并认识到他以往是如何妨碍了自己的生活的。来访者通过参与旨在改变和发现生活意义的试验，尽可能多地进行自我了解和治疗。他们被鼓励直接体验冲突，而不仅仅是谈论。通过这种方式，他们逐渐提高自己自我认知水平，并将自己被分离的、未知的部分结合起来。

### （六）现实治疗法

根据现实治疗，治疗师的任务是让来访者面对自己当前的行为，评价其所作所为在什么程度上帮助他们实现了自我。一个基本的假设是，如果来访者能审视自身的渴望和需要，他们就会更好地确定自己正在做的事情是否有效。这一方法另外的目的是让来访者探索他们的认知，将他们的需求说出，并自愿参加咨询。然后来访者对行为指示的方向进行探索，并对所作所为进行评价。他们将创立一个希望得到改变的行动计划。由于来访者可以直接控制自己的行为和思想，而对情感的控制较少，行为就成为治疗的中心。来访者如果愿意接受行动的责任，就能对生活进行有效的控制。

### （七）行为治疗法

虽然行为治疗法假定人基本是由学习和社会文化因素所形成，这一方法的重点是令来访者消除不恰当行为和获取建设性行为的能力。行为治疗法是一种系统的方法，它在开始时对个体进行全面的评估以确定目前的功能水平，这一评估是制订治疗目标的前提。在来访者建立了清晰和具体的行为目标后，治疗时通常会建议最适合达到这些目标的策略。如果来访者在实际生活中愿意练习新的行为，他们就会取得进步。不断的评价是确定治疗步骤和技术效果的方法。

行为治疗是基于试验心理学的成果，帮助患者建立或消除某些行为，从而达到治疗目的的一门心理治疗技术。行为治疗的实施依赖人的 3 种学习行为：反应学习、操作学习和观察学习。其理论的代表人物有巴甫洛夫、华生、斯金纳、班杜拉等。行为治疗有 2 个基本假设：一是病人的非适应性的行为如同适应性行为一样，是通过学习得来的。二是个体可以通过学习来消除那些习得的不适应行为，也可以通过学习获得所缺少的适应性行为。行为治疗常用的技术有系统脱敏技术、自我管理技术、行为契约技术、角色扮演技术、自信心训练技术、厌恶疗法、饱和技术和代币治疗技术。

行为治疗一般包括 7 个步骤。①对问题行为进行功能性分析，特别注意经常发生和很少发生这一问题的情境。②问题行为严重程度的标定。③行为矫正目标的制订。④制订并实施干预计划，增加积极行为，减少消极行为。⑤监测干预计划并根据情况进行调整。⑥结束阶段。一旦达到目标，即可逐步结束干预计划。⑦检验阶段。如有问题行为复发，可给以辅助性处理。

行为治疗不是用生物学手段直接改变人的身心状态，而是通过改变环境和社会相互关系而产生治疗效果。行为治疗的共同特点是：治疗只是针对当前来访者有关的问题进行；治疗是以特殊的行为为目标的，这种行为可以是外显的，也可以是内在的；治疗的技术都是从试验中发展而来，即以试验为基础的。对于每个来访者，治疗者根据其问题和本人的有关情况，采用适当的经典条件作用、操作条件作用、模仿学习或其他行为治疗技术。

### （八）认知—行为治疗法

根据理性情绪行为治疗法（REBT）得知，我们的问题是由对生活状况的感知和思维造成的，而不是生活状况本身造成的，也不是由其他人或过去的事件造成的。因此，我们的责任是对自我打击的思维进行认识和改变，因为这种思维造成情感和行为障碍。REBT 理论认为人们接受来自外部的行为障碍思维，并不断用主动和指导性的治疗步骤，包括教育、建议和布置作业。它强调教育意味着治疗师作为教师以及来访者作为学习者的作用。虽然它是教学式的和直接的，但它主要还是让人根据自己的意愿自己去想、感觉和行动。它重新教育来访者进行自己的思维。治疗师的任务是不断鼓励和提醒来访者去做持续和大幅度改变所需的事情。其他认知—行为治疗法与理性情绪行为治疗法有一些同样的假设。许多这样的方法假定人们容易学会错误的、自我击败的思想，但他们也能学会丢掉它们。人们通过自言自语使自己的困难持续下去。但通过指出和改正认知的错误，他们可以为自己创造一个更自我实现的生活。认知重建在这些方法中起着中心作用。通过倾听自己的自言自语，学习新的内部对话，以及学习行为改变所需的应对技术，就能够产生改变。

（九）家庭系统治疗法

最后的这一治疗法所基于的假设，是个体离开家庭系统时不能被充分了解的。系统一部分的变化会引起这一系统其他部分的变化。如果家庭单位产生了显著的变化，这些变化将对个体产生影响。同样，如果系统中的个体发生了变化，整个单位会受到影响。因此，治疗包括在与家庭成员交往的背景下对个体的问题进行评估和治疗。个体与其他家庭成员之间发生的交往，影响着个体的自我概念，与他人的关系和世界观。根据系统理论，一个健康的人应该有属于一个家庭系统的感觉，也有分离和个体的感觉。来访者的问题通常被看作是系统功能的症状。家庭系统的模式与内部心理理论相反，那些理论将个体的问题看作内部冲突的结果。家庭治疗法的一些假设的观点包括来访者的行为：①也许是为家庭的功能或目的服务；②是系统不能有效工作的结果；③来自代代相传的功能失调模式。从理论上讲，治疗师帮助来访者更有效地与生活中重要的人进行交往，不管这些人是否在治疗过程中出现。

另外在日常生活中，因为疾病或其他原因出现焦虑、烦躁等情绪时，要及时排解，我们可采取以下方法自我排解，调畅情志。

1. **开导法**　即开导其思想，使其放松，以此减轻患者焦虑的情绪，抑制病情的发展。即使有一些疾病能用药物或手术治疗，若再配合做些心理治疗，患者的病体会恢复得更快，旧病复发率也将明显降低。

2. **叫喊疗法**　是某些西方国家盛行的一种心理疗法，适应神经官能症、癔症，或遭到重大刺激而神志错乱及长期抑郁不快的"情志障碍"者。具体方法是，让患者安适地躺在诊察床上，医生亲切地握着他的手，嘱其将自己内心的话，毫不隐讳地发泄出来，随便喊叫，直到自己感到痛快为止。这样，沉重的精神负担或缠绵的幽怨得到了排遣，经过几次这样的治疗，可解除病态而恢复正常。

3. **喜怒调整法** "阴阳喜怒"是七情学说的一个纲领，其实质就是心理学所谓情绪的两极性，表现为肯定和否定的对立性质，如满意和不满意，快乐和悲哀，积极与消极，紧张与松弛及强和弱的两极状态。情绪的两极性是相反相成的，在一定条件上可互相转化。运用这种情绪上的两级性治疗疾病，在中医临床上不论是药物或心理治疗都不少见。喜而笑本属正常的情绪活动，是一种肯定的情绪，但喜笑过度，长期不能恢复就成为致病因素。治疗的方法是，改变"喜"的刺激方向或减少"喜"的刺激量。一是肯定情绪的治疗，即用快乐为手段去缓解悲忧的心境；二是否定情绪的治疗，即以不快为手段，用悲伤等去纠正过度的兴奋。

# 第十二章 颈椎病的康复、预防与保健

## 第一节 颈椎病患者术后康复

颈椎病患者手术出院后,一般要求在术后 3 个月、半年、1 年时,来医院门诊复诊。对于颈椎前路手术的病人,拍片观察颈椎植骨融合的情况,如果手术中有内固定物,还可以观察内固定物是否稳定。如植骨融合可靠、内固定物稳定,医生会建议病人在术后 6 周至 3 个月时去除颈围领,否则应当适当延长颈围领固定时间。对于颈椎后路手术的病人,拍片观察颈椎椎管扩大的情况,观察颈椎的稳定性如何,如果手术中有内固定物,还可以观察内固定物是否稳定。如果颈椎的稳定性好、内固定物稳定,医生会建议病人在术后 2~8 周去除颈围领,否则也应当适当延长颈围领固定时间。复查的时候,如果病人症状改善不理想,或者症状比手术前有所加重,这时医生会让病人再复查磁共振,观察脊髓是否仍有残存的压迫,或者脊髓是否有变性或空洞形成,分析并找出原因。

手术后应防止颈部外伤,尤其防止在坐车急刹车时颈部前后剧烈晃动,导致损伤。所以,在出院乘车回家时,最好应平卧车上(可弯腿,下肢屈曲)。手术后 1 年之内也应当小心,避免颈部的突然受力以及颈部外伤,以防止手术后症状再次加重。颈椎病手术后还应防止感冒,否则会加重症状。

病人在颈椎手术后应尽早开始功能锻炼。颈椎手术后 1 周左右,在颈项部疼痛基本消失后,就应当开始在颈围领保护下练习项背肌,防治项背肌废用性肌萎缩。脊髓型颈椎病可以出现四肢肌肉无力、萎缩,关节僵硬。手术后在脊髓功能不断恢复的同时,应当积极锻炼四肢的肌肉力量及功能活动。

上肢的锻炼，包括肩臂腕的活动以及握拳练习，还有手的精细动作的训练，如穿针、系衣扣、拿筷子等，或者通过健身球的练习增强手的力量和灵活性。下肢的锻炼，包括股四头肌的收缩练习、抬腿、踢腿等动作的练习，病人也可在家属和陪护人员的陪同或搀扶下练习行走，以增强下肢力量，尽早恢复下肢功能。病人如果因瘫痪较重，自己活动困难者，家属或者陪护人员应当积极主动地对病人四肢肌肉进行轻柔按摩，帮助四肢关节的被动活动锻炼，以防止四肢肌肉的废用性萎缩和关节僵硬。由于手术后长期佩戴颈围领，可以引起颈项部肌肉萎缩、无力等。因此一般从术后 8 周开始，在佩戴颈围领下，应当逐渐开始进行项背肌的锻炼。这样有利于改善颈项部肌肉的血液循环，改善颈部劳损等症状，同时可防止项背肌的废用性萎缩，促进肌肉力量的恢复。如果有条件的话，上述的功能锻炼在理疗师的指导下进行，效果会更好。

我们对部分患者制订的康复计划如下：

术后康复训练：康复组训练增强肌力，以提高其活动能力及协调性。根据情况制订相应的功能训练计划，内容如下：

（1）肢体运动：①握拳、伸拳动作，左、右交替进行，训练 20~30 次；②术后 12h 指导患者做股四头肌等长舒缩运动，每日 3 次，每次 15min；③做直腿抬高练习，4 次/d，每次 15min；④做主动伸屈膝、髋关节运动，3 次/d，每次 15min；⑤做踝关节跖屈、背伸运动，3 次/d，每次 15min。以上运动可防止下肢深静脉血栓发生。

（2）手功能锻炼：部分患者存在手功能障碍，尤其是手精细运动功能下降，所以应根据患者的具体情况，进行有针对性的训练，如：①拇指对指练习；②手握拳、伸拳动作；③手指夹纸练习；④捏橡皮球。上述方法均每日练习，3 次/d，30min/次。

对照组患者不安排康复训练，患者自行练习。

另外，在颈椎后路手术中，由于手术操作的要求，不可避免地要对颈项部肌肉进行剥离，以暴露颈椎椎板，完成手术操作。因此，手术后多数可能出现颈项部肌肉无力，部分病人还可能出现颈项部疼痛，酸软无力，容易疲劳等表现。因此，颈椎后路手术后应当更加积极地加强项背肌肌肉锻炼，尽早恢复项背肌肌肉的功能，以维持颈椎的稳定性，缓解因颈项部肌肉无力引起的颈项背部酸痛等症状，症状严重者需要口服消炎止痛药、局部外用药物或者加用理疗等治疗方式，经过综合治疗，大多数病人病情均可完全缓解。

康复训练对颈椎病的恢复有重要作用，应强化患者术前、术中体位耐受力及术后活动能力，最大限度地恢复其肢体功能，积极预防并发症，提高生活质量；通过对患者进行早期系统的康复训练，对于促进其代谢水平、维持与增强体力、改善肢体功能、增强患者信心、早日达到生活自理及重返工作岗位等都具有重要意义。制订出有针对性的合理康复计划，并定期复查，观察康复疗效，及时修改、完善康复计划。此外，在康复训练过程中，还应充分发挥患者的能动性，让他们了解颈椎病术后康复训练的基本护理知识及重要性，自觉地完成每天的康复训练任务。

颈椎手术后的病人，不仅在疾病的康复期，而且在病人症状完全消除、病情痊愈后，也应当更加注意颈部的休息与保健，防止操劳过度，注意避免风寒、劳累、外伤，加强项背肌的锻炼，这样不仅有利于病情的早日康复，而且还有助于避免病人痊愈后症状的复发。

# 第二节　颈椎病患者如何选择枕头

正常情况下，颈椎有一个前凸的弧度，被称为生理性前凸。在人们清醒的情况下，无论是工作还是学习，无论站立、走路还是坐位姿势，都以保持这种自然姿势为最舒服。长时间过度低头，颈后部会感到疲劳；而长时间仰头也会感到不适。

关于枕头，现代的人要比前人的认识及经验多得多，人们记得最清楚的话是古人说的高枕无忧，但是现在这句话被批判得最多。高枕无忧这句话到底对吗？首先看历史，人是从动物进化出来的，而且是由爬行逐渐到直立行走，从赤身裸体，到树叶兽皮遮盖隐私，从随处而卧到鸟居垫草，再到软床厚被。从动物界看是没有枕枕头的，人类进化从没有枕头到有枕头或稍高一些的枕头是合理的。

随着社会的进步，科技的发展，人们发现了颈椎是有曲度的，叫颈曲，它是适应人类直立行走而进化出来的自然曲度，也称为生理弯曲。颈椎曲度主要是为了缓冲头部的震荡及保持头部的稳定性，本来是不需要所谓的枕头的，但是随着社会的进步，活动的减少，人体机能的退化，肌肉已不再强劲有力，所以颈部出现退变也在情理当中，枕头的产生顺乎自然，另外自从伦琴发现了 X 线之后，颈椎的所谓生理曲度也就自然地被发现。特别是现代工业及现代化信息化以后，人们更是长时间地坐于桌前，电视及电脑前，固定于某一固定的姿势，颈项部不适甚至颈椎病随之接踵而来。研究颈椎病的人员不断增加，从病因病理及正常人颈部的生物力学方面研究给出了一个合理的枕头高度，用于现实叫颈椎枕。而且一致地批判原来古人的高枕无忧的观念。高枕无忧到底有它的合理性吗？结果是有一定的合理性的。

首先说颈椎生理曲度，它只是一个抽象的名词，一个解剖及 X 线片常说的名词，它指的是一个静态的概念，是正常人在正常解剖位时，颈椎侧位片上的现象，颈椎以近中点为中心向前的一个有限度自然弯曲，曲度不够叫变直，反向弯曲叫反曲，曲度增加叫曲度加大。现实生活中人（特别颈椎）是不断活动的，这个曲度是随时会改变的，是不会因为头颈部临时固定于某一姿势而出现症状的，固定于解剖位而没有症状。对于一个正常的人来说，枕高或枕低是无所谓的，都不会出现症状。结论：对于正常人枕高或枕低都行，只要舒服就行。

俗话说"睡有睡相、坐有坐相"，人的一生有 1/3 的时间是在床上度过的，所以正确的睡眠姿势非常重要。人体在卧床时保持颈椎正常的生理性前凸，才符合颈椎的生理要求；这样可使颈部的肌肉、椎间盘、韧带等均处于自然放松的休息状态。

人类睡眠时间占整个一生的近 1/3，枕头也伴随我们近 1/3 的人生历程。因此，睡眠时选择良好的枕头十分重要，这对人的休息状态及颈肩背部的健康影响很大。应使用符合健康要求的枕头，不合格的枕头往往是许多颈肩背部病痛的祸根。许多人可能根本意识不到枕头会有什么问题，也不会在选择枕头上下很多功夫，不少人的枕头要么过硬，要么过软；要么很高，要么很矮；有的填着棉花，有的塞着衣服，有的是海绵，还有很多人在枕头里填着弹簧枕芯。

人体的脊柱，正面看是一条直线，侧面是具有 4 个生理弯曲的曲线；颈部 7 个椎体排列成轻弧形前凸状。因此，枕头的作用是睡觉时垫在头颈部下面，使颈椎在睡觉时也维持大致正常的生理曲度，并使颈项部皮肤、肌肉、韧带、椎间盘、椎间关节以及穿过颈部的气管、食管、神经等组织器官在睡觉时与整个人体一起放松与休息。

头颅枕部（后脑勺）是向后突出的，而颈椎的形态是有一个明显的前凸，枕头应该能够很好地容纳头枕部这个后凸并承托起颈部的这个前凸，这样颈部各组织器官才会处在一个放松休息的状态。不合适的枕头，不正确的睡眠姿势，可能使上述组织即使在卧床休息时也难以处于自然放松的休息状态，会引起颈部韧带、肌肉张力过大而劳损，加速椎间盘病变及颈椎关节的功能紊乱。可能使人在睡眠时也感到颈部不适，辗转反侧难以入眠，次日清晨仍感到颈部酸胀、疼痛、无力、不适等。长期的睡眠姿势不良会诱发或者加重颈肩部疼痛。枕头过高或者过低者都是不适宜的。枕头的高度以在睡眠中使颈椎保持正常的生理性前凸最为恰当，这样早晨起来才不会颈项背部酸痛。正常人睡高枕，无论是仰卧还是侧卧，都会使颈椎曲度异常，使颈椎生理性前凸消失或反而后凸，使颈椎椎间隙处于高压力状态的前曲状态，使颈部某些局部肌肉过度紧张。久而久之，颈部肌肉就会发生劳损、痉挛，加速椎间盘的变性，并促使骨刺形成、颈椎不稳定等。天长日久，必然会使颈部神经根、脊髓、交感神经或椎动脉受到刺激或压迫，导致颈椎病，并出现相应的临床症状。正常人长期睡低枕，同样也会使颈椎曲度异常。同时，因头部的静脉无瓣膜，睡低枕头时，重力可使脑内静脉回流变慢，动脉供血相对增加，从而出现头胀、烦躁、失眠等不适症状。

## 一、枕头的选择

目前，我国城市居民所用的枕头基本上以长方形的扁平枕为主，这种枕头虽然美观大方，但并不一定完全符合人体的生理需要，若长期使用不符合颈椎健康要求的枕头，会破坏人颈椎的生理曲度，使之变直或向相反方向弯曲，时间久了就会落枕或患颈椎病。

### （一）枕头的高度及软硬度

对正常人而言，枕头的高度及软硬度与每个人的胖瘦、肩的宽窄、脖子的长短有关，以舒适为度，并无一定的统一标准。以选择符合人体颈椎生理曲度、软硬适宜、舒适美观的枕头最为合适。肩宽体胖者枕头可略高一些，而瘦小的人则可稍低一点。一般来说，单人枕头的长度以超过自己的双肩宽度15cm为宜。对于习惯仰卧的人来说，其枕头高度应以压缩后与自己的拳头高（握拳虎口向上的高度为拳高标准）相等为宜；而习惯侧睡的人，其枕头高度应以压缩后与自己的一侧肩宽高度一致为宜。同时选用的枕头应透气性良好，在枕头的表面，支撑脖子后面（颈曲）的部分应稍高一些，并具备一定的硬度，以便能衬托和支撑保持颈部的生理曲度。而支撑后脑勺的部分应较上述部分低 3～5cm 的距离，使之既能完全支撑头部，又能与颈部的生理曲度相适应。

引起颈椎病症状的有可能是椎间盘突出、骨质增生、椎体的不稳等多种原因，而且根据压迫或刺激神经或血管的不同症状相差各异。况且颈椎有 7个椎体，哪一个椎体或间隙有问题可能出现的症状都不一样，所以说颈椎病不光是有片子上的问题就能诊断，一定还要有临床症状，而且症状是片子的原因引起的。片子及症状上仰头有问题还能让患者枕颈椎枕，不能枕高枕头吗？显然是错误的。在仰头的片子上有问题加之有临床症状的患者就只能枕后扬的圆枕。结论：颈椎病的患者不管高枕及低枕，只要睡时舒服，睡起来后没有症状并舒服时所枕的枕头高度应该是最合理的枕头高度。颈椎病的患者怎么知道自己枕头的高度合适不合适呢？除了自己睡觉感觉舒服，睡起来不难受的自我感觉外，不少人都知道不能枕高，可以放风筝，枕酒（盐水）瓶子以及做米字操，尽量仰头，到医院后拍颈椎的侧位片看有无曲度变直。这样对吗？实际上这样是很不全面的，只能骗了自己。那怎样判断枕头的高低呢？首先在医院要经过专业的医生检查查体，看颈椎有无问题，再拍颈椎的标准侧位、过伸及过屈侧位片，判断哪一个间隙是引起症状的间隙，这个间隙在低头或仰头或正常时哪一个姿势好，哪一个姿势不好。不好的姿势会出现症状，所以就不能做那个姿势。比如说颈椎过伸位有问题，而过屈位正常，那么患者就不能仰头，不能枕颈椎枕，一般可以低头，枕高枕。所以说颈椎病患者枕头的高低是因人而异的，不能千篇一律。颈椎枕是对正常人及部分患者有用的，并不一定适合所有颈椎病的患者。

高枕无忧是怎么流传的呢？第一，第一个说这话的人是枕高枕舒服。第二，这个人在现代来说是一个名人，说过后大家都知道。第三，广大的人群中有相同感觉的人较多（正常人及一部分患者可用）。第四，它应该是一个适合枕高枕的颈椎病患者。

为什么现在大部分人批判这个观点呢？第一，部分专家从颈椎的生理曲度来说，此做法可以使颈椎曲度变直，不符合颈椎曲度学说。第二，正常人效仿，因为正常人无症状的人占多数，正常人加上部分不能枕高枕的颈椎病患者。第三，商家引导，现卖枕头的商家由于利益的驱动，以颈椎枕作为卖点宣传，所以变相地否定了高枕无忧。

枕头到底应该枕多高才合适？在侧位睡觉时，正常人一般枕头的高低要看平时的习惯，仰卧位以头与颈部垫实，稍高与稍低一些都可以。颈椎病的患者一定要拍颈椎的 3 个侧位片（标准侧位、过伸及过屈侧位片），根据片子的结果及症状判定应该是枕高还是枕低（枕头高低因人而异，全国只有我们一家这样要求）。但是原则是枕时及枕后睡起时无症状、无不适感觉。如果枕时及枕后症状加重，一定是枕头的高度不合适，需要调整。侧位枕头的高低也与身体侧的程度不同有关，由低到高，最高为肩一半的距离减头一半的距离。

所以说高枕不一定无忧，低枕及颈椎枕也不一定都对，各个人不一定相同，只要舒服、症状消失就行。

## （二）枕头的内充物

枕头的内充物（枕芯）也至关重要，应根据个人的实际情况合理选用。填料首先不能是大块的棉花或者海绵，最好用较细的颗粒状物填装。因为颗粒状的填料可以很好地塑形，睡觉时后脑勺可以压出一个凹坑来，相应的凸起部分正好可以把向前凸的颈部托起。填料的另一个要求是有一定的吸水性能，这样可以吸收汗水，保持颈部的干燥，如此使用后，应该经常把枕头晾晒一下。

可以用作枕头枕芯的填料有：

1. **荞麦皮** 这是最常见的填料，市场上有售。软硬适中、塑形和吸水性能都不错，也比较轻；缺点是弹性较差，而且翻身及头颈部活动时枕头有响声，对于失眠等睡眠较差的人来说，可能影响入睡。

2. **瘪谷子** 比荞麦皮的塑形和吸水性能更好，可能稍微重一些；其缺点和荞麦皮枕头类似。

3. **稻糠皮** 有一定塑形的性能，比棉花或弹簧要好。但是其锋芒容易刺破布料，刺激皮肤。而且，它也有和荞麦皮枕头类似的容易有响声的缺点。

4. **蚕沙** 由桑蚕的粪便晾晒而成，蚕食桑叶，并无异味。塑形性能和吸水性能非常好，是极其难得的枕头填料。夏天枕用则有清凉败火之功效，也有镇惊息风的作用；民间常给夜哭的婴儿使用，据称有安神作用；给肺火旺盛者使用，有清热凉血的作用。

5. **蒲绒**　香蒲所结蒲绒晒干后加工而成，性能类似羽绒，缺点是有时易板结成小块，如经常晾晒则可以避免。

6. **木棉枕芯**　舒适柔软，又有一定的硬度，也不错。

7. **其他枕头填料**　如残茶、菊花、桑叶、鸡冠花或其他中药枕，只要符合塑形要求都可以选用，倒不见得十分在意其药物治疗作用。

8. **羽绒枕**　羽绒是指长在鹅、鸭胸部下面起防寒作用的柔软绒毛，在显微镜下看，每根绒丝均为三角形骨架结构，能随气温的变化而自然地收缩膨胀，从而产生调温、调湿功能，透气性高，可给人体提供干爽舒适的"小环境"。三角形结构还可使羽绒吸收大量空气，羽绒枕便因此有了其他枕头难以比拟的蓬松度。另外，羽绒纤维有强力的回复弹力，使用一段时间后用力拍打，便会恢复蓬松原状。但羽绒枕价格不菲，目前市场上出现了一些低含绒量（10%左右）的羽绒枕，价格较低，使普通工薪族也能领略羽绒枕特有的蓬松舒适感。

9. **人造纤维枕**　人造纤维轻软、有弹性的特点使其成为枕芯制作的低成本材料，但化纤的出身使其在天然透气性上差。不过，科技的发展很快弥补了人造纤维的这一缺憾，在人造纤维的内部贯穿一条至数条孔道，从而使每根纤维内能够储藏更多的空气，以此制成的枕芯便具有了更好的弹性及透气性，这就是人造中空纤维枕。具有弹性好、价格低、易清洗、防霉防虫等优点。

10. **乳胶枕**　乳胶枕是近年市场上出现的新一代枕具，采用天然橡胶经"发泡"工艺一次成型而制成，这种枕芯由于是纯天然的材质，不同于其他人工合成的泡沫、海绵类材料，无毒无味，对人体无不良影响。而且，乳胶整体一块的构造免除了细小纤维对人体的干扰，特别适合对纤维过敏者及气喘病人使用。另外，经发泡处理的乳胶枕芯透气性好，枕上去无闷热滞重之感。还有，特殊的加工过程使乳胶枕芯易于造型，可以根据颈椎的特点制造不同形状的枕头。由于材质因素，乳胶枕的价格较其他品种的枕头略贵。选择乳胶枕时，要注意目前市场上关于乳胶枕的叫法有些混乱，一些人工合成的泡沫、海绵枕也被称之为乳胶枕，购买时应询问清楚。

（三）不可无枕，也不能都高枕

不用枕头的习惯应克服，此种姿势必然使头颈部处于仰伸状态，在此种状态下，易使后方的黄韧带向椎管内陷入，以致压迫与刺激脊髓，尤其是椎管矢状径狭窄者，更易引起，应设法避免。根据上述原理，不仅颈椎病患者的枕头不宜过高或过低，即使健康人，亦应注意保持颈椎前凸的生理体位，以防引起或加速颈椎的退变。在对颈椎病患者的治疗过程中，应根据病情适当调整枕头的高度：对以运动障碍为主，怀疑椎管前方有髓核脱出或突出，或在 X 线平片或其他影像学图像上显示椎体后缘有骨性致压物（骨刺及髓核等），可能构成对脊髓前方直接压迫者，枕头可稍低，以缓解椎管前方骨刺对脊髓的压迫，但也不可使头颈部过度仰伸，以防因椎管容积减少而加重症状；对以四肢麻痛等感觉障碍症状为主，怀疑有椎管后方黄韧带肥厚、内陷并对脊髓后方形成压迫者，则枕头可稍高，此既可防止黄韧带的内陷，又可增加椎管有效容积而改善症状；发育性颈椎椎管狭窄伴有椎体后缘骨刺形成者，表明椎管内容积无论是在前方还是后方均达到饱和状态，因此，枕头不宜过高或过低，以生理位为佳。患者在有症状时一定要以患者的动力位 X 线片为依据，以出现症状与否及舒适程度为标准采用各种不同的枕头高度，即辨证用枕，因人而异。

## 二、药枕

目前市场上所销售的药枕、保健枕的种类很多，但有些忽略了维护颈部的生理弯曲，保持颈部组织休息的关键因素，而且内部药物作用时间短，需经常更换，加之价格较高，所以一般收入的消费者难以接受。需特别注意的是，有些药枕还有一定的不良反应，会产生头晕、胸闷、乏力等症状。另外，有些枕头的外套还可能导致少数人过敏，所以，选择枕头时一定要注意它是否会对人体健康产生影响。

药枕疗法是根据病情选择有治疗作用的药物粉碎成细末，混合成香料袋置于一定规格的枕套内（一般长 30cm，横径 10cm 的椭圆形枕套），睡眠时放于颈下的治疗方法。

颈椎病是一种慢性病，需长期治疗，药枕制作简单，易被病人接受。药物颈枕疗法使颈椎病病人休息时也能得到适当的治疗，并且效果明显。

### 1. 颈椎康复枕

方 1 组成：生川乌、生草乌、桂枝、红花各 30g，芒硝、细辛各 20g，樟脑 15g，雷公藤 60g。

方 2 组成：川芎 150g，吴茱萸 30g，川乌、草乌、当归、没药、细辛各 20g，威灵仙、甘草各 10g，冰片、樟脑各 10g，薄荷 20g。

制法：取桑树木材制成 36cm×18cm×6cm 的拱形枕头，中间制成 8cm×12cm×2.5cm 的小槽；用绸布适量。先将方 1 中的药物共研末，入白酒 6000ml，浸泡 10d 后，置木枕和绸布于药液中再浸泡 10d，然后取出晾干。将方 2 中前 9 味共研粉末，用醋在微火上炒至有焦味时加入冰片、樟脑及薄荷粉拌匀。然后用晾干的绸布包方 2 中药末放入木槽中。

用法：夜枕，白天用塑料袋封装。每个木枕配装的药物使用期为 3 个月。

**2. 活络通经枕**

组成：当归、羌活、藁本、制川乌、黑附片、川芎、赤芍、红花、广地龙、广血竭、灯芯草、石菖蒲、桂枝、细辛、紫丹参、莱菔子、威灵仙、防风各 300g，乳香、没药各 200g，冰片 20g。

制法：上药除冰片外，一起烘干，共研细末，加入冰片，和匀，装入枕芯，制成药枕。

用法：作为枕头枕于项下。

**3. 舒筋活血枕**

组成：郁金、生姜各 400g，丹参、石菖蒲、葛根、当归、补骨脂、附子、明矾、巴戟天各 500g，合欢皮、延胡索各 300g，威灵仙 200g，全蝎 100g，冰片 20g。

制法：上药除冰片外，分别烘干，共研细末，兑入冰片，和匀，装入枕芯，制成药枕。

用法：作为枕头枕于项下。

**4. 活血化瘀枕**

组成：川芎、羌活、独活、丹参、急性子、玫瑰花、延胡索、蚕沙各 200g。

制法：上药分别烘干，共研细末，兑入冰片，和匀，装入枕芯，制成药枕。

用法：作为枕头枕于项下。

**5. 祛风散寒枕**

组成：独活 600g，白芷 500g，川芎、羌活各 400g，细辛、晚蚕沙各 300g，石菖蒲 200g。

制法：上药分别烘干，共研细末，兑入冰片，和匀，装入枕芯，制成药枕。

用法：作为枕头枕于项下。

注意事项：使用药枕，临床上没有绝对禁忌证，一般无不良反应，如发现药物过敏者，则应停止使用。

由于药枕疗法见效缓慢，一般需常年使用，所以治疗时应有耐心，坚持使用，方能获效。药枕应经常保持干燥，但不宜暴晒。

# 第三节 床铺选择与睡眠体位

## 一、床铺

颈椎病患者除了要很好地选好、用好枕头之外，还应选好床铺。从颈椎病的预防和治疗角度来看，如果床铺过于柔软，可造成由于人体重量压迫而形成中央低、凹边高的状态，这不仅增加了腰背部卧侧肌肉的张力，而且也导致头颈部的体位相对升高。长年如此，就会导致局部肌肉韧带平衡失调，影响颈椎的生理曲线。因此，选择床铺对颈椎病的预防和治疗很重要。

1. **席梦思床垫** 国外已生产出根据人体各部位负荷的不同和人体曲线的特点，选用多种规格和弹性的弹簧合理排列的席梦思床垫。这种床垫可起到维持人体生理曲线的作用，较适宜颈椎病患者。

2. **木板床** 使用较多，可维持脊柱的平衡状态，若被褥松软合适，也有利于颈椎病患者使用。

3. **棕绷床** 透气性好、柔软、富有弹性，比较适合颈椎病患者使用。但随着使用时间延长，棕绳逐渐松弛，弹性减弱，不再适宜颈椎病患者。因此，每隔 3~5 年就应重换棕绳，以增强弹性。

4. **火炕** 我国北方寒冷地区农村常用的床铺。炕烧热后，不仅可以抗寒冷，而且有热疗的效果，对肌肉、关节痉挛与疼痛有放松和缓解的作用，并在一定程度上有缓解颈椎病症状的作用。

5. **气垫床、沙床、水床** 是国内外较为新颖的产品，分别采取在床垫内通过气体、沙、水的流动而不断调整患者躯体负重点的方法，使人体各部符合生物力学要求，保持颈椎、腰椎等的正常生理曲线。但由于价格极其昂贵，目前仅在医院作为治疗床使用。

此外，钢丝弹簧床、铁床则因弹簧、铁条易失去弹性而不适合颈椎病患者。席梦思双软床因过于柔软也不适合颈椎病患者使用。

总之，各种床铺有各自的优缺点，颈椎病患者可根据自己的情况选购。同时，还要考虑居住地区的温度、湿度。一般南方偏于湿热，应选用透气性好的床铺，以利于颈椎病病情稳定，保持脊柱平衡。

## 二、睡眠体位

不良睡眠体位可加速颈椎退化。人的一生有 1/4 ~ 1/3 的时间是在床上度过的。因此不良的睡眠体位因其持续时间长，以及在大脑处于休息状态下人体关节、肌肉等不能及时调整，会造成椎旁肌肉、韧带及关节的平衡失调，张力大的一侧易因疲劳而造成程度不同的劳损，并由椎管外的平衡失调而波及椎管内组织，从而加速了颈椎的退变进程，所以在临床上常可发现有不少病例的初发症状是在起床后出现的。在一般情况下，头颈保持自然仰伸位最为理想，腰背部平卧于木板床上（或以木板为底，上方垫以透气的席梦思床垫亦可），使双膝、髋略屈曲，如此，可使全身肌肉、韧带及关节获得最大限度的放松与休息。对不习惯仰卧者，采取侧卧位亦可，但头颈部及双下肢仍以此种姿势为佳。俯卧位无论从生物力学还是从保持呼吸道通畅来看都是欠科学的，应加以矫正。

应该使整个脊柱处于自然曲度，髋、膝关节呈屈曲状，使患者感到舒适，可使全身肌肉松弛，消除疲劳，调整关节生理状态，根据这一良好体位的要求应该使胸、腰部保持自然曲度，双髋及双膝呈屈曲状，此时全身肌肉即可放松，这样，最好采取侧卧或仰卧，不可俯卧。

侧卧时要注意合适的枕头高度，侧卧时倾斜的角度，下肢微屈，一般原则是以舒服为首要的，床垫要稍微软一点。

# 第四节 颈椎病的预防

## 一、日常生活中不良的活动姿势

### (一) 工作姿势

伏案工作者在工作的大多数时间里都是让颈椎处于低头状态，而低头工作时颈椎间盘内的压力最大，头颈竖直时颈椎间盘内的压力较小，卧床时椎间盘内的压力最小，因此长期伏案工作者易患颈椎病，所以平时工作时一个姿势时间不要过长（1h），同姿势会造成一些劳损，多进行些颈部的锻炼，但是哪些姿势能做哪些姿势不能做需要根据颈椎的动力位 X 线片确定，不能千篇一律地采用仰头的姿势。

### (二) 生活姿势

颈椎要经常负重头颅，从生物力学的角度来研究，颈椎合理的倾斜度会减少和减低颈椎间盘的压力。当颈椎的倾斜度越大时，颈椎间盘失稳的应压力就会越大，很容易发生椎间盘的退变。因此，在日常生活中，要避免长时间的低头活动如打牌、侧头看电视等。在打牌时，要注意经常调整身体的姿势，适当进行一些颈椎的活动，以此缓解长时间的固定姿势所产生的疲劳；看电视时，最好不要依靠在沙发上，或半躺半靠在床上，同时，电视的位置应高度适宜，仰头看电视容易使颈部肌肉产生疲劳，因此电视的高度最好与眼睛保持在同一水平位置，观看的距离也不能太近，否则会使颈椎曲度发生改变，颈背部肌肉紧张。颈椎病患者要以自己舒服为原则，结合动力位片子看适合仰视、平视还是俯视，患者一定要了解平视的姿势禁忌，不要采用固定的仰头姿势。

## 二、颈椎病的预防

颈椎病的预防原则在于未病先防，正常人一定要加强颈部肌肉、韧带的锻炼以及活动度的保持，以防止颈椎病的发生。既病防变，有症状的患者一定要注意有些姿势可做有些姿势不能做，具体哪一些姿势不能做一定要参考患者的动力位 X 线片，在不能做的姿势采用抗阻力的静力锻炼，牵引时一定要注意方向的合理选择，注意平时枕头的高低，这样可以快速地缓解症状；已病防发，无症状的缓解期，平时低头仰头一个姿势时间不能太长，锻炼时平时要做抗阻力的静力锻炼，枕头的高低一定要以患者的动力位 X 线片为依据，这样可以有效地预防颈椎病的复发。

**1. 注意改善不良的睡眠习惯**　正常人仰卧位枕高应在 12cm 左右，侧卧与肩等高，枕头的高低因人而异，约与个人拳头等高为好。颈椎病患者与正常人大致相同，椎体后缘增生明显者，枕头可相应偏高些；黄韧带肥厚、钙化者应偏低些。枕芯内容要求细碎、柔软。常用谷皮、荞麦皮、绿豆壳、草屑等充填，而海绵、棉絮、木棉等均不适合。枕头的形状以中间低、两端高的元宝形为佳。此种形态可利用中部凹陷部来维持颈椎的生理曲度，对头颈部可起到相对制动与固定作用。

**2. 固定姿势工作习惯的改善**　对于低头工作或头颈部固定在同一姿势下工作的人，首先要使案台与座椅高度相称，适于自身，尽量避免过度低头屈颈，桌台可适当高些，勿过低，半坡式的斜面办公桌较平面桌更为有利。除改善工作条件外，另一个必须注意的方面是应有工间操，包括颈椎保健操。在长时间工作中，做短暂的颈部前屈、后伸、左右旋转及回环运动，以改善颈肌疲劳，恢复最佳应力状态。另外每日早晚坚持必要的锻炼可达到预防及治疗颈椎病的作用。对于专业化程度高的工作，适当改变工种，或定期轮换工作，对预防颈椎病均可起到良好的作用。从事低头工作的人易患颈椎病，但若长时间地保持挺胸、抬头、收颌，可使颈部肌肉紧张，颈椎曲度变直，也可以产生颈椎病，即所谓"军人颈"。所以，在听报告或坐位状态，我们应注意放松颈部肌肉，保持颈椎自然状态。对于长期服役的军人，更应注意。

**3. 注意感染的影响**　咽喉部炎症及上呼吸道感染是常见的呼吸道疾病，因为这类炎症一旦经淋巴系统向颈部及关节囊扩散，往往成为颈椎病的原因或诱因。因此，防止各种上呼吸道炎症，预防感冒，保持口腔清洁，也是预防颈椎病的措施之一。

**4. 颈部肌肉的强化训练**　人到中年以后各种器官和组织不可避免地出现退化（退行性改变），韧带松弛，肌肉的力量减弱。脊柱宛如起重塔吊架，其周围的韧带和肌肉就像固定的三根钢索，如果钢索较松，塔吊架就会晃动，那样起重的动作就会受到影响。肌肉和韧带松弛后脊柱呈现不稳定状态，过度的骨质增生或椎间盘膨隆就容易激惹起神经的症状。轻则颈部疼痛、放射痛，较重一些出现上肢、手的麻木、刺痛症状，所以人到中年后要注意自我保健，特别是颈部肌肉的锻炼，以增强脊柱的稳定性。

5. **严防急性头、颈、肩外伤** 头颈部跌扑伤、碰击伤及挥鞭伤，均易发生颈椎病及其周围软组织损伤，直接或间接引起颈椎病，故应积极预防，一旦发生应及时检查和彻底治疗。有些外伤是不易引起人们注意的，例如坐车打瞌睡，遇到急刹车，头部突然后仰，可造成颈椎挥鞭性损伤；有人生气时随意拧孩子耳朵，孩子为了防御而急性扭颈，或用巴掌打击孩子头部等，均可引起颈肌及其周围软组织损伤；婴幼儿颈部肌肉尚不发达，颈软，如过早抱起或抱孩子姿势不合适，甚易造成过伸性颈椎损伤；有些青少年体育运动不得要领或不重视运动前的预备活动，如顶牛、头顶立、前滚翻及骑颈娱乐等，均可造成运动损伤。防止外伤是预防脊柱退行性变的有力措施。一旦发生外伤，除治疗软组织伤外，还要及时治疗颈椎小关节错位，以防止发展成为颈椎病。

6. **防风寒、潮湿，避免午夜、凌晨洗澡或受风寒吹袭** 避免空调冷风直吹颈肩部肌肉，注意保暖。风寒使局部血管收缩，血流降低，有碍组织的代谢和废物清除，潮湿阻碍皮肤蒸发。

7. **防治咽喉炎** 咽喉部的急、慢性炎症也是颈椎病的原因之一。由于急、慢性咽喉炎可刺激邻近的肌肉、韧带或通过丰富的淋巴系统使炎症局部扩散，导致邻近组织肌张力降低、韧带松弛，进而使得颈椎内外平衡失调，破坏颈椎稳定性而诱发颈椎病。所以，在日常生活中，要注意保护咽喉，多喝水，不吸烟，少吃刺激性强的食物，如辣椒、胡椒，积极预防上呼吸道感染，避免咽喉受到损伤或感染而发生炎症。一旦出现急慢性咽喉炎症状，应及时诊断和治疗，以减轻炎症，减少并发症，防止诱发颈椎病。

8. **老年人的预防** 50岁以上的老人，脊柱多有退行性改变，因此更应重视预防脊柱病的发生。枕头必须选用合乎个人规格的（保健枕分为特大号、大号、中号、小号、特小号5个规格。男士按个人衬衣号用同号的枕头，女士按衬衣号用小一号的枕头），无论家居或外出，都要重视用枕；天气寒冷时要注意颈腰部保暖，以避免因冷刺激而发生落枕，诱发颈炎和肩周炎。与人谈话、看电视、看电影或看书读报时，要尽可能直视，不要过度扭曲颈部。总之，要保持脊柱的正常生理曲度，防止因姿势不良而诱发颈椎病。近年来国内外研究证明，危及中老年人生命的心血管、脑血管疾病及多种慢性病与脊柱相关，故作为老年人预防脊柱病，亦能达到预防高血压、冠心病、心律失常、脑血管等病的作用。对待疾病最积极的方法是防患于未然，尤其在目前治疗药物日益增多的时代，重视预防医学宣教尤为重要。

## 三、预防颈椎病的几种日常活动

### （一）疾走或慢跑

轻松的疾走或慢跑，是一种全身都参与的运动。通过有节奏的肌肉交替收缩和舒张，锻炼了脊柱关节的平衡和协调能力，提高了肌肉耐力。慢跑时所供给的氧气较静坐时多 8～12 倍。同时，慢跑运动可使人体产生一种低频振动，让血管平滑肌得到锻炼，从而增加血管的张力。对于长期伏案工作的人可以有效缓解肌肉疲劳，改善局部血液循环，舒缓紧张情绪。相对颈椎病患者来说，疾走更应该提倡，它的效果不比慢跑差，而运动时对脊柱各关节的冲击要比慢跑小得多。

合理锻炼：①调呼吸。运动时，呼吸要深长、缓慢而有节奏，可两步一呼、两步一吸，亦可三步一呼、三步一吸。宜用腹部深呼吸，吸气时鼓腹，呼气时收腹。②矫姿势。行走或跑步时，肩部适当放松，避免含胸，从颈到腹保持直立，两眼注视前方，除非道路不平，不要前探。落地时用前脚掌着地，并让冲击力迅速分散到全脚掌。不要用全脚掌或脚跟着地，以免对骨和关节造成损伤。

### （二）骑自行车

自行车在我国是一种很普通又十分便利的交通工具，人们在上下班和郊游时都经常用它。研究表明，骑自行车和跑步、游泳一样，是一种能改善心肺功能的耐力性锻炼。还可提高神经系统的敏捷性，预防大脑老化，并可使下肢髋、膝、踝 3 对关节和颈、背、臂、腹、腰、腹股沟、臀部等处的肌肉、韧带得到相应的锻炼。骑车的动作是双手前探，两肩上耸，头颈上扬，这个姿势刚好和平时大多数人工作时的姿势相反。平时大家在电脑前需要长时间低头屈颈，这就造成了颈背部肌群的过度紧张疲乏，是肌肉僵硬、颈部不适等症状的病因。而骑车却使头仰起来，这种"非正常运动状态"起到了反向的治疗作用，使平常紧张的肌肉韧带得到牵伸，松弛的肌肉得到锻炼。这是骑车预防颈椎病的关键所在。

**1. 要注意正确的姿势**　首先要调整好自行车鞍座的高度和把手等。合适的鞍座高度可以避免大腿根部内侧及会阴部的擦伤或皮下组织瘤样增生。调整好把手有助于找到避免疼痛的良好姿势。脚踩踏板时，位置一定要恰当，用力要均匀，以防踝关节和膝关节发生疼痛。此外，还应经常更换手握把手的位置，注意一定的节奏，快驶与慢驶交替进行。

**2. 适时补充水分**　温度在 5～10℃ 的水能更快地到达胃部进入血液循环。可以在运动前半小时喝一杯水，也可以选用运动饮料，因为它能比纯水更快地进入血液循环，便于迅速补充水分及矿物质。

**3. 要戴好安全帽**　活动中的安全防护非常重要，应戴好安全帽，保护头颈部不受到伤害。

（三）游泳

游泳时，人体与阳光、空气、水发生接触，对促进新陈代谢、扩张皮肤血管、增强身体抗病能力大有益处。游泳也是一项全身运动，除有助于减肥、塑造形体外，还可预防或治疗颈椎病。游泳时，因为需要换气，颈部要从水面努力上抬，使头部露出水面呼吸，同时双手交替前探，用力划水。这样的动作会使颈背部的肌肉加倍做功，同样是与平时姿势相反的"非正常运动状态"。由于水的阻力是空气中的 20 多倍，因此游泳是非常充分的锻炼，这样不仅缓解了平时单调的伏案动作导致的颈部肌肉紧张不适，而且加速了血液循环，舒缓疲劳。

合理锻炼：①游泳时，必须注意安全。凡患有传染性疾病或有开放性伤口者，都不宜参加游泳，女性月经期一般也不应游泳。②饭后、酒后或剧烈运动后大汗淋漓时，不宜立即下水游泳。③游泳前应做好充分的准备活动，包括徒手操、模仿练习和拉长肌肉韧带的练习等。④游泳结束上岸后，应及时用清水清洗眼、耳、鼻和口腔，冲洗身体，然后擦干，穿上衣服保暖，以防感冒。游泳后尤其需要刷牙、漱口，彻底清洁口腔。游泳后不要马上吃东西，否则病菌很容易进入胃肠道，尤其是抵抗力较差的儿童更容易感染疾病。

## （四）打羽毛球

羽毛球运动量适中，技术难度不大，谁都可以挥上两拍，是一项老少皆宜的运动。在打羽毛球时，需要在场地内忽前忽后，忽左忽右地来回接球。在接后场高吊球时，需要颈部后仰，抬头挺胸；而当接前场网前小球时，需要上前探身弯下腰去接球；当球的方向或左或右时，头也会跟着球的方向转向左或向右；挥拍时肩、颈、腰、髋等各大关节都得到充分的运动和拉伸，这样的运动恰恰对颈椎起到了充分的运动功效。用打羽毛球治疗颈椎病，比起那些枯燥的"拉伸脖子、摇头晃脑"的治疗方法更容易坚持下去。对于轻度颈椎病患者和希望预防颈椎病的人群来说，是最有效的选择方法。这种与日常生活中经常做的动作"反其道而行之"的"非正常运动状态"，完全可以抵消掉长期保持一种姿态（如久坐）给颈椎带来的副作用。

合理锻炼：①开始打球前应做好充分的热身活动，包括徒手操、模仿练习和拉长肌肉韧带的练习等，避免运动损伤。②患有颈椎管狭窄、颈椎关节过伸位失稳、脊髓型颈椎病的人群不适宜，因为过度的屈伸运动会增加脊髓或神经的压迫，加重患者的病情，因此应尽量避免此类姿势。

## （五）放风筝

放风筝这项活动的健身与医疗功效，很早以前就受到人们的重视，宋代李石在《续博物志》中说，放风筝"张口而视，可泄内热"。清代富察敦崇在《燕京岁时记》中说："放之（风筝）空中，最能清目。"的确，放风筝时，极目碧空，看风筝随风飘逸，在蓝天白云间摇曳翻腾，可调节视力，消除眼肌疲劳，预防近视。此外，放风筝还是一项能够防治颈椎病的活动。

放风筝时，受兴趣的驱使，人要仰首举目，挺胸抬头，左顾右盼，仰俯有度。经常放风筝，可以保持颈椎、脊柱的肌张力，保持韧带的弹性和椎关节的灵活性，增强骨质代谢，加强颈椎、脊柱的代偿功能，既不损伤椎体，又可预防椎骨和韧带的退化。有人说放风筝是预防颈椎病的一个"秘方"，但是对于不能仰头的颈椎病患者来说应该尽量少做仰头动作，以免症状加重。

放风筝又是一项综合性的体育运动。放风筝时有跑有停，有进有退，躯干、四肢动作协调、连贯、自然，几乎全身的骨骼和肌肉都要参与活动。经常放风筝的人，手脚灵活，思维敏捷。

在空敞开阔的场地放风筝是最好的空气浴，在风和日丽的大自然中放风筝也是最好的日光浴。放风筝时人的呼吸或急或缓，心率快慢有度，可增强心肺功能，促进机体新陈代谢，改善微循环，延缓器官老化。经常放风筝，可提高生活质量，不仅能防治颈椎病，其他一些老年性疾病也会由此大为减少。

合理锻炼：①注意环境的选择，机场旁、电线杆附近、火车道旁、高楼顶或闪电时，绝对不可以放风筝。在公园里、小山丘上、河川旁或海边空旷处，注意周围地面情况，路面要平整，没有沟沟坎坎，因为在放风筝的过程中人总是在倒行，所以要特别注意防止摔伤。②注意观察周围是否有电线，防止因风筝与电线接触发生触电事件，要尽量保持风筝的干爽，如果挂在电线上不要贸然去取，防止触电和摔伤。③放风筝需要长时间仰头，同一个姿势要保持较长时间，老年人和椎动脉供血不足的患者尽量避免突然转头，以防突然发生脑供血不足。④放风筝过程中要注意防止太阳光直射，灼伤眼睛，天热时注意防晒，以及烈日下的脱水等。天冷时要防止长时间的站立导致手脚的冻伤。另外特别提醒不能仰头的病人此项运动不建议做，否则会加重病情。

### （六）练习瑜伽预防颈椎病

瑜伽并不能代替正规的医学治疗，但是适当的瑜伽练习可以在预防保健和功能性恢复上起到很好的作用。瑜伽对于疾病的预防、治疗、康复首先出于整体的协调，然后才是解决局部的问题，因为人体本身是一个整体。从瑜伽的理念来看，任何疾病的产生，都是由于身体某些平衡能力的丧失导致人体内和谐环境的破坏所引起的，这里有结构的平衡，也有能量的平衡。所以，若要使瑜伽练习对疾病起到预防的作用，首先要找到局部问题与整体的连接点，从重建连接点开始做起。

1. **颈部体位法**　坐在椅子上，上体正直，双手自然放在大腿上。头部分别向前、后、左、右方向尽量伸展，做 2 次。颈部放松，头部顺、逆时针转动 1 周，做 3 次。颈部直立，慢慢转向左侧，均匀呼气的同时将下巴放到肩膀上，保持 5 次均匀呼吸，慢慢还原。换右侧再做 1 遍，左、右侧各做

2 次。

功效：伸展头、颈、肩，可治疗颈椎病、肩周炎。

2. **三角式**　直立，双脚分开与两肩同宽。吸气，两臂打开，与地面平行。呼气，腰部向左侧弯曲，左手放在椅子坐面上（左手也可放在左脚上），双臂成一条直线。头扭转看右手，正常呼吸 5 ～ 10 次后，慢慢还原。换另一侧重复，双侧各做 2 次。

功效：对脊柱和背部来说，这是一个极佳的锻炼方法。它滋养脊柱和背部神经，消除背部疼痛，扩张胸部，增加肺活量，减少腰围上的脂肪。三角式也是伸展全身肌肉的体位法。

3. **三角扭转式**　在三角式的基础上，慢慢转身，右手放在左侧椅子坐面上或左脚上。扭转头部，双眼看左手，此时，尽力使双手、双肩和背部在一个平面上。正常呼吸 5 ～ 10 次后，慢慢还原。换另一侧重复，双侧各做 2 次。

功效：同三角式。另外，它还可增加腰部旋转的灵活性。

4. **坐椅半莲花单腿背部伸展式**　坐在椅子上，上身正直。左腿弯曲，左脚放到右大腿根部，脚心朝上，成半莲花坐姿（也可将左脚放在右大腿根部的椅子坐面上），右小腿与地面垂直。吸气，双手向上伸展。呼气，低头，双手向前伸展。尽量将双手手心放在地上，吸气，抬头。呼气，头部放松低下，上身放在右大腿上，保持 5 ～ 10 次均匀呼吸，还原。换另一侧重复，双侧各做 3 次。

功效：这个功法使腹腔脏器得到按摩，可改善消化系统功能，调理肠胃，同时使背部得到锻炼和加强。

合理锻炼：有些初学者在开始练习瑜伽的某些体位动作时，往往会觉得肩、颈反而比以前更紧张。这时要注意到引起酸痛紧张的这个部位的姿势，这是以后练习时应注意随时放松的重点。要知道，脊柱的协调运动是构成脊柱的全部关节逐次联动的结果，很多初学者未能认识到自己的脊柱平顺性和柔韧性是否足够，而对自己完成动作的标准要求过高，一个典型的例子是常会把脖子扭动的角度太大，这是造成体位法后肩颈不适的主要原因。比如，后仰时，会不自觉地去向后伸颈部，让眼睛能看到后方。若是从镜子看自己的侧面，会发现整条脊椎的弧度到脖子突然加大，好像脖子要扭断了的样子。

要避免这个情形，在做各类（不只是后仰）体位法时，请随时告诉自己，下巴要略微地收进来，让颈椎拉长一些，并保持整个脊椎呈现自然平滑的弧线状态。

以上的几种锻炼姿势，是适合正常人及一部分患者的，不是所有的患者都可以做的，颈椎病患者的锻炼一定要在专业骨科大夫的指导下进行，依据患者的动力位 X 线片及颈椎的 MRI 检查进行判定，让患者一定要知道以前颈椎的锻炼部分是不能做的，会加重患者的症状。

## 四、特殊职业人群的颈椎病预防

### （一）办公室工作人员

在办公室工作的人员因长时间忙碌，使他们无暇锻炼，通常是忙碌了一整天后，颈部感觉像背了一座大山，难以忍受，在此时要及时进行颈部的锻炼和呵护。人体的正常脊柱有 4 个生理弯曲，当人从爬行动物进化为直立行走的动物时，脊柱经历的考验及负重是最大的，也是最容易受到损伤的。办公室工作人员正确的走路姿势、坐姿对预防颈椎病十分重要。

1. **走路姿势** 许多人走路习惯于自然松解状态，使脊柱、颈椎无形中受累。正确的走路姿势应该为站立时全身从脚心开始微微上扬，即收腹挺胸，双肩撑开并稍向后展，双手微微收拢，自然下垂，下颌微微收紧，目光平视，头顶如置一碗水或一本书，后腰收紧，盆骨上提，腿部肌肉紧绷，膝盖内侧夹紧，使脊柱保持正常生理曲线。要做到从侧面看，耳、肩、髋、膝保持在一条垂线上。随着呼吸的调节，应找到一种在微微的绷紧中放松的自信、自如的感觉。要训练正确的站姿，可以从背贴墙面开始，每天早、晚各 1 次，每次 15min，同时可在头顶放一本书。行走时应牢记站立的要点，双手微微向身后甩动。双腿夹紧，双脚尽量走在一条直线上。走路时脚跟先着地，脚掌后着地，并且胯部随之产生一种韵律般的轻微扭动。正确的走姿应该在正确的站姿基础之上进行。在头一个月里，是最难坚持的，如果能够坚持练习 3 个月以上，那么正确的站姿、走姿将会使身体的颈椎、腰椎等终身受益。

2. **坐姿** 许多办公室工作人员在工作时习惯于驼背、弓腰，加上长时间的低头伏案，使颈椎长期处于前屈的劳累状态，颈后肌肉处于强直状态，违背了颈椎前凸、胸椎后凸的生理曲线。正确的坐姿应该是正确的站姿和走姿的延伸，应该尽量拉近身体与工作台的距离，将桌椅的高度调整到与自己的身高比例合适的最佳状态。腰部挺直，双肩自然后展，工作间隙时应该经常随着呼吸做自然的提肩动作，每隔 5～10min 应该抬高头部后仰休息片刻，使头部、颈部、肩部以及胸部处在一种微微绷紧的正常生理曲线状态，并且尽量避免头颈部过度前倾或后仰，臀部要充分接触椅面，可以经常用椅背顶住后腰稍做休息。

3. **适当的锻炼**　专门抽时间到体育场馆锻炼恐怕是许多白领人士无法实施的计划。这里介绍几种简易的运动方法仅供参考：每晚洗浴前做俯卧撑 30 次（女性可跪在地上双手撑地或撑床，做时胸腹尽量贴地），哑铃运动 30 次，或双手向上向后跳跃（可在地毯上进行）100 次。这种细水长流的主动锻炼只要坚持下去就会事半功倍，另外还要注意合理营养、降脂、补钙等。

（二）学生族预防颈椎病的方法

随着学生学习方式的改变，学习压力的增加，超负荷学习、长期伏案、不良姿势体位以及对学生的健康教育不够等因素，导致许多人出现了颈肩部酸痛、沉重感、疲劳加重，可伴头痛、头晕、恶心、心悸，严重时甚至可有注意力不集中、记忆力下降、经常落枕、上肢麻木等颈椎病的症状。因此针对学生一族的颈椎病预防知识刻不容缓。

1. **保持正确的姿势**　首先，日常生活中应注意保持头颈正确的姿势，纠正不良习惯。如保持脊柱的正直，不要偏头看书，操作电脑、学习工作时要正面注视；睡觉时要选择合适的枕头，一般枕头以 6cm 左右的高度为宜，颈部不能悬空，使头部保持略后仰，习惯侧卧位者，应使枕头与肩同高；不要长时间躺着看书、看电视；要注意动静结合，低头持续 20min，需抬头仰视 3min，低头持续 40min，需要起来活动，头部要适当前俯后仰，达到调整颈部肌肉与韧带舒缩功能、增加颈部肌肉弹力的目的；要避免颈部过伸过屈活动，如望天花板、刷牙、洗脸、饮水等。其次，合理调整桌面与椅子的高度比例，最好能采用适合学生各自脊椎生理特点的学习工具。

2. **加强自身的认识**　改变不良的生活方式，驱除颈椎病的"罪魁祸首"，如通宵玩电脑、躺着看书、高枕、长时间看电视等。另外要防止酗酒，因为酒精会影响钙质在骨上的沉积，使人们易患骨质疏松症，加速颈椎退行性变。并且警惕颈椎病初期症状和异常症状，如有的患者经常出现头痛、眩晕、失眠、烦躁或精神抑郁等轻微症状，或者出现牙痛、三叉神经痛、恶心、呕吐、视力及听力障碍、味嗅觉及皮肤感觉异常、心律失常等症状而又久治无效时，应该检查颈椎，因为病变很可能在颈椎。学生学业繁重，又意识不到颈椎病危害的严重性，往往是在病情已很严重时才走进医院求诊的。

3. **适应外界的变化**　平时肩部要注意保暖。夏季不要用电风扇和空调直接吹肩颈部，不宜长时间待在空调房里；冬季宜加围巾保护颈肩部；平卧时要避风寒，防止落枕的发生，宿舍也要保持通风和干燥的环境。

4. **防止头颈部外伤的发生**　在各种活动中，尤其是文体活动中，注意保护颈椎，避免颈部直接暴力导致的各种挫伤，或者乘车急拐弯、急刹车时突然转颈；对于已经发生颈椎损伤的青少年应给予早期治疗。如颈部受伤后，应该到正规医院接受检查治疗，并且不得随意"扳脖子"，以免使病情加剧。

5. **积极体育锻炼**　每天必须抽出一定的时间进行锻炼，加强颈肩部肌肉的锻炼，可做头部及双上肢的前屈、后伸及旋转运动，既可缓解疲劳，又能使肌肉韧度增强，有利于颈段脊柱的稳定性，增强颈肩顺应颈部突然变化的能力。如坚持做颈椎保健操、打太极拳、游泳、爬山等，对于长期低头伏案工作及上网的学生尤为重要。

6. **心理调节**　正确认识颈椎病对学生是十分重要的。消除悲观心理，避免急躁情绪，经常保持乐观向上的心态有利于颈椎病的康复。即使得了颈椎病，也不必有过多的心理负担，因青少年颈椎病和老年性颈椎病毕竟有本质上的区别，只要积极治疗，绝大多数是完全可以康复的，这一点对于学生颈椎病的心理预防很重要。

# 第五节　颈椎病的保健

颈椎病本身就是一种退行性病变，因此，更要对颈部加以保护，尽量避免不必要的损伤。无论是睡眠、休息，还是学习、工作，甚至日常一些动作，都要保持良好的习惯，时刻不忘对颈椎的保护，同时加强颈肌的锻炼。下面介绍几种颈椎病保健的方法。

## 一、颈椎保健操

凡长期从事办公室工作的人，如打字、写作等都会因姿势不当造成颈椎损伤，此外，其发病还与受寒及潮湿等因素刺激有关。要防止颈椎病的发生，除了要纠正不良姿势、注意防潮、防冷外，还应积极加强锻炼，经常活动颈部。下面介绍六式颈椎保健操，以供大家在平时练习预防颈椎病。

1. **前俯后仰**　做操前，先自然站立，双目平视，双脚略分开，与两肩平行，然后双手叉腰。动作时先抬头后仰，同时吸气，双眼望天，停留片刻；然后缓慢向前胸部位低头，同时呼气，双眼看地。做此动作时，要闭口，使下颌尽量紧贴前胸，停留片刻后，再上下反复做 4 次。动作要旨是舒展、轻松、缓慢，以不感到难受为宜。

2. **举臂转身**　做操前，先自然站立，双目平视，双脚略分开，与肩同宽，双手自然下垂。动作时先举右臂，手掌向下，抬头目视手心，身体慢慢转向左侧，停留片刻。在转身时，要注意脚跟转动 45°，身体重心向前倾，然后身体再转向右后侧，旋转时要慢慢吸气，回转时慢慢呼气，整个动作要缓慢、协调。转动颈、腰部时，要尽量转到不能转为止，停留片刻，回到自然式后，再换左臂。而换左臂时，放下的手要沿耳根慢慢压下，换好手臂后同样再做，来回反复做 2 次。

3. **左右旋转**　做操前，先自然站立，双目平视，双脚略分开，与肩平行，双手叉腰。动作时先将头部缓慢转向左侧，同时吸气于胸，让右侧颈部伸直后，停留片刻，再缓慢转向左侧，同时呼气，让左边颈部伸直后，停留片刻。这样反复交替做 4 次。要注意的是，整套动作要轻松、舒展，以不感到头晕为宜。

4. **提肩缩颈**　做操前，先自然站立，双目平视，双脚略分开，与肩平行，双手自然下垂。动作时双肩慢慢提起，颈部尽量往下缩，停留片刻后，双肩慢慢放松地放下，头颈自然伸出，还原自然，然后再将双肩用力往下沉，头颈部向上拔伸，停留片刻后，双肩放松，并自然呼气。注意在缩伸颈的同时要慢慢吸气，停留时要憋气，松肩时要尽量使肩、颈部放松。回到自然式后，再反复做 4 次。

5. **左右摆动**　做操前，先自然站立，双目平视，双脚略分开，与肩平行，双手叉腰。动作时头部缓缓向左肩倾斜，使左耳贴于左肩，停留片刻后，头部返回中位；然后再向右肩，右耳贴于右肩，停留片刻后，头部返回中位；然后再向左肩倾斜，同样左耳要贴近左肩，停留片刻后，再回到中位。这样左右摆动反复做 4 次，在头部摆动时需吸气，回到中位时慢慢呼气，做操时双肩、颈部要尽量放松，动作以慢而稳为佳。

**6. 波浪屈伸**　做操前，先自然站立，双目平视，双腿略分开，与肩平行，双手自然下垂。动作时下颌往下前方波浪式屈伸，在做该动作时，下颌尽量贴近前胸，双肩扛起，下颌慢慢屈起，胸部前挺，双肩往后上下慢慢运动。下颌屈伸时要慢慢吸气，抬头还原时慢慢呼气，双肩放松，做 2 次，停留片刻；然后再倒过来做下颌伸屈运动，由上往下时吸气，还原时呼气，做 2 次，正反各练 2 次。

锻炼时一定要循序渐进，不要操之过急。而且病人锻炼更需注意，锻炼是为了缓解症状，如果症状加重，一定要到医院找专业大夫，了解清楚自己哪一些动作不能做，哪些动作可以做，以免病情加重。

## 二、颈椎病的康复操

对于患有颈椎病的患者，康复操可改善患者颈部的血液循环，松解粘连和痉挛的软组织。颈椎病康复操中的不少动作对颈椎病有独特疗效，无颈椎病者也可起到预防作用。

姿势：两脚分开与肩同宽，两臂自然下垂，全身放松，两眼平视，均匀呼吸，站坐均可。

1. **双掌擦颈**　十指交叉贴于后颈部，左右来回摩擦 100 次。

2. **左顾右盼**　头先向左后向右转动，幅度宜大，以自觉酸胀为好，30 次。

3. **前后点头**　头先前再后，前俯时颈项尽量前伸拉长，30 次。

4. **旋肩舒颈**　双手置两侧肩部，掌心向下，两臂先由后向前旋转 20 ~ 30 次，再由前向后旋转 20 ~ 30 次。

5. **颈项争力**　两手紧贴大腿两侧，两腿不动，头转向左侧时，上身旋向右侧，头转向右侧时，上身旋向左侧，10 次。

6. **摇头晃脑**　头向左—前—右—后旋转 5 次，再反方向旋转 5 次。

7. **头手相抗**　双手交叉紧贴后颈部，用力顶头颈，头颈则向后用力，互相抵抗 5 次。

8. **翘首望月**　头用力左旋，并尽量后仰，眼看左上方 5s，复原后，再旋向右，看右上方 5s。

9. **双手托天**　双手上举过头，掌心向上，仰视手背 5s。

10. **放眼观景**　手收回胸前，右手在外，劳宫穴相叠，虚按膻中，眼看前方。

锻炼时一定要循序渐进，不要操之过急。而且病人锻炼时更需注意，自己的姿势禁忌要切记。

### 三、颈椎病米字操

1. **预备式**　可以盘坐在垫子上，或者坐在椅子上，腰背挺直，尽量让颈部伸展，下颌略收，双臂放松下垂，肩膀向后微微张开。感觉整个身体充分拉伸，保持 5s，然后慢慢放松。注意不要闭眼，目视前方。

2. **前屈式**　自预备式，缓慢向前屈颈低头，双肩打开，肩膀有向后牵引的趋势，直至颈肩肌肉感到绷紧为止，保持 5s，然后缓慢放松回复原位。如果已经出现颈部不适的状况，那么不建议做米字操中的后仰动作，以免加重症状。

3. **左侧式**　自预备式，头部缓慢偏向左侧，感觉让左耳向左肩贴近，使右侧颈肩肌肉感到绷紧为止，同时右臂尽力向下伸，脊柱保持挺直。之后缓慢放松回复到预备式。

4. **右侧式**　自预备式，头部慢慢偏向右侧，让右耳与右肩靠近。与左侧式方向相反，动作一致。

5. **左转式**　自预备式，头部向左侧扭转，目光尽量看向身体后方，但是身体不能转动，保持 5s，最后回复原位。

6. **右转式**　自预备式，头部向右侧扭转，与左转式方向相反，动作一致。

提醒：颈椎不适伴眩晕的病人，不要盲目模仿米字操，一定要了解自己哪些动作不能做，特别是旋转以及屈伸动作，否则可能会出现症状加重。

### 四、太极拳疗法

太极拳是我国宝贵的民族遗产，它姿势优美，动作柔和，男女老幼皆宜，并不受时间和季节的限制。既能锻炼身体，又能防治疾病，不仅我国人民喜欢练，而且受到世界各国人民的欢迎。太极拳在我国历代人民的长期实践中不断地改进和发展，使它无论在技术上、理论上都形成了完整而系统的内容，成为具有宝贵医疗价值、轻松柔和的运动项目，也是我国古代人民在运动事业上的巨大贡献。

**1. 太极拳的作用**　太极拳对许多疾病有防治和康复作用，如颈椎病、冠状动脉粥样硬化性心脏病、心绞痛、心肌梗死后恢复期、高血压病、风湿性心脏病、肺源性心脏病、神经衰弱、各种类型的自主神经功能紊乱、胃肠神经官能症、老年性便秘、消化性溃疡、慢性支气管炎、慢性非活动性肺结核等许多疾病。中医认为太极拳具有补益肾精、强壮筋骨、抵御疾病的作用，所以经常坚持这项运动，能防止早衰，延缓衰老，使人延年益寿。

医学研究表明，太极拳和一般的健身运动不同，太极拳不但活动全身各个肌肉群、关节，还要配合均匀的深呼吸与横膈运动。而更重要的是需要精神的专注、心静、用意，这样就对中枢神经系统起到了良好的作用，从而为其他系统与器官的活动和改善打下了良好的基础。

**2. 太极拳的运动特点**　是举动轻灵，运作和缓，呼吸自然，用意不用力。是静中之动，虽动犹静，静所以养脑力，动所以活气血，内外兼顾，心身交修。也就是使意识、呼吸、动作三者密切结合，从而达到调整人体阴阳，疏通经络，和畅气血的效果，使人的生命得以旺盛。故可使弱者强，病者康，起到增强体质、祛病延年、防治颈椎病的作用。锻炼时一定要循序渐进，不要操之过急。而且老年病人锻炼更需注意。

## 五、跳绳疗法

在各种预防颈椎病的运动中，一些健身运动专家近年来格外推崇跳绳运动。他们认为，低温季节尤其适宜这种运动。跳绳花样繁多，可简可繁，随时可做，一学就会，特别适宜在气温较低的季节作为健身运动，而且对女性尤为适宜。从运动量来说，持续跳绳10min，与慢跑30min或跳健身舞20min相差无几，可谓耗时少，耗能大的需氧运动，尤其是对颈椎病的防治有非常好的疗效。

**1. 绳子选择与跳法**　绳子一般应比身高长60～70cm，最好是实心材料，太轻的反而不好。跳的时候，用双手拇指和示指轻握，其他手指只是顺势轻松地放在摇柄上，不要发力。另外，要挺胸抬头，目视前方 5～6m 处，能感觉到膝关节和踝关节的运动。

2. **跳绳的运动安排**　鉴于跳绳对颈椎病的独特保健作用，医学专家建议，颈椎病患者跳绳健身要建立一种"跳绳渐进计划"。初学时，仅在原地跳 1min，3d 后即可连续跳 3min，3 个月后可连续跳上 10min，半年后每天可实现"系列跳"。如每次连跳 3min，共 5 次，直到一次连续跳 30min。一次跳 30min，就相当于慢跑 90min 的运动量，已是标准的需氧健身运动。

3. **跳绳的注意事项**　跳绳者应穿质地软、重量轻的高帮鞋，避免脚踝受伤。绳子要软硬、粗细适中。初学者通常宜用硬绳，熟练后可改为软绳。要选择软硬适中的草坪、木质地板或泥土地的场地，切莫在硬性水泥地上跳绳，以免损伤关节，引起头昏。

跳绳时须放松肌肉和关节，脚尖和脚跟须用力协调，防止扭伤。胖人和中年妇女宜采用双脚同时起落的方式。同时，上跃也不要太高，以免关节因过于负重而受伤。跳绳前足部、腿部、腕部、踝部应先做些准备活动，跳绳后则可做些放松活动。由于颈椎病病症复杂，跳绳后如有身体不适，应立即停止该项运动。锻炼时一定要循序渐进，不要操之过急。而且病人锻炼更需注意。本锻炼方法不适合老年人。

## 六、哑铃体操

1. **屈肘扩胸**　两腿分立肩宽，两手哑铃自然下垂，两臂平肩屈肘，同时向后扩胸，反复 12～16 次。

2. **斜方出击**　两腿分立与肩宽，两手持哑铃屈肘置于胸两侧，上体稍向左移，右手向左前斜方出击，左右交替，各反复 6～8 次。

3. **侧方出击**　两腿分立与肩宽，两手持哑铃屈肘置于胸两侧，左手持哑铃向右侧方出击，左右交替，各反复 6～8 次。

4. **上方出击**　两腿分开与肩宽，两手持哑铃屈肘置于胸两侧，右手持哑铃向上方出击，左右交替，各反复 6～8 次。

5. **伸臂外展**　两腿分立与肩宽，双手持哑铃下垂，右上肢伸直由前向上举，左右交替重复 6～8 次。

6. **耸肩后旋**　两腿分立与肩宽，两手持哑铃下垂，两臂伸直向下，两肩用力向上耸起，两肩向后旋并放下，反复进行 12～16 次。

7. **两肩后张扩胸后伸** 两腿分立与肩宽，两手持哑铃下垂，两肩伸直外旋，两肩后张，同时扩胸，反复 12～16 次。

8. **直臂前后摆动** 两腿前后分立，两手持哑铃下垂，左右上肢伸直同时前后交替摆动，重复 6～8 次，两腿互换站定位置，同时摆动 6～8 次。

9. **头侧屈转** 两腿分立与肩宽，两手持哑铃下垂，头颈部向左屈曲，达最大范围，再向右侧旋转到最大范围，左右交替，反复 6～8 次。

10. **头前屈后仰** 两腿分立与肩宽，两手持哑铃下垂，头颈部前屈，尽可能达最大范围，头颈部向后仰达最大范围，重复 6～8 次。

11. **头部旋转** 两腿分立与肩宽，两手持哑铃下垂。头颈部沿顺时针方向旋转 1 周，再向逆时针方向旋转 1 周，重复 6～8 次。

以上动作要轻柔，旋转动作因人而异每天可做 1～2 次。

锻炼时一定要循序渐进，不要操之过急。而且病人锻炼更需注意，特别是颈部屈伸旋转时。

## 七、八段锦疗法

锦字从金，形容贵重。因为这种功法可以强身益寿，有如展示给人们一幅绚丽多彩的锦缎，故称为"锦"。八段锦就是古人创编的由八节不同动作组成的一套医疗、康复体操。八段锦在我国民间流传十分广泛，一般认为是南宋初年无名氏创编的。由于八段锦动作简单，易学易练，并在实践中不断修改、创新，又演变出许多种类，如岳飞八段锦、十二段锦、自摩八段锦、床功八段锦、坐势八段锦等，各有特长。

八段锦功能柔筋健骨、养气壮力，可以行气活血、协调五脏六腑功能，男女老幼皆可锻炼。现代研究也已证实，这套功法能改善神经体液调节机能和加强血液循环，对腹腔脏器有柔和的按摩作用，对神经系统、心血管系统、消化系统、呼吸系统及运动器官都有良好的调节作用，尤其是对颈椎病患者来说是一种较好的运动方法。练习方法如下：

1. **双手托天理三焦** 预备姿势：立正，两臂自然下垂，眼看前方。动作：两臂慢慢自左右侧向上高举过头，十指交如翻掌，掌心向上，两足跟提起，离地一寸；两肘用力挺直，两掌用力上托，两足跟再尽量上提，维持这种姿势片刻。两手十指分开，两臂从左右两侧慢慢降下，两足跟仍提起；两足跟轻轻落地，还原到预备姿势。

2. **左右开弓似射雕**　预备姿势：立正，两脚脚尖并拢。动作：左脚向左踏出一步，两腿弯曲成骑马势，上身挺直，两臂于胸前十字交叉，右臂在外，左臂在内，手指张开，头向左转，眼看右手；左手握拳，食指向上翘起，拇指伸直与食指成八字撑开，掌心朝外，左手缓缓用力向左推出，左臂伸直，同时右手握拳，屈臂用力向右平拉，做拉弓状，两眼注视左手食指。左拳五指张开，从左侧收回到胸前，同时右拳五指张开，从右侧收回到胸前，两臂十字交叉，左臂在外，右臂在内，头向右转，眼看右手，恢复到立正姿势。

3. **调理脾胃举单手**　站直，双臂屈于胸前，掌心向上，指尖相对。先举左手翻掌上托，而右手翻掌向下压，上托下压吸气而还原时则呼气。左右上下换做 8 次。

4. **五劳七伤往后瞧**　自然站立，两臂自然下垂。慢慢向右转头，眼看后方，复原，成直立姿势；再慢慢向左转，眼看后方，复原。

5. **摇头摆尾去心火**　两腿开立，比肩略宽，屈膝成马步，双手扶膝上，虎口对着身体，上体正直；头及上体前俯、深屈，随即向左侧做弧形摆动，同时臂向右摆，再复原成预备姿势。头及上体前俯、深屈，随即向右侧做弧形摆动，同时臂向左摆，复原成预备姿势。

6. **两手攀足固肾腰**　两足平行站立与肩宽，双臂平屈于上腹部，掌心向上。然后向前弯腰，翻掌下按，掌心向下，手指翘起，逐渐以掌触及腰背，前俯呼气，还原吸气。

7. **攒拳怒目增气力**　两腿开立，屈膝成骑马势，两手握拳放在腰旁，拳心向上。右拳向前方缓缓用力击出，臂随之伸直，同时左拳用力紧握，左肘向后挺，两眼睁大，向前虎视。

8. **背后七颠百病消**　两腿并拢，立正站好。两足跟提起，前脚掌支撑身体，依然保持直立姿势，头用力上顶。足跟着地，复原为立正姿势。

八段锦除有强身益寿作用外，对于头痛、眩晕、肩周炎、腰腿痛、消化不良、神经衰弱诸症也有防治功效。另外练八段锦可根据自己的身体条件，选用坐位或站位。八节动作近似现代徒手体操，易学易练。做动作时也要结合意念活动，想着动作的要求而自然引出动作来，并注意配合呼吸。锻炼时一定要循序渐进，不要操之过急。而且病人锻炼更需注意。

## 八、椎病锻炼操之易筋经

"易",指移动、活动;"筋",泛指肌肉、筋骨;"经",指常道、规范。顾名思义,"易筋经"就是活动肌肉、筋骨,使全身各部分得到锻炼,从而增进健康、祛病延年的一种传统养生康复方法。

易筋经有十二式,现略述如下:

预备姿势:两腿开立,全身放松,调匀呼吸。易筋经十二式,各式预备姿势完全相同,故以下从略,不再重复。

1. **捣杵舂粮** 屈肘、立掌至胸前,掌心相对(相距2~3cm)手型如拱。吸气时,用暗劲使掌根内挤,指向外翘(按:用暗劲是指形体姿势不变,而肌肉用力紧张起来);呼气时放松。可酌情做8~10次,多至20次不等。

2. **扁担挑粮** 两臂侧平举,立掌,掌心向外。吸气时,臂后挺,胸部扩张;呼气时,掌向外撑,指尖内翘。可反复进行8~20次。

3. **扬风净粮** 两臂上举,掌心向上。全身伸展,臂挺直。吸气时,两手尽力上托,两脚用力下蹬;呼气时,全身放松,掌心向前下翻。可反复做8~20次不等。

4. **换肩扛粮** 右手上举,掌心向下,两目仰视右掌心,左臂自然置于背后。吸气时,头往上顶,肩后挺;呼气时,全身放松。连续做5~10次后,两手交换。

5. **推袋垛粮** 两臂前平举,立掌,掌心向前,目平视。吸气时,两掌用力前推,手指后翘;呼气时放松。可连续做8~20次。

6. **牵牛拉粮** 右脚跨步屈膝,成右弓步。双手握拳,右手举至前上方,左手斜垂于身后。吸气时,两拳紧握内收;呼气时,放松复原。连续做5~10次后,左右易位,随呼吸再做5~10次。

7. **背牵运粮** 两臂屈肘背于身后,左右手指相互拉住,足趾抓地,身体略前倾,状若背牵。吸气时,双手拉紧;呼气时放松。连续做5~10次后,左右手易位,再做5~10次。

8. **盘箩卸粮** 左脚横跨一步,屈膝成马步。两手屈肘翻掌向上,小臂平举,如托重物。吸气时,手用力上托;呼气时,两手翻掌向下,放松。可连续做5~10次。

9. **围芙囤粮** 左手握拳,置于腰间,右臂伸向左前方,五指捏成钩手。

呼气，腰自左至右转，右手随之向右划圆，至身体正前方时，上体前倾；继续向左转时，上体伸直，同时吸气。连续做 5~10 次后，左右手交换，再做 5~10 次。

10. **扑地护粮** 右脚向前跨步，成右弓步。上体前倾，双手撑地，头微抬，眼看前下方。吸气时，两臂伸直，上体抬高；呼气时，屈肘，上体前倾。连续做 5~10 次后，换左弓步，再做 5~10 次。此动作似模仿寻捉害虫之状。

11. **屈体捡粮** 两手用力合抱头后部，手指敲脑后若干次（即做"鸣天鼓"）。先呼气，同时俯身弯腰，头探于膝间作打躬状；吸气时，身体挺直。此模仿捡粮动作。酌情做 8~20 次。

12. **弓身收粮** 上体前屈，两臂下垂，手心向上，用力下推，头上抬。稍停片刻，上体直立，两臂侧举。呼气时屈体，吸气时直立。可连续做 8~20 次。注意：屈体时，足跟稍稍提起，直立时着地。

锻炼时一定要循序渐进，不要操之过急。而且病人锻炼更需注意。

## 九、颈椎病锻炼操之五禽戏

五禽戏是东汉末年名医华佗创造的，指模仿虎、熊、猿、鸟、鹿 5 种禽兽的游戏动作，用以防病治病、延年益寿的医疗体育运动。

动作要领：①全身放松：练功时全身放松，情绪乐观。②呼吸调匀：呼吸平静，均匀而和缓，采用腹式呼吸，舌抵上腭。③意守一处：排除杂念，集中于意守部位。④动作自然流畅：练功动作舒展自然，不要拘谨。

1. **熊戏**

（1）要领：身体自然站立，全身放松，两脚分开与肩宽，两臂下垂，双目平视前方。

（2）方法：呼气，右腿屈膝，身体微向左转，同时右肩向前下晃动，肘微屈，右臂亦随之下沉，左肩则向后外舒展，左臂微屈上提。吸气，动作与前面相同，方向相反。

2. **虎戏**

（1）要领：身体直立，呈立正姿势，全身放松，双目平视，调匀呼吸，两臂自然下垂。

（2）方法：屈膝抱拳，右脚尖着地，成右虚步。吸气两拳上举至头前，呼气拳外翻变掌，向前按出。同时右脚向右前斜跨一步，左脚跟进半步，两脚间距1尺（1尺≈33.3cm）左右，向左动作同上，方向相反。

3. 鹿戏

（1）要领：身体自然站立，两臂自然下垂，双目平视，呼吸均匀，全身放松。

（2）方法：右腿屈膝，身体后倾，左腿前伸，左膝稍弯，成左虚步，双手前伸，左前右后，掌心相对。两臂在身前同时逆时针方向旋转，左手环绕比右手大些，同时旋转腰胯、尾骶部做逆时针方向旋转，同时带动手臂在体前旋转，方向同腰胯，左右交替，方向相反。

4. 猿戏

（1）要领：脚跟靠拢成立正姿势，双臂自然下垂，两目平视，呼吸均匀。

（2）方法：屈膝左脚向前迈出，足跟抬起，成左虚步。左手沿胸前上举至口前，由掌变成爪，成猿爪形，自然下垂，左手同时收至左肋下，随之右脚向前轻灵迈出，动作同前，左右交替，反复动作多次。

5. 鹤戏

（1）要领：两脚平行站立，两臂自然下垂，双目平视前方，全身放松，呼吸均匀，意守气海。

（2）方法：左脚向前迈一步，右脚尖虚点地，同时两臂慢慢从身前抬起，掌心向上，两臂左右举起，举臂时深吸气。右脚向前，两脚相并，两臂自侧方下落，同时屈膝下蹲，两臂在膝下相抱，掌心向上，随之深吸气，右式同左式，反复运作。

锻炼时一定要循序渐进，不要操之过急。而且病人锻炼更需注意。

## 十、老年颈椎病运动方法

颈椎病是老年人的常见病，尤以从事伏案工作或有颈部损伤史者为多。颈椎间盘的老化与退行性改变，是引起老年颈椎病的根本原因。

对老年颈椎病患者来说，选择适宜的运动项目进行锻炼既是一种治疗方法，又是一种极为重要的巩固疗效的手段。运动锻炼在某种程度上要比药物治疗好。因颈椎部是整个脊椎活动范围最大的部位，但在日常生活中却极少有机会活动到最大幅度。而老年颈椎病人，由于颈椎老化及退行性改变影响了它的生理功能，并引起一系列临床症状。通过运动锻炼，可使老年患者的颈部生理功能得以增强，症状得以改善或消除。

治疗老年颈椎病的运动很简单，每天早晚各 1 次，每次 10min 左右。具体方法如下：

（1）左顾右盼：取站位或坐位，两手叉腰，头颈轮流向左、右旋转。每当转到最大限度时，稍稍转回后再超过原来的幅度。两眼亦随之尽量朝后方或上方看。两侧各转动 10 次。

（2）仰望观天：取站位或坐位，两手叉腰，头颈后仰观天，并逐渐加大幅度。稍停数秒钟后还原。共做 8 次。

（3）颈臂抗力：取站位或坐位，双手交叉紧抵头后枕部。头颈用力后伸，双手则用力阻之，持续对抗数秒钟后还原。共做 6~8 次。另一种方法是取站位或坐位，两手于头后枕部相握，前臂夹紧两侧颈部。头颈用力左转，同时左前臂用力阻之，持续相抗数秒钟后放松还原，然后反方向做。各做 6~8 次。

（4）回头望月：取站位，右前弓步，身体向左旋转，同时右掌尽量上托，左掌向下用力拔伸，并回头看左手。还原后改为左前弓步，方向相反，动作相同。左右交替进行，共做 8~10 次。

上述各节的动作要领是，速度缓慢，幅度逐渐加大；每做完一节后自然呼吸，间歇片刻后再做下一节。引起症状的动作方向需逐步适应，顺势而动。

需要注意的是，颈椎病症状明显时，应限制颈部活动。在经过治疗，症状得到缓解后，才适宜开始颈部的运动锻炼。锻炼的目的主要是练习颈部的伸屈与旋转功能。轻症患者可加练侧弯动作。眩晕型患者如做颈部旋转动作有副作用，宜暂停练习左顾右盼及回头望月的动作。老人锻炼首先要看好周围的环境，安全是第一位的，切记锻炼时有禁忌，不能勉强。

## 十一、颈椎病自我按摩五步法

### （一）理筋顺肌通络法

姿势：两下肢分开腿直立，两足与肩等宽。

动作：颈部前屈 15°~20°，右手掌虎口朝下，拇指指腹按放在颈项部右侧,另外 4 指按放在颈项左侧,按摩大椎至风池 5 ~ 10 次。然后用右手中指指腹或指尖点揉左肩井、肩髃、天宗、肩外俞,每穴 10 次,右手完毕后左手同右手依次操作 1 遍,再做左右手掌掌指面叉搓颈项背部 30 次左右。

功效:松弛颈项背部软组织,缓解肌肉痉挛,达到疏通经脉,行气活血的作用。

### (二) 引项伸颈沉肩法

姿势:同上。

动作:双肩部徐徐下沉,同时颈部慢慢向上伸拔,吸气时伸颈沉肩,呼气时关节肌肉放松,行动 20 次左右。

功效:颈椎伸拔后能增宽椎间隙,有拉紧韧带、伸展血管的作用。

### (三) 侧屈牵颈压肩法

姿势:同上。

动作:自然站立,头部取中立位,颈部放松,自然屈向一侧,屈到最大角度对侧肩部配合往下沉压,并有意识地牵拉右侧较为紧张的肌群,以提高疗效,行 20 次左右,再由头部回到中立位,换成由左向右屈,3min 左右。

功效:增大椎间孔,有利于错位的小关节得到纠正,筋出槽得以回复至原位,能改变神经根与压迫物之间的位置间距关系,缓解或消除对神经根的刺激或压迫。

### (四) 伸颈勾颌牵拉法

姿势:站立位双手叉腰,余同上。

动作:颈部先是在向上拔伸的基础上,使颈椎段先向后移,然后在升颈的前提下,改为把颈椎向前推移,使下颌部向前伸,向下压至胸骨柄,即下颌部在向下的同时马上向内上回勾,形成伸头勾颌拉颈椎向上牵引的姿势。反复 10 次左右,动作进行要缓慢和稳,不可粗暴用力。

功效:纠正与恢复颈椎的生理弧度,使椎间隙增宽,有利于突出物的回纳,增加大脑血供量。

### (五) 疏经行气拍打法

姿势:同上。

动作：用右手拍打左侧颈项背部，按揉天宗、肩井、手三里、合谷，揉拨极泉、少海、缺盆、颈部痛点3min。然后搓拉手指各3遍，左手依次操作3遍，结束手法。

功效：疏通经脉，行气活血，松解筋肌，滑利关节，达到通血畅，麻痛自解。

注意事项：

五步法颈椎操锻炼时应依患者自身体质的强弱与病变的轻重进行，如果体质强，病变轻，2次/d，反之，1次/d即可，体质相对较弱者亦可取坐位进行。

家中如有牵引条件，可先行牵引，再做颈椎操锻炼。过饥、饱餐后均不适宜进行。

颈椎操锻炼一定要持之以恒，并且必须在放松关节、肌肉的基础上逐渐进行。

## 十二、颈椎操练习注意事项

（1）所有运动应根据物理治疗师的指示去做。如出现恶心、呕吐、头晕等不适，应立即停止该项运动并尽快通知物理治疗师。

（2）如有疑问应向物理治疗师咨询。

（3）练习开始避免过于剧烈的运动，强度不要太大，以免拉伤颈部肌肉。

（4）练习的节奏由慢到快，动作活动范围由小到大。

（5）要把不同动作类型和动作方向结合起来进行练习。

（6）注意颈椎操是为正常人锻炼设计的，不是适合所有病人的，患者具体的锻炼方法与禁忌，请咨询专业大夫。

（7）正常人的锻炼是既要增加活动度又要增加肌肉韧带的力量；病人的锻炼是在不出现症状的前提下，增加肌肉韧带的力量。

# 第十三章 颈椎病临证分析要点

颈椎病患者来院后，在门诊如何简便快速而且准确地做出正确的处理，可将患者的临床主诉分类判断，再进行详细的查体，有针对性地做合理的检查，然后做出准确的诊断，合理的治疗。主要症状可以分为疼痛、眩晕、麻木、活动受限及颈项部不适等。针对患者主诉，医院的简便处理及思维方式如下：

## 一、疼痛

患者以疼痛为主诉来医院，首先要看疼痛的部位、压痛点、疼痛的性质等基本情况，便于诊断及鉴别诊断。

1. **常规疼痛的部位** 头痛、颈痛、肩痛、上肢痛、背痛等。

（1）头痛（向偏侧放射）。头痛为颈椎病的少见症状，常因为仰头或低头出现枕神经的刺激症状，以头后侧以及后侧偏外侧为主。如果时伴有发热、喷射性呕吐、颈项僵直或血压的异常波动，首先不考虑颈椎病，应该排除头颅内的感染、肿瘤、出血、梗死等器质性病变。还有部分患者会因为局部的肌肉紧张或神经的交通支影响到周围的面神经等出现一侧的颜面部不适感觉。

（2）颈项部疼痛多是颈椎引起的，还会有颈项部肌筋膜炎、落枕等病会出现颈项部的疼痛，另外如果皮温异常、疼痛异常等需要排除结核、感染以及肿瘤等疾病。颈椎病的压痛点（党氏压痛点）在病变责任椎间隙的后外侧，及斜方肌与肩胛提肌的肌腹的不同部位，根据具体的病变间隙压痛点高低会有差距；而筋膜炎的压痛部位以棘突旁肌肉部分为主，会向下一直到肩胛骨的内侧缘；落枕实际上就是颈椎病的颈型表现，以颈局部压痛为主。

（3）肩部疼痛最主要的是考虑肩周炎、颈椎病、肩袖的损伤、肌腱炎、肩峰撞击以及滑囊炎。主要区别在于压痛点的部位以及主被动活动时的情况，肩周炎是肩部的主被动活动均受限制，而肩袖损伤是活动时会有疼痛弧，真正完全上举就会减轻，只是早期的肩周炎与肩袖损伤不易区别。颈椎病引起的肩部疼痛可以是局部疼痛不适甚至主动活动不能，被动活动正常，其他肌腱炎、滑囊炎均需要通过压痛点来判断，只是肩峰撞击综合征与肩袖损伤鉴别相对困难一些。

（4）上肢痛是一个笼统的提法，颈椎病的三四椎间隙有问题会有肩部疼痛，颈椎四五间隙有问题会出现肘外侧的疼痛不适，颈五六间隙问题可以有拇指的疼痛及感觉减退，而一般常见的网球肘、棒球肘等疼痛会有明显的压痛点。

（5）背部疼痛临床上也很常见，即可能是颈椎引起的，但绝大多数是背部肌筋膜炎以及棘突炎（棘上韧带劳损），颈椎病的压痛点在背部不确切，是以发紧不适为主，筋膜炎以及类肩胛上神经卡压压痛点一般在菱形肌处。

2. **压痛点**　常见的疾病根据不同的压痛点考虑不同的疾病。

（1）寰枢关节半脱位压痛点会在寰枕部周围。

（2）颈椎病会因为不同的责任椎间隙而在不同的椎体平面有压痛，最常见的压痛点是党氏压痛点，即在责任椎间隙小关节囊的后外侧，以及对应的脊神经分管的肌肉部分。

（3）颈背部肌筋膜炎的压痛点一般是在棘突旁肌肉处，以及肩胛骨内侧缘内侧的肌肉处。

（4）肩周炎的压痛点在肩关节周围的前、后、外、上方。

（5）肩袖损伤（冈上肌腱炎）的压痛点是在肩关节前侧以及冈上肌腱的止点处。

（6）肩峰撞击症的压痛点是在肩峰外下侧。

（7）二头肌短头肌腱炎的压痛点是在局部。

（8）肩胛背神经卡压的压痛点会在胸2椎体棘突的侧面。

（9）类肩胛上神经卡压征的压痛点会在肩胛骨的内上角处、冈下窝处、上臂外侧桡神经沟处以及桡神经腱弓处。

（10）网球肘及棒球肘的压痛点分别位于肱骨外（内）上髁以及伸（屈）肌腱及肌腹处。

（11）桡骨茎突狭窄性腱鞘炎的压痛点在桡骨茎突出处。

（12）前斜角肌综合征的压痛点（触发点）在前斜角肌及中斜角肌间隙处。

**3. 疼痛的性质及伴发症状**

（1）颈椎病根据不同的分型会有不同的疼痛性质：①颈型以颈项部酸困疼痛为主；②神经根型是以放射疼痛为主，根据具体不同的神经刺激会有不同部位的放射。

（2）背部肌筋膜炎的疼痛以发紧并有疼痛为主，以低头时症状最重，重时双上肢内收上举活动会受限制。

（3）类肩胛上神经卡压征是以肩背部疼痛向上臂外后侧、前臂外侧放射，患肢抱头姿势会缓解，可有手部桡侧3个手指的麻木（实为贴皮感）。

（4）肩周炎会有撕裂样疼痛，夜间翻身可以疼醒，主被动活动时都会出现。

## 二、眩晕

引起眩晕的疾病很多，可以分为中枢性眩晕以及周围性眩晕，我们在这里主要是讨论常见的周围性眩晕，常见的有颈椎病、良性位置性眩晕、梅尼埃病等。

颈椎病引起的眩晕，可以有椎动脉压迫或痉挛引起的椎动脉型颈椎病，也可以是交感神经引起的椎动脉痉挛的交感神经型颈椎病，由于以前所谓的椎动脉旁的增生蜕变压迫椎动脉的典型病人属于凤毛麟角找不到，所以曾经在眩晕的指南里剔除了颈源性眩晕，但是我们在临床上合理地解释了颈源性眩晕的机理，临床上此类病人实际上是很多的。临床上我们通过治疗性诊断反证了颈源性眩晕的存在。颈椎病引起的头晕可以有头木、视物不清及眩晕等症状，它主要与头颈部的姿势有关系，主要是椎动脉受到椎体失稳的刺激或者原来一侧的椎动脉有问题，头部向健侧旋转时出现椎动脉失代偿而出现头晕。它主要是在颈部过伸过屈位置时，或者是在左右旋转时出现眩晕、猝倒等现象，它的眩晕一般不会出现意识方面的问题，而且猝倒一般是旋转到某一方向时突然出现，摔倒后可以立即起来，不知怎样摔倒的。同时患者的颈部只有不适感，一般不会出现疼痛，但是临床上我们发现查体时颈部会有一个明显的压痛点。

良性位置性眩晕（耳石症）：良性阵发性位置性眩晕（BPPV）是一种临

床上常见的周围性前庭疾病，是最常见的源于内耳的眩晕病。当头部运动到某一特定位置时可诱发短暂的眩晕，并伴有眼震和自主神经症状。可见于各年龄段，老年人多见。该病具有自限性。最常累及的半规管为后半规管（占80%~90%），其次为外半规管（占10%），最少受累的是前半规管（占2%）。可以有左右旋转、过伸过屈位出现眩晕，大多还会在起床或躺下时出现一过性持续数秒的眩晕，其他位置不会出现症状。诊断要点主要包括以下4点：反复发作性眩晕，眩晕常在体位变化时诱发，眩晕持续时间一般小于1min，同时要注意除外其他眩晕疾病。

梅尼埃病一般为单侧的持续性眩晕，患者出现发作性眩晕，波动性耳聋、耳鸣和耳胀满感四联症表现。梅尼埃病是一种特发性内耳疾病，在1861年由法国医师 Prosper Ménière 首次提出。该病主要的病理改变为膜迷路积水，临床表现为反复发作的旋转性眩晕、波动性听力下降、耳鸣和耳闷胀感。

另外眩晕还需要排除以下疾病：

1. **中枢性疾病** 听神经瘤、多发性硬化、动脉瘤、小脑或脑干肿瘤、颈源性眩晕、Amolk–Chiat 畸形、一过性发作性脑缺血、脑血管意外、脑血管供血不足等，尤其在急性发作眩晕时，应首先除外神经内科的急症，如延髓背外侧综合征、后循环缺血、脑血管病变等。

2. **外周性疾病** 前庭神经炎、前庭药物中毒、迷路炎、突发性耳聋、Hunt 综合征、耳硬化症、自身免疫性内耳病、外淋巴瘘等。

3. **代谢性疾病** 糖尿病、甲状腺功能亢进或低下、Cogan 综合征、血液病、自身免疫病等。

4. **其他系统性疾病** 如心脏病、原发性高血压等。

## 三、麻木

麻木虽然是颈椎病的一个主要症状，而且患者一出现麻木就会想到颈椎病或者内分泌大夫说的末梢神经损害，但是临床上这2种原因引起的还是相对少见，临床上要判断麻木是由于哪种原因引起的必须要清楚神经是在哪一个部位压迫，必须经过详细的查体。

颈椎病引起的麻木要根据神经根的压迫部位及绝对支配区确定具体的部位，例如颈3~4有问题压迫颈4神经根，会出现肩部的麻木疼痛不适；颈

4~5有问题压迫或刺激颈5神经根，会出现绝对支配区肘外侧的疼痛麻木；颈5~6间隙有问题压迫或刺激颈6神经根，会出现绝对支配区拇指的疼痛或麻木；颈6~7间隙有问题压迫或刺激颈7神经根，会出现绝对支配区中指的疼痛或麻木；颈7、胸1间隙有问题压迫或刺激颈8神经根，会出现绝对支配区小指的疼痛或麻木，这里的麻木指的是感觉减退的麻木，而不是没有查体症状的自觉症状麻木。

末梢神经炎引起的麻木是有手套状或是袜套状神经感觉减退，而不是具体的某一神经根，与具体的神经根压迫或知名神经根的压迫有明显的区别，一般是由多种原因如中毒、营养代谢障碍、感染、过敏、变态反应等引起的多发性末梢神经损害的总称。临床主要表现为肢体远端对称性感觉、运动和自主神经功能障碍。常见原因有：

（1）中毒：如铅、砷、汞、磷等重金属，呋喃西林类、异烟肼、链霉素、苯妥英钠、卡马西平、长春新碱等药物以及有机磷农药等有机化合物中毒。

（2）营养代谢障碍：如B族维生素缺乏、糖尿病、尿毒症、慢性消化道疾病、妊娠等。

（3）感染：常伴发或继发于各种急性和慢性感染，如痢疾、结核、传染性肝炎、伤寒、腮腺炎等，少数可因病原体直接侵犯周围神经所致，如麻风神经炎等。

（4）过敏、变态反应：如血清治疗或疫苗接种后神经炎等。

（5）其他：如结缔组织疾病，遗传性疾病如腓骨肌萎缩症、遗传性共济失调性周围神经炎、遗传性感觉性神经根神经病等。此外，躯体各种癌症也可引起多发性神经炎，且可在原发病灶出现临床症状之前数月发生，应引起警惕。

除少数病因（如麻风）所致者周围神经有炎性改变外，病理改变主要是周围神经的节段性脱髓鞘改变和轴突变性，或两者兼有。少数病例可伴有神经肌肉连接点的改变。

末梢神经炎的主要表现为肢体远端对称性感觉、运动和自主神经功能障碍。肢体远端对称性感觉：感觉异常（疼痛、麻木、过敏、减退）常呈手套、袜套样。运动障碍：肌力减退、肌张力低下、腱反射减弱或消失，晚期有以肢体远端为主的肌肉萎缩。自主神经功能障碍：肢端皮肤发凉、苍白、发绀或出汗障碍，皮肤可粗糙变薄等。

　　斜角肌综合征引起的麻木临床上是最多的，前斜角肌位于颈椎外侧的深部，起于颈椎 3～6 横突的前结节，止于第一肋骨内缘斜角肌结节。前斜角肌综合征是指各种原因引起前斜角肌水肿、增生、痉挛并上提第一肋，导致斜角肌间隙狭窄，卡压穿行其间的臂丛神经及锁骨下动静脉而引起相应临床症状的疾患。本病与神经血管束通过斜角肌构成的三角间隙有关。器质性原因有：①先天性畸形：前中斜角肌融合成为一块，因此臂丛必须劈开前、中斜角肌的纤维穿过；②前斜角肌肥大：可以是原发的，也可以是继发于臂丛受刺激而引起的前斜角肌痉挛；③前斜角肌的附着点靠外：前斜角肌的附着点靠外造成三角间隙的狭窄。以上 3 种情况均可使神经血管束受压产生斜角肌症候群。前斜角肌症状群发生于中年人，女性多于男性，右侧多于左侧，患者一般呈现下垂肩与肩胛带的肌肉不发达。其症状则因受压组织的不同而有所不同。但是临床上大多是由于臂丛神经从前斜角肌与中斜角肌中间通过，由于姿势的原因压迫或刺激引起临床症状，不是器质性的原因，临床上最多见于患者侧卧时出现麻木或者是在骑自行车动作时出现麻木，可以是整个手的麻木，也可以是桡侧或尺侧的局部麻木，但是一般压迫局部臂丛神经斜角肌处可以复制出患者的临床症状。

　　还有尺神经沟压迫或刺激尺神经出现的尺侧 1 个半手指的感觉减退，以及骨间肌的无力，即尺侧 1 个半手指的麻木，压迫肘部尺神经沟处可以诱发出来症状。

　　正中神经腕管处压迫或刺激出现的桡侧 3 个半手指的麻木以及感觉减退，临床上压迫腕管处可以复制出来症状。

　　桡神经腱弓处压迫会出现患肢虎口处感觉减退，或者是骨间神经压迫的食指末节感觉减退。

## 四、活动受阻

　　活动受限分为主动活动受限制和被动活动受限制，或主被动活动都受限制。它是区别活动受限制的主要标准，主动活动受限制说明患者肌肉无力或是活动过程中出现阻挡，被动活动受限制说明活动的关节有粘连或是有撞击。

　　颈椎病一般不会出现活动障碍，只有明显的颈神经压迫才会出现支配区的肌肉无力，因为没有粘连，所以被动活动不受限制（除外由于发育的原因引起椎体的先天性畸形），但临床上脊髓型颈椎病或者是椎动脉型颈椎病常会有屈伸或者旋转功能，此类主动活动受限制与头部的神经压迫出现的上肢活动受限制不易区分，但是从其他方面区别会很容易。

另外，临床上有很多患者会出现突然的颈项部活动受限，甚至坐位时不能胳膊内收上举脱毛衣，平卧时头不能抬起，伴随肩背部发紧的感觉，此类患者一般考虑颈背部的肌筋膜炎，该病患者坐起时低头困难，扩胸时背部症状会减轻，临床上与颈椎病容易混淆。

肩周炎出现的肩关节活动受限是肩部的主被动活动均受限制，即自己抬不起来患肢，检查者也不能抬起患肢，肩关节各个方向的活动均受限制，而且患者的病程不会超过 2 年。此类易与后面的肩袖损伤混淆，要经过详细的查体加以鉴别，临床上很多 MRI 报告的肩袖损伤患者，查体时见不到被动活动完全受限制，没有出现疼痛弧的征象，所以临床诊断一定要注意。

肩袖损伤或冈上肌腱炎引起的肩关节活动受限制是患肢活动（外展）60°时出现疼痛，持续上举疼痛，到 120°后疼痛减轻或缓解。与肩周炎的主被动活动均受限制有区别。

肱二头肌短头肌腱炎或者肩峰撞击症会在肩部的不同部位出现不同的压痛点，疼痛的部位均有区别。肘关节内外髁出现不同程度伸屈肌腱的压痛。桡骨茎突狭窄性腱鞘炎的疼痛在桡骨茎突处，腕部尺偏时疼痛会加重。手指的腱鞘炎会在手部的掌侧附近出现临床症状。

总之，要诊断疾病常规是需要拍摄影像学的片子或有其他的检查，排除一些器质性的疾病（如肿瘤、结核、感染、骨折等疾病），再做鉴别诊断的检查。包括做治疗时必须要排除一些器质性的疾病，而且做治疗时要注意在合适的体位下进行，避免暴力操作，否则有可能引起不必要的一些纠纷。

以上通过颈椎病患者容易出现的主症进行了大概的介绍，临床上要诊断颈椎病一定要明白首先要想怎么排除颈椎病，以免发生漏诊、误诊，切记。

# 参考文献

[1] 张红星，张武昌. 颈椎病 [M]. 北京：中国医药科技出版社，2010.

[2] 陈选宁，程维. 颈椎病康复指南 [M]. 武汉：湖北科学技术出版社，2012.

[3] 程雷，由俊宇，张翼. 颈椎病 [M]. 赤峰：内蒙古科学技术出版社，2008.

[4] 李平华. 颈椎病 [M]. 北京：人民军医出版社，2010.

[5] 黄国付，罗飞. 实用颈椎病康复指南 [M]. 北京：人民军医出版社，2012.

[6] 李广智. 名医谈颈椎病 [M]. 上海：第二军医大学出版社，2009.

[7] 田慧中，艾尔肯·阿木冬，李青. 颈椎外科技术 [M]. 广州：广东科技出版社，2011.

[8] 肖京. 颈椎病自我调养 [M]. 北京：科学技术文献出版社，2010.

[9] 王安民. 康复功能评定学 [M]. 上海：复旦大学出版社，2009.

[10] 王彤，朱天荣. 颈椎病简易疗法 [M]. 西安：西安交通大学出版社，2013.

[11] 田慧中，刘少喻，马原. 实用脊柱外科学 [M]. 广州：广东科技出版社，2008.

[12] 田慧中，白靖平，刘少喻. 骨科手术要点与图解 [M]. 北京：人民卫生出版社，2009.

[13] 宁志杰，孙磊，吴复元. 现代骨科临床检查诊断学 [M]. 北京：人民军医出版社，2010.

[14] 马原，刘少喻，曾昭池. 脊柱外科内固定技术 [M]. 北京：人民军医出版社，2010.

[15] 张玲玲. 颈椎病的自我预防与保健 [J]. 临床合理用药杂志，2011，4（13）：9.

[16] 张彦彩. 颈椎病主要影像学检查方法及价值评价 [J]. 甘肃科技，2010，26（5）：157-158.

[17] 于杰，朱立国，房敏，等. 神经根型颈椎病压痛部位分布及其与神经节段的关系 [J]. 环球中医药，2011，4（4）：250-252.

[18] 何继原. 针灸加局部理疗治疗椎动脉型颈椎病疗效观察 [J]. 中国现代药物应用，2011，5（1）：212-213.

[19] 覃飞. 牵引加手法治疗青少年神经根型颈椎病50例 [J]. 陕西中医，2011，32

(4)：436 – 438.

[20] 吴振东. 食管型颈椎病的 X 线诊断 [J]. 实用医技杂志, 2011, 18 (7)：703 – 704.

[21] 党建军, 李强, 齐磊, 等. 手法牵引下脊柱定点整复手法治疗椎动脉型颈椎病 150 例 [J]. 陕西中医, 2007 (10)：1389 – 1390.

[22] 王方, 吴继功, 邹德威, 等. 颈椎人工椎间盘置换术的研究进展 [J]. 中国脊柱脊髓杂志, 2011, 21 (6)：519 – 522.

[23] 梅伟, 翟明玉, 杨勇, 等. 颈椎前路手术并发脑脊液漏的防治 [J]. 中国矫形外科杂志, 2008 (9)：705 – 706.

[24] Yee T J, Swong K, Park P. Complications of anterior cervical spine surgery：a systematic review of the literature [J]. J Spine Surg, 2020, 6 (1)：302 – 322.

[25] Yamada T, Yoshii T, Ushio S, et al. Surgical outcomes for distal – type cervical spondylotic amyotrophy：a multicenter retrospective analysis of 43 cases [J]. Eur Spine J, 2019, 28 (10)：2333 – 2341.

[26] Bartels R H, Beems T, Schutte P J, et al. The rarionale of postoperative radiographs after cervical anterior discectomy with stand – alone cage for radicular pain [J]. J Neurosurg Spine, 2010, 12 (3)：275 – 279.

[27] Matz P G, Ryken T C, Troff M W, et al. Techniques for antrerior cervical decompression for radiculopathy [J]. J Neurosurg Spine, 2009, 11 (2)：183 – 197.